AIDS-FORUM DAH

Band 57

Strukturelle Prävention und Gesundheitsförderung im Kontext von HIV

Jochen Drewes und Holger Sweers (Hg.)

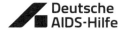

Deutsche
AIDS-Hilfe

**Bibliografische Information
der Deutschen Bibliothek**

Die Deutsche Bibliothek verzeichnet diese
Publikation in der Deutschen Nationalbiblio-
grafie; detaillierte bibliografische Daten sind
im Internet über http://dnb.ddb.de abrufbar.

Impressum

Deutsche AIDS-Hilfe e. V.
Wilhelmstr. 138
10963 Berlin
Internet: www.aidshilfe.de
E-Mail: dah@aidshilfe.de

2010
Bestellnummer: 030057

Herausgeber: Jochen Drewes, Holger Sweers
Bearbeitung: Holger Sweers, Christine Höpfner
Gestaltung: moniteurs
Satz: Carmen Janiesch
Druck: Druckerei Conrad,
Oranienburger Str. 172, 13437 Berlin
alle Berlin

2

Spenden an die DAH

Konto 220 220 220
Berliner Sparkasse
BLZ 100 500 00
Online: www.aidshilfe.de

Sie können die DAH auch unterstützen,
indem Sie Fördermitglied werden.
Nähere Informationen unter
http://www.aidshilfe.de oder bei der DAH.

Die DAH ist als gemeinnützig und besonders
förderungswürdig anerkannt. Spenden und
Fördermitgliedschaftsbeiträge sind daher
steuerabzugsfähig.

Inhalt

3

Praxis

Ausblick/Anschlussfähigkeit

Einführung

Strukturelle Prävention – 2010 ist es genau 20 Jahre her, dass Hans Peter Hauschild, im Februar 1990 in den Vorstand der Deutschen AIDS-Hilfe e. V. (DAH) gewählt, diesen Begriff in den HIV-Präventionsdiskurs einführte.[1] Hintergrund für die Entwicklung dieses Konzepts waren laut Hauschild (1998) die Ende der 1980er Jahre in Frankfurt am Main ausgetragenen Auseinandersetzungen um die HIV-Prävention und -Politik: Der damalige Oberbürgermeister Brück (CDU) hatte eine lebenslange Quarantäne für „Uneinsichtige" gefordert (worunter er vor allem Beschaffungsprostituierte beiderlei Geschlechts verstand) und Schwule als „unbelehrbar" diffamiert, da sie angeblich nicht für Verhaltensänderungen zum Schutz vor Aids zu gewinnen seien. Dem hätten damals auch viele ehrenamtliche Mitarbeiter/innen der AIDS-Hilfe Frankfurt und Vertreter der Schwulenszene zugestimmt, während die hauptamtlichen AIDS-Hilfe-Mitarbeiter/innen – mit Erfolg – dagegen protestiert hätten.

Diese Situation sei „gleichsam die Urszene der strukturellen Prävention" gewesen, so Hauschild: „[A]ngesichts der staatlichen Drohung (und des Einverständnisses der in verschiedenem Grad von AIDS Betroffenen aus dem bürger-

---

1 *In seiner im März 1990 veröffentlichten Arbeitsgrundlage sieht der DAH-Vorstand den Ansatz der DAH „im Sinne des Lebensweisenkonzeptes der WHO … international kompetent eingebettet, sowohl sozialpolitisch wie fachwissenschaftlich und in einem soliden Basisverständnis kritischer Gesundheitsbewegung", und bezeichnet die strukturelle Prävention „auf der praktischen Grundlage des Diskurses der Menschen mit HIV und AIDS und dem wissenschaftlichen Bezugsrahmen des Lebensweisenkonzeptes der WHO" als „das theoretische Gesamtkonzept" der DAH (DAH-Vorstand 1990).*

lichen Milieu damit) [seien] die sozialen Bedingungen zutage [getreten], die die bloße epidemiologische Betrachtung des Phänomens AIDS verstellt. Dieses Zutagetreten sei „im An-Spruch von verelendeten Betroffenen" geschehen – „[d]iesem Selbst zu helfen, bedeutete zunächst, die Strukturen seines Elends zu verstehen", wozu unter anderem Armut, illegaler oder prekärer Aufenthaltsstatus, Beschaffungsdruck, mangelhafte gesundheitliche Versorgung und eine großenteils durch Haft geprägte Biografie zählten. Die erste „strukturelle Lehre" hieraus sei die Untrennbarkeit des Verhaltens von den Verhältnissen gewesen, so Hauschild weiter: „Wie sich eine einzelne um sich und andere in Gesundheitsfragen sorgen will und kann, hängt unmittelbar von ihren Einbettungen ab … . Die zweite Einsicht in die Strukturen von (auch AIDS-)Prävention war das Bedingungsgefüge der Betroffenheiten. Die bürgerlichen Schwulen produzieren das Elend der Junkies mit, bewußt als Wahlentscheidung und de facto als Emanzipationsmodell erfolgreicher Yuppies der 80er, für deren Glamour die Cities der Geldmetropolen von Junkies und Pennern freigeprügelt werden. Die strukturelle Prävention, gelernt an AIDS im Elend, war leicht auf mann-männliche Risiken und die gesamte Arbeit der Deutschen AIDS-Hilfe zu übertragen. Im Laufe der Jahre konnte eine ganze Reihe qualitativer und empirischer Studien belegen: ausreichende materielle Versorgung, Emanzipation oder auch die Selbstverständlichkeit der eigenen Sexpraxis sind wichtige Bedingungsfaktoren für geringe Infektionshäufigkeit und ein relativ glückliches Leben (auch) mit Infektion und Krankheit" (Hauschild 1998, 65 f.).

Das Konzept setzte sich durch: Vor 15 Jahren, im Oktober 1995, erklärte die DAH-Mitgliederversammlung die Strukturelle Prävention zur Arbeitsgrundlage der DAH. Gut drei Jahre später, im November 1998, erschien der mittlerweile längst vergriffene Band „Strukturelle Prävention. Ansichten zum Konzept der Deutschen AIDS-Hilfe" (DAH 1998), der Vorbilder, Einflüsse, Abgrenzungen und Merkmale des Konzepts darstellte und Praxis und Theorie der Aidshilfe-Arbeit reflektierte. An diesen Band knüpft die Sammlung von Beiträgen neueren Datums zur Strukturellen Prävention an, die wir hiermit vorlegen[2]: Sie zeigen, wie sich der HIV-Präventionsdiskurs seither entwickelt hat, analysieren die Strukturelle Prävention aus verschiedenen Perspektiven, stellen anhand von Beispielen[3] dar, wie das Konzept in „strukturelle Präventionsarbeit" umgesetzt wird, und gehen der Frage nach, ob es „anschlussfähig" ist und welche Zukunft es hat. Deutlich wird, dass „Strukturelle Prävention" häufig nicht in dem Sinne aufgefasst wird, in dem die klugen Köpfe hinter diesem Konzept es verstanden wissen wollten, sondern etwa (zu) einfach mit „Verhältnisprävention" gleichgesetzt wird. Auf der anderen

6

2 Der älteste Beitrag (Dirk Sander, „Vulnerabilitätsfaktoren" im Kontext von HIV, S. 93 ff.), damals zur Vorbereitung des Bandes in Auftrag gegeben, stammt aus dem Jahr 2006, die jüngsten wurden 2010 überarbeitet und aktualisiert. Dazwischen liegen einige der Irrungen und Wirrungen des Lebens: neue berufliche Herausforderungen, Krankheiten, Umzüge und anderes mehr – wir danken allen Beteiligten für ihre Geduld und für ihr Engagement, ohne die die Band nicht hätte fertiggestellt werden können. Wo von den Autorinnen und Autoren gewünscht, haben wir das Fertigstellungsdatum der Beiträge vermerkt.
3 Die Beiträge decken nur einen Teil der Arbeitsfelder der Aids- und Drogenhilfeorganisationen ab; die Auswahl stellt keine Wertung hinsichtlich der Bedeutung oder der Erfolge dar.

Seite zeigt sich aber auch: Der emanzipatorische „Drive", der diesem Konzept zugrunde liegt, treibt bis heute Menschen an, sich für eine Prävention einzusetzen, die nicht einfach Verhalten konditionieren will, sondern in Anerkennung ihrer Grenzen, Widersprüche und Dilemmeta darauf setzt, Einzelne und Gruppen im Angesicht konkreter Risiken handlungsfähig zu machen und lebbare Kompromisse zwischen widerstreitenden Motiven (etwa kurzfristigem Wohlbefinden und dauerhaftem Wohlergehen) zustande zu bringen. Wie das zu erreichen sei, wird man – auf Basis der bisherigen Erfahrungen – immer wieder neu aushandeln, ausprobieren und auswerten müssen, denn Wissen, Verhalten, Settings, Verhältnisse, Risiken und Risikobewertungen ändern sich. Hoffen wir, dass die Akteurinnen und Akteure dies auch weiterhin als Herausforderung und Chance begreifen.

Übersicht über die Beiträge

Theorie und Empirie

In ihrem einführenden Artikel setzen sich *Jochen Drewes, Burkhard Gusy, Christoph Kraschl und Dieter Kleiber* aus gesundheitswissenschaftlicher Sicht mit der Strukturellen Prävention auseinander: Sie beschreiben das Konzept und seine Elemente, diskutieren diese vor dem Hintergrund gesundheitswissenschaftlicher Strategien und finden Anknüpfungspunkte in der US-amerikanischen Diskussion um „structural interventions" in der HIV-Prävention. „Konzepte, Schwierigkeiten und Forschungsmöglichkeiten" im Zusammenhang mit eben diesen „strukturellen Interventionen" stellen anschließend Kim Blankenship und Kolleg(inn)en in einem 2006 im Journal of Urban Health publizierten Artikel dar, den wir für den vorliegen Band haben übersetzen lassen.

Stefan Etgeton[4] befasst sich aus philosophischer Perspektive mit den Grenzen von Prävention und Gesundheitsförderung. Unter der Frage „Gesundheit für alle?" diskutiert er die Widersprüche und Dilemmata von Prävention und Gesundheitsförderung auf der Ebene des Individuums und der Gesellschaft. Die „Glückseligkeit" als Versprechen der Gesundheitsförderung kollidiere mit der Freiheit bzw. Selbstbestimmung des Menschen. Etgeton plädiert daher für eine Prävention, die individuelle Entscheidungen respektiert und in Anerkennung ihrer eigenen Grenzen Einzelne und Gruppen zum Risikomanagement befähigt – und sei es, indem sie dieses Ziel vernachlässigt, um es zu erreichen.

Bettina Schmidt analysiert in ihrem Beitrag[5] den – auch von Etgeton kritisch hinterfragten – Begriff der Eigenverantwortung, der sich im Gesundheitsdiskurs großer Beliebtheit erfreut. Mit der Forderung nach mehr Eigenverantwor-

4 Dieser Beitrag wurde zuerst im Band „HIV/Aids – Ethische Perspektiven" veröffentlicht (Berlin/New York: de Gruyter 2009); für die freundliche Genehmigung zum Abdruck danken wir Autor und Verlag.
5 Auch bei diesem Beitrag handelt es sich um einen Nachdruck aus dem erwähnten Band – herzlichen Dank an Autorin und Verlag für die freundliche Genehmigung.

tung werde der Fokus vom „Gesundheit fördern" zum „Gesundheit fordern" verschoben, während die strukturellen Bedingungen von Gesundheit und Krankheit ausgeblendet würden. Dem komplexen Ursachengefüge könne man aber nur mit einem ergebnisorientierten statt ursachenzentrierten Verständnis von „Verantwortung für Gesundheit" gerecht werden.

Zur Theoriebildung auf dem Gebiet der sexuellen Gesundheit trägt die US-amerikanische Soziologin *Ilsa Lottes* bei. In ihrem Beitrag schlägt sie ein Modell zur Erklärung der sexuellen Gesundheit auf Makroebene vor und arbeitet Indikatoren zur Messung der von ihr vorgeschlagenen Makrodeterminanten sexueller Gesundheit aus.

Ursula Helms setzt sich mit Selbsthilfe und Patientenorientierung im Kontext der Strukturellen Prävention und des Gesundheitswesens insgesamt auseinander und beschreibt Partizipation der Patienten als eine der wichtigsten Vorbedingungen für die Patientenorientierung.

Auf der Ebene der Tertiärprävention bewegt sich der Beitrag von *Michael Ewers* zu Pflege und Rehabilitation als Komponenten der Strukturellen Prävention. Ewers bietet einen historischen Überblick über die Pflege und Rehabilitation von Menschen mit HIV und Aids in Deutschland und anderen Ländern und beschreibt, wie innovative Konzepte in diesem Kontext entstanden sind, die auch als Vorbilder für andere Erkrankungen dienen können.

Mit Vulnerabilitätsfaktoren beschäftigt sich *Dirk Sander* in seinem Beitrag, in dem er Definitionen und Konzeptualisierungen von Vulnerabilität diskutiert. Vulnerabilitätsfaktoren beleuchteten die Kontexte der in der Epidemiologie verwendeten konstanten Kriterien wie Alter, Geschlecht, Gruppenzugehörigkeit, Schicht oder sexuelle Orientierung und erweiterten diese durch (prozessuale) lebensweltliche bzw. biografische Hintergründe – für die Prävention wesentliche Handlungszusammenhänge.

Das Potenzial von Empowermentstrategien in der HIV-Prävention erörtern *Christoph Kraschl, Jochen Drewes und Dieter Kleiber*. Um den Begriff „Empowerment" für die Präventionspraxis und -forschung fassbar und handhabbar(er) zu machen, beschreiben sie Beispiele für gelungene Empowerment-Interventionen und identifizieren Teilkomponenten des Konzepts.

Einen Überblick über strukturelle Risikofaktoren für HIV-Infektionen und Aids-Erkrankungen bietet *Ulrich Marcus*, der besonderes Augenmerk auf die Strukturen von sexuellen und Drogen-Netzwerken sowie den Zugang zu bzw. die Effektivität von Diagnose und Therapie anderer sexuell übertragbarer Infektionen legt und sich im zweiten Teil seines Beitrags mit (bio-)medizinischen Strategien zur Senkung der HIV-Infektionszahlen beschäftigt.

Burkhard Gusy mahnt stärkere Bemühungen hinsichtlich der Überprüfung der Wirksamkeit von strukturellen Interventionen an und skizziert unter Rückgriff auf

Grundlagen der Evaluationsforschung geeignete Ansätze und Evaluationsmodelle. Den Hauptgrund für bisher fehlende Wirksamkeitsnachweise sieht er im Fehlen von Theorien und Modellen zur Wirksamkeit nicht-verhaltensbezogener HIV-Präventionsmaßnahmen.

Hella von Unger zeigt die Zusammenhänge von Migration und HIV-Prävention auf. Sie betont die vielfältigen Vulnerabilitäten von Migrant(inn)en im Hinblick auf HIV-Infektionen und plädiert für eine konsequente Umsetzung der Prinzipien der Strukturellen Prävention in der Arbeit mit ihnen.

Daniel Gredig und Andreas Pfister berichten von den Ergebnissen einer qualitativen Studie zu männlichen Sexarbeitern, ihrem Selbstverständnis, ihren Freiern und ihrem HIV-Schutzverhalten und diskutieren Konsequenzen für die HIV-Prävention mit diesen Gruppen: Sexarbeiter sollten als Akteure und Mitgestalter von transaktionalem Sex wahrgenommen und angesprochen werden.

Abgeschlossen wird der erste Teil des Bandes mit einem Beitrag von *Christopher Knoll* zur doppelten Rolle von HIV-Infizierten in der HIV-Prävention: Sie könnten sowohl Sender als auch Empfänger von Botschaften sein und dazu beitragen, Positiven und Negativen die Realität des Lebens mit HIV zu zeigen und bei beiden für die Verhinderung von HIV-Übertragungen zu werben.

Praxis

Im ersten Beitrag zur praktischen Umsetzung des Konzepts der Strukturellen Prävention stellt *Felix Laue* zwei Beispiele für Präventionsvereinbarungen mit (kommerziell orientierten) Betreibern von Sexorten für schwule Männer vor. Präventionsvereinbarungen im Sinne der Strukturellen Prävention, so der Autor, müssten vor allem auf Freiwilligkeit und Respekt beruhen, Kontrolle und Zwang dagegen widersprächen den Prinzipien dieses Konzepts.

Die Lebenswelt von Strichern und Maßnahmen der Stricherarbeit skizziert *Markus Klein* in seinem Beitrag zum Berliner Projekt „subway" für „Jungs, die unterwegs sind und anschaffen". Schwerpunkt sind strukturelle Veränderungen im Lebensumfeld der Stricher, etwa durch vorurteilsfreie Ermöglichung von Kommunikation, die Einbeziehung von Freiern und Betreibern von Stricherkneipen als Multiplikatoren oder durch Angebote zur Befriedigung primärer Bedürfnisse.

Rainer Schultz beschreibt das 2004 und 2005 in Kassel durchgeführte Modellprojekt „Gesundheitsdolmetscher. Peer-Involvement in der Primär- und Sekundärprävention" und die Herausforderungen für HIV-Prävention mit und für Migrant(inn)en. (Selbst)kritisch stellt Schultz die Frage, ob die Aidshilfen die „Betroffenenkompetenz" von Migrant(inn)en nutzen und ob die „strukturelle Solidarität" (Hans Peter Hauschild) der bürgerlichen Schwulen mit Migrant(inn)en nicht halbherzig sei.

Einen innovativen Ansatz der Prävention im Prostitutionsbereich beschreibt *Cathrin Schauer*: Das Projekt KARO e. V., das mit Sextouristen arbeitet, klärt diese Männer nicht nur über HIV auf, sondern sieht sie auch als potenzielle Mitstreiter im Kampf gegen Frauenhandel, Zwangsprositution und die sexuelle Ausbeutung von Kindern an – schließlich seien die Freier häufig die Einzigen, die von den Zuhälter(inne)n zu den Zwangsprostituierten vorgelassen würden.

Wie wichtig Antidiskriminierungsarbeit und Entstigmatisierung als Elemente struktureller Prävention auch heute noch sind, zeigt *Peter Struck* in seiner Zwischenbilanz des Sozialprojekts „Tierpension" in Bielefeld: Das Projekt, das seit 2005 jährlich im Durchschnitt 40 Langzeitarbeitslose (zum großen Teil ehemalige Drogenabhängige mit HIV) zu Tierpflegern ausgebildet hat, sah und sieht sich massiven Widerständen (bis hin zu einem Brandanschlag) gegenüber – konnte aber auch gesellschaftliche Solidarität mobilisieren.

Interessante Beispiele für strukturell orientierte Präventionsmaßnahmen, die unter völlig anderen gesellschaftlichen und politischen Verhältnissen als den unseren stattfinden, liefert *Joyce Dreezens* in ihrem Bericht über die vietnamesische Selbsthilfegruppe Hoa Phuong Do: Die Mitglieder engagieren sich auf allen Ebenen der Prävention, betreuen und unterstützen infizierte und nicht infizierte Kinder und haben sich selbst Verdienstmöglichkeiten geschaffen, sind aber weiterhin auf Unterstützung durch international agierende NGOs angewiesen.

Eine solche international agierende Organisation ist die GTZ – einige Beispiele für Interventionsansätze der strukturellen HIV-Prävention dieses „Bundesunternehmens der internationalen Zusammenarbeit für nachhaltige Entwicklung" beschreiben *Cornelius Oepen und Michael Beyer* in ihrem Beitrag, in dem sie vor allem auf die strukturellen Faktoren „Politische Gestaltungsprozesse", „Geschlechterungleichheiten" und „Arbeitswelt" eingehen.

Den Abschluss des Praxisteils bildet ein Artikel von *Rainer Schilling* zur Vor-Ort-Präventionsarbeit der Aidshilfen Offenbach und Hanau auf Autobahnparkplätzen in der Nähe der beiden Städte. Wichtig, so Schilling, sei hier die die Wahrnehmung, Wertschätzung und Stärkung von Orten der sexuellen Begegnung als soziale Orte sowie Respekt und Akzeptanz für die Lebensstile der dort verkehrenden Männer.

Ausblick/Anschlussfähigkeit

Der Band wird beschlossen durch zwei Beiträge, die sich mit der Zukunft und der Anschlussfähigkeit des Konzepts der Strukturellen Prävention befassen.

Phil C. Langer sieht die Strukturelle Prävention angesichts steigender HIV-Neudiagnosen in der Krise. Diese werde durch die zunehmende „Biomedikalisierung" der HIV-Prävention, den Verlust einer solidarischen Community, die Privatisierung von Gesundheit und bestehende Stigmatisierungstendenzen verschärft. Langer plädiert für eine „syndemische" HIV-Prävention, die verschiedene Ansätze auf der Basis des Syndemiekonzepts integriert. Zentral für die Handlungsfähigkeit der Aidshilfe werde allerdings sein, ob sie (wieder) eine Community bilden könne, die sich für die HIV-Prävention engagiert.

Auch *Rolf Rosenbrock* sieht im Gespräch mit Jochen Drewes Gefahren für die Strukturelle Prävention durch die Biomedikalisierung – und betont, es bestehe unverändert Bedarf an verhaltens- und verhältnispräventiven Strategien. Es bedürfe entsprechender politischer Rahmenbedingungen, damit die Strukturelle Prävention eine Zukunft habe – wichtig sei, Strukturelle Gesundheitsförderung über Aids hinaus zu verankern, sodass Aids nur ein Anwendungsfall und nicht länger Pilot- oder Leuchtturmprojekt sei.

Mögen die hier vorgelegten Beiträge, für die wir allen Autorinnen und Autoren herzlich danken, zu diesem Ziel beitragen!

Berlin, im Juli 2010

Jochen Drewes, Freie Universität Berlin, Public Health:
Prävention und psychosoziale Gesundheitsforschung

Holger Sweers, Deutsche AIDS-Hilfe e. V.,
Fachbereich Aufklärung und Information

Literatur

DAH 1998
Deutsche AIDS-Hilfe e. V.: Strukturelle Prävention. Ansichten zum Konzept der Deutschen AIDS-Hilfe (AIDS-FORUM DAH; Band 33). Berlin: DAH 1998

DAH-Vorstand 1990
Arbeitsgrundlage des Vorstandes der Deutschen AIDS-Hilfe e. V. In: D.A.H. Aktuell, April–Mai 1990, S. 4 f.

Hauschild 1998
Hauschild, H. P.: Noch zehn Jahre strukturelle Prävention? In: DAH 1998, 65–70

Hinweis der Herausgeber: Um die Beiträge auch Leser(inne)n verständlich(er) zu machen, denen der wissenschaftliche Sprachgebrauch nicht vertraut ist, haben wir an einigen Stellen Begriffe oder Hintergründe erläutert; die entsprechenden Fußnoten sind mit Buchstaben (a, b, c usw.) bezeichnet, während die Anmerkungen der Autorinnen und Autoren selbst mit nummerierten Fußnotenzeichen kenntlich gemacht sind.

12

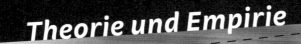

Strukturelle Prävention – eine Betrachtung aus gesundheitswissenschaftlicher Perspektive

Jochen Drewes, Burkhard Gusy, Christoph Kraschl und Dieter Kleiber

Das Konzept der Strukturellen Prävention – die Arbeitsgrundlage der Deutschen AIDS-Hilfe e. V. (DAH) – gilt als erfolgreich, da Deutschland unter den Industrieländern eine der niedrigsten HIV-Prävalenzen[a] aufweist. Umso mehr verwundert es, dass dieses Präventionskonzept in der gesundheitswissenschaftlichen Fachdiskussion weitgehend unbekannt ist. Was strukturelle Prävention ausmacht und welche Verbindungen sich zu etablierten gesundheitswissenschaftlichen Konzepten ziehen lassen, soll nachfolgend skizziert werden.

Strukturelle Prävention sei „kein festgelegtes und unveränderliches Konzept", führt Sweers (2000) aus, sondern unterliege der ständigen Weiterentwicklung. Eine klare Definition gibt es denn auch weder in der Satzung der DAH noch in der von ihr herausgegebenen wissenschaftlichen oder praxisbezogenen Literatur. In den HIV-Präventionsdiskurs eingeführt wurde der Begriff von Hans Peter Hau-

---

a *Prävalenz = epidemiologische Fachbezeichnung für die Häufigkeit der Erkrankungsfälle in der Gesamtbevölkerung oder einer bestimmten Gruppe als Punktprävalenz zu einem bestimmten Zeitpunkt oder als Periodenprävalenz in einem definierten Zeitraum. Die Prävalenzrate beschreibt die Zahl der Erkrankten im Verhältnis zur Zahl der untersuchten Personen.*

schild[b], der nach seiner Wahl in den Vorstand der Deutschen AIDS-Hilfe im Früh-jahr 1990 die Skizze eines Konzepts zur Arbeit der Deutschen AIDS-Hilfe vorleg-te (vgl. Aretz 1998, 60 ff.). Ketterer (1998) sieht dieses Konzept gewissermaßen als Kulminationspunkt des Versuchs, die Arbeit der DAH auf eine theoretische Basis zu stellen – zunächst, „um sich restriktiven ordnungspolitischen Vorstellungen und Kräften entgegenzustellen", dann, „um den raschen Zuwachs an immer un-terschiedlicheren AIDS-Hilfen als Mitglieder im Dachverband zu bewältigen und die immer komplexeren Ziele und Aufgaben in einer sich politisch und ökono-misch stark verändernden Welt nach innen und außen fundierter zu vertreten". Zu den Merkmalen dieser Entwicklung (und damit zu den Anforderungen an ein Präventionskonzept der DAH) zählt er:

>> „Selbstlegitimierung als Fachverband und als emanzipatorische Kraft ange-sichts des Drucks aus Staat und Gesellschaft
>> Abgrenzung gegenüber lebensfremden und schematisch-behavioristischen US-Präventionsmodellen [...]
>> Absicherung, Systematisierung und Verbesserung der Präventionserfolge durch das Aufgreifen gesundheitswissenschaftlicher Erkenntnisse [...]" (Kette-rer 1998, 39).

Die Entwicklung des Konzepts fand zu einer Zeit statt, in der die HIV-Infizierten als direkt und indirekt von präventionspolitischen Entscheidungen Betroffene Mitspracherecht und Teilhabe einforderten. Darüber hinaus war den Akteuren klar, dass die unübersehbare Marginalisierung und Diskriminierung der von HIV betroffenen Personengruppen eine effektive Prävention behinderte. Zeitgleich etablierten sich die Gesundheitswissenschaften in Deutschland, vorangetrieben durch die Ottawa-Charta der Weltgesundheitsorganisation (1986), in der Gesund-heit positiv gefasst und gesellschaftlich eingebunden wurde: „Gesundheitsförde-rung zielt auf einen Prozess, allen Menschen ein höheres Maß an Selbstbestim-mung über ihre Gesundheit zu ermöglichen und sie damit zur Stärkung ihrer Gesundheit zu befähigen. Um ein umfassendes körperliches, seelisches und so-ziales Wohlbefinden zu erlangen, ist es notwendig, daß sowohl einzelne als auch Gruppen ihre Bedürfnisse befriedigen, ihre Wünsche und Hoffnungen wahrneh-men und verwirklichen sowie ihre Umwelt meistern bzw. sie verändern können. In diesem Sinne ist die Gesundheit als ein wesentlicher Bestandteil des alltägli-chen Lebens zu verstehen und nicht als vorrangiges Lebensziel" (WHO 1986).

Die Ottawa-Charta nennt unter anderem folgende Elemente aktiver Gesund-heitsförderung:

>> eine gesundheitsfördernde Gesamtpolitik entwickeln (Build Healthy Public Policy)

14

b *Hans Peter Hauschild (1954–2003) stellte sich nach seiner Wahl zum DAH-Vorstand am 18. Februar 1990 selbst so vor: „Diplom-Pädagoge, seit 1984 Sekretär einer Anti-Apartheid-Organisation, verstärktes Engage-ment in der Schwulenbewegung, seit Aids das Thema der Schwulen ist; ‚positiv', seit es ‚den Test' gibt (Herbst 1984), dann Aufbau der AIDS-Hilfe Frankfurt; Geschäftsführer der AH Frankfurt bis Sommer 1988, Landesvor-stand der AIDS-Hilfe Hessen, seither HIV-Referent der AH Frankfurt, seit 18.02.1990 DAH-Vorstandsmitglied."*

- gesundheitsförderliche Lebenswelten schaffen (Create Supportive Environments)
- gesundheitsbezogene Gemeinschaftsaktionen unterstützen (Strengthen Community Actions)
- persönliche Kompetenzen entwickeln (Develop Personal Skills)
- die Gesundheitsdienste neu orientieren (Reorient Health Services).

Das hierin angelegte „Lebensweisen"-Konzept – 1990 zur Arbeitsgrundlage der DAH erklärt (DAH-Vorstand 1990) –, die Forderung nach einer gesundheitsfördernden Gesamtpolitik, Selbsthilfe, Selbstbestimmung und Empowerment von Betroffenen – diese Ankerkonzepte liegen auch dem Konzept der Strukturellen Prävention zugrunde, das im Oktober 1995 von der DAH-Mitgliederversammlung als Arbeitsgrundlage definiert wurde.

Diese Arbeitsgrundlage aufnehmend, argumentiert Ketterer (1998) in seiner Darstellung des Konzepts, Gesundheit müsse ganzheitlich betrachtet werden, da Gesundheitsrisiken auch sozial, politisch und kulturell verursacht seien. Folglich seien auch die Übergänge zwischen den drei klassischen Präventionsebenen fließend und die strikte Trennung bzw. die Differenzierung in Verhaltens- und Verhältnisprävention wenig zielführend. Hauptziel der Präventionsarbeit der DAH sei daher gemäß dem Prinzip „Hilfe zur Selbsthilfe" die Unterstützung von Individuen und Gemeinschaften bei der Mobilisierung ihrer Ressourcen und der Stabilisierung ihrer Existenzbedingungen, da die Stärkung des individuellen und kollektiven Bewusstseins laut DAH präventiv und krankheitsverhindernd wirke. So gesehen sei „strukturelle Prävention" ein (präventions-)fachliches Konzept mit (emanzipations- und gesundheits-)politischem Anspruch (a. a. O., 40).

Teil des programmatischen Kerns des Konzepts der Strukturellen Prävention sind dementsprechend die Forderungen nach
- Einheit von Verhaltens- und Verhältnisprävention,
- Einheit der drei Präventionsebenen Primär-, Sekundär- und Tertiärprävention,
- Einheit von Gesundheitsförderung und Selbsthilfe und
- Einheit von Emanzipation und Prävention.

Diese vier Grundsätze der Strukturellen Prävention, auf die verschiedene Autoren Bezug nehmen, sollen im Folgenden aus gesundheitswissenschaftlicher Perspektive kommentiert wird.

Einheit von Verhaltens- und Verhältnisprävention

Verhaltensprävention richtet sich an Individuen und verfolgt die Absicht, gesundheitsbezogenes Verhalten direkt zu verändern (in Richtung auf Risikominimierung). Entwickelt werden einfache, möglichst eindeutige Präventionsbotschaften, die etwa massenmedial verbreitet werden (ein Beispiel aus dem Feld der

HIV-Prävention ist die „Mach's-mit"-Kampagne der Bundeszentrale für gesundheitliche Aufklärung; vgl. www.machsmit.de). Zur Verhaltensprävention zählen ebenso Trainingsprogramme, die den Abbau gesundheitsschädigenden Verhaltens anstreben (z. B. Nichtrauchertrainings).

Verhältnisprävention hingegen will die Bedingungen (Verhältnisse) gestalten, in denen Menschen leben und die ihr (Gesundheits-)Verhalten beeinflussen. Dies umfasst nach Lehmann „im Prinzip alle Rahmenbedingungen, die die Gesundheit und das Verhalten der Menschen beeinflussen" (Lehmann 1996, 117), z. B. die soziale Lage, Strukturen, Einflüsse der physikalischen Umwelt, Arbeits-, Wohn- und Freizeitbedingungen, Bedingungen der sozialen Umwelt und allgemeine politische Bedingungen. Leppin (2007, 36) zählt Maßnahmen wie z. B. „eine flächendeckende Fluoridierung des Trinkwassers, ergonomische Maßnahmen an Arbeitsplätzen […], gesetzliche Regelungen zum Verbot gesundheitsschädigender Baustoffe wie Asbest [… oder die] Schaffung präventiver gesundheitlicher Versorgungsstrukturen wie Impfaktionen" zu verhältnispräventiven Interventionen. Beispiele für verhältnispräventive Interventionen in der HIV-Prävention sind die Aufstellung von Spritzenautomaten für intravenös Drogen Gebrauchende, die kostenlose Bereitstellung von Kondomen an schwulen Sexorten, aber auch – vor allem in Ländern, in denen sich die Epidemie hauptsächlich auf heterosexuellem Weg verbreitet – veränderte Gesetze, die die Überwindung von ungleichen Machtverhältnissen zwischen den Geschlechtern zum Ziel haben.

Die beiden Konzepte unterscheiden sich vor allem hinsichtlich ihrer impliziten Basisannahmen: Während Verhaltensprävention die individuelle Verantwortung für gesundheitsbezogene Verhaltensweisen und damit auch Gesundheit und Krankheit betont, verweist Verhältnisprävention auf die Einbindung des Individuums in die gesellschaftlichen Rahmenbedingungen, die ihrerseits individuelles Verhalten bedingen und mithin Krankheit und Gesundheit determinieren (vgl. dazu auch Kühn 1994 oder Schmidt 2008).

Das Konzept der Strukturellen Prävention betont die Gestaltung von Lebensbedingungen mit dem Ziel, gesundheitsschützendes Verhalten zu fördern, und kann mit Rosenbrock als „ein Modell der verhältnisgestützten Verhaltensmodifikation" (Rosenbrock 1998; 2001) verstanden werden. Schilling (2000) beschreibt dies für die DAH plastischer: „Wir haben im Positionspapier ‚Schwule und AIDS' mit Absicht nicht zwischen Verhaltens- und Verhältnisprävention getrennt. […] Die *Verhältnisse* wollten wir ändern, um dem Einzelnen *Verhaltensänderungen* zu ermöglichen oder zu erleichtern, um ihn handlungskompetenter zu machen". „Verhalten lässt sich dauerhaft nur verändern, wenn Verhältnisse und Situationen (Strukturen), in denen es stattfindet, berücksichtigt und mitgestaltet werden", schreibt Sweers (2000). Etgeton (1998) fügt – die Sicht „einer durch die Kritische Theorie geprägten Sexualwissenschaft" wiedergebend – eine emanzipatorische

Komponente hinzu: „Aufklärung ohne emanzipative Grundorientierung [stehe] stets in der Gefahr, in Entmündigung umzuschlagen. Wer *Verhalten* dauerhaft ändern und dabei helfen wolle, diese Veränderungen stimmig in die jeweilige Persönlichkeit zu integrieren, müsse die Situationen, also die *Verhältnisse*, in denen es stattfinde, mit berücksichtigen und mit verändern. Die oberflächliche Konditionierung präventiver Handlungsmuster durch behavioristische Lernprogramme bewege sich nur an der Oberfläche des Verhaltens und schlüge daher zwangsläufig fehl – oder gar in Repression um. [...] Der erste Grundsatz der strukturellen Prävention konstatierte daher die Einheit von Verhaltens- und Verhältnisprävention" [Hervorhebungen im Original].

Verhaltens- und Verhältnisprävention sind insofern im Konzept der Strukturellen Prävention keine gleichrangigen Interventionsformen, als gefordert wird, dass verhaltensmodifzierende Interventionen immer in kontextgestaltende eingebunden sein sollten.

Einheit von Primär-, Sekundär- und Tertiärprävention

In den Gesundheitswissenschaften werden die Interventionen üblicherweise entlang einer Zeitachse im Gesundheits- bzw. Krankheitsprozess angeordnet. Wurden ursprünglich drei Interventionsschritte (primäre, sekundäre, tertiäre Prävention) differenziert, gibt es jüngst Versuche, dieses Raster um Elemente aus dem Konzept der Gesundheitsförderung zu erweitern. So setzen etwa Hurrelmann und Laaser (2006) die „primordiale Prävention" – sie umfasst Maßnahmen, die sich an die gesunde Bevölkerung richten und die Gesundheit fördern sollen – vor die Primärprävention (vgl. Tabelle 1). Die Autoren führen auf diese Weise Gesundheitsförderung und Krankheitsprävention als sich ergänzende Interventionsformen in einem Raster zusammen.

Tabelle 1: Interventionsfelder und -typologie in den Gesundheitswissenschaften				
	primordial	primär	sekundär	tertiär
Interventions-zeitpunkt	im Gesund-heitszustand	erkennbare Risikofaktoren	im Krankheits-frühstadium	nach akuter Krankheits-behandlung
Zielgruppe	Gesamt-bevölkerung	Risikogruppen	(potenzielle) Patienten	Rehabilitanden
Zielsetzung	Beeinflussung von Verhältnissen und Lebensweisen	Beeinflussung von risikobezogenen Parametern	Beeinflussung von Krankheitsauslö-sern und -folgen	Vermeidung von Folgestörungen und Folgeerkrankungen

Quelle: (Laaser/Hurrelmann 2006, 754)

Primordiale Interventionen richten sich an Menschen in gutem Gesundheits-zustand und zielen auf eine günstige Gestaltung ihrer (gesundheitsrelevanten) Lebensbedingungen. Vom Typ her handelt es sich hierbei um verhältnisgestalten-de Maßnahmen, die häufig als Gesundheitsförderung bezeichnet werden.

Primäre Interventionen setzen bei (noch) gesunden Personen an; Ziel ist es, definierte Risikofaktoren vor dem Eintreten einer Schädigung zurückzudrängen. Hierzu zählen z. B. auch Schutzimpfungen oder Maßnahmen zur Eliminierung von Krankheitserregern (wie Hygienemaßnahmen). In der HIV-Prävention zählen hierzu alle Maßnahmen zur Verhinderung von HIV-Infektionen.

Sekundäre Interventionen zielen auf das Identifizieren und Zurückdrängen von Ursachen und Folgen bereits vorliegender Gesundheitsstörungen und Krank-heitsrisiken. Sekundäre HIV-Prävention richtet sich an bereits Infizierte – mit dem Ziel, Komplikationen wie das Erreichen des Stadiums „Aids" mit lebensbedrohli-chen Erkrankungen zu verhindern und dabei die Lebensqualität zu erhalten bzw. zu steigern. Beispiel für solche sekundärpräventive Intervention in der HIV-Prä-vention sind der „Test-and-Treat"[c]-Ansatz, aber auch die Entstigmatisierung von Menschen mit HIV und Aids.

Tertiäre Interventionen zielen auf die möglichst weitgehende Wiederherstel-lung von Funktionsfähigkeit und Lebensqualität nach einem Krankheitsereignis. In Bezug auf HIV und Aids wird üblicherweise vor allem die Pflege und Rehabili-tation von Menschen im Stadium Aids als Beispiel für die Tertiärprävention ge-nannt (vgl. dazu auch Ewers in diesem Band, S. 125 ff.). Im Grunde können aber auch an Aids erkrankte Menschen von sekundärpräventiven Interventionen pro-fitieren.

Die Anordnung der Interventionsschritte entlang einer Zeitachse kann freilich dazu führen, diese Schritte isoliert voneinander zu betrachten und (gewisserma-ßen geschlossene) stadienspezifische Versorgungs- oder Interventionsangebo-te auszugestalten. Der Nutzen dieser Klassifikation für die Versorgungspraxis ist nach Einschätzung von Experten gering, da die Übergänge fließend und eine Zu-weisung von Interventionen nach dem Gesundheits- bzw. Krankheitsstatus nicht immer zielführend sei. So gilt z. B. ein erhöhter Cholesterinspiegel als eigenstän-dige Erkrankung und wird mit Medikamenten therapiert – nach der vorgestellten Klassifikation wäre dies in diesem Falle eine sekundäre, mit Blick auf eine mögli-che Herz-Kreislauf-Erkrankung aber eine primäre Intervention (vgl. Kühn, 1994).

Bei Menschen mit HIV und Aids – so argumentiert Sweers (2000) gegen die Ab-grenzung dieser Interventionsstadien – könnten sich Phasen, in denen sie krank sind, mit solchen abwechseln, in denen sie weitgehend symptomfrei leben (dank der antiretroviralen Therapie selbst nach Auftreten aidsdefinierender Erkrankun-gen). Eine jeweilige „Neuzuweisung" zu den phasenspezifischen Interventions-angeboten (sekundär, tertiär) wäre nachvollziehbarerweise nicht sinnvoll.

18

---

c   *Test and Treat = Untersuchen und Behandeln*

Auch in der Interventionspraxis – so argumentiert Sweers weiter – ließen sich Maßnahmen zur Belastungssenkung bzw. zur Stärkung der Gesundheitsressourcen den Phasen nicht immer eindeutig zuordnen. So führe z. B. die Förderung des Selbstbewusstseins bei Mädchen und Frauen nicht nur dazu, dass sie die Verwendung eines Kondoms besser durchsetzen können (Primärprävention), sondern auch dazu, dass HIV-positive Frauen ihre Bedürfnisse und Probleme (etwa hinsichtlich frauenspezifischer Wirkungen von Medikamenten) besser artikulieren können (Sekundärprävention). Eine Förderung dieser Gesundheitsressource wäre demzufolge in verschiedenen Stadien wirksam. In der gleichen Weise erschwere etwa die Diskriminierung Homosexueller nicht nur die Primärprävention (wer seine Homosexualität nicht akzeptieren könne, könne auch nur schwer Präventionsbotschaften annehmen, die sich an Schwule richten, sodass er möglicherweise ein spezifisches Risiko leugne und sich nicht entsprechend schütze), sondern behindere als doppelte Diskriminierung auch die Sekundärprävention bei schwulen HIV-Positiven.

Hauschild (1998) fügt dem eine weitere Argumentation hinzu: „Mit den drei Präventionsebenen und ihrer Verschränkung ist das Konzept weniger anfällig für Mißerfolg als das der Betroffenensolidarität." Die Verschränkung der drei Interventionsebenen verhindere, dass sich die Aidshilfen auf die Tertiärprävention, also Selbsthilfe und „Betroffenensolidarität" konzentrierten. Aus der umgekehrten Perspektive begründet Etgeton (1998) die Forderung nach Aufhebung der Differenzierung in Interventionsphasen (primär, sekundär, tertiär) damit, dass die Interessen der Infizierten durch die Vorgehensweisen der Primärprävention berührt sein könnten: „Die emanzipative Grundausrichtung [...] hat in der Entwicklung des Konzepts der strukturellen Prävention zu einem weiteren Einschluss geführt. Die Präzisierung des Selbstverständnisses von AIDS-Hilfe als Selbsthilfeorganisation von Menschen mit HIV und AIDS mußte dort, wo AIDS-Prävention sich auf die Verhütung von Infektionen, d. h. primärpräventiv zu verengen drohte, zu einer Korrektur und Erweiterung der Konzeption führen. [...] Damit mußte sich jede primärpräventive Maßnahme vor dem Forum gerade jener rechtfertigen, für die sie auf den ersten Blick gar nicht konzipiert war. Durch diese Verfremdung wurde eine Sicherung installiert gegen die blinde Wut der Infektionsverhinderung um jeden Preis, die ohne Rücksicht auf Verluste, d. h. ohne die Verletzung der bereits Infizierten und Erkrankten auszuschließen, ihre rein primärpräventiven Ziele verfolgt." Er nennt deshalb diesen Grundsatz auch „das System gegenseitiger Rücksicht" (wobei unseres Erachtens jedoch unverständlich bleibt, was hier mit „Gegenseitigkeit" gemeint ist; eine Rücksichtnahme der HIV-Positiven wird jedenfalls im Konzept nicht explizit erwähnt). Durch die emanzipatorisch begründete Verschränkung der Präventionsebenen ergibt sich für die DAH laut Etgeton der Anspruch, auf allen Ebenen der HIV/Aids-Prävention tätig zu sein: „Die konzeptionelle Einheit von Primär-, Sekundär- und Tertiärprävention trägt zugleich dem praktischen Aufgabenprofil der AIDS-Hilfe Rechnung, das, zwar nicht in jeder einzelnen Organisation, aber doch insgesamt, das ganze AIDS-Geschehen von der Prävention bis hin zur Sterbebegleitung umspannt" (Etgeton 1998, 74 f.).

Zusammenfassend lässt sich sagen, dass Vertreter der Aidshilfen aus verschiedenen Perspektiven gegen eine strikte Trennung in verschiedene Interventionstypen (primär, sekundär, tertiär) argumentieren: präventions*theoretisch* als Konsequenz aus der mangelnden Trennschärfe der drei Interventionsphasen (besonders in Hinblick auf die spezifischen Charakteristika von HIV/Aids), präventions*politisch* zur Wahrung der Interessen der Infizierten und präventions*praktisch* im Spiegel der Aufgabenrealität der Aidshilfen.

Einheit von Gesundheitsförderung und Selbsthilfe

Der dritte Grundsatz des Konzepts der Strukturellen Prävention betrifft die „Einheit von Gesundheitsförderung und Selbsthilfe". Diese Forderung bezieht sich – anders als die beiden ersten Forderungen – nicht auf augenscheinlich gegensätzliche Begriffe, sondern auf die Organisation des Interventionsprozesses: Die DAH favorisiert hier einen „Bottom-up"- statt eines „Top-down"-Ansatzes: „Eine emanzipatorische Gesundheitsförderung setzt so weit wie möglich auf Selbstheilungs- und Selbsthilfepotentiale der von HIV und AIDS berührten und betroffenen Menschen, anstatt Prävention ,von oben' durchzuführen. Auf diese Weise können diese Menschen dazu befähigt werden, präventiv in ihrem eigenen Umfeld tätig zu werden. Für die AIDS-Hilfe-Arbeit bedeutet dieser Grundsatz in der heutigen Situation, dass die Erfahrungen dieser Menschen mit sozialer, kultureller, ökonomischer und sexueller Benachteiligung und Ausgrenzung und mit HIV/AIDS als chronischer Erkrankung im Mittelpunkt der Arbeit stehen" (Sweers 2000, 19).

Diese Kritik zielt auf die Dominanz medizinischer Experten in der Gesundheitsversorgung und fordert eine Neuorientierung an den Bedürfnissen der Menschen. Damit ist diese Diskussion anschlussfähig an die für die Gesundheitswissenschaften zentrale Ottawa-Charta zur Gesundheitsförderung von 1986, in der es unter anderem heißt: „Die Stärkung von Nachbarschaften und Gemeinden baut auf den vorhandenen menschlichen und materiellen Möglichkeiten auf. Selbsthilfe und soziale Unterstützung sowie flexible Möglichkeiten der größeren öffentlichen Teilnahme und Mitbestimmung für Gesundheitsbelange sind dabei zu unterstützen bzw. neu zu entwickeln. Notwendige Voraussetzungen dafür sind der kontinuierliche Zugang zu allen Informationen, die Schaffung von gesundheitsorientierten Lernmöglichkeiten sowie angemessene finanzielle Unterstützung gemeinschaftlicher Initiativen" (WHO 1986). Selbsthilfe(förderung) ist damit eine zentrale Handlungsstrategie auch in der Gesundheitsförderung.

Etegton (1998) spitzt die Forderung der DAH nach Einheit von Gesundheitsförderung und Selbsthilfe weiter auf „das Verhältnis von Interessen- und Fachkompetenz" zu und thematisiert damit den Konflikt zwischen Professionellen und Betroffenen. Zwar lasse sich Prävention – so seine Argumentation – auf allen drei Ebenen und sogar in der Einheit von Verhaltens- und Verhältnisprävention auch „von oben" durchführen. Der Anspruch einer emanzipativen Gesundheitsförderung müsse aber sein, „die Selbstheilungs- und Selbsthilfepotentiale ‚von unten‘, soweit wie eben möglich, einzubeziehen, zu stärken, zu wecken und zu erhalten". Erst die Priorisierung der Selbsthilfe in der Gesundheitsförderung führe – so Etgeton – zu einer Bindung aller präventiven und gesundheitsförderlichen Aktivitäten der Aidshilfen an die Interessen und Bedürfnisse der Betroffenen. Die fachlichen Standards der Aids-Arbeit bewahrten die Organisation dabei vor der Übermacht von Gruppenegoismen. Diese Einheit von Gesundheitsförderung und Selbsthilfe bezeichnet der Autor als „qualitative Selbstbegrenzung der Gesundheitsförderung" – nicht jede Intervention sei gerechtfertigt, auch wenn sie Leben retten oder Gesundheit bewahren könne. Zu bevorzugen sei die „individuelle Befähigung zur Risikoabwägung auf der Basis einer stimmigen Balance zwischen Lust, Rausch und Gesundheit" (a. a. O., 78).

Bei der Forderung nach Einheit von Selbsthilfe und Gesundheitsförderung geht es also um die Bestimmung des Verhältnisses der Interessen von Betroffenen und Professionellen. Ähnlich wie in der Gesundheitsförderungsdiskussion wird die Betroffenenbeteiligung und Stärkung der Selbsthilfe betont, die DAH räumt in ihrem Konzept den Betroffenen den größten Einfluss ein.

Einheit von Emanzipation und Prävention

Emanzipation gilt nach Schubert und Klein (2006) als sozialer Prozess, der die Befreiung aus Abhängigkeit und Unmündigkeit sowie die Verwirklichung von Selbstbestimmung zum Ziel hat. Schon die Ottawa-Charta integrierte emanzipatorische Forderungen in den Gesundheitsförderungsdiskurs: Gesundheitsförderung ziele auf Angleichung der „Gesundheitschancen", soziale Unterschiede hinsichtlich der Gesundheit sollten verringert und alle Menschen befähigt werden, ihr größtmögliches Gesundheitspotenzial zu verwirklichen. Auch das für die Gesundheitsförderung zentrale Konzept des Empowerments (vgl. dazu auch den Beitrag von Kraschl, Drewes und Kleiber in diesem Band, S. 151 ff.) folgt diesem emanzipatorischen Grundgedanken.

Im DAH-Konzept der Strukturellen Prävention wird Emanzipation zum Leitmotiv. Sweers schreibt: „[Emanzipation] ist Bedingung für dauerhaft erfolgreiche Prävention. Ohne die Förderung des Selbstbewusstseins und ohne den Abbau struktureller Benachteiligungen von Mädchen und Frauen kann HIV-Prävention nur bedingt erfolgreich sein. Im schwulen Bereich bedeutet dieser Grundsatz, dass die so genannte Subkultur und die Szenen als Ort der Präventionsarbeit geschätzt, genutzt und gestärkt werden müssen. Ähnliches gilt für die Arbeit mit Drogengebrauchenden, Prostituierten und Menschen in Haft: Solange sie kriminalisiert und ausgegrenzt werden, wird Prävention erschwert und unmöglich gemacht. AIDS-Hilfe-Arbeit muss gerade bei gesellschaftlich, wirtschaftlich und kulturell ausgegrenzten und benachteiligten Gruppen geschehen" (Sweers 2000, 18). Etgeton (1998) spitzt dies auf die Formel „Emanzipation ist Prävention" zu und bezeichnet Emanzipation als das „Leitmotiv der strukturellen Prävention". Diese Gleichung taucht auch bei Schilling (2000) auf: „Wir wollten ... die Grenzen einer rationalen, sachlichen Aufklärung deutlich machen, nicht aber deren Notwendigkeit bestreiten. Als mindestens genauso notwendig erachteten wir aber die Stärkung von Selbstwertgefühl und Identität. In diesem Sinne gebrauchten wir an anderer Stelle den Satz ‚Emanzipation ist Prävention'". Prävention im Schwulenbereich, schlussfolgert Schilling, wäre aussichtlos, wenn das schwule Selbstbewusstsein, der Abbau von Ausgrenzung und Diskriminierung, die Erhaltung und Wertschätzung der Subkultur nicht gefördert würden. Emanzipation solle aber nicht zur *Bedingung* präventiver Maßnahmen erklärt, sondern als *methodisches Kriterium* der Gesundheitsförderung verstanden werden. Dieses Kriterium führe zum Einschluss von Interventionen zur Weckung, Unterstützung und Erhaltung der Selbstheilungs- und Selbsthilfepotenziale und zum Ausschluss von Maßnahmen, die zur Ausgrenzung, Entmündigung, Verunglimpfung und Verletzung derer beitragen, die von Aids betroffen, bereits infiziert, erkrankt oder gestorben sind. Die Einhaltung dieses Kriteriums sei nicht nur Garant für stabile Erfolge in der Gesundheitsförderung, sondern eine ethische Komponente der Arbeit der DAH als Interessenverband von Menschen mit HIV und Aids, die zur "reinen Fachlichkeit" hinzutrete.

Das Konzept der Strukturellen Prävention fokussiert somit auf das Zusammenwirken verhaltens- und verhältnisgestaltender Interventionen, argumentiert aus guten Gründen gegen eine Differenzierung der Präventionsarbeit entlang dem Krankheitsverlauf in primäre, sekundäre und tertiäre Interventionen und hebt die Bedeutung von Selbsthilfe und Emanzipation hervor – um Rosenbrock (2001) zu wiederholen: Strukturelle Prävention ist ein Konzept der verhältnisgestützten Verhaltensmodifikation mit emanzipatorischem und partizipativem Leitmotiv.

Wie die gleichzeitigen Verweise auf entsprechende gesundheitswissenschaftliche Diskurse zeigen, ist das Konzept anschlussfähig. Die geringe Resonanz des Konzepts in der Fachliteratur sowie der geringe Bezug der Autoren des Konzepts auf nationale und internationale Fachliteratur sind allerdings ein Mangel, der die Fortentwicklung erschwert. Einen Impuls für diese Diskussion wollen wir mit dem nachfolgenden Überblick über die Ergebnisse einer Literaturrecherche zum Stichwort „strukturelle Intervention" und damit eng verbundenen Themen geben.

Strukturelle Prävention – ein kursorischer Literaturüberblick

In den USA wird seit einigen Jahren – vor allem in der HIV-Prävention – unter der Überschrift „structural interventions" die Bedeutung kontextgestaltender Interventionen diskutiert (siehe auch Blankenship u. a. in diesem Band, S. 27 ff.). Als „structural interventions" werden Maßnahmen definiert, „that work by altering the context in which health is produced or reproduced ... [and which] locate the source of public-health problems in factors in the social, economic and political environments that shape and constrain individual, community, and societal health outcomes" (Rhodes u. a. 2005).

Dieses Verständnis von strukturellen Interventionen entspricht dem der Verhältnisprävention im deutschsprachigen Raum und erweitert die bisher mehr oder weniger ausschließlich auf das Individuum bezogene (und damit verhaltenspräventive) Präventionsdiskussion in den USA (vgl. z. B. Kühn 1994) um Kontextaspekte. Grundlage sind Forschungsergebnisse zur sozialen Ungleichheit und Gesundheit und dort identifizierte soziale Determinanten von sowie Einflussfaktoren auf Gesundheit und Krankheit (vgl. Blankenship u. a. in diesem Band, S. 27 ff.). Obwohl „strukturelle Interventionen" als verhältnispräventive Maßnahmen konzipiert und somit enger definiert (aber dadurch auch leichter operationalisierbar) sind als das Konzept der Strukturellen Prävention, zeigen sich in der Diskussion doch vielfältige Ähnlichkeiten. So nehmen etwa Blankenship und Kolleg(inn)en den Diskurs um Emanzipation und Prävention auf, wenn sie (mit Bezug auf Link und Phelan[d]) schreiben: „Um Gesundheit und Krankheit wirklich zu verstehen, müsse man ihre eigentlichen Ursachen identifizieren, nicht die verhaltensbezogenen oder unmittelbaren Risikofaktoren, auf die sich die Forschung in der Regel konzentriert. In ihrer Sicht sind die unmittelbaren Ursachen lediglich Mechanismen, durch welche die eigentlichen Ursachen zur Wirkung kommen; sie änderten sich im Lauf der Zeit, während der Einfluss der eigentlichen Ursachen fortbestehe. Diese Mechanismen zu bekämpfen, bewirke langfristig wenig, wolle man Krankheit beseitigen und Gesundheit fördern. Stattdessen müsse man gegen die eigentlichen Ursachen angehen – für Link und Phelan sind das die Unterschiede im sozioökonomischen Status" (a. a. O., S. 29 f.). An anderer Stelle thematisieren sie, ähnlich wie in der Diskussion um den Grundsatz der Einheit von Selbsthilfe und Gesundheitsförderung, das Verhältnis von Professionellen und Betroffenen in der Prävention: „An dieser Stelle sind ein paar Worte zum Begriff ‚Intervention' angebracht. Unter ‚Intervention' versteht man im Allgemeinen eine von Außenstehenden (oft mit ‚Experten' gleichgesetzt) ergriffene Maßnahme. Geboten ist allerdings ein breiteres Verständnis dieses Begriffs, weil die von HIV Betroffenen selbst in Ak-

d Link, B. G./Phelan, J.: Social conditions as fundamental causes of disease. In: Journal of Health and Social Behaviour, Sonderausgabe, 1995, 80–94

tion getreten sind, noch bevor Experten der öffentlichen Gesundheit einen solchen Wandel überhaupt befürwortet hatten. [...] Die Bildung von Zusammenschlüssen ist selbst eine strukturelle Intervention, weil marginalisierte Gruppen dadurch die Machtstrukturen verändern, durch die sie unterdrückt werden" (a. a. O., S. 32).

Diese Überschneidungen machen die Strategie der „structural interventions" zu einem für die DAH und ihr Konzept der Strukturellen Prävention hoch interessanten Paradigma. Ein Austausch über die beiden Ansätze dürfte für beide Seiten fruchtbar sein. Bisher unterscheiden sich die Konzepte zum Beispiel darin, dass die „Strukturelle Prävention" der DAH breiter und integrativer angelegt ist. Die Protagonisten der „structural interventions" konzentrieren sich sehr pragmatisch auf das Machbare, treiben aber gleichzeitig die wissenschaftliche Theoriebildung voran (z. B. Phelan u. a. 2004) und diskutieren die Evaluierbarkeit ihres Ansatzes (z. B. Bonell u. a. 2006) – eine Forderung, mit der die DAH wie alle Protagonisten der Prävention und Gesundheitsförderung zunehmend konfrontiert sind. Von großer Bedeutung für den Diskurs über die Zukunft der Strukturellen Prävention sind auch aktuelle Versuche, verhaltenspräventive, strukturelle und biomedizinische Präventionsansätze zu integrieren (Rotheram-Borus, Swendeman und Chovnick 2009).

In der deutschsprachigen Literatur wird der Begriff der strukturellen Prävention – ähnlich wie im angloamerikanischen Raum – eher mit Verhältnisprävention gleichgesetzt (vgl. Semmer u. a. 1993; Schmitz 1999; Siegrist 2002). Nur wenige deutschsprachige Forscher/innen haben sich mit dem DAH-Konzept der Strukturellen Prävention eingehender auseinandergesetzt; sie heben die Ähnlichkeit mit dem Konzept der Gesundheitsförderung, die Kombination verhaltens- und verhältnisbezogener Maßnahmen (Wright 2003; Rosenbrock 2001; Rosenbrock/Schaeffer/Moers 2000), die Nähe zum Lebensweisenkonzept der Weltgesundheitsorganisation (Stöver/Kolte 2003; Herrn 1999) sowie den Selbsthilfebezug (Quensel 2004) hervor.

Zusammenfassung

Ziel des Beitrags war es, das Konzept der Strukturellen Prävention der Deutschen AIDS-Hilfe aus gesundheitswissenschaftlicher Perspektive zu beleuchten. Das als Arbeitsgrundlage der DAH formulierte Konzept begründet die Einbindung verhaltens- in verhältnisgestaltende Interventionen, argumentiert aus der Praxis für eine nicht an Krankheitsphasen gebundene Interventionspraxis und hebt Selbsthilfe und Emanzipation heraus. Es ist zusammenfassend als Konzept der verhältnisgestützten Verhaltensmodifikation mit emanzipatorischem und partizipativem Leitmotiv zu bezeichnen und damit anschlussfähig an die gesundheitswissenschaftliche Diskussion in Folge der Ottawa-Charta, in der das Lebensweisenkonzept sowie das Konzept der Gesundheitsförderung begründet werden.

Herausgearbeitet wurden Gemeinsamkeiten und Unterschiede zwischen dem Konzept der Strukturellen Prävention auf der einen Seite und der gesundheitswissenschaftlichen Diskussion auf der anderen Seite, von der DAH getroffene Akzentuierungen wurden verdeutlicht. Die Vertreter des Konzepts der Strukturellen Prävention melden Diskussionsbedarf an, indem sie z. B. auf das Problem der Abgrenzung zwischen primären, sekundären und tertiären Interventionen hinweisen. Diese Kritik müsste aber nicht zwangsläufig zur Aufgabe der Differenzierung führen, sondern könnte auch zu ihrer Fortentwicklung genutzt werden. Wünschenswert wäre, dass diese Kritik die Fachöffentlichkeit erreicht, was derzeit nur unzureichend der Fall ist.

Wie eine kursorische Literaturrecherche ergab, ist der von in der DAH geführte Präventionsdiskurs kaum mit dem der gesundheitswissenschaftlichen Fachöffentlichkeit verschränkt. Das Konzept der Strukturellen Prävention – im Verständnis der DAH – ist in der Fachliteratur kaum bekannt, und aufseiten der DAH wird nur selten auf entsprechende gesundheitswissenschaftliche Erkenntnisse Bezug genommen. Als gewinnbringend für die Weiterentwicklung des Konzepts der Strukturellen Prävention der DAH könnte sich das in den USA entwickelte Konzept der „structural interventions" erweisen.

Literatur

Aretz 1998
Aretz, B.: Zur Vorgeschichte des Konzepts „Strukturelle Prävention". In: DAH (Hg.): *Strukturelle Prävention. Ansichten zu Konzept der Deutschen AIDS-Hilfe*. Berlin: Deutsche AIDS-Hilfe e. V. 1998, 57–64

Bonell u. a. 2006
Bonell, C./Hargreaves, J./Strange, V./Pronyk, P./Porter, J.: Should structural interventions be evaluated using RCTs? The case of HIV prevention. In: *Social Science & Medicine*, 63, 1135–1142

DAH-Vorstand 1990
Arbeitsgrundlage des Vorstandes der Deutschen AIDS-Hilfe e. V. In: *D.A.H. Aktuell*, April–Mai 1990, S. 4 f.

Etgeton 1998
Etgeton, S.: Strukturelle Prävention als Konzept kritischer Gesundheitsförderung. In: DAH (Hg.): *Strukturelle Prävention. Ansichten zum Konzept der Deutschen AIDS-Hilfe*. Berlin: Deutsche AIDS-Hilfe e. V. 1998, 71–80

Hauschild 1998
Hauschild, H. P.: Noch zehn Jahre strukturelle Prävention. In: DAH: *Strukturelle Prävention. Ansichten zum Konzept der Deutschen AIDS-Hilfe*. Berlin: Deutsche AIDS-Hilfe e. V. 1998, 65–70

Herrn 1999
Herrn, R.: „Vereinigung ist nicht Vereinheitlichung". AIDS-Prävention für schwule Männer in den neuen Ländern: Befunde, Erfordernisse, Vorschläge. Berlin: Wissenschaftszentrum Berlin für Sozialforschung 1999

Hurrelmann/Laaser (Hg.) 2006
Hurrelmann, K./Laaser, U.: Gesundheitsförderung und Krankheitsprävention. In: *Handbuch Gesundheitswissenschaften*. 4., aktual. Aufl. Weinheim: Juventa 2006, 754

Ketterer 1998
Ketterer, A.: Strukturelle Prävention im theoretischen Kontext und als Spiegel der Zeit: Vorbilder, Einflüsse, Abgrenzungen, Merkmale. In: DAH (Hg.): *Strukturelle Prävention. Ansichten zum Konzept der Deutschen AIDS-Hilfe*. Berlin: Deutsche AIDS-Hilfe e. V. 1999, 39–55

Kühn 1994
Kühn, H.: Healthismus: Eine Analyse der Präventionspolitik und Gesundheitsförderung in den U.S.A. Berlin: Edition Sigma 1994

Lehmann 1996
Lehmann, M.: Verhältnisprävention. In: Franzkowiak, P./Kaba-Schönstein, L./Lehmann, M./Seibt, A. C. (Hg.): *Leitbegriffe der Gesundheitsförderung. Glossar zu Konzepten, Strategien und Methoden in der Gesundheitsförderung.* Köln: Bundeszentrale für gesundheitliche Aufklärung 1996, 117–118

Leppin 2007
Leppin, A.: Konzepte und Strategien der Krankheitsprävention. In: Hurrelmann, K./Klotz, T./Haisch, J. (Hg.): *Lehrbuch Prävention und Gesundheitsförderung.* 2. Auflage. Bern: Huber 2007, 31–40

Phelan u. a. 2004
Phelan, J. C./Link, B. G./Diez-Roux, A./Kawachi, I./Levin, B.: „Fundamental Causes" of Social Inequalities in Mortality. A Test of the Theory. In: *Journal of Health and Social Behavior,* 45, 265–285

Quensel 2004
Quensel, S.: Das Elend der Suchtprävention. Wiesbaden: VS Verlag für Sozialwissenschaften 2004

Rhodes u. a. 2005
Rhodes, T./Singer, M./Bourgois, P./Friedman, S. R./Strathdee, S. A.: The social structural production of HIV risk among injecting drug users. In: *Social Science & Medicine,* 61(5), 1026–1044

Rosenbrock 1998
Rosenbrock, R.: Gesundheitspolitik. Berlin: Wissenschaftszentrum Berlin für Sozialforschung 1998

Rosenbrock/Schaffer/Moers 2000
Rosenbrock, R./Schaffer, D./Moers,M.: The normalization of AIDS in Germany. In: Rosenbrock, R./Wright, M. T. (Hg.): *Partnership and Pragmatism. Germany's response to AIDS prevention and care.* London/New YorkNew York: Routledge 2000, 7–12

Rosenbrock 2001
Rosenbrock, R.: Was ist New Public Health? In: *Bundesgesundheitsblatt – Gesundheitsforschung – Gesundheitsschutz,* 44(8), 753–762

Rotheram-Borus/Swendeman/Chovnick 2009
Rotheram-Borus, M. J./Swendeman, D./Chovnick, G.: The Past, Present, and Future of HIV Prevention: Integrating Behavioral, Biomedical, and Structural Intervention Strategies for the Next Generation of HIV Prevention. In: *Annual Review of Clinical Psychology,* 5, 143–167

Schilling 2000
Schilling, R.: The German AIDS self-help movement. The history and ongoing role of AIDS-Hilfe. In: Rosenbrock, R./Wright, M. T. (Hg.): *Pragmatism and partnership. Germany's response to AIDS prevention and care.* London/New York: Routledge 2000, 82–90

Schmidt 2008
Schmidt, B.: Eigenverantwortung haben immer die Anderen. Der Verantwortungsdiskurs im Gesundheitswesen. Bern: Huber 2008

Schmitz 1999
Schmitz, C.: Gesundheitsfördernde Krankenkassenpolitik. Dissertation. Gießen: Justus-Liebig-Universität 1999

Schubert/Klein 2006
Schubert, K./Klein, M.: Das Politiklexikon. 4., aktual. Aufl. Bonn: Dietz 2006

Semmer/Lippert/Fuchs 1991
Semmer, N./Lippert, P./Fuchs, R.: Gesundheitsverhalten im Kindes- und Jugendalter. Baden-Baden: Nomos-Verlag 1991

Siegrist 2002
Siegrist, J.: Gesundheitsverhalten – psychosoziale Aspekte. In: Schwartz, F. W. (Hg.): *Public Health.* München: Urban & Fischer 2002

Stöver/Kolte 2003
Stöver, H./Kolte, B.: Drogengebrauch und drogenpräventive Ansätze in benachteiligten städtischen Quartieren. Bremen: Universität Bremen 2003

Sweers 2000
Sweers, H.: Zur Entwicklung der HIV-/AIDS-Prävention in Deutschland. In: Hilgefort, G.: *Handbuch HIV-Prävention für Mädchen und Frauen.* Berlin: Deutsche AIDS-Hilfe 2000, 13–19

WHO 1986
Weltgesundheitsorganisation (WHO): Ottawa-Charta zur Gesundheitsförderung (englisches Original: Ottawa Charter for Health Promotion, WHO/HPR/HEP/95.1; WHO-autorisierte Übersetzung: Hildebrandt/Kickbusch auf der Basis von Entwürfen aus der DDR und von Badura sowie Milz). Genf: WHO 1986

Wright 2003
Wright, M. T.: Unraveling the Complexity of HIV Prevention. Reflections On Finding Out What Works. Berlin: Freie Universität Berlin 2003

Strukturelle Interventionen: Konzepte, Schwierigkeiten und Forschungsmöglichkeiten[1]

*Kim M. Blankenship[2], Samuel R. Friedman[3], Shari Dworkin[4]
und Joanne E. Mantell[5]*

Zusammenfassung

Strukturelle Interventionen sind Public-Health-Maßnahmen und wirken gesundheitsförderlich, indem sie den strukturellen Kontext verändern, in dem Gesundheit produziert und reproduziert wird. Sie stützen sich auf Konzepte aus verschiedenen Fachgebieten, darunter Public Health wie auch Psychiatrie und

1 Aus dem Amerikanischen von Ulrike Seith. Englischsprachiges Original: Structural Interventions: Concepts, Challenges and Opportunities for Research. NIH Public Access. J Urban Health. Author Manuscript; erhältlich in PMC, 2. Juni 2006. Endfassung veröffentlicht als: J Urban Health. 2006 January; 83(1): 59–72. doi: 10.1007/s11524-005-9007-4. Veröffentlichung mit freundlicher Genehmigung von Springer Science and Business Media
2 The Center for Interdisciplinary Research on AIDS, Yale University, USA; Kontakt: K. M. Blankenship, PhD, Center for Interdisciplinary Research on AIDS, Yale University, USA. (E-Mail: kim.blankenship@yale.edu)
3 The National Development and Research Institutes, Inc.
4 The HIV Center for Clinical and Behavioral Studies, New York State Psychiatric Institute and Columbia University
5 The HIV Center for Clinical and Behavioral Studies, New York State Psychiatric Institute and Columbia University

Psychologie, in denen Interventionen generell große Beachtung finden, oder Soziologie und politische Ökonomie, wo „Struktur" ein geläufiges, wenn auch umstrittenes Konzept darstellt. Das hat dazu geführt, dass Diskussionen über strukturelle Interventionen, gerade weil sie Wissenschaftler aus verschiedenen Fachgebieten zusammenführen, dazu tendieren, sich in Debatten über Definitionsfragen zu erschöpfen. Mit diesem Beitrag möchten wir diese Diskussionen vorwärts bringen, indem wir einige entscheidende Fragen, die durch strukturelle Interventionen aufgeworfen werden, sowie deren Implikationen für Wissenschaft und Forschung ansprechen.

Schlüsselworte: HIV-Prävention, Strukturelle Interventionen

Strukturelle Interventionen sind Maßnahmen der öffentlichen Gesundheit. Sie wirken gesundheitsfördernd, indem sie den strukturellen Kontext verändern, in dem Gesundheit produziert und reproduziert wird. Sie sind zwar kein neuer Ansatz, finden aber erst seit relativ kurzer Zeit als Strategie der HIV- und Aids-Prävention Beachtung. Mit diesem Beitrag übertragen wir die Diskussion über strukturelle Interventionen (SI) auf die HIV/Aids-Prävention, indem wir einige entscheidende Fragen und ihre Implikationen für Wissenschaft und Forschung aufgreifen (eine ausführliche Diskussion von SI im Bereich HIV/Aids findet sich in einer Sonderausgabe von *AIDS*, Volume 14 Supp 1, 2000, und im *CAPS Fact Sheet* zu SI[1]).

Strukturelle Interventionen und strukturelle Einflussgrößen in Beziehung setzen: auf der Suche nach einer Theorie

Strukturelle Interventionen (SI) unterscheiden sich von vielen anderen Interventionen der öffentlichen Gesundheit, indem sie – oft unausgesprochen – die Ursache von Problemen in diesem Feld in Kontext- oder Umweltfaktoren verorten, die das Risikoverhalten beeinflussen, oder in anderen Determinanten für Infektionen oder Erkrankungen statt in den Merkmalen von Einzelpersonen, die ein bestimmtes Risikoverhalten zeigen. Ein struktureller Ansatz zur Vorbeugung von Herzerkrankungen beispielsweise würde die hohen Kosten für gesunde Ernährung im Vergleich zu den geringen Kosten von Fastfood und anderen fettreichen Nahrungsmitteln hervorheben und entweder eine Bezuschussung gesunder Lebensmittel anregen, um sie für die Konsumenten erschwinglicher zu machen, oder eine Besteuerung ungesunder Lebensmittel, um sie zu verteuern und so das Konsumverhalten zu beeinflussen.[2] Ein struktureller Ansatz könnte auch zu Auflagen für die Lebensmittelindustrie oder zur Unterstützung von Technologien führen, die den Fettgehalt in diesen Lebensmitteln verringern oder alles Fett daraus entfernen, sodass die Einzelnen ihr Verhalten nicht verändern müssten. Eine auf Einzelpersonen ausgerichtete Intervention wiederum könnte darauf hinwirken, dass die Konsumenten über die Folgen des Verzehrs fettreicher oder gesunder Lebensmittel informiert werden, um so ihre Entscheidungen zu beeinflussen. Eine gängige, auf den Einzelnen gerichtete Strategie zum Umgang mit Problemen, die als individuelles Risikoverhalten definiert werden, besteht folglich aus Aufklärung und Informationsverbreitung. Strukturelle Interventionen gehen hingegen davon aus, dass Probleme der öffentlichen Gesundheit zu einem gewissen Teil von der Gesellschaft verursacht werden, und versuchen, die Bestandteile eines Produkts oder die sozialen, wirtschaftlichen, politischen oder physischen Bedingungen zu verändern, die Gesundheitsverhalten erzeugen bzw. behindern oder auf andere Weise beeinflussen. Bei auf den Einzelnen zielenden Maßnahmen wird vorausgesetzt, dass die Gesellschaft dem Individuum ein beträchtliches Maß an Autonomie zugesteht, um selbst zu entscheiden und entsprechend zu handeln. Strukturelle Ansätze hingegen betrachten das Handeln des Einzelnen als etwas, das von Strukturen behindert oder geformt wird.

Auf HIV/Aids bezogene strukturelle Interventionen führen die Ursachen der Infektion auf gesellschaftlich erzeugte Risiken in den Bereichen Sexualität oder Drogenkonsum zurück. Die Analyse dieser Risiken wiederum setzt strukturelle Interventionen als Präventionsstrategie voraus. Trotzdem werden diese beiden Diskussionen in der Regel nicht ausdrücklich miteinander verknüpft. In Fachgebieten wie der sozialen Epidemiologie, Soziologie und Anthropologie gibt es viele Untersuchungen zu den gesellschaftlichen Faktoren für Gesundheit.[3–5] Unlängst haben Rhodes u. a. auf ähnliche Weise und sehr ausführlich das gesellschaftlich erzeugte HIV-Risiko bei Drogengebraucher(inne)n beleuchtet.[6, 8] Oft schließen solche Analysen mit relativ unspezifischen Warnhinweisen wie „Präventionsbemühungen müssen die strukturellen Ursachen der Risiken berücksichtigen" oder „Prävention muss Teil von breiter angelegten Bemühungen zur Beseitigung von sozialer Ungleichheit oder zur Förderung gesellschaftlichen Wandels sein". Einige der Forschungsarbeiten von Friedman u. a. sind hiervon auszunehmen, auch frühe Arbeiten, die zwar nicht die SI-Terminologie verwenden, aber sowohl die gesellschaftliche Verursachung als auch die gesellschaftliche Intervention diskutieren[1,9–13]. Das Gleiche gilt für einen Beitrag neueren Datums von Hankins, Friedman u. a., in dem die Beziehung zwischen Krieg und HIV-Risiko analysiert wird und spezifische Interventionen (die zum Teil struktureller Art sind) zur Verringerung des kriegsbedingten HIV-Risikos benannt werden.[14]

Link und Phelan[15] stehen als deutlichste Beispiele für eine Sichtweise auf gesellschaftliche Einflussgrößen, die von jeglicher Diskussion spezifischer Interventionen losgelöst ist, aber trotzdem klare Schlussfolgerungen für strukturelle Maßnahmen aufweist. Sie stellen eine Ursachen-Theorie auf und stellen fest: Um

Gesundheit und Krankheit wirklich zu verstehen, müsse man ihre eigentlichen Ursachen identifizieren, nicht die verhaltensbezogenen oder unmittelbaren Risikofaktoren, auf die sich die Forschung in der Regel konzentriert. In ihrer Sicht sind die unmittelbaren Ursachen lediglich Mechanismen, durch welche die eigentlichen Ursachen zur Wirkung kommen; sie änderten sich im Lauf der Zeit, während der Einfluss der eigentlichen Ursachen fortbestehe. Diese Mechanismen zu bekämpfen, bewirke langfristig wenig, wolle man Krankheit beseitigen und Gesundheit fördern. Stattdessen müsse man gegen die eigentlichen Ursachen angehen – für Link und Phelan sind das die Unterschiede im sozioökonomischen Status, sodass die Lösung für Gesundheitsprobleme in der „soziologischen Imagination"* liege.[16] Aber wie bestechend ihre Argumente auch sein mögen: Für alle, die nach konkreten Strategien zur Förderung der Gesundheit – einschließlich HIV-Präventionsstrategien – suchen, werden solche Schlussfolgerungen recht unrealistisch klingen und weit über das hinausgehen, was durch Interventionen der öffentlichen Gesundheit erreicht werden kann. Sie können auch von einem soziologischen Standpunkt aus unbefriedigend sein, da sie zwangsläufig zu der noch größeren Frage führen, woher die Unterschiede im sozioökonomischen Status kommen. Dazu bieten soziologische Theorien zahlreiche, miteinander konkurrierende Antworten an – sie reichen von denen, für die das individuell unterschiedliche Leistungsvermögen der bestimmende Faktor ist, bis zu jenen, die vor allem kapitalistische, patriarchale und/oder rassistische Strukturen in den Blick nehmen. Jede dieser Theorien empfiehlt einen jeweils anderen Ansatz zur Abschaffung sozioökonomischer Statusunterschiede. Die Theorie von den eigentlichen Ursachen ist folglich nur ein Teil einer Theorie und hilft nicht unbedingt dabei, angemessene Antworten auf Gesundheitsprobleme einschließlich HIV/Aids zu finden.

Die SI-Literatur hingegen, die häufiger eine Domäne der öffentlichen Gesundheit als der Sozialwissenschaft ist, nimmt Interventionen oft als Ausgangspunkt, indem sie entweder die Auswirkungen bestimmter struktureller Maßnahmen auf das HIV-Risiko analysiert [17–21] oder daraus ein – in der Regel vielschichtiges – System zur Kategorisierung struktureller Interventionen ableitet.[22–25] Die in ihr benannten Interventionen sind nicht unrealistisch, weil sie bereits durchgeführt wurden. Aber anders als die Literatur zu den gesellschaftlichen Determinanten, die verschiedene Interventionen vorschlagen kann, unabhängig davon, ob sie schon ausprobiert wurden oder nicht, ist der SI-Ansatz einseitig in seiner Beto-

---

* Anm. d. Red.: Der Begriff „soziologische Imagination" wurde 1959 von dem US-amerikanischen Soziologen C. Wright Mills geprägt. Dabei handelt es sich um einen methodologischen Zustand, in dem es sich mit Hilfe von Theorie und einfallsreicher Empirie zu versetzen gilt, um Gesellschaft nicht nur zu erleiden, sondern von unten zu verändern. Aus Mills Sicht müsse es die Soziologie ermöglichen, die Probleme in der eigenen Biografie als Produkte historischen Wandels und als Anlässe zu gesellschaftlichem Handeln zu begreifen. Sie habe daher die Strukturen historischen Wandels zu erforschen, die eigenen und die Erfahrungen anderer auszuwerten sowie die Daten und Fakten gesellschaftlicher Prozesse zu sammeln und zu interpretieren (Mills, C. Wright [1959]: The Sociological Imagination. New York: Oxford University Press, 2nd Ed. 2000. Dt.: Kritik der soziologischen Denkweise. Neuwied: Luchterhand 1973).

nung bereits implementierter und in der veröffentlichten Literatur beschriebener Interventionen. Zudem kann die Fokussierung auf die eher unmittelbaren Risiko-Ursachen dazu führen, dass Interventionen vernachlässigt werden, die nicht offensichtlich mit dem HIV-Risiko in Zusammenhang stehen, sich aber dennoch darauf auswirken können. Blumenthal u. a. haben beispielsweise herausgefunden, dass Veränderungen in der Sozialhilfepolitik mit einem erhöhten HIV-Risiko bei intravenös injizierenden (i. v.) Drogenkonsumenten einhergehen können. In ihrer in San Francisco durchgeführten Studie verloren 60 % der über 1.200 i. v. Drogenkonsumenten ihre Sozialhilfeleistungen, nachdem Alkohol- oder Drogenabhängigkeit nicht mehr wie bisher als Behinderung anerkannt wurde.[26] Bei ihnen war die Wahrscheinlichkeit, dass sie sich an illegalen Handlungen beteiligen, Drogen injizieren und Spritzen gemeinsam benutzen, höher als bei Drogenkonsumenten, die weiterhin Sozialhilfeleistungen bezogen. Die Autoren schließen daraus, dass eine Politik, die i. v. Drogenkonsumenten Sozialhilfeleistungen verweigert, in dieser Gruppe das HIV-Infektionsrisiko erhöht. Sozialhilfepolitik gilt zwar normalerweise nicht als HIV-relevant, aber Blumenthals Arbeit lässt auf das Gegenteil schließen.[26] Das wichtigste Merkmal der SI-Literatur ist, dass sie nicht immer eine theoretisch begründete Definition von „strukturell" liefert oder ein breiteres theoretisches Verständnis von strukturellen Interventionen ermöglicht. Sie zeigt auch nicht immer auf, wie SI mit strukturellen Faktoren für Gesundheit zusammenhängen, auch wenn einige Autoren sich bemüht haben, sie miteinander in Verbindung zu bringen.[13, 27–29]

Warum all das eine Rolle spielt? Weil die effektivsten Interventionen wahrscheinlich jene sind, die gegen die Ursachen von Risiken und die Übertragung von Krankheiten erfolgreich angehen, und weil eine solide Theorie das beste Verständnis der Ursachen ermöglicht. Solch ein Verständnis erlaubt auch eher eine Vorhersage der Konsequenzen bestimmter Interventionen und verringert so die Wahrscheinlichkeit unbeabsichtigter Negativeffekte oder macht diese zumindest vorhersehbar. Auf Einzelpersonen bezogene Interventionen sind außerdem personalintensiv und daher kostspielig, sie haben nur eine begrenzte Reichweite[1], und ihre Wirkungen haben bisher auch nur wenige Studien über einen relativ kurzen Zeitraum hinaus überprüft. Strukturelle Interventionen hingegen, besondere jene mit einer soliden theoretischen Grundlage, können sich auf viele Menschen auswirken und zu Veränderungen beitragen, die für längere Zeit stabil bleiben. Die Suche nach einer soliden Theorie muss freilich mit der Suche nach Interventionen einhergehen, die umsetzbar, nachhaltig und angemessen sind.

Zum Begriff „Intervention"

An dieser Stelle sind ein paar Worte zum Begriff „Intervention" angebracht. Unter „Intervention" versteht man im Allgemeinen eine von Außenstehenden (oft mit „Experten" gleichgesetzt) ergriffene Maßnahme. Geboten ist allerdings ein breiteres Verständnis dieses Begriffs, weil die von HIV Betroffenen selbst in Aktion getreten sind, noch bevor Experten der öffentlichen Gesundheit einen solchen Wandel überhaupt befürwortet hatten.[30] Zusammenschlüsse von Junkies oder von Sexarbeiterinnen waren wirkungsvolle Strategien zur Verminderung von HIV-Risiken und HIV-Übertragungen.[9-12] Strategien zur Mobilisierung der Community gehören in der Tat zu den effektivsten Strategien, um bei Sexarbeiter(inne)n das HIV-Risiko zum Thema zu machen.[31-34] Die Bildung von Zusammenschlüssen ist selbst eine strukturelle Intervention, weil marginalisierte Gruppen dadurch die Machtstrukturen verändern, durch die sie unterdrückt werden. Außerdem hat sie sich als wichtige Strategie zur Einforderung struktureller Interventionen erwiesen. So setzten Drogengebraucher/innen in einigen Fällen selbst Maßnahmen wie Spritzentauschprogramme durch, und Zusammenschlüsse von Sexarbeiter(inne)n erstritten z. B. Veränderungen in der Kreditpolitik, um Geld anlegen zu können, oder die Einrichtung von Schulen für ihre Kinder.

Der Begriff „Intervention" bezieht sich ebenso auf gezielte Maßnahmen, um bestimmte Risiken oder Krankheiten zum Thema zu machen. Auf ein bestimmtes (gesundheitliches oder anderes) Problem gerichtete strukturelle Interventionen beeinflussen aber manchmal das HIV-relevante Risikoverhalten und können daher in anderen Settings als Maßnahmen der HIV-Prävention zum Einsatz kommen. Da man herausgefunden hat, dass die Verfügbarkeit von Alkohol mit sexuellem Risikoverhalten im Zusammenhang steht,[35] sind strukturelle Interventionen, die die Verfügbarkeit und somit auch den Konsum von Alkohol eindämmen, wahrscheinlich ein gutes Beispiel für diesen Sachverhalt. Auch Alternativen zu Haftstrafen können sich auf das HIV-Risiko auswirken, indem sie die betreffenden Personen vor den Risiken bewahren, die mit der Inhaftierung und der Rückkehr in die Gesellschaft verbunden sind.[36] Das erste Beispiel ist eine gesundheitsbezogene Intervention, das zweite nicht. Das von i. v. Drogenkonsument(inn)en initiierte erste Spritzentauschprogramm in Amsterdam, mit dem für diese Zielgruppe der Zugang zu Spritzen verändert wurde, war zwar die Antwort auf eine Hepatitis-B-Epidemie, zeigte aber zugleich HIV-präventive Wirkung.[37] In der Folge hat sich die Spritzenvergabe zu einer wichtigen präventiven Intervention bei Drogengebraucher(inne)n entwickelt.

Am Beispiel der Spritzentauschprogramme werden zwei weitere wichtige Aspekte von Interventionen deutlich. Erstens stellen die strukturellen Veränderungen, durch die ein Programm erst implementiert werden kann, oft schon selbst eine strukturelle Änderung dar – wie das Programm. Zweitens können nach Einführung eines Programms weitere strukturelle Interventionen erforderlich werden, um seine Verfügbarkeit, Akzeptanz und Zugänglichkeit zu erhöhen[28] und seine Nachhaltigkeit zu sichern. Spritzentauschprogramme verändern einerseits die Struktur der Verfügbarkeit von Spritzen und anderer Angebote für Drogengebraucher/innen, zugleich erfordern sie aber oft rechtliche oder politische Veränderungen, damit sie überhaupt eingeführt werden können. Drogentherapie-Programme sind ein weiteres Beispiel hierfür: Das HIV-Risiko bei Drogengebrauchern durch die Bereitstellung von Therapieangeboten zu senken, ist eine anerkannte Strategie, die über die Vermittlung individueller Fertigkeiten in dieser Gruppe hinausreicht. Genauso wichtig wie die Programme selbst sind strukturelle Interventionen, die diese Progamme für eine große Zahl von Drogengebraucher(inne)n zugänglich machen.

In diesem Zusammenhang ist Folgendes festzustellen: Traditionelle, auf Einzelne bezogene Interventionen sind relativ leicht umzusetzen, vor allem, wenn ein bereitwilliger Kooperationspartner gefunden wird. Für strukturelle Interventionen gilt dies nicht generell, weil sie oft Änderungen von Gesetzen, in der Politik, von Verfahrensweisen oder komplexen gesellschaftlichen Prozessen erfordern. Die Umsetzung struktureller Interventionen geht daher oft mit Auseinandersetzungen, Konsensbildung oder Konfliktlösung einher. Die „100-Prozent-Kondom-Programme" in Kambodscha und Thailand stehen beispielhaft für die sektorenübergreifende Zusammenarbeit, die für strukturelle Interventionen notwendig ist.[38–41] In seiner Darstellung der thailändischen Antwort auf HIV erklärt Phoolcharoen, welch wichtige Rolle dabei sowohl der Staat (einschließlich Sozialämtern, Einrichtungen der öffentlichen Gesundheit, Kliniken für sexuell übertragbare Infektionen, Wirtschaft, Kultur, Militär, Bildungswesen) als auch andere Partner – Medien, Sexarbeiter, Wissenschaftler, Bordellbetreiber, Menschen mit HIV/Aids, Finanzindustrie, internationale Einrichtungen – spielen.[39]

Vier Typen struktureller Interventionen zur HIV-Prävention

Für strukturelle Interventionen zur HIV-Prävention gibt es viele unterschiedliche Beispiele.[17, 19, 20, 22, 23, 31, 33, 37, 42, 43] Im Folgenden betrachten wir vier SI-Typen, wobei es sich um relativ neue oder um bereits angewandte und erneut wichtig gewordene Ansätze handelt. Außerdem sprechen wir einige der Fragen an, die diese Interventionen im Hinblick auf die HIV-Prävention aufwerfen.

Community-Mobilisierung

Auf die Mobilisierung einer Community als strukturelle Intervention haben wir bereits mehrmals hingewiesen (sie verändert z. B. die Machtverhältnisse zwischen marginalisierten und dominanten Gruppen). Sie kann ihrerseits wieder dazu genutzt werden, andere strukturelle Interventionen – wie etwa rechtliche und politische Veränderungen – voranzutreiben. In der Regel umfassen solche Mobilisierungsstrategien verschiedene Aktivitäten, darunter die Bewusstseinsbildung in der marginalisierten Gruppe, was ihre Rechte und mögliche Strategien zu deren Einforderung angeht, die anwaltschaftliche Vertretung gegenüber Interessengruppen und einflussreichen Personen [stakeholders and power brokers, Anm. d. Red.] (z. B. Polizei, Zuhälter, Politiker), die in unterschiedlichem Maße Macht auf die Gruppe ausüben, sowie die Identifizierung und Beseitigung von Barrieren, die präventives Verhalten be- oder verhindern (z. B. Analphabetismus, kein Zugang zu Kondomen oder Spritzen). Strategien zur Mobilisierung der Community sind zwar nichts Neues, aber sie könnten durch Maßnahmen, die man unlängst in Indien ergriffen hat, an Bedeutung gewinnen: Eine der bekanntesten von ihnen hat in Kalkuttas Rotlichtviertel Sonagachi nachweislich zur Reduzierung der HIV-Prävalenz bei in Bordellen beschäftigten Sexarbeiterinnen beigetragen.[31–33] Die Forschungsergebnisse zur Übertragbarkeit dieses Ansatzes fallen seither unterschiedlich aus.[44–46] Doch 2003 startete die Bill and Melinda Gates Foundation mit „Avahan" eine neue Initiative, in deren Rahmen für die sechs indischen Bundestaaten mit der höchsten HIV-Rate 200 Millionen Dollar für die HIV-Prävention bereitgestellt wurden.[47] Ein Schlüsselelement von Avahan ist eine Strategie zur Community-Mobilisierung, die sich an die in Sonagachi angewandte anlehnt. Statt Sexarbeiterinnen als passive Empfängerinnen von Präventionsprogrammen zu behandeln, legte das Sonagachi-Projekt großen Wert darauf, dass sie auf all seinen Ebenen vertreten waren und aktiv mitwirkten. Die einzelnen Programme werden zwar oft von Außenstehenden – Nichtregierungsorganisationen (NGOs) oder anderen Akteuren – initiiert, das Ziel ist jedoch, dass die gesamte Intervention von Sexarbeiterinnen selbst durchgeführt wird und NGOs auf allen Ebenen überflüssig werden.[33]

Über die nächsten drei bis fünf Jahre will man versuchen, diesen Ansatz an mehreren Orten Indiens und mit verschiedenen Sexarbeitergruppen umzusetzen. Je nach dem, wie die Ergebnisse der noch laufenden Analysen und Auswertungen ausfallen, könnten diese Projekte weltweit beträchtliche Folgen für Strategien zur Mobilisierung der Community im Rahmen der HIV-Prävention haben.

Integration von HIV-Serviceleistungen

Das institutionelle Angebotssystem ist ein weiterer Ansatzpunkt struktureller Interventionen, der bei der HIV/Aids-Prävention und Versorgung an Bedeutung gewinnt. In den meisten Ländern werden Leistungen zu sexuell übertragbaren Infektionen (STIs), Familienplanung und reproduktiver Gesundheit jeweils separat angeboten und kaum oder gar nicht miteinander verknüpft. Angebote zur Familienplanung zielen vorrangig auf verheiratete Frauen im gebärfähigen Alter, während auf HIV bezogene Angebote in erster Linie auf Männer mit hohem Infektionsrisiko ausgerichtet sind und sich stärker auf die Behandlung als auf die Prävention konzentrieren. Diese parallelen Infrastrukturen der Leistungserbringung durch verschiedene Hilfs- und Beratungsdienste werden gefördert durch eine Geschichte getrennter Organisierung und Finanzierung und führen zu Angeboten mit engem Zuschnitt.[48] Infolge der HIV/Aids-Pandemie kam es zu einer Neuverortung der Leistungen zur Familienplanung, indem man sich bemühte, sie besser zugänglich zu machen und eine größere Zielgruppe zu erreichen. In Subsahara-Afrika beispielsweise gab es Initiativen, Angebote zur HIV/STI- Beratung und Testung auf freiwilliger Basis und zur Prävention der Mutter-Kind-Übertragung mit Angeboten zur Familienplanung oder Beratung und Testung auf freiwilliger Basis sowie die Beratung zur Säuglingsernährung mit Mütter- und Kindergesundheitsdiensten in Kliniken und Gemeinden zusammenzulegen. Die antiretrovirale Therapie schließlich sollte mit Programmen zur Prävention der Mutter-Kind-Übertragung zusammengelegt oder in Bezirkskrankenhäuser eingegliedert werden.[49–51] Strukturelle Interventionen, die HIV in Angebote zur Familienplanung integrieren, sind gebräuchlicher als solche, die die reproduktive Gesundheit in HIV-Betreuungsangebote einbetten. Vor Kurzem wurde in Afrika die Zusammenführung von Angeboten zur Empfängnisverhütung mit Angeboten zur antiretroviralen Behandlung angeschoben.[52] Andere Initiativen versuchen, HIV-Versorgungsangebote für Drogengebraucher/innen auf Hepatitis C auszuweiten, um den Bedarf der Zielgruppe an entsprechenden Dienstleistungen berücksichtigen zu können. Dazu gehört die Einbettung des Hepatitis-C-Tests in HIV-Test- und Outreach-Programme und HIV-Spezialkliniken genauso wie der Aufbau von Hepatitiskliniken in Krankenhäusern.[53, 54]

Die Zusammenführung der HIV-Versorgung mit Angeboten zur reproduktiven Gesundheit kann die Verfügbarkeit und Nutzung beider Dienstleistungen verbessern. Strategien zur effektiven Integration der Dienste und ihre Wirkung auf die reproduktive Gesundheit – z. B. die Verhütung von HIV-Übertragungen auf nicht infizierte Partner, von Reinfektionen bereits infizierter Partner oder von ungeplanten Schwangerschaften – sind nicht bekannt. Die Arbeit von Ickovics u. a. hat gezeigt, dass eine Intervention in Form einer innovativen Schwangerschaftsvorsorge, bei der mehrere Angebote (einschließlich HIV-Prävention) in die in Gemeindekliniken angesiedelte Schwangerschaftsvorsorge integriert sind, den Anteil der Säuglinge mit zu geringem Geburtsgewicht verringern kann.[55] Ob dieser Ansatz die HIV-Prävention in dieser vulnerablen Gruppe beeinflusst, wird zurzeit noch analysiert, aber eine vorläufige Auswertung deutet darauf hin, dass er die Wirksamkeit und Zugänglichkeit der HIV-Prävention für junge Frauen verbessern kann.[56] Eine von O'Reilly u. a. vorgenommene Auswertung von Initiativen, die Angebote der STI-Prävention in Angebote zur Gesundheit von Mutter und Kind/ Familienplanung einbetten, ergab Verbesserungen bei den Einstellungen der

Anbieter, bei der Beratungsqualität und der Fähigkeit, Dienstleistungen der Familienplanung in guter Qualität anzubieten.[57]

Die meisten Darstellungen zur Integration von Serviceleistungen verwenden nicht die SI-Terminologie, und viele sind nicht in Fachzeitschriften zu finden, sondern in Berichten und Veröffentlichungen von Nichtregierungsorganisationen und Behörden. Dieser Typ struktureller Interventionen könnte eine wichtige Rolle bei der HIV-Prävention spielen, doch wir brauchen noch mehr Untersuchungen zu ihren auf HIV bezogenen Wirkungen und zu ihren Folgen für die Leistungserbringung. Dazu gehören auch Fragen wie: Überlastet es die Mitarbeiter, wenn man sie bittet, neue Aufgaben zu übernehmen oder eine noch größere Anzahl von Fällen zu bearbeiten? Werden die Mitarbeiter für die Bereitstellung zusätzlicher Angebote ausreichend geschult? Gefährdet eine Integration die Qualität der einzelnen Angebote? Sind die Prioritäten der HIV-Prävention mit denen anderer Angebote zu vereinbaren?

Bedingte Zusatzförderung [contingent funding]

Eine anerkannte Form struktureller Interventionen zur Beeinflussung der öffentlichen Gesundheit sind Anreize bietende oder an Bedingungen geknüpfte Konzepte der Mittelvergabe, bei denen eine Bewilligung öffentlicher Mittel von der Implementierung von Gesetzen oder Maßnahmen abhängig gemacht wird, die als förderlich für die öffentliche Gesundheit erachtet werden (S. S14).[28] 1984 stellte beispielsweise ein US-amerikanisches Bundesgesetz die einzelnen Staaten vor die Wahl, entweder das gesetzliche Mindestalter für den Alkoholkonsum in der Öffentlichkeit auf 21 Jahre heraufzusetzen oder einen Teil ihrer Bundesmittel für die Autobahnen zu verlieren. Durch eine bedingte Mittelvergabe könnte auch die HIV-Prävention vorangetrieben werden, indem z. B. Gemeinde-Sanierungsprogramme oder Community-Policing-Projekte nur dann gefördert werden, wenn Angaben zu ihren (möglichen) Auswirkungen auf das Infektionsgeschehen gemacht werden.[13] Auch könnten Anreize für Schulbehörden geschaffen werden, eine umfassende Sexualerziehung an den Schulen einzuführen, was der Bundesstaat Connecticut in Betracht zieht.[58] Dieser Ansatz kann allerdings auch für die Durchsetzung einer Politik genutzt werden, die den Zielen der HIV-Prävention widerspricht. Sogenannte Knebelbestimmungen [gag rules], mit denen ausländischen Nichtregierungsorganisationen US-amerikanische Mittel für Angebote der Familienplanung verweigert werden, wenn sie Abtreibungen durchführen oder hierfür „Lobbyarbeit" betreiben – selbst wenn sie dazu ihre eigenen Mittel verwenden –, wurden in den USA seit der Reagan-Administration immer wieder in der einen oder anderen Form erlassen.[24] In einer Pressemitteilung der Planned Parenthood Foundation heißt es dazu: „Die überall geltenden Knebelbestimmungen haben verheerende Auswirkungen auf die Gesundheit von Frauen weltweit gezeigt ... [und] Familienplanungsorganisationen dazu gezwungen, Kliniken zu schließen sowie das Angebot an Dienstleistungen und Materialien einzuschränken. Dadurch sind für viele Frauen in Entwicklungsländern keine Angebote zur reproduktiven Gesundheit verfügbar, und ihr HIV/Aids-Risiko hat sich erhöht."[59] Die von Senatorin Barbara Boxer eingebrachte Ergänzung zur State Department Reauthorization Bill vom April 2005 ist eine strukturelle Intervention mit dem Ziel, die Knebelbestimmungen abzuschaffen: Sie untersagt es den Vereinigten Staaten, ausländischen Organisationen Beschränkungen aufzuerlegen, die für US-amerikanische Organisationen inakzeptabel wären, und setzt sich dafür ein, dass ausländische Gesundheitsdienste medizinische Leistungen anbieten können, die in ihren Ländern legal sind.

Zwei weitere Beispiele für eine bedingte Zusatzförderung jüngeren Datums sind

1.) die im Februar 2005 ausgesprochene Drohung der US-Regierung, die Mittel für UNODC (das Büro der Vereinten Nationen für Drogenkontrolle und Verbrechensbekämpfung, dessen größter Geldgeber die Vereinigten Staaten sind) zu kürzen, wenn diese nicht versichert, keine schadensmindernden Maßnahmen wie Spritzentauschprogramme oder Substitutionsbehandlung zu unterstützen,[60–62] und

2.) eine US-amerikanische Bestimmung, die die Vergabe staatlicher Mittel an Gruppen oder Organisationen verbietet, deren Grundsätze „Prostitution und Frauenhandel nicht ausdrücklich verurteilen". Diese Regelung wurde seit 2003 auf ausländische Organisationen angewandt und sollte laut einem kürzlich eingebrachten Vorschlag auf US-amerikanische HIV/Aids-Service-Organisationen ausgeweitet werden, die Mittel für die Bereitstellung ihrer Dienste in anderen Ländern beantragen.[63] Da Spritzentauschprogramme erwiesenermaßen zu den wirksamsten HIV-Präventionsstrategien für i. v. Drogenkonsument(inn)en gehören,[64–67] repräsentiert die an UNODC gerichtete Drohung der US-Regierung eindeutig eine Politik, die die Verfügbarkeit von Spritzen weltweit stark einschränken könnte. Was das zweite Beispiel jüngeren Datums angeht, hat die Regierung zwar von der geplanten Ausdehnung ihrer Sexarbeit-Politik auf Organisationen mit Sitz in den Vereinigten Staaten abgesehen, von dieser Politik betroffen sind aber immer noch die meisten Organisationen, die US-amerikanische Mittel zur Bekämpfung von Aids und Frauenhandel erhalten.[68] Außerdem verbietet diese Bestimmung den Organisationen zwar nicht ausdrücklich, Sexarbeiterinnen Kondome und antiretrovirale Medikamente zur Verfügung zu stellen,[63] aber man wird sie wahrscheinlich so interpretieren, dass eine der effektivsten Interventionen zur Bekämpfung des HIV-Risikos bei Sexarbeiterinnen – die Community-Mobilisierung nach dem Sonagachi-Modell (siehe oben) – unter das Verbot fällt. Der Sonagachi-Ansatz basiert nämlich unter anderem auf den drei Grundsätzen Respekt, Vertrauen und Anerkennung: der Respekt für die Sexarbeit und die Menschen, die sie leisten, das in sie gesetzte Vertrauen, dass sie das Programm durchführen können, und die Anerkennung ihrer beruflichen Rechte und Menschenrechte.[33] „Resozialisierung" wird in diesen Grundsätzen nicht erwähnt, besteht ein Schlüsselelement des Modells doch darin, dass Prostitution als Beruf und der Schutz vor HIV als Berufsrecht anerkannt wird.[33]

Es ist nicht klar, welchem Zweck diese Politik der bedingten Zusatzförderung dienen soll, und bisher gab es keine systematische Analyse ihrer allgemeinen Auswirkungen oder ihrer Folgen für die HIV-Prävention und das Infektionsgeschehen. Einzelberichte weisen jedoch darauf hin, dass sie sich auf die Ziele der HIV-Prävention negativ auswirkt. Dies ist unter anderem für die oben erörterte Integrationsstrategie von Bedeutung. HIV-Prävention in Angebote zu Familienplanung und reproduktiver Gesundheit einzubetten, während gleichzeitig die Anbieter dieser Dienste durch eine an Bedingungen geknüpfte Förderung bedroht oder in ihrem Leistungsumfang beschränkt werden, könnte problematisch sein. Im Hinblick auf Interventionen, die der HIV-Prävention zugute kommen – insbesondere auf internationaler Ebene –, könnte es daher wichtig sein, auf die Beseitigung dieser Art Förderungspolitik hinzuarbeiten.

Wirtschaftliche und bildungspolitische Interventionen

Für die Überzeugung, dass durch wirtschaftliche und bildungspolitische Interventionen HIV/Aids-Risiken verringert werden und das sexuelle Empowerment von Frauen und Mädchen gefördert wird, lassen sich viele Gründe anführen. 2001 zeigte Hallmans[69] (S. 2) Studie unter jungen Südafrikanern, dass eine „relative wirtschaftliche Benachteiligung" die Wahrscheinlichkeit für verschiedene unsichere Sexualpraktiken signifikant erhöht und die negativen Auswirkungen bei Mädchen größer sind als bei Jungen. Andere Untersuchungen jüngeren Datums haben ergeben, dass wirtschaftliche Unabhängigkeit und Verhandlungsmacht die stärksten Prädiktoren für Kondomgebrauch sind.[70]

Wie kann ein verbesserter wirtschaftlicher Status das HIV-Risiko von Frauen beeinflussen? Laut Mahmud[71] wächst durch wirtschaftliche Interventionen wie etwa Mikrokreditprogramme die Verhandlungsmacht der Frauen in ihrem Haushalt. Holvoet[72] ermittelte ebenfalls, dass Frauen, die Kredite speziell über Frauen-Darlehensgruppen erhalten und dabei ein eigenes Konto führen können, sich stärker an Entscheidungen beteiligen, wie das Geld ausgegeben werden soll. Solch eine Verschiebung der Machtverhältnisse innerhalb der Haushalte und bei der Entscheidungsfindung kann Frauen wiederum eine Basis dafür verschaffen, von ihren Ehemännern Safer Sex zu verlangen.

Mikrokredit- und andere Programme, die auf eine Verbesserung des wirtschaftlichen Status von Frauen zielen, können deren Autonomie noch mehr stärken, indem sie den Einfluss der Frauen über den häuslichen Rahmen hinaus erweitern und ihre wirtschaftliche Abhängigkeit von männlichen Partnern verringern. Larance[73] stellt zum Beispiel fest, dass Mikrokreditprogramme den Frauen einen breiteren Zugang zu öffentlichen Räumen verschaffen und es ihnen somit ermöglichen, ihre außerfamiliären Netzwerke zu stärken und ihr soziales Kapital zu vermehren. Eine Umfrage im südwestlichen Uganda ergab, dass auf dem Markt arbeitende Frauen – sie haben dort Zugang zu Geld und ein Forum, wo selbstbewusstes Verhalten gefordert ist – über ein höheres Maß an Unabhängigkeit, Mobilität und sozialer Interaktion verfügen, was möglicherweise auch ihr HIV-bezogenes Risiko beeinflusst.[74] Verschiedene Interventionen, die den individuellen wirtschaftlichen Status verbessern konnten, haben sich nachweislich auch auf die Gesundheit günstig ausgewirkt, indem sie Machtverhältnisse verändert und Einkommensmöglichkeiten außerhalb der Sexindustrie geschaffen haben.[27, 42, 75]

Interventionen zur Verbesserung der Bildungschancen von Mädchen könnten auf ähnliche Weise zur Verringerung der HIV/Aids-Risiken beitragen. Zwischen dem nationalen Bildungsniveau und dem Kondomgebrauch wurde eine starke Korrelation festgestellt.[70] Die Abschaffung von Schulgebühren kann ebenfalls zum Rückgang der HIV/Aids-Raten beitragen.[76, 77] Seit Anfang der 1990er Jahre vergibt das Projekt Sema Pattana Cheewit in Thailand Stipendien für Schulgeld und Lebensunterhalt an Mädchen mit sehr geringem Einkommen, damit sie eine Sekundarschule besuchen können.[42] Ähnliche Projekte stellen Stipendien für eine höhere Schulbildung zur Verfügung und setzen sich für eine Veränderung der Einstellungen zur Prostitution ein; zugleich fördern sie die Bildung und Ausbildung für Mädchen.[42] Eine 1999 von UNAIDS veröffentlichte Auswertung dieser Programme ergab, dass Mädchen, die daran teilgenommen hatten, ihren Bildungsweg mit höherer Wahrscheinlichkeit fortsetzten als andere. Daten zur Gesundheit wurden zwar nicht gesammelt, aber man geht davon aus, dass bei Mädchen, die weiterhin die Schule besuchen, die Wahrscheinlichkeit geringer ist, dass sie Sexarbeiterinnen werden.[42] Die Bedeutung dieser Ergebnisse geht aber zweifellos weit über diesen Aspekt hinaus.

Zukünftige Forschung zu strukturellen Interventionen

Empirische und analytische Forschung zu strukturellen Interventionen ist in mindestens drei Hauptbereichen vonnöten:

1.) Erforschung struktureller Determinanten des HIV-Risikos und der HIV-Übertragung mit klarem Bezug zu hierauf zielenden Interventionen,
2.) Analyse der Auswirkungen struktureller Interventionen und
3.) systematische Untersuchungen zur Durchführung struktureller Interventionen. Jeder dieser Hauptbereiche bringt zusätzliche Fragen mit sich.

Zwar weiß man schon ziemlich viel über die strukturellen Faktoren, die mit HIV-Risiken und der HIV-Übertragung in Zusammenhang stehen. Sie sind jedoch nicht statisch, sondern manifestieren sich je nach Umständen und Kontext auf unterschiedliche Weise. Die weitere Erforschung der strukturellen Faktoren und ihrer Konsequenzen für Maßnahmen der HIV-Prävention ist also nach wie vor wichtig. Besonders wichtig sind Studien, die über schon besser erforschte Faktoren wie Spritzen- und Kondomverfügbarkeit hinausreichen und Systeme, Strukturen und Prozesse in den Blick nehmen, die mit Bezug auf die HIV-Prävention noch nicht so häufig untersucht wurden. Vorrang hätte dabei die Frage, wie in den USA das Strafjustizsystem, die Arbeit der Polizei und die Drogenpolitik das HIV-Risiko fördern und so möglicherweise zu den überproportional hohen HIV-Infektionsraten bei ethnischen Minderheiten beitragen.[25,36] Eine andere dringliche Frage ist, wie Krieg und Übergangssituationen (z. B. in Südafrika, Russland, Osteuropa, Zentralasien und Indonesien) das HIV-Risiko beeinflussen und was man tun kann, um dieses Risiko zu verringern.[6,7,13,14]

Nötig sind ebenso empirische Studien zu den Auswirkungen laufender und neuer struktureller Interventionen auf das HIV-Risiko und die HIV-Übertragung. Solche Untersuchungen stellen allerdings eine Herausforderung dar. Ausgerechnet eines der Merkmale, die strukturelle Interventionen aus Sicht der HIV-Prävention so schlagkräftig machen, nämlich ihre große Reichweite (z. B. bei rechtlichen oder politischen Veränderungen), kann ihre Bewertung erschweren. Randomisierte Untersuchungen mit Kontrollgruppen sind der Goldstandard der Interventionsstudien. Doch wenn sie schon für Interventionen auf Individuumsebene so schwer zu konzipieren sind, dann erst recht für strukturelle Interventionen,[11] denn sie können ganze Bevölkerungen betreffen, was eine Randomisierung unmöglich macht. Selbst wenn sie nicht alle betreffen, steht ihre Durchführung meist jenseits der Kontrolle einzelner Wissenschaftler. Statt randomisierte Studien mit Kontrollgruppen auszuarbeiten, müssen sie sich daher oft auf „natürliche Experimente" verlassen, indem sie die Auswirkungen einer Intervention beurteilen, ohne bestimmen zu können, wann und mit wem sie durchgeführt wird. Bei solchen Experimenten kann es außerdem schwierig sein, einen Ausgangszustand festzulegen, um die im Lauf der Zeit eintretenden Veränderungen bewerten zu können (denn nur sehr selten lassen sich natürliche Experimente vor der Realisierung der Intervention vorhersehen).

Wichtig für die Bewertung der Folgen struktureller Interventionen ist ebenso die Frage der Ergebnismessung. Bei auf Individuen gerichteten Interventionen werden meist Verhaltensänderungen angestrebt. Das gilt auch für strukturelle Interventionen. Doch bei solchen SI, die auf kontextabhängige Risikoquellen fokussieren, kann es – teilweise auch abhängig vom Umfang der Maßnahme – kostspielig sein, Daten auf struktureller *und* auf individueller Ebene zu sammeln.

Außerdem wird der Nachweis, dass die beobachteten Verhaltensänderungen auf die strukturellen Interventionen zurückzuführen sind, schwierig zu erbringen sein. Da viele SI in erster Linie auf eine Veränderung des Risiko- und Übertragungskontexts zielen, sind Verhaltensänderungen kein wichtigeres Ergebnis als Veränderungen der Strukturen und des Kontexts. Der Nachweis einer strukturellen Veränderung jedoch ist selbst schon eine große Herausforderung, da sich Daten auf struktureller Ebene unter Umständen nur schwer sammeln und analysieren lassen.

Das Studiendesign und die Messung der Ergebnisse sind jedoch nicht die einzigen Aspekte, die bei der Beurteilung der Auswirkungen von SI zu bedenken sind. Wie bei Interventionen auf individueller Ebene gilt es auch hier, die möglichen unbeabsichtigten Folgen ins Auge zu fassen oder sogar vorherzusehen. Wenn z. B. Frauen dabei unterstützt werden, wirtschaftlich unabhängig zu werden, indem man ihnen Kredite zur Eröffnung eines eigenen Geschäfts gibt, könnte dies dazu führen, dass sie ihre Töchter von der Schule nehmen, damit sie ihnen bei der Arbeit helfen,[78] was wiederum Einfluss auf das Risiko ihrer Töchter nehmen kann.

Ein dritter zentraler Bereich für Forschungsarbeiten zu strukturellen Interventionen ist deren Umsetzung. Wie oben erwähnt, ist diese oft mit Kämpfen, widerstreitenden Interessen und Konsensbildung verbunden. So haben z. B. Forschungsarbeiten zu Spritzentauschprogrammen viele Belege für den Wert dieser Maßnahme in der HIV-Prävention erbracht, und doch stehen ihrer Umsetzung massive Hindernisse entgegen – nicht zuletzt eine US-amerikanische Bestimmung, die den Einsatz von Bundesmitteln zur Unterstützung solcher Programme untersagt. Beim Spritzentausch[79] wie bei strukturellen Interventionen allgemein gilt es Fragen zu stellen wie: Unter welchen Bedingungen besteht eine gewisse Wahrscheinlichkeit, dass strukturelle Interventionen umgesetzt werden? Welche Faktoren steigern und welche verringern die Wahrscheinlichkeit einer Umsetzung? Wie kann ein Konsens für die Unterstützung umstrittener struktureller Interventionen geschaffen werden, und warum sind diese Interventionen überhaupt umstritten? Ein Beispiel für solche Forschung ist in der Arbeit von Tempalski u. a.[80, 81] zu finden; sie zeigt auf, welch wichtige Rolle politische Faktoren für die Frage spielen, welche Großstadtgebiete in den Vereinigten Staaten über Spritzentauschprogramme verfügen und welche nicht, sowie für die Anzahl der Spritzen, die dort pro i. v. Drogengebraucher/in verteilt werden. Schließlich können auch Studien, die untersuchen wollen, wessen Interessen die gegenwärtigen politischen Strategien und Strukturen dienen, entscheidend für das Verständnis des Risikokontexts sein und ebenso für die Frage, wie Verfechter bestimmter struktureller Interventionen diese durchsetzen können, um den Risikokontext zu verändern.

Schlussfolgerungen

Sollen gesellschaftliche und strukturelle Ursachen des HIV-Risikos in den Blick genommen werden, bieten strukturelle Interventionen ein starkes Instrument der HIV-Prävention. Abhängig von der Reichweite und dem Ausmaß der jeweiligen SI können sie vielfache, über die HIV-Prävention hinausreichende Auswirkungen haben; weil sie bei Einzelnen Verhaltensänderungen befördern, während sie auf Strukturen zielen, sind ihre Einflüsse unter Umständen auf vielen Ebenen zu spüren. SI können auch sehr langfristig wirken, wenn sie in Gesetzen und Politik verankert oder in andere unverzichtbare Angebote und Dienstleistungen eingegliedert werden; sie können allerdings auch politischem Kalkül oder den Auseinandersetzungen verschiedener Interessengruppen zum Opfer fallen. Es gibt nicht die eine SI, die jede einzelne der vielen und verschiedenartigen Ursachen von HIV-Risiken und HIV-Übertragungen zu beeinflussen vermag. SI sind auch nicht dazu gedacht, auf Einzelpersonen gerichtete Interventionen zu ersetzen, aber sie können die Ziele der HIV-Prävention wesentlich voranbringen und verdienen es, auf breiterer Ebene erforscht und durchgeführt zu werden.

Dank

Blankenships Arbeit an diesem Artikel wurde durch das Center for Interdisciplinary Research on AIDS (CIRA) der Yale University über einen Zuschuss des National Institute of Mental Health unterstützt (P30 MH 62294, an Michael Merson, MD). Friedmans Arbeit wurde durch P30 DA11041 (Center for Drug Use and HIV Research), R01 DA13336 (Community Vulnerability and Response to IDU-Related HIV), R01 DA13128 (Networks, Norms and HIV Risk among Youth) und R01 MH62280 (Local Context, Social-control Action, and HIV Risk) unterstützt. Dworkins Arbeit wurde unterstützt durch einen Zuschuss des National Institute of Mental Health an das HIV Center for Clinical and Behavioral Studies des NY State Psychiatric Institute und die Columbia University (P30-MH43520; Studienleiterin: Anke A. Ehrhardt, PhD) und eine Studienbeihilfe vom National Institute of Mental Health (T32 MH19139 Behavioral Sciences Research in HIV Infection; Studienleiterin: Anke A. Ehrhardt, PhD). Mantells Arbeit wurde durch einen Zuschuss des National Institute of Mental Health an das HIV Center for Clinical and Behavioral Studies des NY State Psychiatric Institute und die Columbia University (P30-MH43520; Studienleiterin: Anke A. Ehrhardt, PhD) unterstützt.

Literatur

1. Friedman, S.; McKnight, K. What is the Role of Structural Interventions in HIV Prevention? University of San Francisco; San Francisco, CA: Jan. 2003 (Report No. 46E).

2. Horgen KB, Brownell KD. Comparison of price change and health message interventions in promoting healthy food choices. Health Psychol. 2002; 21 (5): 505–512. [PubMed: 12211518]

3. Galea S, Vlahov D. Social determinants and the health of drug users: socioeconomic status, homelessness, and incarceration. Public Health Rep. 2002; 117: S135. Association of Schools of Allied Health Professionals. [PubMed: 12435837]

4. Holtgrave DR, Crosby RA. Social determinants of tuberculosis case rates in the United States. Am J Prev Med. 2004; 26: 159. [PubMed: 14751330]

5. Karpati A, Galea S, Awebuch T, Levins R. Variability and vulnerability at the ecological level: implications for understanding the social determinants of health. Am J Public Health. 2002; 92: 1768. American Public Health Association. [PubMed: 12406806]

6. Rhodes T, Singer M, Bourgois P, Friedman SR, Strathdee SA. The social structural production of HIV risk among drug users. Soc Sci Med. 2005; 61 (5): 1026–1044. [PubMed: 15955404]

7. Rhodes T, Mikhailova L, Sarang A, et al. Situational factors influencing drug injecting, risk reduction and syringe exchange in Togliatti City, Russian Federation: a qualitative study of micro risk environment. Soc Sci Med. 2003; 57 (1): 39–54. [PubMed: 12753815]

8. Rhodes T, Stimson GV, Crofts N, Ball A, Dehne K, Khodakevich L. Drug injecting, rapid HIV spread, and the 'risk environment': implications for assessment and response. AIDS. 1999; 13 (Suppl A): S259–S269. [PubMed: 10885783]

9. Friedman SR, O'Reilly K. Sociocultural interventions at the community level. AIDS. 1997; 11 (Suppl A): S201–S208. [PubMed: 9451986]

10. Friedman, SR.; Des Jarlais, DC.; Ward, TP. Social models for changing health-relevant behavior. In: DiClemente RJ, Peterson JL. , (Hg.), Preventing AIDS: Theories and Methods of Behavioral Interventions. Plenum; New York: 1994. S. 95–116.

11. Friedman, S.; Wypijewska, C. Assessing the Social and Behavioral Science Base for HIV/AIDS Prevention and Intervention: Workshop Summary: Background Papers. National Academy; Washington, D.C.: 1995. Social science intervention models for reducing HIV transmission; S. 53–74.

12. Friedman SR, Neaigus A, Jose B, Curtis R, Ward TP, Des Jarlais DC. Social models for altering health-relevant behaviors. SIDA: Publ Soc Esp Interdiscip SIDA. März 1995; 6 (3): 153–158.

13. Friedman S, Reid G. The need for dialectical models as shown in the response to the HIV/AIDS epidemic. Int J Sociol Soc Policy. 2002; 22177 (4–6): 177–201.

14. Hankins, CA.; Friedman, SR.; Zafar, T.; Strathdee, SA. Transmission and prevention of HIV and STD in war settings: implications for current and future armed conflicts. Vortrag vor der American Sociological Association; Chicago, IL: 16.–19. Aug. 2002.

15. Link BG, Phelan J. Social conditions as fundamental causes of disease. (Sonderausgabe: 80–94). J Health Soc Behav. 1995.

16. Phelan J, Link B, Diez-Roux A, Kawachi I, Levin B. "Fundamental causes" of social inequalities in mortality: a test of the theory. J Health Soc Behav. Sept. 2004; 45 (3): 265–285.

17. Des Jarlais DC. Structural interventions to reduce HIV transmission among injecting drug users. AIDS. Juni 2000; 14 (Suppl 1): S41–S46.

18. Fullilove R, Green L, Fullilove M. The Family to Family program: a structural intervention with implications for the prevention of HIV/AIDS and other community epidemics. AIDS. 2000; 14 (Suppl 1): S63–S67.

19. Heimer R, Bray S, Burris S, Khoshnood K, Blankenship KM. Structural interventions to improve opiate maintenance. Int J Drug Policy. 2002; 13: 103.

20. Rotheram-Borus MJ. Expanding the range of interventions to reduce HIV among adolescents. AIDS. Juni 2000; 14 (Suppl 1): S33–S40. [PubMed: 10981472]

21. Sumartojo E, Doll L, Holtgrave D, Gayle H, Merson M. Enriching the mix: incorporating structural factors into HIV prevention. AIDS. Juni 2000; 14 (Suppl 1): S1–S2. [PubMed: 10981468]

22. Blankenship KM, Koester S. Criminal law, policing policy, and HIV risk in female street sex workers and injection drug users. J Law Med Ethics. 2002; 30 (4): 548–559. [PubMed: 12561263]]

23. Burris S, Blankenship KM, Donoghoe M, et al. Addressing the "risk environment" for injection drug users: the mysterious case of the missing cop. Milbank Q. 2004; 82 (1): 125–156.

24. Cohen, DA.; Scribner, R. AIDS Patient Care STDs. Bd. 14. Mary Ann Liebert, Inc.; 2000. An STD/HIV prevention intervention framework; S. 37–45.

25. Lane SD, Rubinstein RA, Keefe RH, et al. Structural violence and racial disparity in HIV transmission. J Health Care Poor Underserved. Aug. 2004; 15 (3): 319–335. [PubMed: 15453172]

26. Bluthenthal RN, Lorvick J, Kral AH, Erringer EA, Kahn J. Collateral damage in the drug war: HIV risk behaviors among injection drug users. Int J Drug Policy. 1. Feb. 1999; 10 (1): 25–38.

27. Parker RG, Easton D, Klein CH. Structural barriers and facilitators in HIV prevention: a review of international research. AIDS. 2000; 14 (Suppl 1): S22–S32. [PubMed: 10981471]

28. Blankenship KM, Bray SJ, Merson MH. Structural interventions in public health. AIDS. Juni 2000; 14 (Suppl 1): S11–S21. [PubMed: 10981470]

29. Sumartojo E. Structural factors in HIV prevention: concepts, examples, and implications for research. AIDS. 2000; 14 (Suppl 1): S3–S10. [PubMed: 10981469]

30. Friedman, SR.; Curtis, JB.; Neaigus, A.; Jose, B.; Des Jarlais, DC. Social Networks, Drug Injectors' Lives, and HIV/AIDS. Kluwer; New York: 1999.

31. Cohen J. HIV/AIDS in India. Sonagachi sex workers stymie HIV. Science. 23. Apr. 2004; 304 (5670): 506. [PubMed: 15105470]

32. Jana S, Bandyopadhyay N, Saha A, Kanti Dutta M. Creating an enabling environment: lessons learnt from the Sonagachi Project, India. Res Sex Work. 1999; 2: 22–24.

33. Jana S, Basu I, Rotheram-Borus M, Newman P. The Sonagachi Project: a sustainable community intervention program. AIDS Educ Prev. Okt. 2004; 16 (5): 405–414. [PubMed: 15491952]

34. Jenkins, C. Female Sex Worker HIV Prevention Projects: Lessons Learnt from Papua New Guinea, India and Bangladesh. UNAIDS; Genf, Schweiz: 2000.

35. Scribner R, Cohen D, Farley T. A geographic relation between alcohol availability and gonorrhea rates. Sex Transm Dis. Nov. 1998; 25 (10): 544–548. [PubMed: 9858351]]

36. Blankenship KM, Smoyer AB, Bray SJ, Mattocks K. Black white disparities in HIV/AIDS: the role of drug policy and the corrections system. J Health Care Poor Underserved. 2005; 16 (4): 139–155. [PubMed: 15741715]

37. Buning E. Effects of Amsterdam needle and syringe exchange. Int J Addict. Dez. 1991; 26 (12): 1303–1311. [PubMed: 1787023]

38. Celentano DD, Nelson KE, Lyles CM, et al. Decreasing incidence of HIV and sexually transmitted diseases in young Thai men: evidence for success of the HIV/AIDS control and prevention program. AIDS. 26. März 1998; 12 (5): F29–F36. [PubMed: 9543437]

39. Phoolcharoen W. HIV/AIDS prevention in Thailand: success and challenges [siehe Anmerkung]. Science. 19. Juni 1998; 280 (5371): 1873–1874. [PubMed: 9669947]

40. Punpanich W, Ungchusak K, Detels R. Thailand's response to the HIV epidemic: yesterday, today, and tomorrow. AIDS Educ Prev. Juni 2004; 16 (3 Suppl A): 119–136.

41. Evaluation of the 100% Condom Programme in Thailand Corp Author(s): Joint United Nations Programme on HIV/AIDS. UNAIDS in Zusammenarbeit mit der AIDS-Abteilung des thailändischen Gesundheitsministeriums; Genf, Schweiz: 2000.

42. Kanchanachitra, C. Reducing Girls' Vulnerability to HIV/AIDS: The Thai Approach. UNAIDS; Genf, Schweiz: 1999.

43. Friedman SR, Maslow C, Bolyard M, Sandoval M, Mateu-Gelabert P, Neaigus A. Urging others to be healthy: "intravention" by injection drug users as a community prevention goal. AIDS Educ Prev. Jun. 2004; 16 (3): 250–263. [PubMed: 15237054]

44

44. Basu I, Jana S, Rotheram-Borus MJ, et al. HIV prevention among sex workers in India. J Acquir Immune Defic Syndr. 2004; 36: 845–852. [PubMed: 15213569]

45. Jana, S.;Bandyopadhyay, N.;Dutta, LK.; Saha, A. Gender Dev. Bd. 10. Carfax Publishing Company; 2002. A tale of two cities: shifting the paradigm of anti-trafficking programmes; S. 69–79.

46. Claiming citizenship. The Royal Tropical Institute (KIT). Erhältlich unter http://www.kit.nl/gcg/html/claiming_citizenship__projects.asp. Zugriff am 26. Mai 2005.

47. Avahan: India AIDS Initiative. Erhältlich unter http://www.gatesfoundation.org/Global-Health/HIVAIDSTB/HIVAIDS/IndiaAIDSInitiative/default.htm. Zugriff am 24. Mai 2005.

48. Askew I, Berer M. The contribution of sexual and reproductive health services to the fight against HIV/AIDS: a review. Reprod Health Matters. Nov. 2003; 11 (22): 51–73. [PubMed: 14708398]

49. Population Council Horizons Program. Empowering communities to respond to HIC/AIDS. Ndola demonstration project on maternal and child health: operations research final report. The Population Council. Erhältlich unter http://www.popcouncil.org/pdfs/horizons/ndolafnl.pdf. Zugriff am 25. Mai 2005.

50. Antiretroviral Therapy in Primary Health Care: Experience of the Chiradzulu Programme in Malawi Case Study. World Health Organization; Genf: 2004. Médecin San Frontieres Malawi.

51. Mekonnen, Y.; Bradley, S.; Malkin, M.; Hardee, K. Country Analysis of Family Planning and HIV/AIDS: Ethiopia. Okt. 2004: USAID Policy Project.

52. Shelton J, Peterson E. The imperative for family planning in ART therapy in Africa. Lancet. 27. Nov., 27. Dez. 2004; 364 (9449): 1916–1918. [PubMed: 15566991]]

53. Strauss SM, Astone JM, Des Jarlais DC, Hagan H. Integrating hepatitis C services into existing HIV services: the experiences of a sample of U.S. Drug treatment units AIDS Patient Care STDs 2005. 19: 278–88. 2005/02// [PubMed: 15716639]

54. Kresina T, Bruce R, Cargill V, Cheever L. Integrating care for Hepatitis C Virus (HCV) and primary care for HIV for injection drug users coinfected with HIV and HCV. Clin Infect Dis. 2005; 41 (Suppl 1): S83–S88. [PubMed: 16265621]

55. Ickovics J, Kershaw T, Westdahl C, et al. Group prenatal care and preterm birth weight: results from a matched cohort study at public clinics. Obstet Gynecol. Nov. 2003; 102 (5 Pt 1): 1051–1057. [PubMed: 14672486]

56. Ickovics, J. Sustainable Prevention: Integrating HIV/STI Prevention with Prenatal Care for At-Risk Young Women. Vortrag zum AIDS Science Day; New Haven, CT: 2005.

57. O'Reilly KR, Dehne KL, Snow R. Should management of sexually transmitted infections be integrated into family planning services: Evidence and challenges Reprod Health Matters 1999. 7: 1449–59. 1999/11.

58. Public Health Committee, Transcript, Januar 2005. SB 1291: An Act Implementing the Recommendations of the Red Ribbon Commission on the Improvement of HIV/AIDS Prevention and Care in Connecticut.

59. Libit, E. Senate Votes to Overturn Devastating Global Gag Rule Repudiates Bush Administration's Global War on Women. Planned Parenthood. Erhältlich unter http://www.plannedparenthood.org/pp2/portal/files/portal/media/pressreleases/pr-050405-gag.xml. Zugriff am 26. Mai 2005.

60. Ideology and AIDS. New York Times. A. 26. Feb. 2005, S. 14.

61. Deadly Ignorance. The Washington Post. B. 27. Feb. 2005, S. 6.

62. Losing tolerance with zero tolerance. Lancet. 19. Feb. 2005; 365 (9460): 629–630. [PubMed: 15721453]

63. A Misguided Anti-Vice Pledge. Los Angeles Times. 20. März 2005; M:4.

64. Bluthenthal, RN.; Malik, MR.; Grau, LE.; Singer, M.; Marshall, P.; Heimer, R. Addiction. Bd. 99. Blackwell: 2004. Sterile syringe access conditions and variations in HIV risk among drug injectors in three cities; S. 1136–1146.

65. Kaplan EH, Heimer R. HIV incidence among New Haven needle exchange participants: updated estimates from syringe... J Acquir Immune Defic Syndr Human Retrovirol. 1995; 10: 175. [PubMed: 7552482]

66. Kaplan, EH.;Khoshnood, K.; Heimer, R. Am J Public Health. Bd. 84. American Public Health Association; 1994. A decline in HIV infected needles returned to New Haven's needle exchange program: client shift or needle exchange; S. 1991.

67. Heimer, R.; Kaplan, EH. Am J Med. Bd. 95. Excerpta Medica Publishing Group; 1993. Needle exchange decreases the prevalence of HIV-1 proviral DNA in returned syringes in New Haven; S. 214.

68. Jacobson, J. Restrictive, U.S. Policies Undermine Anti-AIDS Efforts. Mandatory 'Anti-Prostitution Pledge' Threatens Lives of Sex Workers and Trafficking Victims. Center for Health and Gender Equity. Erhältlich unter http://www.genderhealth.org/PressRelease.php. Zugriff am 25. Mai 2005.

69. Hallman, KK. Socioeconomic disadvantage and unsafe sexual behaviors among young women and men in South Africa. Population Council [Buch; Internetquelle]. Erhältlich unter http://www.popcouncil.org/publications/wp/prd/190.html.

70. Greig F, Koopman C. Multilevel analysis of women's empowerment and HIV prevention: quantitative survey results from a preliminary study in Botswana. AIDS Behav. Jun. 2003; 7 (2): 195–208. [PubMed: 14586204]

71. Mahmud S. Actually how empowering is microcredit. Dev Change. 2003; 34: 577–605.

72. Holvoet N. Impact of microfinance programs on children's education: do the gender of the borrower and delivery model matter? J Microfinance. 2004; 6: 27–49.

73. Larance LY. Building social capital from the center: a village-level investigation of Bangladesh's Grameen Bank. 1998 Grameen Trust Working Paper.

74. Nyanzi, B.; Nyanzi, S.; Wolff, B.; Whitworth, J. Culture, Health Sex. Bd. 7. Bd. 13. Taylor and Francis Ltd; 2005. Money, men and markets: economic and sexual empowerment of market women in southwestern Uganda; S. 26.

75. Hashemi SM, Schuler SR. Rural credit programs and women's empowerment in Bangladesh. World Dev. 1996; 24: 635.

76. Grown, C.; Gupta, GR.; Kes, A. Taking Action: Achieving Gender Equality and Empowering Women. Earthscan; London; Sterling, Va: 2005. UN Millennium Project. Task Force on education and gender equality.

77. Center for Global Development, International Center for Research on Women, UN Development Project Missing the mark: girls' education and the way forward. Erhältlich unter http://www.cgdev.org/docs/girlsedtrans1.pdf. Zugriff am 22. März 2005.

78. Mayoux L. Microfinance and women's empowerment: rethinking 'best practice' Dev Bull. 2001; 57: 76–80.

79. Des Jarlais D, McKnight C, Milliken J. Public funding of US syringe exchange programs. J Urban Health. März 2004; 81 (1): 118–121. [PubMed: 15047790]

80. Tempalski B, Friedman SR, Des Jarlais DC, McKnight C, Keem M, Friedman R. What predicts which metropolitan areas in the USA have syringe exchanges? Int J Drug Policy 2003. 14: 5–6417–424. 2003/12.

81. Tempalski, B. The Uneven Geography of Syringe Exchange Programs in the United States: Need, Politics and Place. Department of Geography, University of Washington; Seattle: 2005. Dissertation.

„Gesundheit für alle"?
Prävention und ihre Grenzen[*]

Stefan Etgeton

Prävention und Gesundheitsförderung werden parteiübergreifend als Zukunfts-
aufgaben des deutschen Gesundheitswesens bezeichnet. Die Erwartungen an
die gesundheitspolitischen und ökonomischen Wirkungen einer systematisch
betriebenen Prävention sind erheblich und wahrscheinlich weit übertrieben. Gerade weil Prävention und Gesundheitsförderung in ihrer Bedeutung allgemein
anerkannt sind, lohnt es sich, kritische Fragen an diese Erwartungen zu stellen:
Steuern wir auf eine schöne neue Welt der Gesunden bzw. Gesundheitsbewussten zu? Oder stößt auch Prävention an methodische, politische oder gar ethische
Grenzen? Was ist der kulturelle Kontext unseres Präventionsverständnisses?
Hält der Anspruch, *Gesundheit für alle* zu realisieren, den ökonomischen und gesellschaftlichen Realitäten stand? – Die folgenden Überlegungen versuchen eine
grundlegende, durchaus kritische Ortsbestimmung von Prävention und Gesundheitsförderung.

[*] *Der Text beruht auf einem Vortrag, den der Autor am 20. Juni 2008 im Rahmen der interdisziplinären
Fachtagung „HIV/Aids – Ethische Perspektiven" gehalten hat. Er ist dem gleichnamigen Band entnommen, der bei de Gruyter erschienen ist; für die freundliche Genehmigung zum Abdruck danken wir Autor
und Verlag. (Bibliografische Angaben des Originalbeitrags: Stefan Etgeton, Gesundheit für alle? Prävention und ihre Grenzen. In: Stefan Alkier/Kristina Dronsch [Hg.]: HIV/Aids – Ethische Perspektiven. Berlin/
New York: de Gruyter 2009, 209–220.)*

Prävention und Gesundheitsförderung zwischen Furcht und Angst – die existenzielle Dimension

„... das Wovor der Furcht ist ein je innerweltliches, aus bestimmter Gegend, in der Nähe sich näherndes, abträgliches Seiendes, das ausbleiben kann. ... Das Wovor der Angst ist völlig unbestimmt. ... wovor die Angst sich ängstigt, ist das In-der-Welt-sein selbst."[1]

Gesundheitsförderung zielt auf umfassendes, physisches, psychisches und soziales Wohlbefinden; sie mobilisiert die Gesundheitsressourcen der Menschen gegen Gebrechen, Verfall, den Tod, aber auch gegen Einsamkeit und den Verlust von Lebensqualität – gegen die *Angst*. Gesundheitsförderung agiert im Kontext existentieller Bedrohungen, die nicht im Sinne eines bestimmbaren Risikos individuell prognostizierbar sind, sondern im Prinzip und am Ende alle gleichermaßen treffen. Die Strategien der Gesundheitsförderung sind daher strukturell angelegt, sie beziehen Aspekte des physischen, psychischen und sozialen Wohlbefindens ein. Handelt die Gesundheitsförderung vorwiegend im Kontext von *Angst*, so ist Prävention eher ein Handeln aus und mit der *Furcht*. So wenig aber Angst und Furcht, trotz der sinnvollen Unterscheidung, streng zu trennen sind, so sehr hängen auch Gesundheitsförderung und Prävention zusammen. Während in der panischen Reaktion auf konkrete Risiken Furcht vor etwas Bestimmtem sich in diffuse Angst auflösen kann, geht es der Prävention um die entgegengesetzte Bewegung: Angst soll in Furcht (rück)verwandelt werden. Präventive Maßnahmen greifen dabei meist gerade in solche Lebensbereiche ein, wo Angst und Furcht besonders nahe beieinander liegen, die daher ein Bewusstsein für die Perspektive mittel- und längerfristigen Wohlergehens eher vermissen lassen oder gar erschweren. Die präventiven Eingriffe verfolgen das Ziel, unmittelbare Gefahr bzw das Risiko bleibenden Schadens abzuwenden oder zu vermindern. Prävention reagiert auf bekannte und bestimmbare Risiken mit möglichst präzisen Handlungsalternativen (Information, Verhaltenshinweise) und Maßnahmen, die Menschen zu solchen alternativen Handlungsweisen, und zwar vor allem in Risikokonstellationen, praktisch befähigen und motivieren (Empowerment).

1   M. Heidegger, *Sein und Zeit*, Tübingen 1979, 185 ff.

Prävention erfasst den ganzen Menschen als soziales Wesen – die anthropologische Dimension

„Zum konkreten Sein eines Individuums gehört die Gesamtheit seiner Grundinteressen … Dabei hat diese Welt, die außer ihm ist, ihre Fäden so in ihm, daß, was er für sich wirklich ist, aus denselben besteht; so daß er auch in sich so abstürbe, wie diese Äußerlichkeiten verschwinden …"[2]

„… das menschliche Wesen ist kein dem einzelnen Individuum inwohnendes Abstraktum. In Wirklichkeit ist es das ensemble der gesellschaftlichen Verhältnisse."[3]

Prävention zielt nicht allein auf individuelle Verhaltensweisen (Verhaltensprävention), sondern bezieht die konkreten Lebensumfelder (Settingansatz) und soziale Strukturen (Verhältnisprävention) mit ein. Sie hängt dabei weder einem biologischen noch einem soziologischen Determinismus an, setzt vielmehr auf die *Veränderbarkeit* von *Verhalten* wie *Verhältnissen*. Zu diesem Ziel bedient sie sich einerseits der Mittel rationaler Aufklärung: Information, Beratung und Motivation richten sich auf das bewusste *Verhalten* der Menschen. Andererseits geht es ihr aber auch darum, das mehr oder weniger unbewusste *Handeln* von Individuen und Gruppen, ihre habituellen Muster zu verändern. Sie versucht deshalb, auch die halb- und vorbewussten Wahrnehmungsebenen ästhetisch anzusprechen: durch Bilder, emotional besetzte Motive und die Gestaltung sozialer Räume. Prävention kann mit Rücksicht auf die *Verhältnisse* der Menschen schließlich auch die Politik nicht außen vor lassen, sie wirkt mit bei der Entstigmatisierung von Krankheiten, der Antidiskriminierung sozialer Randgruppen oder der Entkriminalisierung abweichenden Verhaltens, aber auch bei der allgemeinen Verbesserung von Lebensbedingungen am Arbeitsplatz, in der Wohnumgebung oder an sozialen Brennpunkten. Dabei sind Versuche, jegliches Risiko zu eliminieren, so totalitär auch immer sie in Angriff genommen würden, von vornherein zum Scheitern verurteilt. Vielmehr geht es bei dem Versuch, *Angst* in *Furcht* zu verwandeln, darum, die Menschen im Angesicht konkreter Risiken *handlungsfähig* zu machen und lebbare Kompromisse zwischen widerstreitenden Motiven zustande zu bringen: Zuweilen muss ich um der Fülle des Lebens willen eine Einschränkung der Lebensdauer in Kauf nehmen; manchmal muss ich auf kurzfristigen Genuss verzichten, um mein Leben, meine Genussfähigkeit überhaupt zu erhalten. Es geht darum, die Menschen zu solchen Abwägungsprozessen zu *befähigen*.

49

---

2 G. W. F. Hegel, *Enzyklopädie der philosophischen Wissenschaften III. Werke Band 10*, Frankfurt am Main 1970, 133.
3 K. Marx, *Thesen über Feuerbach*, in: *Marx Engels Werke, Band 3*, Berlin 1969, 6.

Prävention bringt Sorge und Genuss ins Gleichgewicht – die sinnlich-hedonistische Dimension

„Der heilge Gott, der ist im Licht / Wie in den Finsternissen / Und Gott ist alles, was da ist; / Er ist in unsern Küssen."[4]

„Lust aber will nicht Erben, nicht Kinder – Lust will sich selber, will Ewigkeit, will Wiederkunft, will Alles-sich-ewig-gleich."[5]

Prävention, die am Verhalten der Einzelnen ansetzt, hat es immer dort am schwersten, wo sie am nötigsten ist: bei Ernährungs-, Bewegungs- bzw. Trägheitsgewohnheiten, beim Sexualverhalten oder dem Umgang mit Drogen. Ein zentrales Thema der Prävention ist daher das Verhältnis von Lust und Gesundheit, die Frage der Genussfähigkeit, des Verhältnisses zwischen kurzfristigem Wohl*befinden* und dauerhaftem Wohl*ergehen*. Einerseits steht das Gesundheitsinteresse allzu oft einer unmittelbaren Lusterfüllung entgegen. Andererseits hängt der Erfolg der Prävention daran, dass sie gleichermaßen parteilich ist mit dem großen Verlangen wie mit den kleinen Vergnügungen des Lebens, mit dem totalen Rausch wie mit den verschämten Ausflüchten. Eine Prävention der Askese, erst recht wenn diese gleichsam hygienisch oder als Diät daherkommt, zwingt ihre Opfer in eine keineswegs gesunde Überidentifikation mit dem, worauf verzichtet wird, oder gar mit dem Verzicht selbst. Das Prinzip, das der Prävention zugrunde liegt, kann philosophisch gesprochen eben nicht stoische Abstinenz gegenüber den Verlockungen des Lebens sein, sondern nur ein gleichsam *aufgeklärter Hedonismus*. Ihr Medium ist *sinnliche Vernunft*, ihr Ziel *nachhaltiger, besonnener Genuss*. Es geht um nichts weniger als die alte Sisyphosaufgabe, Realitäts- und Lustprinzip in einen einigermaßen erträglichen Einklang oder Ausgleich zu bringen – und sei's auch in Gestalt eines Kompromisses. Die Prävention ist daher jener Tragik abhold, wonach Lebensqualität und Lebenserwartung in unlösbarem Widerstreit zueinander stehen. Sie sieht sich stattdessen vor der schwierigen Aufgabe, zur sinnlichen Besinnung der Sinne beizutragen, ohne die Lüste zu rationalisieren. Es geht ihr also darum, Räume zu gestalten und Situationen zu eröffnen, in denen die kulturell verankerte und gesellschaftlich verstärkte Verlötung von „risk" und „fun" aufgebrochen wird.

50

4   H. Heine, Neue Gedichte, Seraphine 7.
5   F. Nietzsche, Also sprach Zarathustra, Werke in drei Bänden, Bd. 2, München 1954, 556.

Prävention und die Logik der Prognose –
das ökonomisch-ökologische Dilemma

„Ökonomie der Zeit, darein löst sich schließlich alle Ökonomie auf."[6]

„Die zur Strecke gemachte Zeit ist eine zur Strecke gebrachte."[7]

Aaron Antonovsky, der Vater der Gesundheitsförderung, definiert den für nachhaltiges Wohlbefinden so entscheidenden Sinn für Kohärenz als „globale Orientierung, die das Ausmaß ausdrückt, in dem jemand ein durchdringendes, überdauerndes und dennoch dynamisches Gefühl des Vertrauens hat, daß erstens die Reize aus der internalen und externalen Umwelt im Verlauf des Lebens strukturiert, vorhersagbar und erklärbar sind, und daß zweitens einem die Ressourcen zur Verfügung stehen, um den von diesen Reizen ausgehenden Anforderungen gerecht zu werden. Und drittens, daß diese Anforderungen Herausforderungen sind, die Investitionen und Engagement verdienen."[8]

Prävention und Gesundheitsförderung haben es mit einer vorweggenommen Zukunft zu tun, der Erwartung entweder einer befürchteten und zu vermeidenden Schädigung oder eines anzustrebenden bzw. zu erhaltenden Gleichgewichts zwischen Ressourcen und Risiken. Wie aber funktioniert Prävention in Kulturen, die keinen Begriff für oder von „Zukunft" haben, geschweige denn, dass sie diese in Prognosen vorwegzunehmen sich anmaßten? Unsere europäische Vorstellung vom „gesunden Leben" zielt sowohl auf die *quantitative* Ausdehnung als auch auf die *qualitative* Verbesserung der endlichen Ressource Zeit: Lebenserwartung und Lebensqualität.

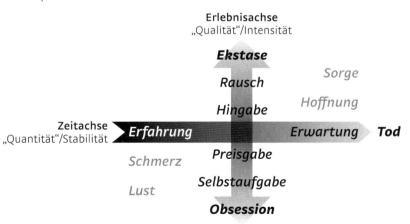

6 K. Marx, Grundrisse der Kritik der Politischen Ökonomie, Berlin 1974, 89.
7 U. Sonnemann, Gangarten einer nervösen Natter bei Neumond. Volten und Weiterungen, Frankfurt am Main 1988, 35.
8 A. Antonousky, Salutogenese. Zur Entmystifizierung der Gesundheit, Dt. erweiterte Herausgabe von A. Franke, Tübingen 1997, 19.

Während die für den Erwerb eingesetzte Zeit gesellschaftlich vorrangig unter *quantitativem* Gesichtspunkt, nach Maßstäben der Zählbarkeit von Stunden und des darin hervorgebrachten Mehrwerts betrachtet wird, besteht das Eigentümliche der salutogenetischen Perspektive darin, auch die *Qualität* der Zeit in den Blick zu nehmen. In unserer Kultur fällt es schwer, die Zeit anders als in räumlichen Maßeinheiten zu denken. Ihre Qualität fällt aus den großen volkswirtschaftlichen Rechnungen ebenso heraus wie aus den meisten individuellen Lebensplanungen. In unserer Ordnung ist das qualitative Zeiterleben ein Objekt der Ausbeutung, wie die Ressourcen der Natur, deren Preis uns erst bewusst wird, wenn wir – z. B. durch eine schwere Erkrankung – einmal ihre Grenze berührt haben.[9]

So wie das Konzept der Nachhaltigkeit ökonomische und ökologische Aspekte unter dem Primat der *Knappheit* (Ressourcenendlichkeit) zusammenführt, holt Gesundheitsförderung die an den Leib gebundene *Endlichkeit* der Zeit in einer, wenn man so will, *existentiellen* Wendung ein: auch individuelle Ressourcen unterliegen „Grenzen des Wachstums". Da es der Gesundheitsförderung um die verborgene qualitative Dimension der Lebenszeit geht, gerät sie nicht nur mit dem Interesse einer totalen Verwertung des „Humankapitals", sondern mit dem Absolutheitsanspruch der Gesundheit selbst in Konflikt, sofern darunter die bloße Abwesenheit einer leistungsmindernden Störung verstanden wird. Der Gemeinplatz „Hauptsache gesund!" drückt – nicht ohne repressiven Unterton – etwas von der Angst aus, es könne die Planung der eigenen Lebenszeit, das biographische Programm, das mit der Ausbildung gestartet wurde und mit der wohlverdienten Rente endet, durch Widerstände des Leibes, Krankheit oder Tod, aus dem Tritt geraten. Alle wissen, dass das Fundament solcher Prognosen aus der bloß statistischen Wahrscheinlichkeit besteht, man selbst falle unter die Norm einer durchschnittlichen Lebenserwartung. Gesundheitsförderung und Prävention versuchen nun zwar, Momente der Planung, der Voraussicht in dieses Gebiet einzuführen, um den Phänomenen Gesundheit und Krankheit den Charakter der Naturwüchsigkeit oder des Schicksalshaften zu nehmen. Sie wandeln dabei jedoch nicht nur am Abgrund der Irrationalität menschlichen Verhaltens, sondern sto-

9 „Weil die gesellschaftliche Produktivkraft der Arbeit dem Kapital nichts kostet, weil sie andrerseits nicht von dem Arbeiter entwickelt wird, bevor seine Arbeit selbst dem Kapital gehört, erscheint sie als Produktivkraft, die das Kapital von Natur besitzt, als seine immanente Produktivkraft." (K. Marx: Das Kapital, Band I, Berlin 1971, 353). Dabei geht es um unterschiedliche Dimensionen geschichtlich produzierter „Natur":
• Natur als Ressource der Produktion – nicht nur im herkömmlichen Sinn als materieller Rohstoff, sondern auch als menschliche Quelle körperlicher, geistiger oder seelischer Arbeitsleistung; das Zeit-Haben für sich in Urlaub und Freizeit gilt gemeinhin als Wiederherstellung diese Naturressource „Mensch";
• das Exotische als das Naturfremde schlechthin, damit verbunden die ethnologische Vorstellung vom „Wilden" bzw. der „Wildnis", einer kulturell zugerichteten Antithese zur Kultur, die in der Imagination vom „Platz an der Sonne" kolonial-imperial oder touristisch angeeignet wird;
• schließlich die soziale Natur, die auf dem Subjekt lastet: zum einen als „Geschlecht", von der in den Körper eingelagerten binären Identität als Mann oder Frau bis hin zur geschlechtsspezifischen Arbeitsteilung als einer Bedingung moderner Reproduktion; zum anderen als „privater Leib", d. h. Psyche und Physis, sofern sie nicht Träger von Arbeitskraft, aber gleichwohl Objekt kommerzieller Verwertung sind wie z. B. in der Freizeitindustrie.

chern zusätzlich im Nebel einer letztlich offenen Zeit. Die kommende Zeit wird wesentlich nicht von mir erreicht, sondern kommt mir, kommt auf mich zu – eben als Zu-kunft. Dieser „Rest" an Unvorhersehbarkeit ist für den Bereich Gesundheit durchaus keine *quantité négligeable*, sondern konstituiert allererst das Feld, auf dem Planung und Vorsorge dann kleine Segmente besetzen. In dieser Hinsicht stellt die kritische Selbstbegrenzung der Gesundheitsförderung ein wesentliches Moment ihrer Professionalität dar, schützt sie vor dem Phantasma präventiver Allmacht, das sie in die Repression abgleiten und schließlich doch scheitern ließe. *Bescheidenheit* ist daher keine ornamentale Frage der Höflichkeit, sondern eine fachliche Voraussetzung des Gelingens von Prävention und Gesundheitsförderung.

Prävention stößt auf die Selbstwidersprüche der Gesellschaft — das politische Dilemma

„Ich bin mir völlig darüber im klaren, daß eine Implikation des salutogenetischen Ansatzes für die institutionelle Organisation des Gesundheitssystems einer Gesellschaft die endlose Expansion sozialer Kontrolle in den Händen derjenigen ist, die dieses System beherrschen. ... Die Richtung der Antwort, insofern es überhaupt eine gibt, liegt exakt in der Frage, wer das System dominiert."[10]

„Der Prozeß zehrt davon, daß die Menschen dem, was ihnen angetan wird, auch ihr Leben verdanken."[11]

Dass Prävention trotz aller gegenteiligen Bekenntnisse zu Settingansatz und Verhältnisprävention doch immer wieder in den Behaviorismus individueller Handlungsanleitungen oder bloße Gesundheitserziehung abgleitet, hat nicht nur mit konzeptionellen Schwächen der Akteure zu tun. Wenn die Verhältnisse, die es im Dienste der Gesundheit aller zu verändern gälte, zugleich schon ins individuelle Verhalten eingewandert sind, dann stoßen präventive Interventionen nicht nur an subjektive, sondern auch an objektive Grenzen. Machte etwa die betriebliche Gesundheitsförderung im Arbeitsprozess selbst Ernst mit dem salutogenetischen Anspruch nach Verstehbarkeit („comprehensibility"), Handhabbarkeit („manageability") und Sinnhaftigkeit („meaningfulness") der Lebensverhältnisse, so überschritte sie wohl den Rahmen dessen, was im Sinne niedrigerer Krankenstände, höherer Arbeitsmotivation oder verbesserten Betriebsklimas noch akzeptabel und in die neuen postindustriellen Managementkonzepte integrierbar wäre. Soziale Statik ebenso wie turbokapitale Beschleunigung der Erwerbs- und Lebensbedingungen, die ungeheure Verdichtung der Produktivitätserwartung, die auf

10 Antonousky, Salutogenese, 28 (Anm. 8).
11 Th. W. Adorno, Soziologische Schriften 1, Gesammelte Schriften Bd. 8, Frankfurt a. M. 1972, 18.

jedem Leben lastet, beuten den Leib, die Zeit und damit die Gesundheit der Menschen ebenso aus wie sie ihnen zugute kommen. Das Dilemma der Gesundheitsförderung besteht nun darin, dass sie, wenn sie ihrem Auftrag folgt, sich gerade in solche Settings begibt, die per se pathogen sind, und sich dabei notgedrungen in Selbstwidersprüche verheddert. Verschließt sie die Augen vor solchen gesellschaftlichen Beschränkungen, schlägt Naivität in Zynismus um.[12] Der Gefahr, die Bürde der pathogenen Verhältnisse einfach an den Einzelnen und sein Verhalten weiterzudelegieren, können Prävention wie Gesundheitsförderung nur begegnen, wenn sie selbst politisch wach bleiben. Ihr Auftrag ist daher so einfach und so kompliziert wie jene Rudolf Virchow zugeschriebene Grundregel der Prävention: „Gegen Elend und Seuche kann nur der Umsturz helfen, der zu Freiheit und Wohlstand führt."

Prävention tangiert das Selbstbestimmungsrecht des Einzelnen – das ethische Dilemma

„An den sogenannten Oberflächenbedürfnissen ist das Schlechte nicht ihre Oberflächlichkeit, deren Begriff den selber fragwürdigen der Innerlichkeit voraussetzt. Sondern schlecht ist an diesen Bedürfnissen – die gar keine sind –, daß sie auf eine Erfüllung sich richten, die sie um eben diese Erfüllung zugleich wieder betrügt. Die gesellschaftliche Vermittlung des Bedürfnisses ... hat einen Punkt erreicht, wo das Bedürfnis in Widerspruch mit sich selbst gerät. Daran, und nicht an irgendeine vorgegebene Hierarchie von Werten und Bedürfnissen, hat die Kritik anzuknüpfen."[13]

Prävention tritt in der öffentlichen Debatte zumeist in Begleitung des Begriffes „Eigenverantwortung" auf. In der Tat führt die Gesundheitsförderung Wohlbefinden und Wohlergehen auch auf das Verhalten des Einzelnen zurück und überträgt damit ihm einen Teil der Rechtfertigungslast für etwaige „selbstverschuldete" Erkrankungen. Je mehr an Handlungskompetenz dabei dem Einzelnen zugeschrieben wird, desto stärker die Neigung der Gesellschaft, das gesundheitliche wie das finanzielle Risiko präventiver Unbotmäßigkeit ebenfalls an das Individuum weiterzureichen. Dass Menschen Bedürfnisse entwickeln und kultivieren, die ihren ureigensten Interessen, ihrer Gesundheit und ihrer Lebensqualität, zuwiderlaufen, ist indes mit dem Begriff der Eigenverantwortung nicht mehr schlüssig zu erklären. Wenn aber, wie Adorno gleichwohl betont, die „lebendigen Menschen ... ein Recht auf die Erfüllung ihrer sei's auch falschen Bedürfnisse"[14] haben, vielleicht weil ihnen andere zu entwickeln gar nicht möglich ist, dann hätte die Gesellschaft mitsamt ihren Präventionsagenturen zu respektieren,

12 Eine der früheren Broschüren der Deutschen AIDS-Hilfe für Menschen in Haft riet den infizierten Gefangenen, nach Möglichkeit Stress zu vermeiden.
13 Adorno, Soziologische Schriften I, 392 f. (Anm. 11).
14 Th. W. Adorno, Ohne Leitbild. Parva Aestetica, Frankfurt am Main 1967, 121.

„dass Menschen aus Not oder Überschwang, aus Lust oder Laune, aus Schwäche oder aufgrund höherer Vernunft, bewusst oder unbewusst gegen ihre eigenen Interessen handeln"[15] und ihre Gesundheit aufs Spiel setzen. Präventive Interventionen wandeln immer auf einem schmalen Verantwortungsgrad: die individuelle Entscheidung des Einzelnen zu respektieren, auf ihre wahrscheinlichen Folgen hinzuweisen und zugleich ihre widersprüchliche Genese nicht ignorieren zu können. Eine ernsthafte Gefahr für den freien Willen des Einzelnen dürfte die Prävention derzeit schon deshalb kaum sein, weil ihre Ressourcen im Vergleich zu den Werbeetats ihrer Gegenspieler kaum ins Gewicht fallen. Den ethischen Rahmen muss die Prävention sich allerdings selber setzen, und sei's auch um den Preis, dass sie die Reichweite ihres Zugriffs freiwillig einschränkt. Ein Maßstab kritischer Gesundheitsförderung besteht nicht zuletzt in ihrer Fähigkeit, die bevölkerungshygienische Tradition des Begriffes „Volksgesundheit" („Public Health") zu erinnern, um eine unerwünschte Wiederkehr von Verdrängtem unter dem Gewand der „Eigenverantwortung" zu verhindern.

Prävention gelangt in der Regel nur auf Umwegen an ihr Ziel – eine paradoxe Antwort

„Das wahre Ziel wird durch ein Wahnbild verdeckt: nach diesem strecken wir die Hände aus, und jenes erreicht die Natur durch unsre Täuschung."[16]

„In diesen Tagen darf niemand auf das vertrauen, was er ‚kann'. … Alle entscheidenden Schläge werden mit der linken Hand geführt werden."[17]

Zwar ist Gesundheit das Ziel aller gesundheitsfördernden Anstrengungen, aber sie kostet in der Regel auch etwas und ist dabei nicht um jeden Preis zu haben. Selbst wenn wir Gesundheit so umfassend begriffen wie die WHO und „Wohlbefinden" auf all ihren Ebenen als Neuformulierung dessen akzeptierten, was die philosophische Tradition „Glückseligkeit" zu nennen pflegte, so stieße sie doch immer noch an die Grenzen des Selbstbestimmungsrechts der Menschen oder, um nochmals die Tradition zu bemühen: den Begriff der *Freiheit*. Zwischen Freiheit und Glückseligkeit ist, wenn sie denn ernsthaft in Widerstreit geraten, ein Kompromiss nur selten möglich. Und ob dann Gesundheit tatsächlich immer das „Wichtigste" ist, mag, mit Verlaub, dann doch bezweifelt werden. Prävention und Gesundheitsförderung leben von der Hoffnung, dass solche Konflikte eher selten auftreten und dass letztlich der Respekt vor der Entscheidung des Einzelnen immer auch sein Glück voranbringen möge. Sie selber kann einiges dazu beitragen,

15 S. Etgeton, *Strukturelle Prävention als Konzept kritischer Gesundheitsförderung*, in: Strukturelle Prävention. Ansichten zum Konzept der Deutschen AIDS-Hilfe, AIDS-Forum DAH Band XXIII, Berlin 1998, 78.
16 F. Nietzsche, *Die Geburt der Tragödie. Werke in drei Bänden*, Bd. 1, München 1954, 31.
17 W. Benjamin, *Einbahnstraße*, Frankfurt am Main 1955, 16.

indem sie ihre eigenen Ziele so präzise und behutsam wie möglich formuliert. Ob man etwa in der HIV-Prävention die Senkung der Neuinfektionsrate als Ziel und Erfolgsquotient bestimmt oder die Befähigung von Einzelnen und Gruppen zu einem angemessenen Risikomanagement, macht in der Tat eine Differenz ums Ganze aus.

Methode	Ziel	Ergebnis	Indikator
Behaviorismus	Vermeidung von HIV-Expositionen durch Habitualisierung von Eigen- und Fremdschutz	Stabilisierung und Senkung der Zahl der Neuinfektionen *(quantitativ)*	a) Vergleichende Epidemiologie (Prävalenz) b) HIV-Erstdiagnosen (Inzidenz)
Risikomanagement	Souveränität in der Bewertung und im Umgang mit dem eigenen Risiko und dem Risiko für andere	Möglichst hohe Stimmigkeit zw. Werten und Lüsten, Lebensführung und Risikostrategie *(qualitativ)*	a) Erwartbarkeit eines positiven Testergebnisses b) HIV-Erstdiagnosen mit Vollbild Aids (?)*

Es gehört zu den positiven Paradoxien der Aids-Prävention, dass der Ansatz, den Einzelnen dazu zu befähigen, ein Risiko realistisch zu bewerten und gegebenenfalls auch einzugehen, letztlich wohl doch auch mehr Infektionen verhütet hat als behavioristische Interventionen, die um der scheinbar besseren Einsicht willen dem Einzelnen die eigene Entscheidung abnehmen und sein Sexualverhalten präventiv umkonditionieren wollten.

Vielleicht ist die asiatische Kunst des Bogenschießens ein Modell für gelingende Prävention. Sogar den Gedanken daran, das Ziel treffen zu *wollen*, müsse man vergessen, lehrt der japanische Meisterschütze. Erst dann sei man frei, den Pfeil seinen Weg ins Ziel selbst finden zu lassen.

* *Im Anschluss an den Vortrag am 20. Juni 2008 wurde kritisch diskutiert, ob die Zahl der HIV-Erstdiagnosen im Vollbild Aids (in der Tabelle vorsorglich mit einem Fragezeichen versehen) als zuverlässiger Indikator dafür gelten könne, ob eine Infektion völlig unerwartet zustande gekommen sei und das Risikomanagement somit versagt habe oder ob es andere epidemiologische Gründe dafür gebe. Wie dem auch sei! Hilfreich wäre allemal – etwa im Rahmen eines Modellvorhabens, aber dann auch im Regelbetrieb der Datenerfassung –, mit einigen wenigen gut validierten Fragen die Einbettung des Testergebnisses in die bisherige Lebensführung und Risikostrategie abzufragen. Aus solchen Daten ließen sich wichtige Rückschlüsse auf das Gelingen oder Misslingen der Prävention im Sinne einer Befähigung zum Risikomanagement ziehen.*

Völlig gesund und vollends verantwortlich. Die Gesundheitsforderung in der Gesundheitsförderung[*]

Bettina Schmidt

1. Die Konjunktur der Verantwortung: Alle dürfen/sollen Verantwortung übernehmen

Google.de listet über 20 Mill. Hinweise zum Schlagwort Verantwortung. Die zugehörigen Themen sind u. a. Bildung, Wissenschaft, Sozialpolitik, Unternehmertum, Demokratie, Bürgerschaft sowie Gesundheit und Krankheit. Häufig steht Verantwortung im Zusammenhang mit positiv konnotierten Vokabeln, z. B. Freiheit, Toleranz oder Gerechtigkeit.

„Es ist erstaunlich, wer sich alles in den Chor der Stimmen einfügt, die ... [im Verantwortungsbewusstsein] die Lösung nahezu aller soziokulturellen Konflikte erkennen wollen. Liberale Politiker ebenso wie ihre konservativen Kollegen, Fir-

* Der Text beruht auf einem Vortrag, den die Autorin am 20. Juni 2008 im Rahmen der interdisziplinären Fachtagung „HIV/Aids – Ethische Perspektiven" gehalten hat. Er ist dem gleichnamigen Band entnommen, der bei de Gruyter erschienen ist; für die freundliche Genehmigung zum Abdruck danken wir Autorin und Verlag. (Bibliografische Angaben des Originalbeitrags: Bettina Schmidt, Völlig gesund und vollends verantwortlich. Die Gesundheitsforderung in der Gesundheitsförderung. In: Stefan Alkier/Kristina Dronsch [Hg.]: HIV/Aids – Ethische Perspektiven. Berlin/New York: de Gruyter 2009, 221–236.)

men wie Kirchen, Kritiker des Kapitalismus ebenso wie seine Verteidiger. Noch heterogener ist das Feld der Probleme, die mit der Verantwortung erfolgreich kuriert werden sollen: Während vorzugsweise Wirtschaftsliberale den Ruf nach Verantwortung gerne bemühen, um Sozialleistungen und andere Investitionen in die Gemeinschaft zu reduzieren, sehen die Konservativen darin gerade umgekehrt eine Möglichkeit, um den egoistischen Einzelnen an seine Loyalitätspflichten gegenüber dem Kollektiv zu erinnern."[1]

2. Die Selektivität von Verantwortung – oder: Verantwortung meint Eigenverantwortung

Obwohl im Gesundheitsbereich zahlreiche Personen und Institutionen (mit) verantwortlich sind für Gesundheit, werden nicht alle Akteure gleichermaßen zur pflichtgemäßen Erledigung ihres Verantwortungsbeitrags aufgerufen. Hauptsächlich sind es die (potenziellen) PatientInnen, die zur Verantwortungsübernahme aufgefordert werden – GesundheitspolitikerInnen und Gesundheitsberufe stehen weniger in der Pflicht. Die aktuelle Verantwortungskultur zielt also nicht auf eine pauschale Verantwortungsmehrung, sondern auf Verantwortungsumverteilung. Die zugrundeliegende Politik setzt auf einen schlanken Staat mittels selbstverantwortlicher BürgerInnen. Die klassischen staatlichen Zuständigkeiten werden privatisiert durch Verlagerungen öffentlicher Verantwortungssphären auf Privatpersonen und Privatwirtschaft.

Durch die Mehrung der privaten Verantwortung sollen die Zivilgesellschaft gestärkt, die Sozialausgaben gesenkt, bürokratische Hürden und Regularien gemindert, die Beschäftigtenzahlen vermehrt, das Wirtschaftswachstum angekurbelt und der soziale Fortschritt gefestigt werden, und die Menschen sollen zu mehr Gesundheit und Mündigkeit befähigt werden.[2] Das Verantwortungsbewusstsein des Einzelnen wird zur idealen, zur „am relativ besten passenden Lebenseinstellung"[3].

Verantwortungsbewusstsein als soziale Leistung (z. B. Artikel 14 GG – Eigentum verpflichtet) und Gemeinwohlverpflichtung wird abgelöst und ersetzt durch ein Individualverständnis von Verantwortung. Entsprechend dominiert inzwischen der Begriff Eigenverantwortung den Gesundheitsdiskurs – interessanterweise vor allem in der Formel „mehr Eigenverantwortung"[4], ohne dass der Begriff bislang klar definiert und abgegrenzt wird zum bestehenden Verantwortungs- oder Selbstverantwortungsbegriff.

---

1 A Bienfait, Die Verantwortungsgesellschaft als Konfliktgesellschaft, in: Verantwortung in der Zivilgesellschaft, hg. v. L. Heidbrink, A. Hirsch, Frankfurt am Main, 2006, 165–187: 165.
2 Vgl. z. B. B. Meier, Freiheit und Eigenverantwortung: Empirische Befunde und ordnungspolitische Grundlagen der Sozialen Marktwirtschaft, Köln 2004; weiterführende Hinweise bei B. Schmidt, Eigenverantwortung haben immer die Anderen, Bern 2008.
3 W. Reese-Schäfer, Globalisierungsdruck und Verantwortungslast, in: Verantwortung in der Zivilgesellschaft, hg. v. L. Heidbrink, A. Hirsch, Frankfurt am Main, 2006, 273–293: 287.
4 F. Nullmeier, Eigenverantwortung, Gerechtigkeit und Solidarität – Konkurrierende Prinzipien der Konstruktion moderner Wohlfahrtsstaaten?, in: WSI Mitteilungen 4 (2006), 175–180.

„Jeder Mensch hat die erste und letzte Verantwortung für seine Gesundheit, aber nicht die volle", schreibt Wallner.[5] Ihm reicht der Begriff Verantwortung, denn dass Menschen für sich selbst verantwortlich sind, gilt als selbstverständlich und findet normalerweise keine gesonderte Erwähnung im Begriffsraum der Verantwortung. Das zugehörige Verb „sich verantworten" verweist auf den Rückbezug zum Subjekt, persönliche Verantwortung ist zu übernehmen und gegenüber anderen zu legitimieren. Darüber hinaus beinhaltet Verantwortung auch eine soziale Verpflichtung: „Dass wir selbst leben und für uns Sorge tragen müssen, heißt nicht, dass wir es alleine tun könnten. Auf Grund der leiblich-natürlich bedingten Endlichkeit, Bedürftigkeit, Verletzlichkeit und Sterblichkeit unserer Existenz sind wir das ganze Leben hindurch auf die Fürsorge anderer für uns angewiesen."[6]

Der klassische Verantwortungsbegriff schließt also sowohl die Selbstverantwortlichkeit für das eigene Leben als auch das Verantwortungsbewusstsein gegenüber der Gemeinschaft ein. Es stellt sich die Frage, wieso die Wortneuschöpfung „Eigenverantwortung" erforderlich ist, obwohl der Begriff „schon vom Wort her widersprüchlich [ist], bezeichnet ‚Verantworten' doch einen kommunikativen Akt des Rechenschaft-Ablegens gegenüber Dritten"[7]. Das Präfix Eigen bedeutet dann im Wortsinne, „dass ich mich für mich selber vor mir selber verantworten müsste"[8]. Soll ich mich also nicht mehr vor einem Dritten verantworten müssen, sondern nur noch vor mir selbst?

2.1 Verantwortung als Klienten-Pflicht zu Gesundheit bzw. Gesundheitsverhalten

Obwohl offenbar kein zwingender Bedarf an einem das Eigene betonenden Begriff zur Verantwortung besteht, hat Eigenverantwortung in der Gesundheitsdebatte einen enormen Aufschwung genommen.

„The concept of personal responsibility in health care is that if we follow healthy lifestyles (exercising, maintaining a healthy weight, and not smoking) and are good patients (keeping our appointments, heeding our physicians advice, and using a hospital emergency department only für emergencies), we will be rewarded by feeling better and spending less money."[9]

5 J. Wallner, Ethik im Gesundheitssystem, Wien 2004, 148.
6 T. Rehbock, Autonomie – Fürsorge – Paternalismus: Zur Kritik (medizin-)ethischer Grundbegriffe, in: Ethik in der Medizin 14 (2002), 131–150: 140.
7 F.-X. Kaufmann, Verantwortung im Sozialstaatsdiskurs, in: Verantwortung in der Zivilgesellschaft, hg. v. L. Heidbrink, A. Hirsch, Frankfurt am Main, 2006, 39–60: 53 f.
8 R. Leicht, Das Prinzip Zahnbürste. Alle reden von Eigenverantwortung. Aber was ist das? Eine kleine Begriffsgeschichte, in: Die Zeit, entnommen aus: http://zeus.zeit.de/text/2004/01/Eigenverantwortung (Zugriff: 13.09. 2006) [Anm. d. Red.: jetzt unter http://www.zeit.de/2004/01/Eigenverantwortg; Zugriff: 14.05. 2010]
9 R. Steinbrook, Imposing Personal Responsibility for Health, in: New England Journal of Medicine 355 (2006), 753–756: 753.

Verantwortungsbewusst ist, wer gesund, gehorsam und günstig ist.
Eigenverantwortung meint genau nicht Selbstbestimmtheit bzw. informierte Entscheidungsautonomie im Hinblick auf die Wahl zwischen verschiedenen Verhaltensweisen oder gar verschiedenen Gesundheitszuständen, sondern ist als Anpassungsleistung an den jeweils aktuell gültigen Wissensstand zu Gesundheit zu verstehen. Eigenverantwortliches ist nicht eigenwilliges Verhalten.[10] Anders als es der Begriff intuitiv nahe legt, haben eigenverantwortliche Menschen nicht die eigene, freie Wahl, sich entweder für den langfristigen Erhalt ihrer persönlichen Gesundheit zu entscheiden oder aber andere, ggf. die Gesundheit korrumpierende Werte zu priorisieren (z. B. lustvollen kondomlosen Sex mit Unbekannten zu haben) und sich selbstbestimmt für eine risikofreudige Lebensweise zu entscheiden. Verantwortungsbewusst sind nur solche, die sich freiwillig dafür entscheiden, dem gesundheitsförderlichsten Lebensstil fortwährend den Vorzug zu geben.

Dazu gehört auch das „Guter-Patient-Sein", gekennzeichnet u. a. durch die Einhaltung der ärztlichen Anordnungen, die Vermeidung von unnötigen Versorgungsleistungen etc.[11] Der pflichtbewusste Patient tut, was der Arzt sagt. Compliance als Schlüsselwort beschreibt die Fügsamkeit von PatientInnen gegenüber ÄrztInnen.

„Was für den Patienten gut ist, wird nach objektiven medizinischen Kriterien bestimmt. Ihm wird, ähnlich wie bei kleinen Kindern, nur so viel freie Entscheidung zugestanden, wie deren Folgen gemäß diesen Kriterien ihm nicht zu sehr schaden können".[12]

Sinnigerweise bezeichnet Seger den Compliance-willigen Menschen als „erwachsenen, volljährigen Schüler"[13], als ob die doppelte Bezugnahme zum Erwachsensein die Tatsache des Schulkindseins mildern könnte. Geradezu paradox erscheint es, dass Menschen zwar stets eigenverantwortlich ihre Gesundheitskompetenzen stärken sollen, dies jedoch nur so lange, bis der Arzt kommt.

Es wird nicht bestritten, dass es sinnvoll ist, gesundheitsgerechten Empfehlungen zu folgen, allerdings führt der Terminus der Eigenvertwortung hier in die Irre, weil dieser Eigenständigkeit impliziert, obwohl gerade dies nicht gemeint ist, wenn der Ruf nach verantwortungsbewusstem Patientenverhalten laut wird. Im Gegensatz zu den ehemaligen *vertrauensvollen* sollen sich die heutigen *verantwortungsvollen* PatientInnen nicht mehr gehorsam unterordnen unter das Regime der Ärzteschaft, sondern sich jetzt freiwillig zu treuem Gesundheitsgehorsam verpflichten. „Sei eigenverantwortlich gesundheitsgehorsam" – ein Gipfel des gesundheitspolitischen Irrsinns.

60

---

10 Vgl. P. Allmark, Choosing health and the inner citadel, in: Journal of Medical Ethics 32 (2006), 3–6.
11 Vgl. Steinbrook, Responsibility (Anm. 9).
12 Rehbock, Autonomie, 137 (Anm. 6).
13 W. Seger, Die Stärkung der Selbstverantwortung als Gesundheitsziel, in: Gesundheitswesen 61 (1999), 214–217: 217.

2.2. Verantwortung als Patienten-Zuständigkeit bei Krankheit

Im Sozialgesetz ist das Prinzip der Eigenverantwortung dominant, es fungiert als Recht und als Pflicht, z. B. gleich im § 1 (SGB V): „Solidarität und Eigenverantwortung". Verantwortungsbewusstheit im Gesundheitsbereich beschränkt sich hier nicht auf gesundheitsbewusstes, sondern schließt auch kostenbewusstes Verhalten ein.[14] Eigenverantwortung meint auch Eigenleistung, entweder als eigenständige Handlungsverantwortung oder als eigenbeteiligte Finanzverantwortung in einem abgespeckten Leistungskatalog.[15] Die Stärkung der individuellen Verantwortung führt zur Anpassung des Gesundheitsbereichs an die Gesetze der Marktökonomie: Der mündige Kunde bezahlt seinen Versicherungsbeitrag, beteiligt sich an bestimmten Ergänzungsleistungen und kauft zusätzlich private Gesundheitsleistungen am Markt.[16] Das Gesundheitsgut wird so zum Marktgut.[17]

Die Folge dieses verantwortungsdehnenden Politikverständnisses bewirkt „vor allem eins: mehr ‚Eigenverantwortlichkeit' – also die Individualisierung und Entsolidarisierung sozialer Dienste und Risiken"[18]. Die Privatisierung von Zuständigkeiten führt besonders bei den chronisch Kranken und den sozial benachteiligten Menschen zu überdurchschnittlichen Belastungen. Oder wie es Prantl harsch formuliert: „Es heißt jetzt ‚Eigenverantwortung', wenn die Schwächeren sich selbst überlassen bleiben."[19]

3. Die gesundheitspolitische Verantwortungskampagne

Um Gesunde und Kranke zu mehr Gesundheitsverantwortung anzuregen, wird insbesondere die individuenzentrierte Gesundheitsförderung (im engen Sinn als Verhaltensprävention) propagiert. Mit Hilfe zahlloser Programme sollen Menschen zu mehr Verantwortung für ihre Gesundheit angeregt werden. Ergänzt wird die Gesundheitsförderung (analog zur Arbeitsmarktpolitik) um Strategien der Gesundheitsforderung: Menschen sollen nicht nur befähigt, sondern auch bepflichtet werden, gesundheitliche Risiken zu minimieren und Selbstversorgungs-Kompetenzen zu maximieren.

„Fördern und fordern" kommt im Gesundheitssektor zur Anwendung, um Rechte und Pflichten zu einem Paar zu bündeln, ohne dabei allerdings die Ba-

---

14 Vgl. C. Grühn, Gesundheitsbezogene Handlungsverpflichtungen der Versicherten in der Sozialversicherung als Dimensionen von Eigenverantwortung und Solidarität, Berlin: dissertation.de – Verlag im Internet 2001.
15 Vgl. L. Thielmann, M. Rohr, D. Schade, Szenarien für mehr Selbstverantwortung und Wahlfreiheit im Gesundheitswesen – Arbeitsbericht, Stuttgart 2002.
16 Vgl. Nullmeier, Eigenverantwortung (Anm. 4).
17 Vgl. J. Aust, S. Bothfeld, S. Leiber, Eigenverantwortung – Eine sozialpolitische Illusion, in: WSI Mitteilungen 4 (2006), 186–193.
18 J. Holst, U. Laaser, Zuzahlungen im Gesundheitswesen: Unsozial, diskriminierend und ineffektiv, in: Deutsches Ärzteblatt, 100 (22.12. 2003), A 3358–3361: A 3358.
19 H. Prantl, Kein schöner Land – Die Zerstörung der sozialen Gerechtigkeit, München 2005, 18.

lance zu definieren. Gegenwärtig wiegt die Waagschale des Forderns schwerer als die des Förderns, die Mitwirkungspflichten sind deutlich ausgeprägter als die Mitwirkungsrechte.[20] Rechte werden gewährt, wenn Pflichten erfüllt wurden. Wer den Pflichten nicht in hinreichendem Maß nachkommt, wird zunehmend in die Nähe von Delinquenz gerückt.[21]

„Gesundheit fördern und fordern" verläuft in zwei Stufen: Zuerst werden individuelle Gesundheits-Kompetenzen gefördert. Wenn dies nicht ausreicht, werden anschließend Gesundheitspflichten eingefordert. Diese Patientenpflichten werden legitimiert, indem Patientenrechte verunglimpft werden: „Niemandem kann verboten werden, unbeweglich und Chips fressender Weise die Abende vor dem Fernseher zu verbringen, nachdem er den ganzen Tag auf einem Bürosessel klebte."[22]

Ein so verwendeter Rechtebegriff degradiert das Selbstbestimmungsrecht von Menschen „zu einem Passepartout der Entrüstung und Anklage"[23]. Damit wird nicht Gesundheit gefördert, sondern Selektion und Exklusion.

3.1. Gesundheitsverantwortung fördern durch Individualoptimierung

Mittels Gesundheitsförderung werden Menschen heutzutage unermüdlich dazu aufgefordert, sich proaktiv um die eigene Gesundheit zu kümmern.[24] Ohne Zweifel ist dies teilweise sinnvoll. Doch die meisten gängigen Gesundheitsförderungsprogramme bewirken kaum Verbesserungen für die Bevölkerungsgesundheit. Denn gesunde und kranke Menschen unterscheiden sich nicht vornehmlich durch persönliches Gesundheitsverhalten, sondern aufgrund struktureller Gesundheitsverhältnisse.[25] Nicht eigenverantwortliche Unwilligkeit oder Unfähigkeit, sondern vor allem soziale Ungleichheit reduziert Gesundheitschancen.

Abgesehen davon, dass es den definitionsmächtigen Eliten obliegt zu definieren, welches Verhalten als gesundheitsrelevant gelten soll und welches nicht[26], ist Gesundheitsverhalten überaus voraussetzungsvoll.[27] Zahlreiche komplexe

---

20   Vgl. S. Bothfeld, S. Gronbach, K. Seibel, Eigenverantwortung in der Arbeitsmarktpolitik: Zwischen Handlungsautonomie und Zwangsmaßnahmen, in: WSI Mitteilungen 9 (2004), 507–513.
21   Vgl. H.-J. Dahme, N. Wohlfahrt, Einleitung – Sozialpolitische Rahmenbedingungen aktivierender Sozialer Arbeit, in: Aktivierende Soziale Arbeit: Theorien – Handlungsfelder – Praxis, hg. v. H.-J. Dahme, N. Wohlfahrt, Baltmannsweiler 2005, 1–5.
22   E. Händeler, Wann endlich wird Gesundheit Wachstumsmotor der Wirtschaft?, in: Gesundheitswesen 66 (2004), 775–778: 778.
23   L. Heidbrink, Kritik der Verantwortung. Zu den Grenzen verantwortlichen Handelns in komplexen Gesellschaften, Weilerswist 2003, 19.
24   Vgl. H. Kühn, „Selbstverantwortung" in der Gesundheitspolitik, in: Jahrbuch für kritische Medizin 30 (1998), 7–20.
25   Vgl. z. B. A. Mielck, Soziale Ungleichheit und Gesundheit. Einführung in die aktuelle Diskussion, Bern 2005.
26   Das bewegungsarme Fernsehen steht am Gesundheitspranger, das nicht weniger bewegungsarme Lesen erstaunlicherweise nicht. Auch eine Kampagne mit dem Titel „Keine Macht den Autos" ist unbekannt, obwohl die Reduktion des Autofahrens und Autoverkehrs sicher nicht weniger gesundheitsförderlich wäre als „Keine Macht den Drogen". Für weiterführende Analysen siehe Schmidt, Eigenverantwortung (Anm. 2).
27   Vgl. R. Hornung, Determinanten des Gesundheitsverhaltens, in: Public Health und Gesundheitspsychologie, hg. v. R. Weitkunat, J. Haisch, M. Kessler, Bern 1997, 29–40.

Theorien zum Gesundheitshandeln belegen, dass Gesundheits- bzw. Risikoverhalten multifaktoriell bedingt ist und nicht bloß vom guten Willen oder ausreichender Selbstdisziplin abhängt.[28]

3.2. Gesundheitsverantwortung fordern durch Individualsanktionierung

Auf Gesundheitsförderung folgt Gesundheitsforderung, um „Präventionsverweigerer" mit schärferen Maßnahmen zum Handeln zu bewegen.[29] Ziel disziplinierender Forderungen ist es, abweichendes Verhalten zu korrigieren und Abweichler zu reintegrieren.[30] Verhängnisvoll an solchen Disziplinierungen ist die Tatsache, dass häufig Ursachen und Wirkungen vertauscht werden. Zumindest aus der Arbeitsmarktforschung ist bekannt, dass die Menschen, die überdurchschnittlich von Sanktionen betroffen sind, genau jene sind, die überdurchschnittlich von Belastungen betroffen sind.[31] Nicht persönliche Unwilligkeit, sondern strukturelle Unmöglichkeit ist Ursache für ‚Fehlverhalten'. Statt sanktionierender Minderung von Unterstützung wäre eine kräftige Mehrung der Unterstützung zielführend, um vorhandene Leistungsmängel zu reduzieren. Sanktionsbewehrter Zwang ist kontraproduktiv, denn „an die Stelle erhöhter Handlungsautonomie tritt eine Verschlechterung der Bedingungen, unter denen sich die Übernahme von Verantwortung realisieren ließe"[32].

3.3. Gesundheitsverantwortung überfordern: Distinktion, Selektion, Exklusion

Im Zuge von Sanktion erfolgt Selektion. Leistungen oder Leistungsnehmer werden aus dem Leistungsprozess ausgeschlossen, falls Optimierung und Sanktionierung nicht ausreichen. Dies ist eine ideale Strategie für die Leistungselite, weiterhin unter sich zu bleiben: Gesundheit ist mittlerweile zum zentralen Markenzeichen der leistungsorientierten Elite geworden und funktioniert als wirkmächtiges Distinktionsinstrument zur Unterscheidung zwischen Masse und Klasse. Gesundheit eignet sich ideal zur Distinktion, denn um gesund zu sein, braucht der Mensch nicht nur Bildung und Geld, sondern das knappste Gut der Leistungsgesellschaft: produktiv nutzbare Zeit. Zusätzlich benötigt Gesundsein multiple strukturelle (z. B. die gesundheitsgerechte Arbeitsstelle und Wohnlage, schlagkräftige Mitsprachemöglichkeiten etc.) und individuelle Ressourcen (z. B. Handlungskompe-

---

28 Vgl. R. Schwarzer, Psychologie des Gesundheitsverhaltens, Göttingen 2004.
29 Vgl. H. Schmidt-Semisch, F. Schorb, Kreuzzug gegen Fette: Einleitung, in: Kreuzzug gegen Fette, hg. v. H. Schmidt-Semisch, F. Schorb, Wiesbaden 2008, 7–20.
30 Vgl. H. Ziegeler, Prävention im aktivierenden Staat, in: Aktivierende Soziale Arbeit: Theorien – Handlungsfelder – Praxis, hg. v. H.-J. Dahme, N. Wohlfahrt, Baltmannsweiler 2005, 58–69.
31 Vgl. C. Reis, Wie kann das Fallmanagement in der Arbeitsvermittlung die Eigenverantwortung fördern, in: WSI Mitteilungen 4 (2006), 194–199.
32 Vgl. Reis, Fallmanagement, 199 (Anm. 31).

tenzen, soziale Unterstützung etc.). Health Capital ist das Resultat von verfügbarem ökonomischem, sozialem und kulturellem Kapital.

In einem gesunden Körper wohnt ein gesunder Geist. Diese Maximalforderung passt zu den erfolgreichen „Siegertypen, die ihr Leben als ständige Herausforderung begreifen, die sie annehmen und sich erfolgreich erweisen ... Der propagierte Hedonismus ist die Prämie der Erfolgreichen. Gesundheitliche Probleme, Unglück und Leid sind entsprechend die negative Prämie der Verlierer, die es nicht schaffen, die vielfältigen Chancen für sich zu nutzen".[33]

„Why should I suffer for the bad luck of others?"[34] Die „gesunde Mitte" grenzt sich offensiv ab gegen „dümmliche Talkshows der Privatsender sehende, Bildzeitung lesende, Fast Food verschlingende und Bier trinkende Sozialhilfeempfänger", schreibt Hartmann sarkastisch.[35] Selbst schuld – fehlt es doch den Kranken anscheinend an Willen und Wissen, um Wohlstand und Wohlbefinden zu erreichen. Durch eine „offene Distanzierung und offensive Pädagogisierung [wird] die kulturelle Minderwertigkeit der Unterschichten ... Gegenstand alltäglicher Selbstverständigung und wechselseitiger (An-)Erkennung unter jenen, die sich selbst zur Mittelschicht und zum Bürgertum zählen und zählen lassen wollen".[36] Die unterschichtigen Fast-Food-verschlingenden Biertrinker und ihre Krankheiten werden in die Eigenverantwortung entlassen. Die herkömmliche, reziproke Verantwortlichkeit für die Bevölkerungsgesundheit wird geleugnet, und die ehemaligen solidarischen Prinzipien verschwinden.[37]

Die verantwortungfördernde und -fordernde Gesundheitspolitik wird nicht halten, was sie verspricht.[38] Weder auf die Gesundheit noch auf das Gesundheitswesen hat die Mehrung der individuellen Gesundheitsverantwortung einen (von Ausnahmen abgesehen, z. B. Diabetes mellitus) positiven Einfluss. Allerdings erfüllt diese Politik einen anderen Zweck: Sie beruhigt die risikosensibilisierte Gesellschaft, wobei die Beruhigung weniger auf die Minderung von Gesundheitsrisiken gegründet ist, sondern darauf, dass man weiß, wen man verantwortlich machen kann – im Zweifel den Einzelnen.[39] Die Risiken und Nebenwirkungen verantwortungsorientierter Gesundheitsförderung und -forderung sind unübersehbar:

>> (Chronisch) Kranke werden überdurchschnittlich stark belastet sowohl durch Krankheit als auch durch Verantwortungs- und implizite Schuldzuschreibun-

64

33 H. Keupp, *Gesundheitsdiskurse als Identitätspolitik – Von der Fremd- zur Selbstvergesellschaftung*, in: *Doppelcharakter der Prävention*, hg. v. H. Kaupen-Haas, C. Rothmaler, Frankfurt am Main 1995, 57–72: 70.
34 Zitiert nach H. A. Gylling, *Autonomy Revisited*, in: *Cambridge Quarterly of Healthcare Ethics* 13 (2004), 41–46: 43.
35 M. Hartmann, *Gebildet – Ungebildet*, in: *Deutschland – eine gespaltene Gesellschaft*, hg. v. S. Lessenich, F. Nullmeier, Frankfurt am Main 2006, 191–208: 196.
36 S. Lessenich, F. Nullmeier, *Deutschland zwischen Einheit und Spaltung*, in: *Deutschland – eine gespaltene Gesellschaft*, hg. v. S. Lessenich, F. Nullmeier, Frankfurt am Main 2006, 7–27: 23.
37 Vgl. S. N. Tesh, *Hidden Arguments. Political Ideology and Disease Policy*, New Brunswick 1990.
38 Vgl. Schmidt, *Eigenverantwortung* (Anm. 2).
39 Vgl. S. Duttweiler, *Im Gleichgewicht für ein gesundes Leben – Präventionsstrategien für eine riskante Zukunft*, in: *Kreuzzug gegen Fette*, hg. v. H. Schmidt-Semisch, F. Schorb, Wiesbaden 2008, 125–144.

gen.[40] Die „unerbittliche Kehrseite des Menschen, der sein eigener Herr ist" – so zitiert Reese-Schäfer[41] den Soziologen Alain Ehrenberg –, produziert die hohen Prävalenzraten von Depressionen in den modernen Gesellschaften: Die Tragödie des „Eigenen Herrn" ist seine ewige Unzulänglichkeit.

>> Sozial benachteiligte Personen werden überdurchschnittlich stark belastet. Verantwortungsbewusst zu sein und gesundheitsbewusst zu handeln ist schwierig, multiple persönliche, soziale und gesellschaftliche Ressourcen sind erforderlich, um Verantwortung produktiv übernehmen zu können. Die Chancen auf verantwortungsbewusstes Gesundsein sind sozial ungleich verteilt; Eigenverantwortung manifestiert statt mindert diese Ungerechtigkeit.

>> Kosten im Gesundheitswesen werden nicht minimiert, sondern bloß verschoben (nämlich in die Privathaushalte: in den letzten 10 Jahren stieg die private Ausgabenlast von 10,7 auf 12,3 %, also um 11 %).[42] Die Verschiebung geht insbesondere zulasten von chronisch Erkrankten sowie der unteren Sozialschichten.[43]

>> Darüber hinaus ist es kostenintensiv, gesundheitliches Verantwortungspotenzial zu fördern/fordern, denn sowohl Schulungsprogramme als auch Kontrollinstrumentarien sind kostenintensiv. „Die Erziehung zur Eigenverantwortlichkeit belastet die Politik mit Aufgaben der Verhaltenssteuerung, die komplexer, problematischer, kostspieliger und unberechenbarer sind als jene Aufgaben, von denen sich Politik entlasten will."[44]

>> Die Qualität des Leistungsangebots wird nicht verbessert, auch Unter-, Über- und Fehlversorgung werden nicht reduziert. In einem anbieterdominierten Gesundheitswesen ist es für Leistungsnehmer kaum möglich und für Leistungserbringer kaum wünschenswert, dass PatientInnen schlagkräftig mitbestimmen beim Behandlungsplan. Die Leistungserbringer bestimmen die Leistungserbringung – auch nach Einkommenserwägungen: Die Empirie zeigt, dass verringerte Leistungsinanspruchnahmen langfristig nicht zu verminderten Leistungen führen, sondern zu (einkommenssichernden) Kompensationsleistungen.[45]

>> Individuelle Gesundheitsverantwortung produziert nicht Gesundheit, da Gesundheit zum Teil außerhalb des Verantwortungshorizonts des Einzelnen steht, Gesundheit multifaktoriell bedingt ist und von vielen Akteuren mitbedingt wird. Erstaunlicherweise setzt Gesundheitspolitik auf die Verantwortung des Einzelnen – obwohl sie für sich selbst aufgrund der komplex gewordenen Welt (Die Globalisierung!) sinkende Verantwortungsmöglichkeiten reklamiert.

40 Vgl. R. Finerman, L. A. Bennett, Guilt, Blame and Shame: Responsibility in Health and Sickness, in: Social Science and Medicine 40 (1995), 1–3.
41 Reese-Schäfer, Globalisierungsdruck, 273–293 (Anm. 3).
42 Vgl. R. Busse, A. Riesberg, Gesundheitswesen im Wandel: Deutschland, Berlin 2005.
43 Vgl. T. Gerlinger, Privatisierung – Liberalisierung – Re-Regulierung. Konturen des Umbaus des Gesundheitssystems, in: WSI Mitteilungen 9 (2004), 501–506.
44 Nullmeier, Eigenverantwortung, 177 (Anm. 4).
45 Vgl. Holst, Laaser, Zuzahlungen (Anm. 18).

Diesem Widerspruch wird mit der populären Hirnforschung das Sahnehäubchen aufgesetzt, die zunehmend Belege dafür sammelt, dass der eigene Wille Illusion ist.[46]

>> Die Zuweisung von Eigenverantwortung wird zahlreiche Individuen überfordern. „Weil der Bereich des Zu-Tuenden prinzipiell unbegrenzt ist, werden den Handelnden mehr Aufgaben zugemutet, als sie erfüllen können, werden sie mit Forderungen belastet, die jenseits der vernünftigen Zurechenbarkeit liegen. Sie besitzen die Verpflichtung, sich auch diejenigen Handlungen zuzuschreiben, die von ihnen nicht ausgeführt werden. Die Positivierung von Verantwortung bewirkt eine optionale Entgrenzung des Verantwortungsraums, weil auch das auf Entscheidungen zurückbezogen wird, was unterlassen wurde."[47]

4. Eigenverantwortung reloaded: Eigenmächtigkeit unter Sozialverantwortung

Die Betonung der individuellen Verantwortung für Gesundheit ist unterkomplex. Erforderlich unter Komplex-Bedingungen sind differenzierte Prozeduren der Verantwortungszuweisung. Eine Umstellung des Paradigmas von der Individualverantwortung zur kooperativen Verantwortung ist darum unerlässlich.[48]

4.1. Verantwortungsakteure: alle statt einer

Anders als es die herrschende Debatte nahe legt, müssen in einem gestuften Verantwortungssystem alle beteiligten Akteure einbezogen werden in die Prozeduren der Verantwortungsübernahme.

Verantwortungsbereich der KlientInnen und (potenziellen) PatientInnen

Es ist unbestritten, dass (potenzielle) PatientInnen einen bedeutsamen Verantwortungsanteil an ihrer Gesundheit innehaben. Unzweifelhaft trägt jeder Mensch, der dazu in der Lage ist, die Verantwortung für seine Gesundheit, er trägt diese jedoch nicht in Alleinzuständigkeit. Menschen sollen und wollen Verantwortung übernehmen für die eigene Lebensführung, denn diese Verantwortungsübernahme erlaubt, das persönliche Leben nach eigenen Vorstellungen und Vorlieben auszugestalten.

---

46 Vgl. K. Günther, Zwischen Ermächtigung und Disziplinierung: Verantwortung im gegenwärtigen Kapitalismus, in: Befreiung aus der Mündigkeit – Paradoxien des gegenwärtigen Kapitalismus, hg. v. A. Honneth, Frankfurt am Main 2002, 117–141.
47 Heidbrink, Kritik, 212 (Anm. 23).
48 Vgl. Heidbrink, Kritik (Anm. 23).

Verantwortungsbereich der Gesundheitsberufe

In der Rolle des Patienten handelt ein Mensch unter Bedingungen der Informations-, Macht- und Beschwerdeasymmetrie. Entsprechend muss er „auf ergänzende Sachverwalter zurückgreifen …, [die im Gesundheitssektor] die für ihn unlösbare Aufgabe der Qualitätsbeurteilung und -sicherstellung lösen".[49] Im deutschen Gesundheitswesen verfolgen die Sachverwalter – HausärztInnen, FachärztInnen, Krankenkassen etc. – nicht zwingend die Interessen der PatientInnen, sondern zum Teil sogar gegenläufige, vor allem wirtschaftliche, Eigeninteressen. Nichtsdestotrotz spielen die Leistungsanbieter eine zentrale Rolle bei der Herstellung von Gesundheit, entsprechend hoch ist ihre Verantwortlichkeit. Doch zu dieser Verantwortungsübernahme lassen sich die Gesundheitsberufe kaum freiwillig verpflichten, da zahlreiche systemimmanente Gründe dem entgegenwirken.

Verantwortungsbereich der Gesundheitspolitik

Aus diesem Grund hat die rahmengebende Gesundheitspolitik zentrale Zuständigkeiten inne. Die gegenwärtige gesundheitspolitische Betonung der individuellen Verantwortung bewirkt jedoch vor allem die Schwächung der politischen Verantwortung. Es ist dringend geboten, diesen Trend umzukehren. Politik ist der Garant dafür, dass BürgerInnen ein gelungenes Leben führen können – es sind nicht umgekehrt die BürgerInnen, die Garanten sind für gelingende Politik.[50] Konkrete PolitikerInnen sind hier als professionelle, aber auch als moralische VerantwortungsträgerInnen in der Pflicht.[51] PolitikerInnen dürfen sich dieser Verantwortung nicht entziehen: Verantwortungsübernahme funktioniert als reziprokes System – politische Verantwortungsverweigerung wirkt ansteckend auf die Gesellschaft und ihre BürgerInnen.[52]

4.2. Verantwortungszuweisung: ergebnis- statt ursachenorientiert

Die Schlüsselfrage ist, wie Verantwortung im Gesundheitswesen angemessen verteilt werden kann unter Komplexitätsbedingungen. Ein Paradigmenwechsel – weg von der bisherigen ursachenorientierten hin zu einer lösungsorientierten Betrachtungsweise – ist hier möglicherweise Erfolg versprechend. Ein solcher Richtungswechsel gemäß eines konsequenz- oder effizienzorientierten Verantwortungsparadigmas ist in zahlreichen Arbeitsfeldern bereits erfolgreich imple-

---

49 A. Musil, *Stärkere Eigenverantwortung in der Gesetzlichen Krankenversicherung*, Wiesbaden 2003, 160.
50 Vgl. Nullmeier, Eigenverantwortung (Anm. 4).
51 Vgl. H. Lenk, M. Maring, *Das moralphilosophische Fundament einer Ethik für Organisationen – korporative und individuelle Verantwortung*, in: Ethik in Organisationen, hg. v. G. Blickle, Göttingen 1998, 19–35.
52 Vgl. H.-W. Bierhoff u. a., *Entwicklung eines Fragebogens zur Messung von Eigenverantwortung*, in: Zeitschrift für Personalpsychologie 4 (2005), 4–18.

mentiert. Besonders die Flugsicherheit, die typischerweise ein sehr geringes Maß an Fehlertoleranz aufweist, ist als Vorreiter des systematischen Risikomanagements bekannt. Systematisches Risikomanagement ist dadurch gekennzeichnet, dass nach den systemischen Ursachen – nicht den individuellen Verursachern – von Fehlern geforscht wird, um nützliche Fehlerabwehrstrategien zu entwickeln.

Ein solches Risikomanagement wird inzwischen auch für das Gesundheitswesen empfohlen.[53] Der komplexe Prozess von Gesundheitserhalt und Krankheitsentstehung ist prädestiniert für ein verursacherunabhängiges Prozedere der Verantwortungszuweisung. Im Krankenhaussektor oder beim Aktionsbündnis Patientensicherheit (siehe z. B. die aktuelle Broschüre zu Ärztefehlern: Aus Fehlern lernen) hat systematisches Risikomanagement bereits praktischen Niederschlag gefunden. Auch im Straßenverkehr wird seit Jahrzehnten mit Erfolg auf die Sicherheitsoptimierung des Fahrzeug- und Straßenbaus sowie auf gesetzliche Regelungen gesetzt statt auf das „unfallverursachende" Individuum.[54]

Internationale Erfahrungen, etwa in der Chirurgie, zeigen, dass ein systemisches, verursacherunabhängiges Risikomanagement zu bedeutsamen Qualitätsverbesserungen im Gesundheitswesen beitragen kann.[55] Hingegen zeigt sich, dass die beharrliche Suche nach den ursächlich Verantwortlichen („Schuldigen") eher zur Verantwortungsverschleierung und Verantwortungsverschleppung führt und nicht zur effektiven Risikoreduktion beiträgt.[56]

Bei den Versuchen, Risiken zu mindern, steht nicht die Frage im Vordergrund, wer verantwortlich ist und Verantwortung übernehmen muss, sondern wer am effektivsten Verantwortung übernehmen kann. Eine solche Schadenskultur ist gekennzeichnet durch ein systemtheoretisches Verständnis von unerwünschten Ereignissen, die nicht als Schuld eines einzelnen Verantwortlichen definiert und sanktioniert, sondern als fehlerhafte Störung innerhalb eines interaktiven Systemprozesses interpretiert und bearbeitet werden.

Für die Verbesserung der Gesundheit erscheint es nützlich, ursachenorientierte Such- und Sanktionsstrategien („Wer ist verantwortlich: für eine Drogenabhängigkeit, eine HIV-Infektion, den Aids-Ausbruch?" und „Wer ist zur Verantwortung zu ziehen und haftet für den Schaden?") aufzugeben zugunsten prozess- und ergebnisorientierter Verfahrensweisen, mittels derer die wirkungsmächtigsten Gesundheitsbeförderer zur effektiven Verantwortungsübernahme angeregt werden. Es soll weniger darum gehen, nach den – im multidimensionalen Gesundheitsbereich ohnehin unidentifizierbaren – finalen Krankheitsproduzenten zu suchen, sondern die Aufmerksamkeit darauf zu richten, mittels effektiven Verantwor-

53 Vgl. SVR – Sachverständigenrat für die Konzertierte Aktion im Gesundheitswesen, Finanzierung, Nutzerorientierung und Qualität, Berlin 2003.
54 Im Unterschied zu den unzähligen Erziehungsprogrammen zur Reduktion von Übergewicht sind Programme zur Reduktion von Übereile kaum verbreitet.
55 Vgl. J. Lauterberg, K. Kolpatzik, Von der Utopie zur Agenda, in: Gesundheit und Gesellschaft – Spezial: Fehlerprävention in der Medizin – Mehr Sicherheit für Leib und Leben 10 (2005), 4–6.
56 Vgl. M. Schrappe, Das Mäntelchen des Schweigens lüften, in: Gesundheit und Gesellschaft – Spezial: Fehlerprävention in der Medizin – Mehr Sicherheit für Leib und Leben 10 (2005), 7.

tungsmanagements die Auftretenswahrscheinlichkeit von Krankheitsereignissen bestmöglich zu vermindern.

In der komplexen Moderne ist eine „unterkomplexe Fixierung auf strategische Genies"[57] nicht zielführend. Eckart Pankoke bezieht sich hier auf Clausewitz, den er unter heutigen Komplexbedingungen für nicht mehr verantwortungsfähig hält, ganz zu schweigen von Lieschen Müller. Es ist sinnvoll, Menschen für ihre Entscheidungen verantwortlich zu machen, die Folgen ihrer Entscheidungen jedoch der Gemeinschaftszuständigkeit zu überantworten. „To hold people responsible for the actual consequences of their choice would therefore be to hold them responsible for too much."[58]

Eine neue Verantwortungskultur für das komplizierte Gemisch, aus dem Gesundheit gemacht ist, muss gekennzeichnet sein dadurch, dass die Handlungsverantwortung beim Einzelnen verbleibt (beispielsweise belassen flächendeckende Sexualaufklärungskampagnen die Verantwortung für das Handeln beim Einzelnen), die Folgenverantwortung (für eine entstehende Erkrankung) jedoch von jenen getragen wird, die die besten Möglichkeiten zur Linderung des Schadens haben. Dies verhindert einerseits die Überforderung des Einzelnen und andererseits die Korrumpierung des allgemeinen Rechtsempfindens.[59]

Aus rational-praktischen Gründen sollte die Verantwortungszuteilung unter Bedingungen des optimalen Ressourceneinsatzes erfolgen: Je umfangreicher die Macht zur Veränderung von unerwünschten Zuständen ist, desto Erfolg versprechender ist der erwartbare Veränderungsnutzen. Das Verantwortungsmanagement erfolgt entlang einer Potenzial-identifizierenden Verantwortungshierarchisierung. Diese Verantwortungshierarchie gemäß Verantwortungsfähigkeit erscheint sowohl aus pragmatischen als auch psychohygienischen Gründen zweckmäßiger als die derzeit gültige Strategie, die zuerst die Akteure identifiziert, die keine Verantwortung übernehmen, diese werden dann differenziert nach Unfähigen und Unwilligen, die Unfähigen werden befähigt, und die Unwilligen werden bestraft. Darüber hinaus kommt potenzialorientierte Strategie einer akzeptablen Balance zwischen sozialethischen Ansätzen (eher gerichtet auf die Maximierung des gesundheitlichen Gesamtnutzens) und individualethischen Prinzipien (stärker orientiert an der individuellen Menschenwürde, die kein Individuum zugunsten der Gruppe opfert[60]) einen Schritt näher.

Auch der Steigerung individueller Autonomie wäre man einen Schritt näher gekommen, da ein umfassendes Verantwortungssystem eine schützende Grundlage absichernder Sozialverantwortung produziert. Auf dieser Grundlage ließe

57 E. Pankoke, *Arenen – Allianzen – Agenden: Netzwerke und Lernprozesse zivilen Engagements*, in: Verantwortung in der Zivilgesellschaft, hg. v. L. Heidbrink, A. Hirsch, Frankfurt am Main 2006, 85–108: 94.
58 A. W. Cappelen, O. F. Nordheim, *Responsibility in Health Care: a Liberal Egalitarian Approach*, in: *Journal of Medical Ethics* 31 (2005), 476–80: 479.
59 Vgl. Cappelen, Nordheim, *Responsibility* (Anm. 58).
60 Siehe hierzu P. Schröder, *Richtig gute epidemiologische Praxis: Überlegungen zu ethischen Prinzipien, Leitlinien und Kodizes für epidemiologische Forschung und Public Health*, in: Prävention und Gesundheitsförderung 4 (2007), 254–264.

sich Eigenverantwortung als „Eigenmächtigkeit"[61] etablieren. Eigenmächtigkeit pointiert den Doppelcharakter der Selbstverantwortung – schließt sowohl selbstverantwortliche Eigenständigkeit als auch eigenwillige Selbstermächtigung ein. Eigenmächtigkeit betont das Recht, das dem Subjekt zukommt, das Leben nach eigenen sinnhaften, eigensinnigen Vorstellungen zu führen. Eigenmächtigkeit nimmt Abstand von den bestehenden Vorstellungen des richtigen und guten Gesunden und schafft Akzeptanz, auch wenn Verhalten unverständlich oder unverantwortlich zu sein scheint. Selbstbestimmten Menschen muss die Freiheit gelassen werden, das eigene Leben und die eigene Gesundheit mit subjektivem Sinn zu versehen und entsprechend der eigenen vorhandenen Logik zu handeln, statt sie als „krankheitsuneinsichtig" zu etikettieren und sie zu Verhaltensänderung zu disziplinieren.[62] Eigenverantwortung für die Gesundheit muss schließlich auch das Recht einschließen, „Nein zu sagen, zur Therapie, zur Krankheitsverarbeitung, zur Selbstverantwortung".[63]

61 F. Nullmeier, Paradoxien der Eigenverantwortung, in: Verantwortung in der Zivilgesellschaft, hg. v. L. Heidbrink, A. Hirsch, Frankfurt am Main 2006, 151–164: 161.
62 Vgl. Rehbock, Autonomie (Anm. 6).
63 E. Pflanz, Stiftung Patientenkompetenz: Zur Eigenverantwortung befähigen, in: Deutsches Ärzteblatt 101 (2004) 37, A 2443–2446: A 2443.

Makrodeterminanten sexueller Gesundheit*

Ilsa L. Lottes

Hintergrund

Seit zwei Jahrzehnten schenken Gesundheitsexperten der sexuellen Gesundheit immer mehr Beachtung. Dies ist zum einen auf die HIV/Aids-Pandemie zurückzuführen, zum anderen auf Aktionsprogramme, die Mitte der 1990er Jahre auf der International Conference on Population and Development in Kairo (ICPD) und der Fourth World Conference on Women in Peking (FWCW) verabschiedet wurden. Diese Konferenzen, an denen Familienplanungs-, Frauengesundheits- und Menschenrechtsorganisationen sowie Feministinnen und Gesundheitsexperten teilnahmen, standen symbolhaft für eine neue Sichtweise auf Sexualität und sexuelle Gesundheit, die anerkennt, dass gute sexuelle Beziehungen für die meisten Menschen ein wichtiger Bestandteil ihrer Gesundheit und Lebensqualität sind. So gaben z. B. auf der ICPD erstmals Vertreter von über 180 Regierungen ihrer Überzeugung Ausdruck, dass sexuelle Gesundheit als wesentlicher Teil

---

* Überarbeitete und ergänzte Fassung des Beitrags „Macro Determinants of Sexual Health", erschienen in: Lottes, I. L./Kontula, O. (Hg.): New Views on Sexual Health: The Case of Finland (Publications of the Population Research Institute, Series D 37/2000). Helsinki: The Population Research Institute 2000, 29–48. Aus dem Englischen von Ulrike Seith.

des körperlichen und psychischen Wohlbefindens des Menschen zu betrachten sei und dass dazu mehr nötig sei als Beratung zu Fortpflanzung, Verhütung und sexuell übertragbaren Infektionen. Befriedigende und sichere Sexualbeziehungen sollten möglich sein. Darüber hinaus wurde für eine auf Empowerment und den Menschenrechten basierende Politik geworben. An bisherigen Programmen, insbesondere zur Familienplanung, wurde ein mangelndes Verständnis des sozialen und gesellschaftlichen Kontexts der Zielgruppen bemängelt und die Vernachlässigung einer Vielzahl von Bedürfnissen im Bereich der sexuellen Gesundheit.

Seit der ICPD und FWCW haben internationale Organisationen wie die Weltgesundheitsorganisation (WHO), die International Planned Parenthood Federation, der United Nations Population Fund und die World Association of Sexual Health versucht, eine Gesundheitspolitik zu entwerfen, umzusetzen und/oder zu fördern, die den Empfehlungen dieser beiden Konferenzen Rechnung trägt. Im Rahmen dieser Bemühungen stellte ich in einem Buch mit dem Titel *New Views on Sexual Health* ein Modell sexueller Gesundheit vor und nutzte es für eine entsprechende Untersuchung in Finnland (Lottes/Kontula 2000). Die Bewertung der sexuellen Gesundheit eines Landes ist natürlich keine einfache Aufgabe. Über 25 finnische Gesundheitsexperten leisteten in diesem Buch einen Beitrag dazu, jede und jeder aus seinem Fachgebiet bzw. Erfahrungsbereich (Lottes/Kontula 2000). Der Schwerpunkt des Buches lag auf der Bewertung von Komponenten sexueller Gesundheit und der Erklärung, wie einige der Determinanten zu spezifischen Ergebnissen im Bereich der sexuellen Gesundheit beitragen. Nachfolgend erläutere ich die allgemeinen Makrodeterminanten sexueller Gesundheit und aktualisiere meine Sichtweise zum ursprünglich vorgestellten Modell.

Der Frage, welche Faktoren sexuelle Gesundheit verbessern oder beeinträchtigen, kann aus Makro- wie Mikroperspektive nachgegangen werden. Bei einer Analyse auf Makroebene betrachtet man ganze Gesellschaftssysteme sowie den Einfluss der grundlegenden Institutionen und Werte einer Gesellschaft auf das Leben der Menschen. Mit dem vorliegenden Beitrag soll die Grundlage für solch eine Analyse auf Landes- oder Communityebene geschaffen werden. Folglich betrachte ich hier, wie sich gesellschaftliche Institutionen in den Bereichen Wirtschaft, Regierung, Verwaltung, Familie, Bildung und Religion sowie Werte und Normen auf die sexuelle Gesundheit auswirken. Bei diesem Ansatz wird die Gesellschaft als Ganzes untersucht. Grundlegende Fragen sind: Worin unterscheiden sich Länder, in denen sich die Menschen einer guten sexuellen Gesundheit erfreuen, von jenen, für die das nicht gilt? Auf welche Weise beeinflussen gesellschaftliche Institutionen die sexuelle Gesundheit? Eine Kenntnis der Determinanten sexueller Gesundheit auf der Makroebene ermöglicht es politischen

Entscheidungsträgern und Gesetzgebern, ihre Anstrengungen auf die Förderung von Programmen zu konzentrieren, die mit einer relativ hohen Wahrscheinlichkeit zur Verbesserung des sexuellen Wohlergehens führen.

Sexuelle Gesundheit: Komponenten und Definitionen

Will man die Entstehung bzw. Beeinträchtigung sexueller Gesundheit erklären, muss man zunächst „sexuelle Gesundheit" definieren. Die Konzeptionen hierzu sind mehrdeutig und keineswegs einheitlich. Im Jahr 1975 erklärte die WHO (S. 41): „Sexuelle Gesundheit ist die Integration der körperlichen, emotionalen, geistigen und sozialen Aspekte sexuellen Wohlergehens auf eine Weise, die positiv bereichert und Persönlichkeit, Kommunikation und Liebe stärkt. Grundlegend für dieses Konzept sind das Recht auf Informationen zur Sexualität und das Recht auf Lust. [...] Somit beinhaltet der Begriff der sexuellen Gesundheit eine positive Einstellung zur menschlichen Sexualität, und die ihr dienende Gesundheitsfürsorge sollte die Bereicherung des Lebens und der persönlichen Beziehungen zum Ziel haben, nicht nur Beratung und medizinische Versorgung im Hinblick auf Fortpflanzung und sexuell übertragbare Krankheiten." Trotz dieser WHO-Definition von 1975 wurde der Begriff „sexuelle Gesundheit" in wissenschaftlichen Veröffentlichungen der Medizin und Psychologie bis in die 1990er hinein nur wenig verwendet. Nach den Konferenzen in Kairo und Peking benutzte man ihn allerdings häufiger (Lottes 2000; Sandfort/Ehrhardt 2004). Edmonds und Coleman (2004) erörtern verschiedene Definitionen und nennen häufig erwähnte Komponenten einer guten sexuellen Gesundheit: geringes Risiko für ungeplante und ungewollte Schwangerschaften, für Ansteckungen mit sexuell übertragbaren Infektionen, für sexuelle Nötigung und Belästigung, für sexuellen Missbrauch, Vergewaltigung und Genitalverstümmelung; keine Diskriminierung und niedrige Hindernisse auf dem Weg zu sexueller Befriedigung und sexuellem Genuss.

Ketting (1996) erläutert zur Verwendung des Begriffs „sexuelle Gesundheit", bei der Vorbereitung der Konferenzen in Kairo und Peking hätten viele den schicklicheren und breiter akzeptierten Begriff „reproduktive Gesundheit" vorgezogen, da Sexualität als ein privates und umstrittenes Thema galt. Daher wurde in vielen Veröffentlichungen der Vereinten Nationen, der WHO und der International Planned Parenthood Federation der Oberbegriff „reproduktive und sexuelle Gesundheit" benutzt, wenn Gesundheitsprobleme berücksichtigt werden sollten, die mit Sexualität zu tun hatten und zuvor weitgehend vernachlässigt worden waren. Ketting wie auch andere Autoren befürworten jedoch eine Trennung der beiden Bereiche. Definitionen sexueller Gesundheit verweisen nicht nur auf körperliche Gesundheit, sondern auch auf emotionales, mentales und soziales Wohlbefinden. Wie Sandfort und Ehrhardt (2004) feststellen, wird sexuelle Gesundheit innerhalb eines gesellschaftlichen Kontexts definiert. Giami (2002) argumentiert sogar, es könne keinen internationalen Konsens zur Bedeutung von sexueller Gesundheit geben, weil Vorstellungen von sexuellem Wohlbefinden im jeweiligen nationalen, politischen und kulturellen Kontext und in unterschiedlichen Gesundheitssystemen verankert sind.

Diskriminierung und Schikanierung werden in der Regel eher als gesellschaftliche Determinanten des allgemeinen Gesundheitsverständnisses denn als Bestandteile der Definition von Gesundheit betrachtet. Mehrere Autoren eines kürzlich erschienenen Buchs zu den gesellschaftlichen Determinanten von Gesundheit unterstrichen den negativen Einfluss, den der durch befürchtete oder tatsächliche Diskriminierung und Schikanierung verursachte Stress auf die Gesundheit ausübt (Marmot/Wilkinson 2006). Wahrscheinlich ist die Einbeziehung von Diskriminierung und Schikanierung in Definitionen vor allem darauf zurückzuführen, dass sich viele, die sich mit sexueller Gesundheit und Menschenrechten beschäftigen, auch mit ungerechter und ungleicher Behandlung von Frauen und Homosexuellen befassen. Häufig sind diese Experten in internationalen und regionalen Gesundheitsorganisationen aktiv, die sexuelle Gesundheit in ihrer Agenda weit oben angesiedelt haben.

Meine Definition für „sexuelle Gesundheit" ist die Fähigkeit von Männern und Frauen, ihre Sexualität zu genießen, und dies bei einem geringen Risiko für ungewollte Schwangerschaften und sexuell übertragbare Infektionen sowie ohne Diskriminierung, Zwang, Gewalt oder Missbrauch. Ich beziehe auch die reproduktive Gesundheit als Bestandteil sexueller Gesundheit ein, weil nach meiner Überzeugung beides eng miteinander verknüpft ist, insbesondere bei Frauen. Vielleicht mit Ausnahme der reproduktiven Gesundheit decken sich die in meiner Definition aufgeführten Komponenten von sexueller Gesundheit mit jenen, die vor nicht allzu langer Zeit von der WHO und der Health, Empowerment, Rights, and Accountability Coalition (HERA) aufgestellt wurden (Edwards/Coleman 2004; Lottes 2000). Während einige „sexuelle Gesundheit" einfach als sexuelles Wohlbefinden definiert haben, skizziere ich mit meinen Definitionsversuchen ihre Komponenten und gebe Indikatoren für sie an, sodass das Maß an sexueller Gesundheit, das eine Bevölkerung erreicht, geschätzt werden kann (siehe Tabelle 1). Zudem erleichtert eine Definition von sexueller Gesundheit in Form von messbaren Indikatoren die empirische Überprüfung eines Modells (zur Erklärung sexueller Gesundheit).

Tabelle 1: Beispiele für Indikatoren zur Erforschung von Komponenten sexueller Gesundheit

Komponente sexueller Gesundheit	Indikator
1. Geplante und erwünschte Schwangerschaften	› Kontrazeptive Prävalenz (Anteil der Frauen, die Verhütungsmittel anwenden) und Anteil derer, die effektive Methoden anwenden › Legalität der Abtreibung, Abtreibungsrate, Mortalität und Morbidität infolge von Abtreibungen › Teenagerschwangerschaften, Geburten- und Abtreibungsraten bei Teenagern
2. Geringes Risiko, sich mit einer sexuell übertragbaren Infektion anzustecken	› Rate sexuell übertragbarer Infektionen (einschließlich HIV und Aids) nach Geschlecht und ethnischer Herkunft › Einfluss der Prostitution
3. Geringe Inzidenz und Prävalenz von sexueller Nötigung, sexuellem Missbrauch, Vergewaltigung, sexuellen Übergriffen und sexueller Belästigung; keine Genitalverstümmelung bei Frauen	› Rate von Vergewaltigungen, sexuellem Missbrauch und sexuellen Übergriffen, sexueller Belästigung und Genitalverstümmelung bei Frauen
4. Keine Diskriminierung	› Ausmaß, in dem Gesetze die politische, ökonomische und soziale Gleichheit aller Gruppen unabhängig von Geschlecht, Rasse/Ethnie, Alter, Klasse, sexueller Präferenz oder Religion befördern › Ausmaß sozialer und sexueller Belästigung aufgrund von Geschlecht, Rasse/Ethnie, Alter, Klasse, sexueller Präferenz oder Religion › Ausmaß, in dem Programme darauf abzielen, die Bedürfnisse im Bereich sexueller Gesundheit für spezielle Gruppen zu befriedigen, z. B. für Menschen mit Behinderungen, Sexarbeiter/innen, Migrant(inn)en, Heranwachsende oder für Heimbewohner/innen
5. Sexueller Genuss und sexuelle Befriedigung	› Ausmaß von sexuellen Dysfunktionen und sexueller Befriedigung
6. Gute reproduktive Gesundheit	› Morbiditäts- und Mortalitätsraten bei Säuglingen und Müttern › Ausmaß und Behandlung von Fruchtbarkeitsstörungen

Sexuelle Gesundheit ist folglich ein komplexes, mehrdimensionales Konzept, das nicht leicht zu messen ist. Auf der Grundlage meiner Definition können jedoch Indikatoren für sexuelle Gesundheit identifiziert werden, und es ist unstrittig, dass sich Individuen und Gruppen sowohl innerhalb eines Landes als auch von Land zu Land stark unterscheiden, was sexuelle Gesundheit angeht. Indikatoren können zur Bewertung der sexuellen Gesundheit innerhalb eines Landes und zu Vergleichen zwischen verschiedenen Ländern herangezogen werden. Vergleichen lassen sich z. B. Länder, die Statistiken über die Häufigkeit sexuell übertragbarer Infektionen, die Verbreitung von Verhütungsmitteln (kontrazeptive Prävalenz), die Raten von ungeplanten und ungewollten Schwangerschaften sowie von Abtreibungen und Vergewaltigung führen, oder man kann die Entwicklung dieser Zahlen innerhalb eines Landes betrachten. Um Diskriminierung zu ermitteln, können Werte und Gesetze untersucht werden, die verschiedene Gruppen betreffen: Besteht eine Doppelmoral, die Frauen für die gleiche sexuelle Handlung härter bestraft als Männer? Gibt es in dem jeweiligen Land Gesetze, die Schwulen und Lesben sexuelle Handlungen verbieten? Sexueller Genuss lässt sich nur schwer direkt messen. Manche Länder führen jedoch landesweite Umfragen zu Partnerstatus, Grad der Zufriedenheit mit dem Sexualleben und Ausmaß der Einsamkeit durch. Will man die reproduktive Gesundheit bewerten, so ist zu untersuchen, inwieweit qualitativ zufriedenstellende Dienstleistungen für Mütter und Kleinkinder sowie für Familienplanung und entsprechende Beratung für alle Frauen zugänglich sind, inwieweit sichere Verhütungsmittel zur Verfügung stehen und wie hoch die Prävalenz und Inzidenz von Fruchtbarkeitsproblemen ist. Die WHO hat eine Liste mit 15 Indikatoren für reproduktive Gesundheit erstellt (Cook/Dickens/Fathalla 2003, 9). Population Action International berechnet für die sexuelle und reproduktive Gesundheit von Frauen jährlich einen Index, mit dem Länder anhand von neun Indikatoren fünf Risikokategorien zugeordnet werden. Im Sexual and Reproductive Health Index 2007 beispielsweise werden 130 Ländern die Ziffern 1 (Niederlande, Singapur und Schweiz) bis 78 (Niger) zugeordnet. Auch wenn es unmöglich ist, ein umfassendes, zuverlässiges und valides Maß an sexueller Gesundheit für ein Land zu berechnen, so gibt es doch Indikatoren, die zumindest eine Vorstellung von einigen Komponenten der sexuellen Gesundheit vermitteln. Wie die Autoren des UN-Berichts zur Entwicklung der Menschheit aus dem Jahr 2000 betonen, können Indikatoren den Fortschritt und die Bereitschaft von Regierungen anzeigen, angemessen auf eine Verbesserung der sexuellen Gesundheit ihrer Bürger hinzuarbeiten.

Die Mehrdimensionalität sexueller Gesundheit erschwert auch die Entwicklung einer Theorie. Nicht alle Aspekte sexueller Gesundheit haben dieselbe Determinantenkombination. Es wäre sogar schon eine Herausforderung, eine Erklärung für nur eine ihrer Komponenten oder einen Aspekt einer Komponente zu entwickeln. Womöglich ist es das Beste, sich nicht an der Aufstellung eines Gesamtmodells zu versuchen und sich stattdessen darauf zu konzentrieren, jeden einzelnen Bestandteil von sexueller Gesundheit zu verstehen. Ich bin von der Wichtigkeit beider Herangehensweisen überzeugt, weil es trotz der verschiedenen Modelle für jeden einzelnen Aspekt doch auch Faktoren gibt, die alle Aspekte beeinflussen. Darüber hinaus besteht häufig eine Verbindung zwischen dem Grad des Wohlbefindens in einem Bereich sexueller Gesundheit und dem Wohlbefinden in anderen Bereichen. Ein weiteres Problem der Entwicklung eines Gesamtmodells besteht darin, dass für verschiedene Ländertypen (z. B. Industrieländer versus Entwicklungsländer) und Untergruppen der Bevölkerung (z. B. Frauen versus Männer oder Heterosexuelle versus Nichtheterosexuelle) unterschiedliche Modelle benötigt werden. Auch wenn Differenzierungen erforderlich sind, um verschiedene Ländertypen und Untergruppen der Bevölkerung berücksichtigen zu können, so gibt es doch einige allgemeingültige Prinzipien, und es lassen sich gemeinsame Determinanten der vielfältigen Aspekte sexueller Gesundheit identifizieren.

Literaturüberblick

Bei meiner Durchsicht der Literatur aus verschiedenen Fachgebieten – einschließlich Sexualität, Gesundheit, Familienplanung und Soziologie – konnte ich keine früheren Versuche einer Erklärung oder eines Modells für sexuelle Gesundheit auf Makroebene finden. Das ist nicht weiter überraschend, da sexuelle Gesundheit ein verhältnismäßig neues Konzept ist. Erst in den letzten Jahrzehnten hat man versucht, sie durch die Identifizierung ihrer einzelnen Bestandteile zu definieren. Darüber hinaus wurde das Studium der Sexualität von den etablierten Fachgebieten erst in der zweiten Hälfte des 20. Jahrhunderts anerkannt. Erst in den 1990ern schuf z. B. die American Sociological Association eine eigene Abteilung für Sexualität. Dennoch haben Sozialwissenschaftler immer wieder Erklärungen für verschiedene Aspekte der Sexualität zu liefern versucht – einschließlich einiger, wenn auch nicht aller Bestandteile sexueller Gesundheit – sowie für Verhaltensweisen und Einstellungen, die mit sexueller Gesundheit in Beziehung stehen. Außerdem lassen sich Erkenntnisse von Epidemiologen, die gesellschaftliche Determinanten von Gesundheit allgemein untersuchen, auch auf sexuelle Gesundheit anwenden. Diese verschiedenen Disziplinen können zahlreiche Hinweise und Anhaltspunkte geben, wie eine Theorie für sexuelle Gesundheit entwickelt werden kann.

Die Arbeiten des amerikanischen Soziologen Ira Reiss (1980, 1986, 1990, 1997) haben einen besonders wertvollen Beitrag zum Verständnis von Sexualität geleistet. In seinem 1986 erschienenen Buch machte er sich daran, Aspekte von Sexualität auf Makroebene zu erklären, und stellte mehrere Thesen auf, die seiner Ansicht nach auf alle Gesellschaften zutreffen. Einige davon sind für die sexuelle Gesundheit relevant. Zunächst betonte er, alle Gesellschaften betrachteten Sexualität als wichtig, unabhängig von der Freizügigkeit oder Restriktivität ihrer sexuellen Normen. Sexualität werde nicht nur wegen der aus ihr resultierenden Fortpflanzung geschätzt, sondern auch aufgrund ihres Wertes als Quelle von Lust – körperlichem Genuss wie auch psychischem und emotionalem Wohlbefinden. Reiss behauptete auch, stabile Beziehungen würden in allen Gesellschaften wertgeschätzt und körperliche Lust und Intimität mit Selbstoffenbarung seien die „Bausteine" stabiler sozialer Beziehungen (1986, 215). Darüber hinaus sei die Fähigkeit, sexuelle Beziehungen einzugehen, ein anerkanntes soziales Ziel. Eine der Grundannahmen der Soziologie allgemein ist, dass die Fähigkeit, soziale Ziele zu erreichen, von Mensch zu Mensch sehr unterschiedlich ist. Sie hängt ab von der Stellung des Einzelnen in der sozialen Struktur, die ihrerseits von vielen Faktoren beeinflusst wird – einschließlich gesellschaftlicher Klasse, Geschlecht, Hautfarbe, ethnischer Zugehörigkeit und Macht. Sozialwissenschaftler sind sich im Allgemeinen einig, dass Männer von einem historischen wie auch interkulturellen Standpunkt aus schon immer mehr Macht hatten als Frauen. Demnach wäre zu erwarten, dass Männer aufgrund ihrer größeren Macht in wichtigen gesellschaftlichen Institutionen Sexualität häufiger genießen und ihre sexuellen Bedürfnisse eher befriedigen als Frauen. Zudem gestehen die für sexuelle Ausdrucksweisen geltenden Normen Männern in der Regel mehr Freizügigkeit zu als Frauen, mit Ausnahme der Normen für homosexuelle Verhaltensweisen; hier sind die Restriktionen für Männer gewöhnlich strenger als für Frauen.

Die sexuelle Gesundheit von Frauen

Seit den 1960er Jahren waren infolge der neuen Frauenbewegung die sexuelle Freiheit und die fehlende sexuelle Selbstbestimmung von Frauen Thema wissenschaftlicher Untersuchungen. McCormick und Jessor (1983, 68) führen fünf Merkmale von Gesellschaften auf, in denen Frauen größere sexuelle Freiheit haben, z. B. ein geringes Maß an Militarismus und ein starker Egalitarismus in Familie, Politik, Wirtschaft und Religion. Dies stützt die oben erwähnte These von Reiss, dass das Ausmaß an Macht, die eine Person in den wichtigen gesellschaftlichen Institutionen innehat, sich auf ihre Fähigkeit auswirkt, Sexualität zu genießen und auszuleben. Unter sexueller Freiheit verstehen McCormick und Jessor die Möglichkeit von Frauen, selbst über ihr Sexualleben zu bestimmen. Das erste Merkmal wurde wie folgt formuliert: „Die sexuelle Freiheit von Frauen ist größer, wo Kriegsführung oder Militarismus wenig oder keine Bedeutung haben." Militärische Organisationen sind offensichtlich von Männern dominiert und bieten daher Männern bessere Chancen als Frauen, in der Hierarchie nach oben zu steigen. In einigen Ländern steigern die Funktionen, die Männer im Militär oder in anderen von Gewaltaktionen geprägten Organisationen innehaben, ihre Macht und ihren Einfluss. Das zweite Merkmal lautet: „Frauen bestimmen stärker über ihre Sexualität, wo Männer sich an der Kindererziehung und -versorgung beteiligen und wo Angebote zur Kinderbetreuung zur Verfügung stehen." Ein Grundthema der gesamten feministischen Literatur ist, dass die Rolle der Frau als vorrangige Versorgerin von Kindern sie davon abgehalten hat, andere Rollen und Aufgaben in der Gesellschaft zu übernehmen, die höher wertgeschätzt und höher entlohnt werden. Die anderen drei Merkmale erscheinen selbsterklärend: Frauen sind sexuell emanzipierter, wenn sie „politisch stärker vertreten sind", wenn sie „wirtschaftlich produktive Aufgaben" haben und wenn sie „zur Gestaltung der Mythologie, der religiösen Überzeugungen und des Weltbildes ihrer Gruppen beigetragen" haben. Diese fünf Merkmale gelten in unterschiedlichem Maß aufgrund unterschiedlicher Mechanismen für heutige moderne Nationalstaaten. Jedes einzelne Merkmal ist hinsichtlich seines Einflusses auf die Gesundheit und insbesondere die sexuelle Gesundheit zu untersuchen. Die Vereinigten Staaten beispielsweise geben mehr Geld für Militär- und Kriegführung aus als alle anderen Länder der Welt zusammen (Burros 2002; Dubose 2008). Diese Prioritätensetzung bedeutet, dass weniger für Gesundheit, insbesondere für sexuelle Gesundheit ausgegeben wurde und wird – auf nationaler wie internationaler Ebene. Eine Untersuchung von Ländern, in denen Kriege stattfinden (oder stattfanden), zeigt zudem eindeutig, dass dort Vergewaltigungen und allgemeine Gewalt gegen Frauen eine große Bedrohung ihrer sexuellen Gesundheit darstellen bzw. dargestellt haben. (Eine historische Darstellung ist bei Brownmiller 1975 zu finden, jüngere Beispiele in Vietnam, Bosnien, Darfur und der Demokratischen Republik Kongo.) Für Länder, die an keinem Krieg beteiligt sind und einen kleinen Militärhaushalt haben, ergäbe sich ein anderes Faktorenmuster, das die Machtstrukturen und die Staatsausgaben für sexuelle Gesundheit beeinflusst.

Im Zuge der Konferenzen von Kairo und Peking unterstrichen Feministinnen, Frauengesundheits- und Menschenrechtsaktivisten, wie wichtig das Empowerment von Frauen als Mittel zur Verbesserung ihrer sexuellen Gesundheit und zum Erwerb sexueller Rechte ist (Lottes 2000; Sen/Germain/Chen 1994; Yamin 2005). „Empowerment" steht hier für die Aneignung von materiellen Gütern, intellektuellen Ressourcen und Ideologien (Batliwala 1994). Das Empowerment von Frauen umfasst somit einen Prozess, durch den die Macht oder Verfügungsgewalt über materielle Ressourcen und der Zugang zu Wissen und Informationen gleichmäßiger zwischen Männern und Frauen verteilt wird. Zu den häufig genannten Mechanismen des Empowerment gehören die formelle und informelle Bildung von Frauen, ihre politische Partizipation und die Bildung von Gruppen zur Entwicklung von Solidarität, um effektiver auf Ziele wie die Verbesserung der wirtschaftlichen Sicherheit oder die Stärkung von Selbstbewusstsein und Selbstwertgefühl hinarbeiten zu können. Außerdem versuchen Sozialwissenschaftler, verschiedene Formen sozial- und gesellschaftspolitischer Maßnahmen auf ihre geschlechtsspezifischen Folgen hin zu untersuchen, denn wenn sie sich unterschiedlich auf Männer und Frauen auswirken, führt dies häufig zu einem stärkeren Empowerment der Männer als der Frauen. Wie wichtig es ist, die Bildung und den Status von Frauen anzuheben, wenn ihre sexuelle Gesundheit und die Gesundheit ihrer Kinder verbessert werden soll, haben viele hervorgehoben (z. B. AIDSNET 2006; Cook/Bernard/Fathalla 2003; ICPD- und FWCW-Aktionsprogramme; Johnson/Mercer/Cassell 2006; Yamin 2005).

Die skandinavischen Länder und die Niederlande nehmen bei vielen Indikatoren für die sexuelle Gesundheit von Frauen wie z. B. Abtreibungsraten, Teenagerschwangerschaften und -geburten, ungeplanten Schwangerschaften und sexuell übertragbaren Krankheiten vordere Plätze ein (Alan Guttmacher Institute 1994; David u. a. 1990; David/Rademachers 1996; Eng/Butler 1997; Friedman/1992; Jones u. a. 1986, 1989; Ketting 1994; Kosunen/Rimpelä 1996; Population Action International 1995; Skjeldestad 1994; Vilar 1994). In diesen Ländern haben Frauen viele Rechte (z. B. das Recht auf gesundheitlich unbedenkliche, zugängliche, billige oder kostenlose Abtreibung, auf preiswerte oder kostenlose Angebote der Familienplanung oder auf Informationen zur Sexualität in Bildung und Medien), die ihnen in anderen Ländern verwehrt werden. In den genannten Ländern nehmen Frauen auch Machtpositionen in den grundlegenden gesellschaftlichen Institutionen ein. Frauen sind in den gesetzgebenden Organen ihres Landes gut vertreten – wenn auch nicht gleich stark wie Männer. Außerdem sind Mutterschaftsgeld und Sozialleistungen für Familien verhältnismäßig hoch, und ein hoher Anteil der Frauen befindet sich auf dem Arbeitsmarkt. Ein Vergleich vieler Sammelindikatoren (z. B. Bildungserfolge bei Frauen oder Frauen- und Kinderarmut) unterstützt ebenfalls die These, dass Frauen in skandinavischen Ländern in höherem Maß über materielle Güter und Informationsressourcen verfügen als in den meisten anderen Ländern (Bradshaw/Wallace 1996; Population Crisis Committee 1988; Siaroff 1994; Smeeding 1997; UNICEF 1996; United Nations Development Programme 1996, 1997, 1998). Auf der von den Vereinten Nationen erstellten GEM-Skala (Gender Empowerment Measure) rangieren Norwegen, Schweden, Dänemark und Finnland konstant unter den ersten sechs, die Niederlande unter den Top 10 (United Nations Development Programme 1996, 1997, 1998). Diese Länder liefern somit für einen bestimmten Zeitraum Ende des 20. Jahrhunderts Hinweise auf einen starken Zusammenhang zwischen dem Empowerment von Frauen und guter sexueller Gesundheit. Außerdem ist festzustellen, dass alle diese Länder sich durch eine akzeptierende und tolerante Einstellung zu vielen Formen sexueller Ausdrucksweisen von Jugendlichen wie auch Erwachsenen auszeichnen.

Die sexuelle Gesundheit von Männern

Im Vergleich zu der Aufmerksamkeit, die der sexuellen Freiheit, der sexuellen und reproduktiven Gesundheit und dem Empowerment von Frauen zuteil wird, haben die sexuelle Gesundheit und das Empowerment von Männern als Themen bisher wenig Beachtung gefunden. Eine verbreitete Annahme lautet, Männer hätten die Freiheit, ihre Sexualität zu genießen, weil sie historisch gesehen über mehr Macht verfügt haben als Frauen und weil die Normen für männliches Sexualverhalten ziemlich liberal sind. Männer werden oft für die schlechte sexuelle Gesundheit und die mangelnde sexuelle Selbstbestimmung von Frauen verantwortlich gemacht. Die Rolle der Männer bei sexuellen Restriktionen und sexueller Nötigung ist gut dokumentiert; Männer haben die sexuelle Gesundheit von Frauen gefährdet und ihnen die sexuelle Autonomie verweigert. Die Konferenzen in Kairo und Peking und viele seither veröffentlichte Arbeiten haben die benachteiligte Position von Frauen in sexuellen Beziehungen genauer beleuchtet. Dennoch wäre es falsch zu behaupten, die meisten Männer verfügten in den meisten Gesellschaften über eine ausgezeichnete sexuelle Gesundheit. Auch Männer sind Systemen der Ungleichheit ausgesetzt, und in vielen Ländern sind Klasse, Hautfarbe und ethnische Herkunft stärkere Faktoren bei der Festlegung, wer Zugang zu Ressourcen erhält und soziale und gesellschaftliche Ziele erreicht, als das Geschlecht. In fast jeder Gesellschaft sind Gruppen entrechteter, ihrer Selbstbestimmung beraubter Männer zu finden, zum Beispiel ethnische Minderheiten, Homosexuelle, Transsexuelle und in Armut lebende Männer. In vielen Ländern ist die Lage schwuler Männer problematisch, und zahlreiche Verletzungen ihrer Rechte führten und führen zu schweren Beeinträchtigungen ihrer körperlichen, psychischen und sexuellen Gesundheit (Baird 2001; Blumenfeld/Raymond 1988; Rofes 1983; West/Green 1997).

Frauen sind zwar anfälliger für eine Reihe sexuell übertragbarer Infektionen, sind bei einer ungewollten Schwangerschaft stärker belastet und erleben mit höherer Wahrscheinlichkeit sexuelle Gewalt, doch auch Männer haben immer noch viele unbefriedigte Bedürfnisse, was ihre sexuelle Gesundheit betrifft. Viele Männer wissen kaum etwas über sexuelle Belange und Gender-Fragen, viele leiden an sexuell übertragbaren Infektionen, Unfruchtbarkeit, Impotenz oder vorzeitiger Ejakulation. Vergewaltigung und sexueller Missbrauch von Männern und Jungen – obgleich weniger verbreitet als bei Frauen und Mädchen – haben schwerwiegende gesundheitliche Folgen. Außerdem kann es für viele wirtschaftlich benachteiligte Männer schwierig sein, eine Partnerin zu finden. Studien zur Partnerwahl unterstreichen immer wieder die Bedeutung von Status und Wohlstand als Faktoren, die Männer für Frauen anziehend machen (Buss 1990).

Basu (1996) macht mehrere interessante Bemerkungen über die Konferenz 1994 in Kairo. Erstens weist sie darauf hin, dass die Hindernisse, die einer Verbesserung der sexuellen und reproduktiven Gesundheit von Frauen im Wege stehen, nicht nur Gender-Themen betreffen. Eine Konzentration allein auf das Patriarchat führe zur Vernachlässigung anderer bedeutender sozioökonomischer und kultureller Probleme, gegen die es anzugehen gelte. Basu (1996, 226) hebt hervor, dass arme, des Lesens und Schreibens unkundige, ungelernte und/oder arbeitslose Männer zu Hause vielleicht ihre Frauen ausbeuten, ihre Situation aber nur in sehr relativem Sinne als „vorteilhaft" bezeichnet werden könne. Die Wahrscheinlichkeit, dass ein „sexuell fähiger, fruchtbarer Mann von seinem männlichen Privileg Gebrauch macht, seine Ehefrau zu verlassen oder zu misshandeln", sei weit geringer als bei einem Mann mit sexuellen Problemen. Basu stellt den strategischen Nutzen von Dokumenten mit einer einseitigen antagonistischen Rhetorik in Frage, die sich ausschließlich auf die Bedürfnisse der Frauen und die Pflicht der Männer konzentrieren, sich zu verändern und Frauen zu unterstützen. Die Rechte von Männern und die Pflichten von Frauen sollten ihrer Ansicht nach ebenfalls Teil von Programmen zur sexuellen Gesundheit werden, da dieser Ansatz der beste Weg zur Verbesserung der sexuellen Gesundheit von Frauen und Männern gleichermaßen sei. Prinzipien hinsichtlich der Fähigkeit von Frauen, über ihr Sexualleben selbst zu bestimmen und ihre Sexualität zu genießen, können auf Männer ausgedehnt werden: Je mehr Macht ein Mann oder eine Frau in den grundlegenden Institutionen der Gesellschaft hat, desto mehr Möglichkeiten hat er oder sie, Sexualität zu genießen. Der Grad der Macht eines Menschen in diesen Institutionen entscheidet auch darüber, inwieweit er Zugang zu wichtigen Ressourcen wie Bildung und gesundheitliche Versorgung einschließlich Sexualaufklärung und sonstiger Dienstleistungen im Bereich der sexuellen Gesundheit hat.

Andere Determinanten und Überlegungen hierzu

Innerhalb eines Landes und von Land zu Land herrschen große Unterschiede hinsichtlich der Verteilung von Macht, Wohlstand und Einkommen der Bürger. Eine Möglichkeit, die sexuelle Gesundheit in einem Land zu bewerten, besteht darin, das Ausmaß der Ungleichheit an Wohlstand und Einflussmöglichkeiten festzustellen. Wenn Wohlstand und Macht sich bei einem kleinen Teil der Bevölkerung konzentrieren, ist es wahrscheinlich, dass nur dieser kleine Teil Zugang zu zuverlässigen und umfassenden Informationsquellen und angemessenen Dienstleistungen im Bereich der sexuellen Gesundheit hat. Wenn ein hoher Anteil der

Bevölkerung in Armut lebt, ist es unwahrscheinlich, dass diese Gruppe Zugang zu angemessenen Informationen zur sexuellen Gesundheit und zu entsprechenden Dienstleistungen hat. Das Ausmaß der absoluten wie der relativen Armut in einem Land kann geschätzt werden, und diese Zahlen können als Indikatoren für das Ausmaß an Defiziten bei der sexuellen Gesundheit dienen. Das durchschnittliche Bruttosozialprodukt pro Kopf ist ein mögliches Maß für den Wohlstand eines Landes, das Informationen über die sämtlichen Bürgern zur Verfügung stehende Menge an Ressourcen bietet. Ein Maß für die Verteilung des Wohlstands ist der Vergleich des Einkommens der obersten Gruppe mit dem der untersten Gruppe. Je höher der Quotient dieser Zahlen ist, desto größer ist die Einkommensungleichheit in dem Land. (Zur Messung von Armut und Einkommensverteilung siehe Awad/Israeli 1997; Osberg/Xu 1997; Smeeding 1997.)

Wie wichtig es ist, die Armut zu mindern und den Wohlstand auf mehr als eine Minderheit zu verteilen, wurde von fast allen Sozialepidemiologen betont (Marmot/Wilkinson 2006). Viele sind sogar der Überzeugung, der beste Weg zur Verbesserung der sexuellen Gesundheit sei der Kampf gegen die Armut; weltweit verfügen die politisch und wirtschaftlich Benachteiligten über eine im landesinternen wie länderübergreifenden Vergleich schlechtere sexuelle Gesundheit (Johnson/Mercer/Cassell 2006). Johnson u. a. stellen fest, dass Interventionen zur Verringerung materieller Ungleichheit, zur Förderung wirtschaftlicher Stabilität und zur Verringerung der geschlechtsspezifischen Ungleichheit für die Verbesserung der sexuellen Gesundheit unabdingbar sind. Doch es ist bemerkenswert, wie selten diese Ziele trotz der immer wieder bestätigten Forschungsergebnisse erreicht oder in der öffentlichen Gesundheitspolitik anerkannt werden, auch wenn Wissenschaftler noch so oft Armut mit Verhaltensweisen in Verbindung bringen, die zu einer schlechten sexuellen Gesundheit beitragen.

Die Sexualideologie einer Kultur ist eine weitere wichtige Determinante sexueller Gesundheit. „Sexualideologie" bezeichnet hier das Geflecht an Überzeugungen zu der Frage, was ein akzeptables und angemessenes Sexualverhalten für Männer und Frauen in verschiedenen Lebensstadien und Beziehungsformen ist. In den meisten Ländern zählen das Maß an Religiosität und die allgemein akzeptierten Lehrmeinungen der großen Religionen zu den dominanten Faktoren, die Sexualideologien beeinflussen. Gesellschaften unterscheiden sich hinsichtlich ihrer sexuellen Überzeugungen beträchtlich (siehe World Values Surveys). Manche billigen sexuelle Beziehungen nur in der Ehe und akzeptieren sogar den Mord an jungen Frauen, die des vorehelichen Geschlechtsverkehrs verdächtigt werden. In einigen werden Männer wie Frauen hart bestraft, die im Verdacht stehen, sexuelle Beziehungen mit einer anderen Person als der Gattin oder dem Gatten zu haben. Andere Gesellschaften belassen die meisten sexuellen Beziehungen, die nichts mit Gewalt, Missbrauch oder Betrug zu tun haben, außerhalb des Rechtssystems und betrachten die Mehrheit der einvernehmlichen sexuellen Interaktionen zwischen Erwachsenen als Privatangelegenheit, die keiner öffentlichen Regulierung bedarf. Sexualideologien unterscheiden sich auch, was den Grad ihres Egalitarismus angeht. Wie schon weiter oben festgestellt, gestehen die meisten Sexualideologien Männern und Heterosexuellen mehr Freiheiten hinsichtlich des Auslebens ihrer Sexualität zu als Frauen und Nichtheterosexuellen. Betrachtet man die Definitionen von sexueller Gesundheit und sexuellen Rechten, die von den oben genannten internationalen Organisationen und Konferenzen im Feld Gesundheit und Sexualität vorgelegt wurden, so wird deutlich, dass eine Sexualideologie, sollte sie als förderlich für die sexuelle Gesundheit gelten, egalitär ist, das heißt, niemanden aufgrund von Geschlecht, Hautfarbe, ethnischer Zugehörigkeit, Religion, Klasse oder sexueller Orientierung diskriminiert. Bei der Bewertung der sexuellen Gesundheit eines Landes sind ebenso die Einstellungen zu Schwulen und Lesben zu untersuchen. Sind diese missbilligend und ablehnend, beeinträchtigen sie die sexuelle Gesundheit von Homosexuellen. Neben dem allgemeinen Wohlstandsniveau und der Verteilung von Einkommen, Macht und Ressourcen in einem Land ist folglich auch die dominante Sexualideologie seiner Bürger eine wesentliche Determinante sexueller Gesundheit.

Als Nächstes betrachten wir die Determinanten einer weiteren Bedrohung der sexuellen Gesundheit: der Gewalt in sexuellen Interaktionen. Seit den 1970ern wurden Vergewaltigung, sexuelle Nötigung und sexueller Missbrauch von Sozialwissenschaftlern ausgiebig untersucht. Zahlreiche Modelle zum Verständnis dieser Phänomene wurden publiziert (z. B. Finkelhor 1984; Finkelhor u. a. 1990; Lottes 1988; Malamuth/Donnerstein 1984; Pirog-Good/Stets 1989; Reiss 1997). Eine Besprechung dieser Studien würde den Umfang dieses Beitrags sprengen. Relevant ist hier der Hinweis, dass soziokulturelle Theorien über sexuelle Gewalt und sexuellen Missbrauch seit Anfang der 1980er Jahre größere Unterstützung fanden als die zuvor weithin akzeptierten psychologischen und pathologischen Theorien. Ergebnisse der Studien zur Vergewaltigung von Frauen durch Männer stützen z. B. die Ansicht, dass diese in Kulturen, in denen Gewalt und sexuelle Handlungen mit Frauen als positiv bewertete männliche Merkmale gelten, häufiger vorkommen. In solchen Gesellschaften sind die Raten zwischenmenschlicher Gewalt und anderer Verbrechen hoch, erfahren Frauen weniger Wertschätzung als Männer und sind die Strafen für Vergewaltigung mild und schwer durchzusetzen. Außerdem neigen sie zu einer strengen und inkonsistenten Kleinkind- und Kindererziehung. Zu den Faktoren, die sich mit den Determinanten anderer Aspekte sexueller Gesundheit überlappen, gehören das Machtgefälle zwischen Opfer und Angreifer und das Gesamtsystem sexueller Überzeugungen.

Eine weitere Komponente sexueller Gesundheit, der man relativ viel Aufmerksamkeit geschenkt hat, sind ungeplante Schwangerschaften. Die umfangreichsten vergleichenden Arbeiten auf diesem Gebiet stammen vom Alan Guttmacher Institute (AGI) aus den USA. Das AGI ist eine nicht gewinnorientierte Körperschaft zur Erforschung reproduktiver Gesundheit, für politische Analysen und die Aufklärung der Öffentlichkeit. In den 1980ern veröffentlichte das AGI zwei Bücher, eines über Teenagerschwangerschaften in Industrieländern und ein anderes über Schwangerschaft, Verhütung und Familienplanung in Industrieländern (Jones u. a. 1986, 1989). Die erste Studie umfasst eine für 37 Länder durchgeführte Analyse der Faktoren, die sich auf Teenagerschwangerschaften auswirken, sowie ausführliche Fallstudien zu sechs Ländern. Die andere Studie bezieht sich auf 20 Länder und enthält Fallstudien für vier Länder. Folgende Faktoren werden mit höheren Schwangerschaftsraten bei Teenagern in Verbindung gebracht: restriktive Vorstellungen von Sexualität und mangelnde Offenheit, ungleiche Einkommensverteilung, hohe Armutsraten, schlechte Verfügbarkeit von Informationen und Angeboten zur Empfängnisverhütung, geringe Toleranz gegenüber Teenagersexualität und ein hoher Grad an Religiosität.

Das zweite Buch konzentrierte sich auf die Erklärung, warum es in den Vereinigten Staaten höhere Abtreibungsraten und einen höheren Anteil ungeplanter Schwangerschaften gibt als in den meisten anderen Ländern. Angeführt wird unter anderem das Fehlen einer integrierten Gesundheitsversorgung mit Präventionsangeboten, der Einsatz spezialisierter Privatärzte bei Leistungen der Familienplanung und die hohen Kosten hierfür, die hohen Preise von Verhütungsmitteln und die geringe Werbung für Verhütungsmethoden. Das zur Erklärung des Verhütungsmittelgebrauchs präsentierte Modell der zweiten AGI-Studie hatte drei Haupttypen direkter Determinanten: Rechtsvorschriften und sonstige politische Maßnahmen, die Erbringung von Dienstleistungen und die Informationsvermittlung. Von einer vierten Kategorie, den Ländermerkmalen, wurde angenommen, sie seien eine indirekte Determinante der drei direkten Determinanten.

Das AGI-Modell des Verhütungsmittelgebrauchs kann auch zur Erklärung der Schwankungen bei den Raten sexuell übertragbarer Infektionen (STI-Raten) herangezogen werden. Determinanten, die sowohl den Verhütungsmittelgebrauch als auch die Safer-Sex-Praktiken beeinflussen, sind einerseits Aufklärung und Information und andererseits der Zugang zu erschwinglichen Dienstleistungen guter Qualität. Zu den von Eng und Butler (1997) zitierten Faktoren, die STI-Raten beeinflussen, gehören Armut, ungleich verteilte Ressourcen und ungleich verteilter Wohlstand, fehlende oder unzureichende Sexualerziehung und mangelnde Thematisierung sexuell übertragbarer Infektionen in den Medien, konservative Einstellungen, die Heimlichkeit, Scham und Bestrafung Vorschub leisten, unzureichender Zugang zu gesundheitlicher Versorgung, Alkohol- und Drogenkonsum sowie zu geringe Beachtung besonderer Bevölkerungsgruppen wie Drogengebraucher, Sexarbeiter, Teenager, Obdachlose, Immigranten und Inhaftierte.

In einer Veröffentlichung der Weltbank von 1997 gehören die Veränderung gesellschaftlicher Normen, die Verbesserung des Status von Frauen und die Verringerung der Armut zu den Maßnahmen, die den Regierungen zur HIV-Prävention empfohlen werden.

Lottes (2002) erörtert Faktoren, die in Industrieländern mit der Häufigkeit sexuell übertragbarer Infektionen, ungeplanter und ungewollter Schwangerschaften sowie Schwangerschaften und Abtreibungen bei Teenagern verknüpft sind. Sie betont, auch neuere Studien kämen zu dem Schluss, dass Teenagerschwangerschaften in Ländern mit einem hohen Anteil armer und benachteiligter Jugendlicher häufiger sind. Ferner weist sie darauf hin, dass in Ländern, die bessere Ergebnisse in punkto sexuelle Gesundheit von Teenagern erzielen – wie den Niederlanden, Deutschland und Frankreich –, Programme zur sexuellen Gesundheit dieser Gruppe auf Werten wie Rechte, Verantwortung und Respekt basieren. In diesen Ländern wird staatlicherseits nicht versucht, von Teenagern sexuelle Enthaltsamkeit zu verlangen. Vielmehr sieht sich der Staat verpflichtet, jungen Menschen korrekte und vertrauliche Informationen zur Verfügung zu stellen. Weitere Merkmale von Ländern mit guten Ergebnissen sind Kampagnen zur Förderung gesunder Sexualpraktiken in den Massenmedien, die Bedeutung, die in der Sexualerziehung der Vermittlung von Kompetenzen im Bereich der zwischenmenschlichen Interaktion zuerkannt wird, und der Rückgriff auf wissenschaftliche und empirische Forschungsergebnisse statt auf politische Ideologien und religiöse Doktrinen bei der Festlegung der Inhalte der Sexualerziehung und der Medienkampagnen. Als Ursachen substanzieller Verbesserungen bei den Indikatoren für sexuelle Gesundheit in Finnland werden genannt: a) die Anwendung präventiver Ansätze in der öffentlichen Gesundheit, b) eine Veränderung des Fokus weg von Abtreibungen und hin zur Verhütung ungeplanter Schwangerschaften als der Hauptursache von Abtreibungen, c) eine ausgezeichnete Zusammenarbeit und Koordination zwischen dem Gesundheits- und dem Bildungssektor, d) eine starke und fachlich qualifizierte Führung durch die nationalen Gesundheitsbehörden und e) professionelle Einstellungen und Sachkenntnis bei Pflegekräften und Ärzten im Bereich Sexualerziehung und Familienplanung.

Ursprüngliches Modell der sexuellen Gesundheit

Nach diesem allgemeinen Überblick über die Literatur zu Faktoren, die Komponenten der sexuellen Gesundheit beeinflussen, stelle ich ein darauf basierendes Modell der Determinanten sexueller Gesundheit vor. Mehrere wichtige Determinanten haben sich herauskristallisiert, die ich in zwei Typen – direkte und indirekte – eingeteilt habe. Die drei direkten Determinanten meines Modells sind die offensichtlicheren Einflüsse: Aufklärung/Informationen über sexuelle Gesundheit, Dienstleistungen im Bereich sexuelle Gesundheit und die Sexualideologie (siehe Abbildung 1, S. 89). Für die Determinante Aufklärung/Information müssten die Ausführlichkeit, wissenschaftliche Korrektheit und Universalität der schulischen Sexualkunde-Lehrpläne, der Umfang von Medienprogrammen zur sexuellen Gesundheit und der Zugang zu anderen Informationsmöglichkeiten wie dem Internet ausgewertet werden. Was die Determinante Dienstleistungen angeht, müssen für jede Komponente der sexuellen Gesundheit die entsprechenden Dienstleistungen untersucht werden einschließlich ihrer Qualität, Erschwinglichkeit und Zugänglichkeit in den Bereichen Verhütung, Abtreibung, Entbindung und Säuglingspflege, Diagnose und Behandlung sexuell übertragbarer Infektionen sowie Behandlung der Opfer von sexuellem Missbrauch und sexuellen Übergriffen. Der kürzlich erschienene Bericht der WHO-Kommission zur Chancengleichheit in der Gesundheitsversorgung (2007) weist darauf hin, dass auch die Kosten und die Mechanismen der Finanzierung von Gesundheitsdiensten sorgfältig zu prüfen sind, damit sich die gesellschaftlichen Ungleichheiten und Ungerechtigkeiten nicht im Gesundheitssystem fortsetzen. Außerdem sind für die direkten Determinanten „Bildung" und „Dienstleistungen" die Ausbildung und die Fähigkeiten von Lehrern und Gesundheitsfachkräften sowie der Grad der Kooperation und Koordination zwischen dem Gesundheits- und Bildungssektor zu untersuchen. Die dritte Determinante, die Sexualideologie, wurde hier bereits erörtert. Die Forschung unterstützt die Auffassung, dass eine gute sexuelle Gesundheit in jenen Ländern gefördert wird, in denen die vorherrschende Sexualideologie egalitär ist und Gegenseitigkeit, Respekt und Verantwortung in sexuellen Beziehungen betont. Doch bei einer ausschließlichen Konzentration auf die direkten Determinanten würde eine Betrachtung derjenigen Faktoren vernachlässigt, welche die direkten Determinanten beeinflussen und für politische Maßnahmen zur Förderung der sexuellen Gesundheit ebenfalls relevant sind. Daher wende ich mich nun den indirekten Determinanten zu.

Indirekte Determinanten beeinflussen eine der drei direkten Determinanten sexueller Gesundheit oder eine andere indirekte Determinante. Das ursprüngliche Modell, das direkte und indirekte Determinanten sexueller Gesundheit einschloss (Lottes 2000), ist in Abbildung 2 zu sehen (S. 89). Dieses Modell ist wesentlich komplexer, weil es auch darstellt, wie die indirekten Determinanten zueinander in Beziehung stehen und die drei direkten Determinanten sexueller Gesundheit beeinflussen. Ein einfacheres Diagramm zur Darstellung der Beziehungen zwischen den drei Variablentypen im Modell – indirekte Determinanten (ID), direkte Determinanten (DD) und Komponenten sexueller Gesundheit (KSG) – wäre ID→DD→KSG. Viele der indirekten Determinanten – Wohlstands- und Armutsniveaus und das Ausmaß der Ungleichheit in den politischen, ökonomischen und Bildungsinstitutionen der Gesellschaft – wurden in der Literaturübersicht erörtert. Wie in Abbildung 2 dargestellt, sind die fünf Kategorien indirekter Determinanten im ursprünglichen Modell „Ländermerkmale", „Rechtsvorschriften und sonstige politische Maßnahmen", „allgemeiner Bildungsgrad", „politische und wirtschaftliche Machtverteilung" sowie „Gesundheits- und Sozialleistungen". Abbildung 2 soll das Verständnis und die Anerkennung wichtiger indirekter Determinanten fördern, welche die offensichtlicheren direkten Determinanten der sexuellen Gesundheit beeinflussen. Sie alle sind zu berücksichtigen, wenn politische Maßnahmen mit Einfluss auf die sexuelle Gesundheit konzipiert und beurteilt werden.

Um das vorgestellte Modell sexueller Gesundheit zu verdeutlichen, werde ich nun drei Verbindungen zwischen den Determinanten veranschaulichen. Die ersten beiden betreffen die Beziehung zwischen zwei indirekten Determinanten und die dritte die Beziehung zwischen einer indirekten und einer direkten Determinante. Als Erstes betrachten wir die Beziehung zwischen den beiden indirekten Determinanten „Ländermerkmale" und „Gesundheitsfürsorge und Sozialleistungen" ($ID_{LM} \rightarrow ID_{GS}$) in Abbildung 2. Eines der wichtigsten Ländermerkmale sind der Wohlstand und die Ressourcen im ganzen Land, und ein Aspekt der Determinante „Gesundheitsfürsorge und Sozialleistungen" ist das für die jeweiligen Programme zur Verfügung stehende Budget. Die Verknüpfung im Modell ist also eine offensichtliche: Wohlstand und Ressourcen eines Landes haben Einfluss darauf, in welchem Maße Gesundheitsfürsorge und Sozialleistungen bereitgestellt werden können. Bei einigen Verknüpfungen im Modell sind die Verbindungslinien an beiden Enden mit Pfeilspitzen versehen, um anzuzeigen, dass die angenommene Beeinflussung wechselseitig ist. Als zweites Beispiel soll daher die Beziehung zwischen den indirekten Determinanten „Rechtsvorschriften und sonstige politische Maßnahmen" und „Politische und wirtschaftliche Machtverteilung" dienen ($ID_{RPM} \longleftrightarrow ID_{PWM}$). Rechtsvorschriften und sonstige politische Maßnahmen beeinflussen die Auswahl der Kandidaten für politische Ämter (politische Macht). Wer aber über politische Macht verfügt (die gewählten oder ernannten Amtsträger), beeinflusst auch den Inhalt und die Verabschiedung von Gesetzen – Gesetzen, die ihm oder ihr in ökonomischer oder politischer Weise nützlich sein können. Das letzte Beispiel ist die Verbindung zwischen dem Aspekt Religiosität der indirekten Determinante „Ländermerkmale" und der direkten Determinante „Sexualideologie" ($ID_{LM} \rightarrow DD_{SI}$). Wie bereits erwähnt, schreiben die meisten großen Weltreligionen vor, was als angemessenes und moralisches Sexualverhalten zu gelten hat – diese Auffassungen sind Teil einer Sexualideologie. In diesem Fall bestünde die Verbindung also im Einfluss der Religion auf die Sexualideologie.

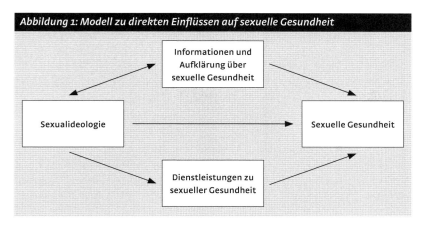

Abbildung 1: Modell zu direkten Einflüssen auf sexuelle Gesundheit

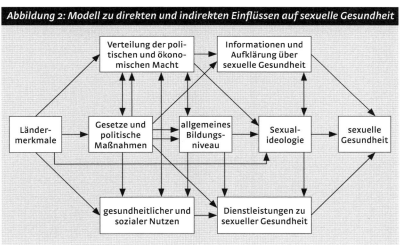

Abbildung 2: Modell zu direkten und indirekten Einflüssen auf sexuelle Gesundheit

Modelländerungen und Zusammenfassung

Eine wesentliche Änderung des aktualisierten Modells betrifft die Einbeziehung der Globalisierung, einer wichtigen indirekten Determinante sexueller Gesundheit. Im letzten Jahrzehnt wurde immer offensichtlicher, wie die Gesundheit der Bevölkerung eines Landes und deren Wohlergehen allgemein von der Politik und den Praktiken anderer Länder und transnationaler Organisationen beeinflusst werden. Zunächst kommen mir Beispiele aus meinem Land, den Vereinigten Staaten, in den Sinn. In einem Bericht der Vereinten Nationen ist dokumentiert, wie das US-amerikanische Embargo gegen Kuba der Gesundheit (einschließlich der sexuellen Gesundheit) der Kubaner geschadet hat. Bezeichnend ist auch der negative Einfluss der US-amerikanischen Sanktionen gegen den Irak vor 2003 auf die Fähigkeit seines Gesundheitssystems, für die medizinische Grundversorgung der Iraker zu sorgen. Positiv zu erwähnen ist, dass der damalige Präsident Bush 2004 seinen mehrere Milliarden Dollar umfassenden Aids-Nothilfeplan in Entwicklungsländern ankündigte und anschließend viele die Möglichkeit hatten, lebensrettende Medikamente zu erhalten. Ein weiteres Beispiel für den Einfluss der Globalisierung sind die Folgen der Migration und Reisetätigkeit von Menschen in der ehemaligen Sowjetunion nach Europa in den 1990er Jahren. In Finnland führte dies beispielsweise zu einer Zunahme sexuell übertragbarer Krankheiten und der Notwendigkeit, sich mit HIV-Infektionen aufgrund von intravenösem Drogengebrauch zu befassen.

Eine zweite wichtige Veränderung meiner Einschätzung des ursprünglichen Modells betrifft die Wechselbeziehungen zwischen allen direkten und indirekten Determinanten und ihre Beziehung zu den Komponenten sexueller Gesundheit (siehe Abbildung 2). Jede Determinante hat mehrere Dimensionen, und es wäre unklug davon auszugehen, dass die Beziehungen für alle Länder gleich sind und die verschiedenen Komponenten sexueller Gesundheit in gleicher Weise beeinflussen. Die in Abbildung 2 angenommenen Beziehungen sind dennoch ein guter Ausgangspunkt, wenn man untersuchen und verstehen will, wie Determinanten sexueller Gesundheit miteinander in Beziehung stehen können. Die neu hinzugekommene indirekte Determinante „Globalisierung" würde ich an einer ähnlichen Stelle wie die Ländermerkmale anordnen, da sie ebenfalls Rechtsvorschriften und sonstige politische Maßnahmen, Bildung, Bereitstellung von Gesundheitsfürsorge und Sozialleistungen sowie die wirtschaftliche Machtverteilung beeinflusst.

In Tabelle 2 sind Beispiele für Indikatoren der sechs angenommenen indirekten Determinanten sexueller Gesundheit aufgeführt. Viele dieser Indikatoren spiegeln das Einkommen eines Landes und seine Ausgaben für Bildung, Sozialleistungen und Gesundheit durch Daten wider, die von internationalen Organisationen gesammelt wurden, darunter die WHO, die Vereinten Nationen, die Weltbank, das Weltwirtschaftsforum, die World Values Survey-Gruppe, Amnesty International und Save the Children. Ich bin gerade dabei, überprüfbare Beziehungen aus dem Modell in Abbildung 2 zu extrahieren – Beziehungen, zu denen auch die drei oben erwähnten Beispiele gehören. Außerdem habe ich mit der Erstellung eines Datensatzes zu Indikatoren auf Länderebene begonnen, um die Gültigkeit meines Modells der sexuellen Gesundheit für Länder zu testen, die sich auf drei verschiedenen Entwicklungsebenen befinden. Nach dieser Analyse wird das Modell sexueller Gesundheit den Ergebnissen entsprechend überprüft und verfeinert. Dadurch hoffe ich zeigen zu können, wie wichtig eine Berücksichtigung der oft vernachlässigten indirekten Determinanten von sexueller Gesundheit ist.

Tabelle 2: Indikatoren für indirekte Determinanten sexueller Gesundheit	
Determinante	**Indikatoren**
Ländermerkmale	Stabilität, innere Konflikte; *Failed State Index Score*[1]; Bruttoin-landsprodukt; Religiosität und Rolle der Frau in der Religionspraxis; Alkohol- und Drogengebrauch; Kriminalitätsrate; Anteil der Inhaftierten an der Bevölkerung; von Amnesty International festgestellte Menschenrechtsverletzungen; Zugang zu Wasser und Elektrizität; Ausmaß der Mobilität
Recht und Politik	Gleichstellung von Männern und Frauen im Erbschafts-, Eigentums- und Wahlrecht; Mutterschafts-, Vaterschafts- und Elternzeitricht-linien; Kinderbetreuung; rechtliche Regelungen für gleichgeschlecht-liche Partnerschaften; Gesetze zur Gleichstellung von Männern und Frauen; Ratifizierung der UN-Menschenrechtskonvention
Bildung	Alphabetisierungs- und Schulbesuchsrate für verschiedene Niveaus nach Geschlecht; Verteilung der Schulabschlüsse in der Bevölkerung (nach Geschlecht; z. B. für die Klassen 1–5, 1–9 und 1–12); Anteil der Universitätsabsolventen nach Geschlecht; Anteil der Bildungsausgaben
Politische und ökonomische Machtverteilung	Frauenanteil in Parlament und Regierung (Ministerinnen), in Gemein-deräten und in politischen Gremien; Rate der Langzeitarbeitslosen und der Obdachlosen; Einkommensverteilung; Einkommen und Vermögen von Frauen im Vergleich zu dem von Männern (in Pro-zent); Human Development Index (HDI) und Gender Empowerment Measure (GEM); ein Steuersystem, das Unterstzungsleistungen für Arme ermöglicht; Durchschnittsalter von Frauen bei der Hochzeit; Tausch von Ressourcen gegen Sex
Gesundheits- und Sozialleistungen	United Nations Human Development Index Score; Haushaltsüber-schuss- oder Defizit; Anteil der Militär- und Verteidigungsausgaben; Anteil der Aufwendungen für Gesundheits- und Sozialleistungen an allen öffentlichen Mitteln
Globalisierung	Anteil der Bevölkerung mit Zugang zu Radio, Fernsehen, Telefon oder Internet; Anteil der Immigranten, Flüchtlinge oder Migranten; Auswirkungen/Einfluss von Boykotts, Sanktionen, Handelsrichtlinien, multinationalen Konzernen und Terroristen; Umweltverschmutzung

In diesem Beitrag habe ich versucht, Entscheidungsträgern und Gesundheitsex-perten bewusst zu machen, dass politische Strategien zur sexuellen Gesundheit umfassend und vielseitig sein müssen. In Übereinstimmung mit anderen, die gesellschaftliche Determinanten von Gesundheit untersuchen (Wadsworth/But-terworth 2006, 44), habe ich betont, dass eine Verbesserung der Ergebnisse in der Regel eher einem ganzen Komplex von Einflüssen zuzuschreiben ist als dem Ver-

1   *Der Failed State Index Score misst anhand von 12 (sozialen, wirtschaftlichen und politischen) Indikato-ren die Gefahr, zu einem failed state, also einem gescheiterten Staat zu werden. Der letzte Staat gilt als der sicherste.*

such, einen einzelnen Aspekt des Problems zu lösen. Auch der Rat, den Jarvis und Wardle (2006, 225) in ihrer Analyse des Rauchens geben, gilt für die sexuelle Gesundheit gleichermaßen: Verhaltensänderungen durch eine Schuldzuweisung an die Opfer erzwingen zu wollen, hilft nicht weiter, weil dadurch die grundlegenden Fragen, weshalb benachteiligte Menschen zu Risikoverhalten neigen, nicht angegangen werden; solche Ansätze haben sich, was das Erreichen von Verhaltensänderungen in benachteiligten Gruppen angeht, als „bemerkenswert erfolglos" erwiesen. Folgende Annahmen liegen dem in diesem Beitrag erörterten Modell der sexuellen Gesundheit zugrunde: dass die Menge der verfügbaren materiellen und informationellen Ressourcen das Maß der sexuellen Gesundheit bestimmt und dass positive Ergebnisse im Bereich der sexuellen Gesundheit für ein Land als Ganzes umso wahrscheinlicher sind, je mehr Personen oder Personengruppen in diesem Land über diese Ressourcen verfügen. Zusammenfassend lässt sich also feststellen, dass politische Maßnahmen, die Ungleichheiten in den wesentlichen Institutionen – politischen, bildungspolitischen, gesellschaftlichen, familiären, religiösen und wirtschaftlichen – verringern, auch die Ungleichheiten bei der Gesundheit, einschließlich der sexuellen Gesundheit, verringern. Ohne ein Bewusstsein für die Einflüsse auf Makroebene und ohne die Einsicht, dass der Zugang zu Ressourcen für die Benachteiligten in allen Weltregionen erweitert werden muss, wird sich die sexuelle Gesundheit, wenn überhaupt, nur langsam verbessern.

Literatur

Aidsnet, The Danish NGO Network on AIDS and Development. 2006. *Synergising HIV/AIDS and Sexual and Reproductive Health and Rights.* Kopenhagen: AIDSNET.

Alan Guttmacher Institute. 1994. Sex and America's Teenagers. New York: The Alan Guttmacher Institute.

Award, Yaser und Nirit Israeli. 1997. Poverty and Income Inequality: An International Comparison, 1980s and 1990s. Working Paper No. 166 der Luxembourg Income Study.

Baird, Vanessa. 2001. *The No-Nonsense Guide to Sexual Diversity.* Oxford, UK: New Internationalist by Verso.

Basu, Alaka. 1996. ICPD: What about men's rights and women's responsibilities? *Forum: Health Transition Review* 6, 225–229.

Batliwala, Srilatha. 1994. The Meaning of Women's Empowerment: New Concepts from Action. In: Gita Sen, Adrienne Germain, und Lincoln Chen (Hg.), *Population Policies Reconsidered,*

Health Empowerment, and Rights. NY: International Women's Health Coalition und Boston, MA: Harvard University Press.

Blumenfeld, Warren und Diane Raymond. 1989. Looking an Gay and Lesbian Life. Boston: Beacon Press.

Bradshaw, York und Michael Wallace. 1996. Global Inequalities. Thousand Oaks, CA: Pine Forge Press.

Burrows, Gideon. 2002. *The No-Nonsense Guide to the Arms Trade.* Oxford, UK: New Internationalist by Verso.

Buss, D. M. 1989. Sex differences in human mate preferences: Evolutionary hypotheses tested in thirty-seven cultures. *Behavioral and Brain sciences, 12,* 1–49.

Cook, Rebecca, Bernard Dickens und Mahmoud Fathalla. 2003. *Reproductive Health and Human Rights, Integrating Medicine, Ethics and Law.* New York: Oxford University Press.

David, H., Morgall, J., M. Osler, N. Rasmussen und B. Jensen. 1990. United States and Denmark: Different Approaches to Health Care and Family Planning. *Studies in Family Planning*, *21*, 1–19.

David, H., und J. Rademachers. 1996. Lessons from the Dutch Abortion Experience. *Studies in Family Planning*, *27*, 341–342.

Dubose, Lou. 2008. Selling a Military Budget that will "Make the Rubble Bounce". *The Washington Spectator*, *Bd. 34*, *5*, 1–3.

Edwards, Weston und Eli Coleman. 2004. Defining Sexual Health: A Descriptive Overview. *Archives of Sexual Behavior*, *33(3)*, 189–195.

Eng, Thomas und William Butler. 1997. The Hidden Epidemic: Confronting Sexually Transmitted Diseases. Washington, DC: National Academy of Sciences Press.

Finkelhor, David. 1984. Child Sexual Abuse: New theory and research. New York: Free Press.

Finkelhor, D., G. Hotaling, I. Lewis und C. Smith. 1990. Sexual abuse in a national survey of adult men and women: Prevalence, characteristics, and risk factors. *Child Abuse and Neglect*, *14*, 19–28.

Fourth World Conference on Women. 1995. *Beijing Declaration and Platform for Action.* New York: United Nations.

Friedman, Jay. 1992. Cross-Cultural Perspectives on Sexuality Education. SIECUS Report, August/September. New York: Sexuality and Information Council of the United States.

Giami, A. Sexual Health: The Emergence, Development, and Diversity of a Concept. *Annual Review of Sex Research*, *13*, 1–35.

International Conference on Population and Development. 1994. *Report of the International Conference on Population and Development*, Kairo, 5.–13. September. New York: United Nations.

Jarvis, Martin und Jane Wardle. 2006. Social Patterning of Individual Health Behaviours: The Case of Cigarette Smoking. In: M. Marmot und R. Wilkinson (Hg.) *Social Determinants of Health*, 2. Auflage, New York: Oxford University Press.

Johnson, Anne, Catherine Mercer und Jackie Cassell. 2006. Social Determinants, Sexual Behaviour, and Sexual Health. In: M. Marmot und R. Wilkinson (Hg.) Social Determinants of Health, 2. Auflage, New York: Oxford University Press.

Jones, E., J. Forest, N. Goldman, S. Henshaw, R. Lincoln, J. Rosoff, C. Westoff und D. Wulf. 1986. Teenage Pregnancy in Developed Countries, New Haven, CT: Yale University Press.

Jones, E. J. Forest, S. Henshaw, J. Silverman und A. Torres. 1989. Pregnancy, Contraception, and Family Planning Services in Industrialized Countries. New Haven, CT: Yale University Press.

Ketting, Evert. 1994. Is the Dutch Abortion Rate Really that Low? *Planned Parenthood in Europe*, *23*, 29–32.

Ketting, Evert. 1996. Sexual Health is Something Different. *Choices*, *25*, Nr. 2, 1.

Kontula, O. und E. Haavio-Mannila. 1995. Sexual Pleasures: Enhancement of Sexual Life in Finland. Aldershot: Dartmouth.

Kosunen, Elise und Matti Rimpelä. 1996. Improving Adolescent Sexual Health in Finland. *Choices*, *25*, No. 1, 18–21

Lottes, Ilsa. 1988. Sexual socialization and attitudes toward rape. In: A.W. Burgess (Hg.), *Rape and Sexual Assault*, *Bd. 2*. New York: Garland.

Lottes, Ilsa und Osmo Kontula (Hg.). 2000. *New Views of Sexual Health, The Case of Finland.* Helsinki: The Population Research Institute, The Family Federation of Finland.

Lottes, Ilsa. 2000. New Perspectives on Sexual Health, In: I. Lottes und O. Kontula (Hg.), *New Views of Sexual Health, The Case of Finland*, Helsinki: The Population Research Institute, The Family Federation of Finland.

Lottes, Ilsa. 2000. Macro Determinants of Sexual Health, In: I. Lottes und O. Kontula (Hg.), *New Views of Sexual Health, The Case of Finland*, Helsinki: The Population Research Institute, The Family Federation of Finland.

Lottes, Ilsa. 2002. Sexual Health Policies in Other Industrialized Countries: Are There Lessons for the United States? *The Journal of Sex Research*, *39, (1)*, 79–83.

Malamuth Neil und Ed Donnerstein. 1984. Pornography and Sexual Aggression. Orlando, FL: Academic Press.

Marmot, Michael und Richard Wilkinson (Hg). 2006. *Social Determinants of Health*, 2. Auflage. New York: Oxford University Press.

McCormick, Naomi und Clinton Jessor. 1983. The Courtship Game: Power in the Sexual Encounter. In: E. R. Allgeier und N. McCormick (Hg.), *Changing Boundaries, Gender Roles and Sexual Behavior*, Palo Alto, CA: Mayfield.

Osberg, Lars und Kuan Xu. 1997. International Comparisons of Poverty Intensity: Index Decomposition and Bootstrap. Working Paper No. 165 der Luxembourg Income Study.

Pirog-Good, Maureen und Jan Stets. 1989. *Violence in Dating Relationships, Emerging social Issues.* New York: Praeger

Population Action International. 1995. Reproductive Risk: A Worldwide Assessment of Women's Sexual and Maternal Health. Washington, D.C.: Population Action International.

Population Crisis Committee. 1988. Country Rankings on the Status of Women: Poor, Powerless, and Pregnant. Population Briefing Paper, No. 2. Washington, D.C.

Reiss, Ira L. 1980. Sexual Customs and Gender Roles in Sweden and America: An Analysis and Interpretation. In: H. Lopata (Hg.), *Research on the Interweave of Social Roles: Women and Men,* Sreenisiek, CT: JAI Press.

Reiss, Ira L. 1986. Journey into Sexuality: An Exploratory Voyage. Englewood Cliffs, NJ: Prentice-Hall.

Reiss, Ira L. 1990. An End to Shame: Shaping Our Next Sexual Revolution. Buffalo: Prometheus Books.

Reiss, Ira L. 1997. Solving America's Sexual Crises. Amherst, NY: Prometheus Books.

Rofes, Eric. 1983. Lesbians, Gay Men and Suicide. San Francisco: Grey Fox Press.

Sandfort, Theo und Anke Ehrhardt. 2004. Sexual Health: A Useful Public Health Paradigm or a Moral Imperative? *Archives of Sexual Behavior, 33(3),* 181-187.

Sen, Gita, Adrienne Germain und Lincoln Chen (Hg.). 1994. *Population Policies Reconsidered, Health Empowerment, and Rights.* NY: International Women's Health Coalition and Boston, MA: Harvard University Press.

Siaroff, Alan. 1994. Work, Welfare and Gender Equality: A New Typology. In: Diane Sainsbury (Hg.), *Gendering Welfare States.* London: Sage Publications.

Skjeldestad, F. E. 1994. Choice of Contraceptive Modality by Women in Norway. *Acta Obstetricia et Gynecologica Scandinavica 72,* 48-52.

Smeeding, Timothy. 1997. Financial Poverty in Developed Countries: The Evidence from LIS, (FINAL REPORT to the UNDP) Working Paper No. 155 der Luxembourg Income Study.

UNICEF 1996. The Progress of Nations. Benson, Wallingford, Oxon, UK: P&LA.

United Nations Development Programme. 1996. Human Development Report. New York: Oxford University Press.

United Nations Development Programme. 1997. Human Development Report. New York: Oxford University Press.

United Nations Development Programme. 1998. Human Development Report. New York: Oxford University Press.

United Nations Development Programme. 1999. Human Development Report. New York: Oxford University Press.

Vilar, Durante. 1994. School Sex Education: Still a Priority in Europe. *Planned Parenthood in Europe, 23,* 8-12.

Wadsworth, Michael und Suzie Butterworth. 2006. Early Life. In: M. Marmot and R. Wilkinson (Hg.) *Social Determinants of Health,* 2. Auflage, New York: Oxford University Press.

West, Donald und Richard Green. 1997. Sociolegal Control of Homosexuality, A Multination Comparison. London: Plenum Press.

World Bank. 1997. Confronting AIDS: public priorities in a global epidemic. World Bank Research Report 1997. Oxford University Press for the World Bank, New York.

World Health Organization. 1975. Education and Treatment in Human Sexuality: The Training of Health Professionals. Technical Report Series Nr. 572.

World Health Organization Commission on Social Determinants of Health. 2007. Achieving Health Equity: form root causes to fair outcomes. Genf, Schweiz.

Yamin, Alicia (Hg.). 2005. *Learning to Dance, Advancing Women's Reproductive Health and Well-Being from the Perspectives of Public Health and Human Rights.* Cambridge, MA: Harvard University Francois-Xavier Bagnoud Center for Health and Human Rights.

„Vulnerabilitätsfaktoren" im Kontext von HIV[*]

Dirk Sander

Einleitung

„Vulnerabilität, Vulnerabilitätsfaktoren, vulnerable Gruppe (auch in der Steigerungsform als „besonders vulnerable Gruppen") – diese Begriffe finden auch in der Sprache der Präventionisten vor Ort immer häufiger Verwendung. Es ist aber nicht immer klar, ob und wenn ja auf welche gesundheitstheoretischen Konzepte Bezug genommen wird. Häufig scheinen die genannten Begriffe im Wortsinn, nämlich in der Übersetzung als „verletzlich" bzw. „verwundbar", gebraucht zu werden – vielleicht um stigmatisierende Begrifflichkeiten wie z. B. „Risikogruppe" zu vermeiden. Die nicht differenzierende gruppenbezogene Zuschreibung von Risiken verschleiert nämlich auf diskriminierende Weise, dass nicht alle, die zu einer solchen Gruppe gehören, gleichermaßen riskiert sind. Darüber hinaus fokussieren viele Begriffe allein auf das Verhalten – die vielschichtigen Kontexte des Verhaltens, die in der Prävention aufgegriffen werden müssen, bleiben ausgeblendet.

* fertiggestellt 2006, durchgesehen 2010

Im Folgenden wird deshalb versucht, die genannten Begriffe zu hinterfragen: Was sind eigentlich „Vulnerabilitätsfaktoren"? Welche allgemeinen Vulnerabilitätskonzepte gibt es? Welche Faktoren tragen – in Ergänzung und Abgrenzung zu den in der Epidemiologie verwendeten Kriterien (Alter, regionale Verteilung, Geschlecht, sexuelle Orientierung) – zur individuellen, aber auch gruppenbezogenen Vulnerabilität im Kontext von HIV bei? Um diese Fragen zu klären, werden im Folgenden theoretische Modelle und empirische Ergebnisse vorgestellt, die sich auf „Vulnerabilität" beziehen. Gleichzeitig wird versucht, die vorgefundenen Vulnerabilitätsfaktoren mit dem Thema „Gesundheitsförderung und Prävention im Kontext von HIV" in Beziehung zu setzen. Abschließend soll erörtert werden, ob sich aus der Beschäftigung mit Vulnerabilitätskonzepten Ansatzpunkte für eine Weiterentwicklung des „Konzepts der strukturellen Prävention" der Aidshilfen ergeben.

Vulnerabilität: Definition und Verwendungen

Der Begriff „Vulnerabilität" geht auf das lateinische Wort für Wunde oder Verletzung zurück (*vulnus*, Genitiv *vulneris*); das englische *vulnerability* bedeutet so viel wie Verwundbarkeit, Verletzbarkeit, Anfälligkeit. Recherchiert man in Bibliothekskatalogen oder im Internet, so stellt man schnell fest, dass der Begriff in vielen wissenschaftlichen Disziplinen Verwendung findet; so ist z. B. die Rede von der Vulnerabilität von gentechnisch erzeugtem Mais, von Einflüssen des Klimawandels auf die soziale Vulnerabilität, der Vulnerabilität von Demokratien, vulnerablen Finanzmärkten oder der Vulnerabilität von Computersystemen und virtuellen Netzwerken. Auf der Plattform wikipedia.org lassen sich weitere Hinweise zur Begriffserörterung finden: Vulnerabilität bezeichnet laut dem entsprechenden Artikel nicht nur „Mangel und ungedeckte Bedürfnisse, sondern einen gesellschaftlichen Zustand, der durch Anfälligkeit, Unsicherheit und Schutzlosigkeit geprägt ist. Verwundbare Menschen und Bevölkerungsgruppen sind Schocks und Stressfaktoren ausgesetzt und haben Schwierigkeiten, diese zu bewältigen. Diese Schwierigkeiten resultieren nicht nur aus Mangel an materiellen Ressourcen, sondern weil den Betroffenen die gleichberechtigte Teilhabe und Teilnahme an Wohlstand und Glück verwehrt wird, weil ihnen Unterstützung vorenthalten wird oder weil sie nicht ausreichend in soziale Netzwerke eingebunden sind. Vulnerabilität besitzt folglich nicht nur eine ökonomische bzw. materielle Dimension (Armut), sondern auch eine politische und soziale" (http://de.wikipedia.org/wiki/Vulnerabilität).

Vulnerabilität in den Gesundheitswissenschaften

Zunächst erscheint es verwunderlich, dass in einem aktuellen „Lehrbuch der Gesundheitsförderung" (Naidoo/Wills 2003) der Begriff „Vulnerabilität" im Stichwortverzeichnis nicht zu finden ist. Das hat damit zu tun, dass es bisher – wie im Folgenden deutlich werden wird – kein anerkanntes (auf einem gewissen Abstraktionsniveau formuliertes) gesundheitswissenschaftliches Konzept der Vulnerabilität gibt (vgl. Wipplinger/Amann 1998, S. 35). Neuere, in der Gesundheitspsychologie formulierte bio-psychosoziale Modelle der Gesundheit(-sförderung) oder das „Integrative Modell der Salutogenese und der subjektiven/sozialen Konstruktion von Gesundheit" (Faltermaier 2005, S. 14 und 148) könnten allerdings auch als Vulnerabilitätsmodelle gefasst werden. Auch im „Lehrbuch Prävention und Gesundheitsförderung" (Hurrelmann/Klotz/Haisch 2004) wird der Begriff im Anhang nur einmal genannt; im Text wird auf entwicklungspsychopathologische Aspekte in der Kinder- und Jugendpsychiatrie eingegangen. Schulze und Fegert schreiben: „Ätiologie und Pathogenese zahlreicher kinder- und jugendpsychiatrischer Störungsbilder erklären sich aus dem Zusammentreffen von genetischer Veranlagung, einer anlagebedingten und entwicklungspsychologisch determinierten individuellen Vulnerabilität sowie bio-psycho-sozialen Einflüssen" (Schulze/Fegert 2004, S. 224).

Ein „Vulnerabilitätskonzept" scheint zunächst in der Schizophrenie- und Stressforschung entwickelt worden zu sein. Zubin und Spring sprachen 1977 von sechs damals vorherrschenden Erklärungsansätzen für Schizophrenie bzw. schizophrene Episoden: dem ökologischen, entwicklungspsychologischen, lerntheoretischen, genetischen und neurophysiologischen Modell und dem Ansatz der „inneren Umwelt" *(internal environment)*. Die Autoren beklagten sich darüber, dass diese Erklärungsansätze, die auch unterschiedliches therapeutisches Handeln begründeten, weitgehend nebeneinander stünden und für sich genommen die Entstehung von Schizophrenie bzw. von schizophrenen Episoden nicht zufriedenstellend erklären könnten; darüber hinaus hätten alle Ansätze ihr Entwicklungspotenzial ausgeschöpft. Um aus dieser „Sackgasse" (Zubin/Spring 1977, 108) herauszukommen, schlugen sie pragmatisch eine multikausale Betrachtungsweise vor und formulierten ihr „Modell der Vulnerabilität", in welchem das Zusammenspiel oder die Wechselwirkung von genetischen, organischen, biochemischen, psychischen und sozialen Faktoren beschrieben wird. Schon in dieser Arbeit wurde aber nicht nur der Blick auf krankmachende Einflüsse und Ursachenzusammenhänge gerichtet, vielmehr war auch von (hier: der Schizophrenie bzw. dem Stress) entgegenwirkenden personalen Kräften oder Dispositionen („coping abilities") die Rede, also bestimmten personalen Fähigkeiten, eine Lage zu bewältigen, es wurden interpersonale, aber auch aus der Umwelt wirkende Protektivfaktoren beschrieben. Hintergrund dieser Überlegungen waren Beobachtungen, wonach objektiv gleiche Situationen (zum Beispiel eine Prüfung in der Schule oder der Tod eines nahen Verwandten) auf individueller Ebene durchaus unterschiedlich verarbeitet werden: Was den einen „belastet", ist für die andere eine zu meisternde „Herausforderung". Hieraus wurden Theorien zur Erklärung von Invulnerabilität entwickelt: „Invulnerabilität bezeichnet die grundsätzliche Unverwüstlichkeit eines Organismus gegenüber Belastungen durch Stressoren aus der Lebenswelt" (Zubin/Spring 1977, S. 114)[1].

Während Zubin und Spring in ihrem Konzept der Vulnerabilität die multiplen Einflüsse bei der Entwicklung von Krankheit herausstellten, versuchten Brown und Harris (1978) schichtspezifische Häufungen von psychiatrischen Krankheiten bei Frauen (ein zwei- bis dreimal höheres Depressionsrisiko bei Frauen aus der „Arbeiterklasse") durch den Einfluss von (belastenden) Lebensereignissen und -umständen zu erklären. Diese Hintergrundfaktoren bzw. Kontexte nannten sie „Vulnerabilitätsfaktoren". In der Zusammenfassung ihrer Arbeit schreiben sie: „Es ist deutlich geworden, dass andere Ursachen neben schichtbezogenen Faktoren bei der Entwicklung von Depressionen wirken; deshalb betrachteten wir die Vulnerabilitätsfaktoren in unserem Modell. Wir stellten fest, dass das Fehlen einer vertrauensvollen Beziehung (speziell zu einem Ehemann oder Partner) eher mit einem Zusammenbruch beim Auftreten eines schweren Ereignisses oder einer bedeutsamen Schwierigkeit korrelierte. Ähnlich risikoreich ist das Vorhandensein von drei und mehr Kindern unter 14 Jahren im Haushalt und wenn die Frauen ihre Mutter (nicht ihren Vater) vor dem Alter von 11 Jahren verloren hatten. Keiner dieser Faktoren kann allein das Entstehen einer Depression erklären, aber jeder erhöht das Risiko beim Auftreten eines auslösenden Faktors. [...] Frauen, die eine verlässliche Beziehung zu einem Ehemann oder Partner hatten, sind auf jeden Fall vor Depressionen geschützt, auch wenn die drei genannten Vulnerabilitätsfaktoren vorhanden sind. [...] Bei Berufstätigkeit der Frauen war das Risiko einer Depression nur halb so groß, und zwar dann, wenn beim Auftreten eines belastenden Ereignisses ein verlässlicher Bezugspartner vorhanden war. Tatsache ist, dass im Vergleich zu anderen Schichten Frauen aus der Arbeiterklasse mehrere der genannten Vulnerabilitätsfaktoren aufweisen; das erklärt die besondere Anfälligkeit für Depressionen im schichtspezifischen Vergleich. Ebenso kann damit erklärt werden, warum schichtspezifische Unterschiede des Depressionsrisikos auf Frauen mit Kindern begrenzt sind" (Brown/Harris 1978, S. 278 f.). Bemerkenswert bei dieser Arbeit ist, dass Brown und Harris verschiedene nebeneinander oder im Lebensverlauf nacheinander auftauchende Ereignisse bzw. andauernde Belastungen betrachten: das Nichtvorhandensein einer vertrauensvollen Partnerbeziehung und chronische Schwierigkeiten in den Bereichen Arbeit, Wohnung, Ehe und/oder Kindererziehung bzw. -betreuung. Wichtig ist dabei nicht nur

---

1 *Alle Übersetzungen Dirk Sander.*

die Zahl der Ereignisse, sondern vor allem auch ihre Qualität. Das Auftreten einer Depression war besonders da zu beobachten, wo langfristig wirkende (bedrohliche) Einflüsse und/oder Ereignisse (schwere Krankheit und Verlust einer engen Bezugsperson oder die Trennung vom Ehepartner) eine Rolle spielten (vgl. Faltermaier 2005, S. 91). Da nicht alle Frauen, die den genannten Belastungen ausgesetzt waren, depressive Episoden oder Zustände entwickelten, wurde auf eine unterschiedliche „Verwundbarkeit" geschlossen. Ebenfalls konnte der Einfluss der „Vulnerabilitätsfaktoren" durch schichtspezifische Unterschiede erklärt werden. Schicht als Faktor allein hatte keine Erklärungskraft; erst die Betrachtung der sich hinter der Zugehörigkeit zu einer Schicht verbergenden Kontexte konnte die besondere Vulnerabilität in dieser Teilpopulation erklären. Als Fazit kann festgehalten werden, dass das Vorhandensein *mehrerer*, sich addierender Vulnerabilitätsfaktoren zur Entwicklung von Depressionen beitragen kann.

Aufgegriffen wurden diese Erkenntnisse in der Lebensereignisforschung der achtziger Jahre. Dohrenwend (1986) hat fünf Modelle als Rahmen für die Erforschung des Zusammenhangs zwischen (stressinduzierenden) Lebensereignissen und Erkrankungswahrscheinlichkeiten vorgeschlagen, die als Erklärungsmuster weder erschöpfend seien noch sich gegenseitig ausschlössen. Das erste Modell, welches er „Viktimisierung" nennt (wörtlich: „zum Opfer machen", vom lateinischen *victima* = Opfer), verweist darauf, dass die Häufung stressinduzierender Lebensereignisse psychopathologische Auswirkungen haben kann. Dieses Modell wurde zunächst in empirischen Studien entwickelt, die sich mit Extremsituationen wie kriegerischen Auseinandersetzungen oder mit den Auswirkungen von Belastungen beschäftigten, denen Menschen in Konzentrationslagern ausgesetzt waren. Dohrenwend hat diese Faktoren aus Extremsituationen in die zivile Lebenswelt übertragen und spricht von einer pathogenen Triade nebeneinander bestehender Ereignisse und Zustände, nämlich

a) körperlicher Erschöpfung (als Ergebnis schwerer Erkrankung oder Verletzung),

b) dem Verlust sozialer Unterstützung (zum Beispiel als Ergebnis von Umsiedlungsprozessen) und

c) schicksalhaften negativen Ereignissen (im Gegensatz zu physischen Erkrankungen oder Verletzungen), auf deren Auftreten das Individuum keinen Einfluss hat (zum Beispiel der Tod naher Bezugspersonen). Das zweite Modell beschreibt, wie personale Dispositionen und soziale Umstände als Vermittler zwischen stressinduzierenden Lebensereignissen und Psychopathologien wirken; dieses „Vulnerabilitätsmodell" integriert Coping-Fähigkeiten und soziale Unterstützung. Das dritte Modell unterscheidet sich vom zweiten dadurch, dass weniger die vermittelnden Kräfte zwischen stressinduzierenden Lebensereignissen, personalen Dispositionen und sozialen Umständen betont werden, sondern diese Variablen unabhängig voneinander als ursächlich für das

Auftreten von Psychopathologien betrachtet werden; Dohrenwend spricht hier von *„additive burden"*, also von sich summierenden Belastungsbilanzen. Beim vierten Modell handelt es sich um eine weitere Modifikation des zweiten Vulnerabilitätsmodells, bei der Lebensereignisse als krankheitsauslösende Faktoren ausgeschlossen werden. Unterstellt wird, dass allein nicht gefestigte personale Dispositionen und soziale Umstände ungünstige Gesundheitsentwicklungen begründen; in Abgrenzung zum vorherigen Modell ist hier von *„chronic burden"* die Rede. Abschließend führt Dohrenwend das *„proneness model"* an (engl. *proneness* = Neigung, Anfälligkeit), das die Frage nach dem kausalen Zusammenhang zwischen Lebensereignissen und psychopathologischen Entwicklungen zu beantworten versucht. Es soll zeigen, dass eine persönliche „Anfälligkeit" zu stressinduzierenden Lebensereignissen führt, welche wiederum die personalen Dispositionen verstärken können (Dohrenwend 1986, S. 287 f.).

Mit den Hypothesen von Dohrenwend hat sich Geyer in seiner Arbeit „Macht Unglück krank?" (1999) auseinandergesetzt. Mit Blick auf das „Vulnerabilitätsmodell" schreibt er, dass soziale Situationen und persönliche Dispositionen bei der Wirkung lebensverändernder Ereignisse moderierend wirken: Die individuelle Bedeutungszuschreibung und die Zuversicht (oder auch Nichtzuversicht) in die eigenen Möglichkeiten, ein kritisches Lebensereignis bewältigen zu können, wirkten als intervenierende Variablen bei der Entstehung von Krankheit.

Diese Überlegungen verweisen schon auf neuere theoretische Modelle des Gesundheitshandelns. Es ergeben sich Anschlussmöglichkeiten für Präventionsansätze wie zum Beispiel die Ressourcenstärkung (Stärkung des Selbstvertrauens, der Kompetenzen und der Durchsetzungsfähigkeit). Sich optimistisch und im Vertrauen auf die Beeinflussbarkeit der eigenen Lebensführung den alltäglichen Herausforderungen zu stellen, wird in lern- und entwicklungstheoretischen Ansätzen z. B. mit dem Begriff der „Selbstwirksamkeit" gefasst (vgl. etwa Hurrelmann/Franzkowiak 2003, S. 54). Auch das „Modell des Problemhandelns", welches die Systembereiche Persönlichkeit, Umwelt und Verhalten berücksichtigt, bezieht als persönliche Vorraussetzungen Selbstkonzeptmerkmale, Selbstwertgefühl, Kompetenzerwartungen, Bewältigungsstrategien sowie Stress und emotionale Befindlichkeiten ein. Auf der sozialen Ebene sind zum Beispiel die wahrgenommene soziale Unterstützung, soziale Bindungs- und Klimavariablen sowie Gruppennormen und Gruppendruck relevant. Umweltbezogene Faktoren sind etwa Wohnumfeldmerkmale (wie die Verbreitung von Arbeitslosigkeit, Kriminalität und Substanzgebrauch), aber auch gesellschaftliche Wert- und Normvorstellungen sowie Medieneinflüsse (vgl. Mittag 2002, S. 215).

In entwicklungspsychologischen Konzepten werden darauf aufbauend auch die Einflussmöglichkeiten auf den Umgang mit kritischen Lebensereignissen beschrieben, die in das „Passungsgefüge von Mensch und Umwelt" eingreifen: Präventionsmaßnahmen könnten durch die Veränderung oder Verhinderung solcher Ereignisse gekennzeichnet sein; sollte dies nicht möglich sein bzw. sollte ein kritisches Lebensereignis schon eingetreten sein, hätten „psychologische Präventionsmaßnahmen primär zum Ziel …, den davon Betroffenen eine konstruktive Auseinandersetzung mit diesen Ereignissen" zu ermöglichen bzw. zur erfolgreichen Ereignisbewältigung unterstützend einzugreifen (Filipp 1983, S. 223).

Um die gesundheitsbezogenen Auswirkungen belastender Ereignisse zu erklären, unterscheidet Geyer (2001) „auslösende Faktoren" (z. B. die oben beschriebenen Stressoren wie der Verlust von nahestehenden Personen) von „chronischen Schwierigkeiten" (etwa Arbeitsplatzgefährdung oder Spannungen in der Beziehung). Die letztgenannten Faktoren stünden in der Lebensereignisforschung im Zentrum des Interesses, seien jedoch weder die einzigen Faktoren, die das „Distressniveau" bestimmten, noch könnten direkte krankheitsspezifische Effekte wahrgenommen werden. Geyer führt deshalb eine zweite Gruppe von Determinanten an, die er „Vulnerabilitätsfaktoren" nennt. Beschrieben werden Bedingungen, „die für sich genommen nicht zum Ausbruch einer Krankheit führen, sondern in Anwesenheit eines auslösenden Faktors die Ausbruchrisiken deutlich erhöhen". Weiter heißt es: „Sofern Vulnerabilitäten psychischer oder sozialer Art sind, werden sie nicht notwendigerweise als manifeste Belastungen erlebt. Sie beinhalten einen Mangel an Kapazitäten oder Mitteln, der im Alltag nicht unbedingt spürbar sein muss, jedoch in Belastungs- und Bedrohungssituationen zum Tragen kommt, indem Ressourcen zur Bewältigung anstehender Probleme nicht oder nicht mehr zur Verfügung stehen. Beispiele sind das Fehlen sozialer Unterstützung, die Auswirkungen sozialer Lagen oder angespannte materielle Verhältnisse. Personenbezogene Vulnerabilitäten beziehen sich auf eine geringe Qualifikation oder die Konsequenzen früher Verlustereignisse, die in Gestalt von Sozialisationsdefiziten das Bewältigungsverhalten beeinträchtigen können" (Geyer 2001, S. 208). In Erweiterung dieser Kontexte nennt er Persönlichkeitsfaktoren wie Depressivität oder die mangelnde Erwartung in die subjektive Kontrolle bei kritischen Ereignissen oder andauernden Belastungen, die dazu führen können, dass diese trotz ausreichender Motivation und (in unterschiedlichem Maß) vorhandener Bewältigungskapazitäten nicht überwunden werden können. „Soziale und psychische Vulnerabilitäten führen beim Auftreten eines Stressors zu einer Erhöhung der individuellen Belastung, sie sind jedoch nicht direkt mit dem Auftreten spezifischer Erkrankungen verknüpft. Letztere werden bestimmt durch vorhandene biologische Vulnerabilitäten, etwa eine erbliche Prädisposition für maligne Erkrankungen oder erworbene Vulnerabilitäten wie z. B. Arteriosklerose" (ebd.).

Die oben gemachten Ausführungen leiten hin auf das sogenannte Vulnerabilitäts-Stress-Bewältigungs-Modell. Unter Vulnerabilität wird auch hier eine allgemeine Verletzlichkeit oder Anfälligkeit verstanden, wobei eine „besondere Verletzlichkeit" aus einer „möglichen Veranlagung, einer organischen Disposition und/oder lebensgeschichtlichen Kränkungen und Traumatisierungen" resultieren kann (Franzkowiak 2003a, S. 20). Franzkowiak hat diese negativen Stressoren, die im Rahmen der Prävention aufgegriffen werden können, aufgelistet: Leistungs- und soziale Stressoren (z. B. Isolation und zwischenmenschliche Konflikte), körperliche Stressoren (z. B. Hunger, Behinderung), belastende kritische Lebensereignisse (z. B. plötzliche Einschränkungen von Gesundheit und Leistungsfähigkeit), chronische Spannungen und Belastungen (z. B. lang andauernde Krankheiten) und kritische Übergänge im Lebenslauf (z.b. Adoleszenz und junges Erwachsenenalter). Im Hinblick auf die genannten Stressoren geht es in der Prävention zum einen um die Ermutigung zur Auseinandersetzung mit den Stressoren bzw. die Befähigung zur Belastungsbewältigung, zum anderen um die Veränderung struktureller Stress erzeugender Belastungen (vgl. Franzkowiak 2003a, S. 19 ff.).

M. Jerusalem stellt in seiner Arbeit nicht die „objektiven Fähigkeiten", sondern „subjektive Ressourcen bzw. Vulnerabilitäten als Determinanten stressbezogener Einschätzungsprozesse in Leistungssituationen" in den Vordergrund. Das Begriffspaar „Ressource/Vulnerabilität" bezieht sich hier auf das Ausmaß, „in dem sich Personen generell den unterschiedlichsten Umweltanforderungen gegenüber gewachsen bzw. unterlegen fühlen. Es handelt sich um ein bipolares Konstrukt, dessen Pole einerseits durch positive Ressourcen (z. B. ein gutes Selbstkonzept), andererseits durch spezifische Vulnerabilitäten (z. B. Pessimismus) gekennzeichnet sind. Positive Ressourcen wirken sich günstig auf das Stresserleben aus, ihre Abwesenheit bzw. das Vorhandensein spezifischer Vulnerabilitätsfaktoren beeinträchtigt das Stresserleben. Personen, die insgesamt eine hohe Meinung von ihren Fähigkeiten haben, nehmen vergleichbare Anforderungen eher im Sinne einer Herausforderung und weniger als bedrohlich wahr als diejenigen, die ihre Kompetenzen generell als gering einstufen" (Jerusalem 1990, S. 29).

Auch bei anderen Autoren lassen sich Theorien zur Erklärung von „Invulnerabilität" finden; sie beschreiben Prozesse und Faktoren, die dazu beitragen können, dass Menschen trotz Belastungen gesund bleiben bzw. Belastungen bewältigen können (vgl. z. B. Wipplinger/Amann 1998, S. 34; Mittag 1998). Hervorgehoben sei hier das Salutogenese-Modell von Aaron Antonovsky, das er in seinen Hauptwerken „Health, stress and coping: New perspectives on mental and physical wellbeing" (1979) und „Unraveling the mystery of health. How people manage stress and stay well" (1987; deutsch: Antonovsky 1997) formuliert. Antonovsky betrachtet die psychologischen Komponenten „individueller Stressverarbeitung bei unterschiedlicher dispositioneller Vulnerabilität" (Lorenz 2005, S. 19). In seinem Modell nimmt sich der Mensch idealerweise „in leiblicher Verbundenheit mit seinem Lebenszusammenhang (Kontext und Kontinuum) wahr. Im Wechselspiel von protektiven und Risikofaktoren, d. h. fördernder und entlastender Stilbildung, entsprechend seiner Vitalität/Vulnerabilität, Bewältigungspotenziale, Kompetenzen und Ressourcenlage, ist er imstande, kritische Lebensereignisse bzw. Probleme zu handhaben, sich zu regulieren und zu erhalten. Auf dieser Grundlage kann er seine körperlichen, seelischen, geistigen, sozialen und ökologischen Potenziale kokreativ und konstruktiv entfalten und so ein Gefühl von Kohärenz, Sinnhaftigkeit, Integrität und Wohlbefinden entwickeln ..., wobei in der Regel auch ein guter immunologischer und physischer Gesundheitszustand (Salutophysiologie) vorhanden ist – wenngleich er damit durchaus nicht immer vorhanden sein muss" (Petzold/Steffan 2001, S. 80; zit. nach Lorenz 2005, S. 33 f.). Auf das „Salutogenese"-Konzept kann an dieser Stelle nicht näher eingegangen werden; mit Blick auf das folgende Kapitel, in dem es um spezifische Vulnerabilitäten im Kontext der HIV-Prävention gehen soll, sei allerdings vorausgeschickt, dass im Rahmen salutogenetischer Ansätze besondere Lebensabschnitte bzw. Lebenslagen herausgearbeitet wurden, die durch „spezifische Vulnerabilität" gekennzeichnet sind (Lorenz 2005, S. 48).

Zusammenfassend sei festgehalten, dass es bisher für Gesundheitsförderung und Prävention kein integriertes „Konzept der Vulnerabilität" gibt. Ein solches Konzept ließe sich – wie deutlich geworden ist – aus verschiedenen theoretischen Versatzstücken und vorhandenen Modellen zusammensetzen. Hierzu gehören die Ergebnisse der Stress- und Lebensereignisforschung, ressourcentheoretische Überlegungen, das Vulnerabilitäts-Stress-Bewältigungs-Modell, die Salutogenese, entwicklungspsychologische Ansätze und andere mehr. „Vulnerabilität", so hat sich gezeigt, kann durch biologisch-medizinische, psychologische und soziale Faktoren bestimmt werden. Vulnerabilitätsmodelle berücksichtigen individuelle Voraussetzungen sowie gruppenbezogene, umweltbezogene und prozessuale Bedingungen von Gesundheit. Vulnerabel sind Individuen bzw. Gruppen, die aus dem Gleichgewicht geraten sind, denen die Bewältigung innerer (körperlicher und psychischer) und äußerer (sozialer und materieller) Belastungen aufgrund der Belastungsdichte, aber auch der individuellen Dispositionen nicht gelingt bzw. nicht gelingen kann. Diese Belastungen können vorübergehend oder auch dauerhaft vorhanden sein, die Belastungsbewältigung nur vorübergehend bzw. teilweise gelingen. Das gleiche kritische Lebensereignis kann sich bei zwei Personen unterschiedlich auswirken: Während es bei A zur Entwicklung von Belastungsbewältigungskompetenzen beiträgt, führt es bei B zu einer Überforderung – bildlich gesprochen ist dann das „Fass übergelaufen" (Hurrelmann/Laaser/Razum 1998).

Vulnerabilität im Kontext der HIV-Prävention

Zunächst kann festgehalten werden, dass Vulnerabilität von Individuen oder Gruppen im Rahmen lebenslaufspezifischer und biografischer (chronischer) Belastungen und der hier wirkenden kritischen Lebensereignisse im Wechselspiel mit den individuellen Stressbewältigungskompetenzen betrachtet werden muss. In Zusammenfassung des oben Gesagten lassen sich Vulnerabilität und Vulnerabilitätsfaktoren wie folgt definieren: Vulnerabilität entsteht durch bestimmte psychische oder in der sozialen Umwelt vorhandene und ereignishaft auftretende Belastungen und/oder Bedrohungen, die von den Individuen (oder Gruppen) nur unzureichend bzw. gar nicht bewältigt werden können. Ressourcen zur Bewältigung von vulnerabilisierenden Faktoren stehen nicht oder nicht mehr zur Verfügung. Hierzu gehören zum Beispiel die Erfahrung von Krieg und Vertreibung (Aus-Grenzung), die damit verbundene „Heimatlosigkeit" (Desintegration, Traumata), in der Folge nicht gelingende Integration in den Aufnahmeländern. Weiterhin sind zu nennen: der Verlust von engen Bezugspersonen, der Mangel an sozialer Unterstützung (Isolation, Einsamkeit), angespannte materielle Verhältnisse, Erfahrungen von Gewalt, Stigmatisierung und Ausgrenzung und alterstypische Belastungen (z. B. in der Adoleszenz, aber auch in späteren Lebensabschnitten). Von besonderer Vulnerabilität kann gesprochen werden, wenn mehrere Stressoren bzw. additive Belastungen vorhanden sind. Physische bzw. biologisch-medizinische Vulnerabilitäten ergeben sich aus den körperlichen Einschränkungen durch schwerwiegende Erkrankungen, die wiederum bestimmte psychische und körperliche Bewältigungsressourcen erfordern, welche auf individueller Ebene kaum oder gar nicht vorhanden sind. Personenbezogene Vulnerabilitäten, die wiederum das Bewältigungsverhalten beeinflussen können, lassen sich auf ein geringeres Qualifikationsniveau oder Sozialisationsdefizite zurückführen, welche etwa aus früheren Verlustereignissen und dem Mangel an sozialer Unterstützung resultieren. Weitere Persönlichkeitsfaktoren wie mangelnde Selbstwirksamkeitserwartungen oder Depressivität können dazu führen, dass Anforderungen trotz ausreichender Motivation nicht bewältigt werden können bzw. Handlungskompetenzen zur Bewältigung dieser Stressoren nicht ausreichend zur Verfügung stehen.

Lebensspezifisch vorhandene Vulnerabilität kann als ein Hintergrundkontext von HIV-Infektionen betrachtet werden. Auch die HIV-Infektion selbst kann man als kritisches Lebensereignis sehen; sie stellt nicht nur einen bio-medizinischen, sondern auch einen psychischen Vulnerabilitätsfaktor dar. HIV-Infektionen und andere sexuell übertragbare Infektionen treten häufig gemeinsam auf; sexuell übertragbare Infektionen erhöhen das HIV-Infektionsrisiko, bei HIV-Infizierten verlaufen sie häufig schneller und schwerer und sind schwieriger zu behandeln.

In psychologischer Hinsicht stellt eine HIV-Infektion für die Betroffenen (und ihr soziales Umfeld) einen biografischen Einschnitt dar, der besondere Belastungsbewältigungskompetenzen erfordert. Neben diesen chronischen Belastungen können weitere Vulnerabilitätsfaktoren hinzukommen, zum Beispiel die Erfahrung sozialer Ausgrenzung und/oder die Verschlechterung der materiellen Verhältnisse infolge der HIV-Infektion, die Anforderungen, die sich aus dem „Therapieregime" ergeben, usw. Ein Kennzeichen *besonderer* Vulnerabilität sind die Addition dieser Vulnerabilitätsfaktoren bzw. unterschiedlicher Stressoren und die sich daraus ergebenden, nicht alltäglichen Bewältigungsanforderungen. Eine vom Autor dieses Artikels durchgeführte qualitative Erhebung hat die Kontexte von HIV-Infektionen bei jungen Schwulen betrachtet. Bei der Interpretation der Interviews konnte u. a. ein Muster der „vulnerablen Karriere" herausgearbeitet werden, welches sich „durch eine Vielzahl von kritischen stressinduzierenden Lebensereignissen wie dem Tod der Eltern oder eines Elternteils, destruktiven Familienverhältnissen wie Vernachlässigung, Gewalterfahrungen oder Alkoholismus eines Elternteils" skizzieren ließ. Die HIV-Infektion selbst stellt bei diesem Muster „nur" eine weitere Belastung im Leben der Befragten dar (Sander 2006).

Migrantinnen und Migranten

Auch „Migration" erhält erst eine Komponente der Vulnerabilität, wenn sie durch die (gemeinsame) Erfahrung von Armut oder Gewalt (z. B. in kriegerischen Konflikten) kontextuiert werden kann. Gemeinsam ist vielen Migrantinnen und Migranten „die Konfrontation mit einem unbekannten kulturellen Umfeld und der schwierigen gesellschaftlichen, sozialen und wirtschaftlichen Situation, mit der sie sich in den Aufnahmeländern auseinandersetzen müssen" (Kessler Bodiang/ Okullo 2002). Besonders belastet sind hier Jugendliche; ihre besondere Vulnerabilität erklärt sich u. a. durch die Konflikte und Spannungsfelder zwischen der Herkunftskultur und dem „freizügigen" Leben in der aufnehmenden Kultur, den strengen Verhaltensregeln in der Elterngeneration und den daraus resultierenden Verwerfungen zwischen den Generationen. Weiterhin ist der Zugang zu Gesundheitsdiensten schwierig, wenn nicht sogar unmöglich. Kessler Bodiang schreibt: „Dies gilt insbesondere für MigrantInnen mit illegalem Aufenthaltsstatus. Soziokulturelle, sprachliche und finanzielle Hürden erschweren auch den hier niedergelassenen Sub-Sahara-MigrantInnen eine mit der hiesigen Bevölkerung vergleichbare Nutzung." Zudem zeigten andere Studien deutlich, „dass die Auseinandersetzung mit anderen Problemen wie z. B. Aufenthaltsstatus, Arbeitsbewilligung, finanzielles Überleben, soziokulturelle Entwurzelung und Rassismus im Leben der Migrantinnen und Migranten oft eine größere Rolle spielt als die Sorge um die Gesundheit und Fragen rund um HIV und Aids"(ebd.).

Homosexuelle

Homosexualität erhält ebenfalls erst durch die Erfahrung gesellschaftlicher Ausgrenzung und andere individuelle oder auf Teilgruppen bezogene Hintergrundfaktoren bzw. Kontexte eine vulnerabilisierende Komponente. Meyer (2003) führt beeindruckend und plausibel anhand theoretischer Erwägungen und empirischer Studienergebnisse aus, dass Stigma, Vorurteile und Diskriminierungen „feindliche" und „stressinduzierende" soziale Umwelten darstellen, die nicht nur hohe Bewältigungskompetenzen erfordern, sondern einen negativen Einfluss auf die (mentale) Gesundheit von Schwulen, Lesben und Bisexuellen haben können. Das von ihm entwickelte „Minority-Stress-Modell" beschreibt stress-induzierende Prozesse und integriert die Konfrontation mit Vorurteilen und Gewalt, das Verstecken der sexuellen Orientierung, internalisierte Homophobie und Bearbeitungskompetenzen. Der durch gesellschaftliche Strukturen und Einstellungen ausgelöste Stress kommt zu den „normalen" lebensspezifischen Stressoren (z. B. in der Arbeitswelt) hinzu. Auch hier wird zwar auf individuell unterschiedliche salutogene Potenziale bzw. Stressbewältigungskompetenzen verwiesen, dennoch kann im Rahmen dieses Modells erklärt werden, warum insbesondere Schwule im Vergleich zu heterosexuellen Männern eine höhere Anfälligkeit für Depressionen, Isolationstendenzen, Substanzgebrauch, Suizidgedanken und Suizid haben, welche wiederum Ursache für weitere Stigmatisierungen sein können. Das „Coming-out" kann in diesem Sinne als ein lebenslanger Prozess der Auseinandersetzung mit strukturell vorhandenen Stressoren bezeichnet werden.

Die Gruppe der Homosexuellen ist freilich heterogen. Deshalb ist ein besonderes Augenmerk darauf zu legen, ob noch weitere Minderheitenkontexte vulnerabilisierend wirken können. So stellte z. B. Michael Bochow (2000) eine statistisch „höhere Betroffenheit" durch HIV bei homosexuellen Männern der unteren Schichten fest und schrieb mit Blick auf homosexuelle Migranten türkischer und kurdischer Herkunft: „Der soziale Konstruktionsprozess von Männlichkeit und das gesellschaftliche Konstrukt der ‚Ehre' sind wesentlich bedeutsamer für die strikte Ablehnung der Homosexualität als der muslimische Glaube. [...] Nicht nur die Aids-Beratungsstellen der Gesundheitsämter oder die Aids-Hilfen, sondern alle psychosozialen Beratungsstellen für Migranten sollten dieser Problematik Rechnung tragen. Bei den Migranten mit gleichgeschlechtlichen Sexualkontakten, die diese Beratungsstellen (aus welchen Gründen auch immer) aufsuchen, ist zu berücksichtigen, dass ein geringerer Teil von ihnen sich selbst als homosexuell oder schwul definiert. Auch gegenüber Beraterinnen werden viele Migranten (nicht nur aus muslimischen Ländern, sondern auch aus nicht muslimischen Ländern Asiens und Afrikas) das Eingehen gleichgeschlechtlicher Sexualkontakte nur andeuten oder verschweigen. [...] Bei den sich selbst ‚schwul' oder ‚homosexuell' definierenden Migranten aus der Türkei und arabischen Ländern sollte berücksichtigt werden, dass sie in einem größeren Umfang ihre Homosexualität gegenüber ihrer Herkunftsfamilie zu verbergen suchen als homosexuelle Männer deutscher Herkunft. Bei vielen homosexuellen Türken und Kurden (ebenso Arabern) ist aus diesem Grunde davon auszugehen, dass sie ein kräftezehrendes Fassadenmanagement betreiben müssen, das manche von ihnen psychisch labilisiert. Auch die Biographien der türkischen Interviewpartner dokumentieren gravierende Brüche und Belastungsmomente, die zu psychischen Krisen führten, diese psychische Vulnerabilität erweist sich für einen Teil der türkischen Interviewpartner als eine größere Gesundheitsgefährdung als das Risiko einer HIV-Infektion" (Bochow 2000, S. 314 f.; zur schichtspezifischen Vulnerabilität auch Wright 2005).

Nun vertreten einige Feuilletonisten oder Vertreter des konservativen Lagers neuerdings die Meinung, dass Homosexuelle heute in der heterosexuellen Welt „angekommen" seien und Ausgrenzung und Stigma nicht mehr zu ihrer Lebensrealität gehörten. Festgemacht wird dies oft an Surrogatmarkern wie der Abschaffung des § 175 StGB in der Bundesrepublik oder der Durchsetzung des sogenannten Lebenspartnerschaftsgesetzes (vgl. u. a. Bochow 2005, S. 15 ff.). Solche Fehleinschätzungen lassen sich nur durch einen eingeschränkten Blickwinkel auf das eigene (homosexuelle) Milieu erklären – systematisch-empirische Erhebungen zeigen ein anderes Bild (vgl. z. B. Meyer 2003, Biechele u. a. 2001 oder Buba/Weiß 2003). Bis heute kann (zumindest bei einem Teil der Homosexuellen) vom Verschwinden des Coming-outs keine Rede sein (Dannecker 2005); Firdion und Verdier stellen mit Blick auf ihre ländervergleichende Studie zum Suizidverhalten bei Menschen mit homo- oder bisexueller Orientierung abschließend fest: „Wenn auch nicht alle jungen Homo- und Bisexuellen dramatische Situationen erleben, so leiden doch diejenigen, die sich durch ihre nähere Umgebung nicht ausreichend unterstützt fühlen, und können ihrer ‚Verschiedenheit' keinen Sinn abgewinnen. Ebenso leiden sie unter homophoben Einstellungen ihres sozialen Umfelds, und dies ist ein Faktor, der das suizidale Risiko dieser Jugendlichen erhöht, umso mehr, als dieses Risiko unterschätzt oder gar verneint wird" (Firdion/Verdier 2003).

UNAIDS hat jüngst in einem „Policy Brief" strukturelle Aspekte der Prävention bei Männern, die Sex mit Männern haben (MSM), benannt: „Die Erfahrung zeigt, dass die Anerkennung der Rechte von Menschen mit anderen sexuellen Identitäten – sowohl in der Gesetzgebung als auch in der Rechtsprechung – in Kombination mit ausreichenden, verstärkten Präventionsprogrammen rund um HIV und [andere] gesundheitliche Bedürfnisse notwendige und sich ergänzende Komponenten einer erfolgreichen Antwort [auf die Epidemie] darstellen. Die Länder können eine der beiden Komponenten prioritär bearbeiten, aber nur wenn beide Komponenten berücksichtigt werden, ist eine effektive Antwort auf die Epidemie bei Männern, die Sex mit Männern haben, möglich. […] Diskriminierung hält Männer, die Sex mit Männern haben, davon ab, ihre sexuelle Orientierung zu offenbaren oder HIV-Service-Einrichtungen aufzusuchen. Das führt dazu, dass ihre Vulnerablität im Hinblick auf HIV erhöht ist und die nationalen Meldedaten nicht das Ausmaß der auf gleichgeschlechtliche Sexualkontakte zwischen Männern zurückzuführenden HIV-Infektionen widerspiegeln" (UNAIDS 2006, S. 2). Bedeutsam an diesem *policy brief* ist, dass UNAIDS hier deutlich auch andere Gesundheitsbedarfe mit HIV in Beziehung setzt und hervorhebt, dass Diskriminierung die HIV-Epidemien bei MSM vorantreibt und zum anderen dazu führt, dass diese Epidemien von Politik und Gesellschaft häufig nicht zur Kenntnis genommen, falsch eingeschätzt oder geleugnet werden. Nichtdemokratische, homophobe Gesellschaften bilden also – von anderen Gesundheitsrisiken einmal ganz abgesehen – einen „hervorragenden" Nährboden für regionale HIV-Epidemien bei Schwulen und Bisexuellen.

Frauen

Frau zu sein (bzw. Drogengebraucherin oder Drogengebraucher zu sein) stellt ebenfalls per se keinen Vulnerabilitätsfaktor da. Auch hier kommt es auf die vulnerabilisierenden Hintergrundfaktoren an, wie das folgende Zitat deutlich macht: „Die HIV-Infektion bei Frauen fand trotz steigender Fallzahlen drogenbenutzender und heterosexuell mit dem HI-Virus infizierter Frauen bisher wenig Beachtung. Diese prospektive multidimensionale Evaluation untersuchte die ökonomische, soziale und psychische Problematik, die sich aus der spezifischen Lebenssituation HIV-positiver Frauen ergibt. Bei vergleichbaren klinischen Parametern fiel insbesondere die schlechtere sozioökonomische Ausgangssituation HIV-positiver Patientinnen auf. Bei den psychosozialen Parametern waren die geschlechtsspezifischen Unterschiede weniger deutlich. Die Inanspruchnahme von medizinischen Leistungen zeigte kaum Differenzen in Abhängigkeit vom Geschlecht. Auffallend war jedoch die häufigere Nutzung von ehrenamtlichen Beratungsdiensten durch HIV-positive Frauen. Frauenspezifische Aufklärung hinsichtlich der HIV-Infektion sowie Unterstützung HIV-positiver Frauen insbesondere in sozioökonomischer Hinsicht stellen Voraussetzungen für den Erfolg der zunehmend komplexen und anspruchsvollen Therapie der HIV-Infektion dar" (Schulte u. a. 2000). Diese Erläuterungen erinnern sehr an die oben vorgestellten Arbeiten von Brown und Harris, welche sich mit den Hintergründen der epidemiologisch festgestellten erhöhten Krankheitswahrscheinlichkeit von Frauen aus der Arbeiterklasse beschäftigten. Wie schon gesagt: Drogengebraucher bzw. -gebraucher zu sein, stellt an sich keinen Vulnerabilitätsfaktor dar. Die Vulnerabilität erklärt sich erst durch die strukturellen Hintergründe und sozialen Verhältnisse, „Beschaffungsdruck", mangelhafte gesundheitliche Versorgung, ungeschützter Sex in der Prostitution, Haftepisoden usw. (vgl. Hauschild 1998, S. 66). Sozioökonomische Benachteiligung stellt deshalb einen Vulnerabilitätsfaktor dar, mit dem sich die HIV-Prävention und -forschung in den nächsten Jahren schwerpunktmäßig beschäftigen sollte (Rosenbrock 2004, S. 58 f.).

Zusammenfassung und Ausblick

Im vorliegenden Aufsatz wurde versucht, den theoretischen und empirischen Komplex der Faktoren der Vulnerabilität zu beleuchten. Es konnte gezeigt werden, dass es zwar bisher kein integriertes „Vulnerabilitätskonzept" in den Gesundheitswissenschaften gibt, sich ein solches aber – ausgehend von stress- und ressourcentheoretischen Überlegungen – durchaus konstruieren ließe. Vulnerabilität ergibt sich letztlich durch das Wechselspiel von Belastungen und Belastungsbewältigungsanforderungen sowie -kompetenzen. Vulnerabilitätsfaktoren sind die Hintergrundkontexte epidemiologisch-statistischer Daten, sie beleuchten die Kontexte der in der Epidemiologie verwendeten konstanten Kriterien wie Alter, Geschlecht, Gruppenzugehörigkeit, Schicht oder sexuelle Orientierung und erweitern diese durch (prozessuale) lebensweltliche bzw. biografische Hintergründe – für die Prävention grundlegende Handlungszusammenhänge.

„Die Deutsche AIDS-Hilfe stellt sich in ihrer Arbeit (neuen) Personengruppen, deren Lebenssituation durch besondere Vulnerabilitätsfaktoren gekennzeichnet ist", heißt es im 2005 auf der DAH-Mitgliederversammlung in Goslar vorgestellten Grundsatzpapier der DAH-Programmkommission (Programmkommission der DAH 2005, S. 10). Das ist zweifellos richtig, die Aidshilfe hat das immer getan. In den Kategorien der Vulnerabilität gedacht, war die Erfahrung der individuellen und gruppenbezogenen Vulnerabilität zu Beginn der Aids-Krise ein Gründungsanlass der Deutschen AIDS-Hilfe e. V. Weiterhin erklären sich im Rahmen des Konstrukts der Vulnerabilität nicht nur die Kohäsionsfähigkeit, die Organisationsformen und Vergemeinschaftungen, sondern auch das außergewöhnliche ehren- und hauptamtliche Engagement in den Aidshilfen. Das bis heute verbindende Element sind die eigenen bzw. abgeleiteten Erfahrungen von Vulnerabilität (Krankheit, Tod, Verlust, Ohnmacht, Ausgrenzung und Stigmatisierung) und die Erkenntnis, diesen multiplen Anforderungen (auf individueller Ebene) nicht gewachsen zu sein.

Schlüssel zur Bearbeitung individueller und gruppenbezogener (struktureller) Erfahrungen von Vulnerabilität scheint die dem Konzept der strukturellen Prävention (über die drei Präventionsebenen hinweg) eingeschriebene Einheit von Verhaltens- und Verhältnisprävention und von Prävention und Emanzipation zu sein, auf methodischer Seite flankiert durch die Unterstützung und Organisation der Selbsthilfe, die Stärkung der Lebensweisen, die Peer-Orientierung, die *harm reduction* usw. Dieses Konzept greift also genau die Anforderungen auf, die zur Minderung von personen- und gruppenbezogener Vulnerabilität geeignet sind und weiterhin geeignet sein werden.

Literatur

Antonovsky 1997
Antonovsky, A.: Salutogenese. Zur Entmystifizierung der Gesundheit. Tübingen: Dgtv-Verlag 1997

Appley/Trumbull 1986
Appley, M. H./Trumbull, R.: Development of the stress concept: In: Appley, M. H./Trumbull, R. (Hrsg.): Dynamics of stress. Physiological, psychological and social perspectives. New York: Plenum Press 1986, S. 3–18

Biechele u. a. 2001
Biechele, U./Reisbeck, G./Keupp, H.: Schwule Jugendliche: Ergebnisse zur Lebenssituation, sozialen und sexuellen Identität. Hannover: Niedersächsisches Ministerium für Frauen, Arbeit und Soziales o. J. (2001) [Anm. d. Red.: im Internet zu finden unter http://projekte.sozialnetz.de/homosexualitaet/medien/Niedersachsen_Schwule_Jugendliche.pdf; letzter Zugriff: 14.05.2010]

Bochow 2000
Bochow, M.: Das kürzere Ende des Regenbogens. HIV-Infektionsrisiken und soziale Ungleichheit bei schwulen Männern. Berlin: Ed. Sigma 2000

Bochow 2004
Bochow, M.: Junge schwule Türken in Deutschland: Biographische Brüche und Bewältigungsstrategien. In: LSVD Berlin-Brandenburg e. V. (Hrsg.): *Muslime unterm Regenbogen.* Berlin: Querverlag 2004, S. 168–188

Bochow 2005
Bochow, M.: Ich bin doch schwul und will es immer bleiben. Schwule Männer im dritten Lebensalter (Edition Waldschlösschen). Hamburg: MännerschwarmSkript Verlag 2005

Bochow/Wright/Lange 2004:
Bochow, M./Wright, M. T./Lange, M.: Schwule Männer und Aids: Risikomanagement in Zeiten der sozialen Normalisierung einer Infektionskrankheit (AIDS-FORUM DAH, Bd. 48). Berlin: Deutsche AIDS-Hilfe 2004

Boss 1998
Boss, N. (Hrsg.): Roche-Lexikon Medizin, München: Urban & Schwarzenberg 1998

Brown/Harris 1978
Brown, G. W./Harris, T.: Social Origins of depression. A study of psychiatric disorder in women. London: Tavistock 1978

Buba/Weiß 2003
Buba, H. P./Weiß, H.: Einsamkeit und soziale Isolation schwuler Männer. Grundlagenforschung zu Ursachen und Auswirkungen. Düsseldorf: Ministerium für Gesundheit, Soziales, Frauen und Familie des Landes Nordrhein-Westfalen 2003

Cromm 1994
Cromm, J.: Krankheit und Sterblichkeit in ihrer Entwicklung als gesellschaftliches Phänomen. In: Reimann, H./Müller, H.-P. (Hrsg.): *Probleme moderner Gesellschaften.* Opladen: Westdeutscher Verlag 1994, S. 79–97

Dannecker 2005
Dannecker, M.: Vom Nichtverschwinden des Coming-out. Vortrag im Waldschlösschen, Reinhausen, 11. Dezember 2005 (unveröffentlicht)

Dohrenwend 1986
Dohrenwend, B. P.: Note on a program of research on alternative social psychological models of Relationships between Life Stress and Psychopathology. In: Appley/Trumbull 1986, S. 283–293

Faltermeier 2005
Faltermaier, T.: Gesundheitspsychologie. Stuttgart: Kohlhammer 2005

Filip 1983
Filipp, S.-H.: Krisenprävention. In: Silbereisen, R. K./Montada, L. (Hrsg.): *Entwicklungspsychologie.* München u. a.: Urban & Schwarzenberg 1983, S. 220–230

Firdion/Verdier 2003
Firdion, J.-M./Verdier, E.: Homosexualité et suicide. Études, témoignages & analyse. Béziers: H&O Editions 2003

Franzkowiak 2003a
Franzkowiak, P.: Belastung und Bewältigung/ Stress-Bewältigungs-Perspektive. In: BZgA (Hrsg.): *Leitbegriffe der Gesundheitsförderung.* Schwabenheim a. d. Selz: Peter Sabo 2003, S. 18–21

Franzkowiak 2003b
Franzkowiak, P.: Gesundheits- und Krankheitsverhalten. In: BZgA (Hrsg.): *Leitbegriffe der Gesundheitsförderung.* Schwabenheim a. d. Selz: Peter Sabo 2003, S. 119–121

Geyer 1999
Geyer, S.: Macht Unglück krank? Lebenskrisen und die Entwicklung von Krankheiten. Weinheim/München: Juventa Verlag 1999

Geyer 2001
Geyer, S.: Belastende Lebensereignisse und soziale Unterstützung. In: Milek, A./Bloomfield, K. (Hrsg.): *Sozialepidemiologie. Eine Einführung in die Grundlagen, Ergebnisse und Umsetzungsmöglichkeiten.* Weinheim/München: Juventa Verlag 2001, S. 207–218

Gupta 2002
Gupta, G. R.: How men's power over women fuels the HIV. In: *British Medical Journal*, 2002, S. 183–184

Härtel 1997
Härtel, U.: Medizinsoziologie und Public Health. In: Weitkunat, R./Haisch, J./Kessler, M. (Hrsg.): *Public-Health und Gesundheitspsychologie.* Bern: Hans Huber Verlag 1997, S. 41–51

Häußermann/Siebel 1996
Häußermann, H./Siebel, W.: Soziologie des Wohnens. Weinheim/München: Juventa 1996

Hauschild 1998
Hauschild, H. P.: Noch zehn Jahre strukturelle Prävention? In: DAH (Hrsg.): *Strukturelle Prävention. Ansichten zum Konzept der Deutschen Aids-Hilfe* (Aids-Forum DAH, Bd. XXXIII). Berlin: Deutsche AIDS-Hilfe 1998, S. 65–70

Hense 1997
Hense, H.-W.: Herz-Kreislauf-Krankheiten. In: Weitkunat, R./Haisch, J./Kessler, M. (Hrsg.): *Public-Health und Gesundheitspsychologie.* Bern: Hans Huber Verlag 1997, S. 264–274

Hurrelmann 1994
Hurrelmann, K.: Sozialisation und Gesundheit: somatische, psychische und soziale Risikofaktoren im Lebenslauf. Weinheim: Juventa 1994

Hurrelmann 2003
Hurrelmann, K.: Gesundheitssoziologie. Weinheim: Juventa 2003

Hurrelmann 2004
Hurrelmann, K.: Lebensphase Jugend. Weinheim: Juventa 2004

Hurrelmann/Franzkowiak 2003
Hurrelmann, K./Franzkowiak, P.: Gesundheit. In: BZgA (Hrsg.): *Leitbegriffe der Gesundheitsförderung.* Schwabenheim a. d. Selz: Peter Sabo 2003, S. 52–55

Hurrelmann/Laaser/Razum 1998
Hurrelmann, K./Laaser, U./Razum, O. (Hrsg.): Handbuch Gesundheitswissenschaften. Weinheim: Juventa 1998

Hurrelmann/Klotz/Haisch 2004
Hurrelmann, K./Klotz, T./Haisch, J.: Lehrbuch Prävention und Gesundheitsförderung. Bern: Hans Huber 2004

Hutter/Koch-Burghardt/Lautmann 2000
Hutter, H./Koch-Burghardt, V./Lautmann, R.: Ausgrenzung macht krank. Homosexuellen-Feindschaft und HIV-Infektionen. Opladen: Westdeutscher Verlag 2000

Jahoda/Lazarsfeld/Zeisel 1975
Jahoda, M./Lazarsfeld, P. F./Zeisel, H.: Die Arbeitslosen von Marienthal. Ein soziographischer Versuch. Frankfurt/M.: Suhrkamp 1975

Jeffrey 1997
Jeffrey, W. J.: Risikoverhalten und Gesundheit: Individuelle und populationsbezogene Perspektive. In: Weitkunat, R./Haisch, J./Kessler, M. (Hrsg.): *Public-Health und Gesundheitspsychologie.* Bern: Hans Huber Verlag 1997, S. 126–137

Jerusalem 1990
Jerusalem, M.: Persönliche Ressourcen, Vulnerabilität und Stresserleben. Göttingen u. a.: Hogrefe 1990

Kessler Bodiang/Okullo 2002
Kessler Bodiang, C./Okullo, J.: HIV-Prävention bei afrikanischen Migrantinnen und Migranten. In: *AIDS INFOTHEK* 3/2002

Lorenz 2005
Lorenz, R.: Salutogenese. 2., durchgesehene Auflage. München: Ernst Reinhardt 2005

Mittag 1998
Mittag, O.: Gesundheitliche Schutzfaktoren. In: Amann, G./Wipplinger, R. (Hrsg.): *Gesundheitsförderung. Ein multidimensionales Tätigkeitsfeld.* Tübingen Dgvt 1998, S. 177–192

Meyer 2003
Meyer, I. H.: Prejudice, social stress, and mental health in lesbian, gay, and bisexual populations: conceptual issues and research evidence. In: *Pychological bulletin*, September 2003

Naidoo/Wills 2003
Naidoo, J./Wills, J.: Lehrbuch der Gesundheitsförderung. Hrsg. von der Bundeszentrale für gesundheitliche Aufklärung (BZgA), Köln. Gamburg: Conrad-Verlag 2003

Programmkommission der DAH 2005
Programmkommission der Deutschen AIDS-Hilfe e. V.: Wir übernehmen Verantwortung – auch in Zukunft. Positionen der Deutschen AIDS-Hilfe e. V. Berlin: DAH 2005

Rosenbrock 2004
Rosenbrock, R.: Primäre Prävention zur Verminderung sozialer Ungleichheit von Gesundheitschancen – Problemskizze und ein Politikvorschlag zur Umsetzung des § 20 Abs. 1 SGB V durch die GKV. In: Rosenbrock, R./Bellwinkel, M./Schröer, A. (Hrsg.): *Primärprävention im Kontext sozialer Ungleichheit.* Bremerhaven: Wirtschaftsverlag NW 2004, S. 7–149

Rosenbrock 2005
Rosenbrock, R.: Primärprävention für sozial Benachteiligte. In: Geene, R./Steinkühler, J. (Hrsg.): *Strategien und Erfahrungen. Mehr Gesundheit für alle.* Bremerhaven: Wirtschaftsverlag NW 2005, S. 25–42

Sander 2006
Sander, D.: „Man kann's therapieren, aber man wird's nie los – Kontexte von HIV-Infektionen bei jüngeren schwulen Männern in Deutschland (AIDS-FORUM DAH, Bd. 50). Berlin: DAH 2006

Schulte u. a. 2000
Schulte, E./Claes, C./Körner, T./Graf von der Schulenburg, J.-M./Schmidt, R. E./Stoll, M.: Defizite der sozioökonomischen und psychosozialen Unterstützung HIV-positiver Frauen. In: *Gesundheitswesen*, H. 62, 2000, S. 391–399

Schulze/Fegert 2004
Schulze, U. M. E./Fegert, J. M.: Prävention in der Kinder- und Jugendpsychiatrie. In: Hurrelmann, K./Klotz, Th./Haisch, J. (Hrsg.): *Lehrbuch Prävention und Gesundheitsförderung.* Bern: Hans Huber 2004, S. 223–232

Schwarzer 1996
Schwarzer, R.: Psychologie des Gesundheitsverhaltens. 2., überarb. u. erw. Aufl. Göttingen u. a.: Hogrefe 1996

Schwenkmezger 1997
Schwenkmezger, P.: Interaktionistische Konzepte personaler Dispositionen in der Gesundheitspsychologie. In: Weitkunat, R./Haisch, J./Kessler, M. (Hrsg.): *Public-Health und Gesundheitspsychologie.* Bern: Hans Huber Verlag 1997, S. 62–67

Siegrist 1995
Siegrist, J.: Medizinische Soziologie. München u. a.: Urban & Schwarzenberg 1995

Tölle 1999
Tölle, R.: Psychiatrie einschließlich Psychotherapie. Berlin: Springer 1999

UNAIDS 2006
UNAIDS: UNAIDS Policy Brief: HIV and Sex between men. UNAIDS: Ohne Ortsangabe (Genf) 2006 (Anm. d. Red.: Im Internet zu finden unter http://data.unaids.org/publications/irc-pub07/jc1269-policybrief-msm_en.pdf; letzter Abruf: 14.05. 2010)

Weilandt/Altenhofen 1997
Weilandt, C./Altenhofen, L.: Gesundheit und gesundheitliche Versorgung von Migranten. In: Weber, I. (Hrsg.): *Gesundheit sozialer Randgruppen.* Stuttgart: Enke 1997, S. 76–98

Wilkinson 2001
Wilkinson, R. G.: Kranke Gesellschaften. Soziales Gleichgewicht und Gesundheit. Wien: Springer 2001

Wipplinger/Amann 1998
Wipplinger, R./Amann, G.: Gesundheit und Gesundheitsförderung – Modelle, Ziele und Bereiche. In: Amann, G./Wipplinger, R. (Hrsg.): *Gesundheitsförderung. Ein multidimensionales Tätigkeitsfeld.* Tübingen: Dgvt 1998, S. 17–51

Wright 2005
Wright, M. T.: Die besondere Vulnerabilität homosexueller Männer aus unteren sozialen Schichten. Vortrag, gehalten auf dem Kongress „Armut und Gesundheit", Berlin, 18. November 2005 (unveröffentlicht)

Zubin/Spring 1977
Zubin, J./Spring, B.: Vulnerability – A New View of Schizophrenia. In: *Journal of Abnormal Psychology*, 86, 1977, H. 2, S. 103–126

Selbsthilfe und Patientenorientierung als Elemente der strukturellen Prävention[*]

Ursula Helms

Bei näherer Betrachtung des Begriffes *Patientenorientierung* im Kontext des Konzepts der strukturellen Prävention ergeben sich zunächst deutlich mehr Fragen als mögliche Antworten. Weder die Selbsthilfe- und Patientenorganisationen noch publizistisch oder wissenschaftlich tätige Autor(inn)en oder Leistungserbringer im Gesundheitssystem verwenden den Begriff einheitlich. Ich werde versuchen, mich der Patientenorientierung über die Bedeutung und die Ziele der Selbsthilfe zu nähern.

In ihrem Leitbild verweist die Deutsche AIDS-Hilfe auf ihre Wurzeln, die Selbsthilfe. Die Deutsche AIDS-Hilfe arbeite mit und für die Selbsthilfe und verstehe ihren Verband als Selbsthilfeorganisation. Individuelle und kollektive Selbsthilfe werde nach den Grundsätzen „So viel Selbsthilfe wie möglich, so viel Unterstützung wie nötig", „Selbstvertretung geht vor Stellvertretung" und „Respekt vor der Autonomie" initiiert, gefördert und unterstützt. Der konzeptionelle Ansatz der Deutschen AIDS-Hilfe sei der Ansatz der strukturellen Prävention im Sinne der Ottawa-Charta zur Gesundheitsförderung aus dem Jahr 1986. „Wir nehmen das Verhalten Einzelner ebenso in den Blick wie die Verhältnisse, in denen sie leben, und

* fertiggestellt 2008, durchgesehen 2010

nehmen darauf im Sinne unserer Ziele Einfluss, etwa durch Einwirken auf Strukturen, durch Antidiskriminierungs-, Emanzipations- und Menschenrechtsarbeit sowie durch Selbstwertstärkung, die Vermittlung von Werten und die Förderung von Kompetenzen."

Die Ottawa-Charta zur Gesundheitsförderung

Die erste internationale Konferenz der WHO zur Gesundheitsförderung im November 1986 in Ottawa hat nichts an Aktualität verloren – vielleicht auch, weil ihre Grundsatzerklärung, die Ottawa-Charta zur Gesundheitsförderung, bis heute nicht in allen Punkten berücksichtigt ist. Die Charta ist einfach, klar und durchaus in Handlungsschritte umzusetzen: Gesundheitsförderung wird als Prozess verstanden, der allen Menschen ein höheres Maß an Selbstbestimmung über ihre Gesundheit ermöglichen und sie damit zur Stärkung ihrer Gesundheit befähigen soll. Die Verantwortung für Gesundheitsförderung liege nicht nur beim Gesundheitssektor allein, sondern bei allen Politikbereichen. Gesundheitsförderndes Handeln bemühe sich, so heißt es unter dem Stichwort „Enable" („Befähigen und Ermöglichen"), soziale Unterschiede des Gesundheitszustandes zu verringern sowie gleiche Möglichkeiten und Voraussetzungen zu schaffen, damit alle Menschen befähigt werden, ihr größtmögliches Gesundheitspotenzial zu verwirklichen; dies umfasse den Zugang zu allen wesentlichen Informationen, die Entfaltung von praktischen Fertigkeiten und die Möglichkeit, selbst Entscheidungen in Bezug auf die persönliche Gesundheit zu treffen. Unter dem Stichwort „Develop Personal Skills" („Persönliche Kompetenzen entwickeln") schließlich heißt es, Gesundheitsförderung unterstütze die Entwicklung von Persönlichkeit und sozialen Fähigkeiten durch Information, gesundheitsbezogene Bildung sowie die Verbesserung sozialer Kompetenzen und lebenspraktischer Fertigkeiten.

Unter dem Stichwort „Reorient Health Services" („Die Gesundheitsdienste neuorientieren") finden sich in der Ottawa-Charta auch Hinweise für die konzeptionelle Ausrichtung der Leistungserbringer im System der gesundheitlichen Versorgung: „Die Gesundheitsdienste müssen dabei eine Haltung einnehmen, die feinfühlig und respektvoll die unterschiedlichen kulturellen Bedürfnisse anerkennt. [...] Ziel dieser Bemühungen soll ein Wandel der Einstellungen und der Organisationsformen sein, die eine Orientierung auf die Bedürfnisse des Menschen als ganzheitliche Persönlichkeit ermöglichen" (WHO 1986). Greift man Formulierungen aus der Ottawa-Charta auf, könnte der hier zur Diskussion stehende Begriff Patientenorientierung mit „feinfühlige und respektvolle Haltung", „Anerkennung der unterschiedlichen kulturellen Bedürfnisse" und „Wandel der Einstellungen und der Organisationsformen, sodass sie eine Orientierung auf die Bedürfnisse des Menschen als ganzheitliche Persönlichkeit ermöglichen" umschrieben werden.

Reformen des Gesundheitssystems und Patientenorientierung

Doch wie ist es um die in der Ottawa-Charta geforderte Patientenorientierung tatsächlich bestellt? Zu hoffen ist, dass die legendäre Bezeichnung von Patient(inn)en als „die Niere" oder „das Bein" der Vergangenheit angehört. Ob damit aber zugleich auch ein respektvoller Umgang mit kranken Menschen selbstverständlich geworden ist, bleibt freilich zu bezweifeln. Auch die Organisation der Leistungserbringer im gesundheitlichen Versorgungssystem im Sinne der Ottawa-Charta steht wohl noch aus. Die „Gesundheitsreformen" der letzten Jahre bestanden im Wesentlichen aus Maßnahmen zur Kostendämpfung, die eine Orientierung auf die Bedürfnisse des Menschen – hier: der Patient(inn)en – eher erschweren. Zu nennen sind etwa die „Diagnosis Related Groups" (DRGs), die seit dem Jahr 2000 Abrechnungsgrundlage für Krankenhäuser sind, oder der 1977 mit dem Krankenversicherungs-Kostendämpfungsgesetz (KVKG) eingeführte Einheitliche Bewertungsmaßstab (EBM), nach dem vertragsärztlich erbrachte ambulante Leistungen der gesetzlichen Krankenversicherung abgerechnet werden. Und selbst dort, wo Reformen qualitative Aspekte der Versorgung aufgegriffen haben, bleibt abzuwarten, ob sie tatsächlich zu einer tragfähigen und gesundheitsförderlichen Patientenorientierung führen werden. Als Beispiel sei hier der mit der Gesundheitsreform 2007 eingeführte Anspruch der Versicherten auf ein Versorgungsmanagement beim Übergang zwischen verschiedenen Versorgungsbereichen (§ 11 Abs. 4 SGB V) genannt, das den Übergang vom Krankenhaus in eine sachgerechte Anschlussversorgung verbessern soll. Zwar ist zu begrüßen, dass der Gesetzgeber eine Anspruchsgrundlage schafft, ob aber ein „Versorgungsmanagement" tatsächlich zu mehr Patientenorientierung im Sinne der Ottawa-Charta führt, sei dahingestellt.

Selbsthilfebewegung und Patientenorientierung

In den Handlungsempfehlungen für die Zukunft der Selbsthilfe, die sie aus den Ergebnissen ihrer Umfrage „Perspektiven und neuere Entwicklungen in der gesundheitsbezogenen Selbsthilfe" ableiten (Bobzien/Hönigschmid/Stark 2002), machen die Autor(inn)en deutlich, dass das Thema „Patientenorientierung im Gesundheitswesen" maßgeblich durch die Selbsthilfebewegung mitbestimmt worden ist. Das von diesen Gruppen angesammelte Wissen könne gezielt zu einer qualitativen Weiterentwicklung der gesundheitlichen Versorgung genutzt werden, produktive Ansätze von Anerkennung und Wertschätzung könnten als „Modelle guter Praxis" dienen. Diese Modelle sollten auf ihre „Erfolgskriterien hin analysiert und ein verallgemeinerbarer Transfer systematisch vorangetrieben werden" (ebd.). Weiter regten die Forscher/innen an, dass die Bundesregierung zusammen mit den Krankenkassen ein Schwerpunktprogramm „Selbsthilfeforschung und Patientenorientierung" auflegen möge. Und tatsächlich haben im Jahr 2006 die Bundesministerien für Bildung und Forschung (BMBF), für Gesundheit (BMG) sowie für Arbeit und Soziales (BMAS), die Deutsche Rentenversicherung (DRV), die Spitzenverbände der gesetzlichen Krankenkassen (GKV) und der Verband der privaten Krankenversicherung (PKV) beschlossen, versorgungsnahe Forschung unter dem Leitthema „Chronische Krankheiten und Patientenorientierung" zu fördern und die auf diesem Gebiet bestehenden Forschungsdefizite abzubauen (BMBF u. a. 2006). Die beteiligten Institutionen begründen dies mit dem Ziel der Optimierung der Versorgungsgestaltung. Die Forschung solle den Akteuren des Gesundheitswesens zur „Orientierung über Qualität, Nutzen und Nachhaltigkeit" dienen. Im Fokus des Forschungsinteresses stehe dabei die „langfristige Wirksamkeit der Versorgungsleistungen durch Einbezug und aktive Beteiligung chronisch kranker Menschen in ihre Versorgung" (ebd.). Dieser Ansatz für eine Versorgungsforschung hebt die Bedeutung der Selbsthilfe für die Patientenorientierung im Gesundheitssystem deutlich hervor. In diesem Sinne haben auch die Autor(inn)en der oben zitierten Delphi-Umfrage „Perspektiven und neuere Entwicklungen in der gesundheitsbezogenen Selbsthilfe" votiert: „Mehr als bisher ist es notwendig, im Rahmen der geforderten Patientenorientierung Selbsthilfe als einzige legitime Vertreterin von Patienteninteressen in das Bewusstsein der Öffentlichkeit und Fachöffentlichkeit zu bringen" (Bobzien/Hönigschmid/Stark 2002).

Doch was genau ist „(die) Selbsthilfe", von der hier die Rede ist? Die Deutsche Arbeitsgemeinschaft Selbsthilfegruppen e. V. (DAG SHG) hat Selbsthilfegruppen als freiwillige Zusammenschlüsse von Menschen definiert, deren Aktivitäten sich auf die gemeinsame Bewältigung von Krankheiten, psychischen oder sozialen Problemen richten, von denen sie – entweder selbst oder als Angehörige – betroffen sind (DAG SHG 1987, 5). Ziel der Selbsthilfegruppe sei eine Veränderung der persönlichen Lebensumstände und ein Hineinwirken in das soziale und politische Umfeld. Diese Definition berücksichtigt sowohl die nach innen gerichtete wie die nach außen wirksame Aktivität von Selbsthilfegruppen und folgt damit dem wissenschaftlichen Ansatz des Mitbegründers der DAG SHG, Michael Lukas Moeller (Moeller 1978).

Bedeutung(en) von Selbsthilfegruppen

Mit seinem Buch „Selbsthilfegruppen – Selbstbehandlung und Selbsterkenntnis in eigenverantwortlichen Kleingruppen" hat Moeller die Arbeit in Selbsthilfegruppen wissenschaftlich aufgearbeitet. Moeller hebt drei Bedeutungen hervor: Selbsthilfegruppen als Identitätswerkstatt, als Medium der Gruppenselbstbehandlung und als politische Bewegung.

Identitätswerkstatt

Hierunter ist die alltägliche Bedeutung und Qualität der Selbsthilfegruppe zu verstehen, deren Mitglieder (im durchaus spirituellen Sinne) die Hoffnung auf die Kraft der Gruppe setzen. Wegen dieser großen Bedeutung für den Alltag können Selbsthilfegruppen den „haltgebenden Beziehungssystemen" *(support systems)* zugeordnet werden, die nach Moeller eine bedeutende Rolle für die Bewahrung der psychischen und psychosozialen Integrität des Individuums spielen. Alltägliche Bedeutung kann die Selbsthilfegruppe für ihre Mitglieder ebenso durch den mit ihr entstehenden neuen Bezugsort erlangen – die Gruppe wird „ergänzende Gemeinschaft" *(supplementary community)* und ermöglicht eine bessere Bewältigung individueller Probleme und Lebenslagen; wir beschreiben dies heute als „sorgende Netze."

Gruppenselbstbehandlung

Auch eine therapeutische Funktion weist Moeller den Selbsthilfegruppen zu, was er mit dem Begriff „Gruppenselbstbehandlung" beschreibt. Selbsthilfegruppen können in diesem Sinne verstanden werden als eine Form des sozialen Beistandes *(social assistance)*, als alternatives Versorgungssystem für Gruppen und (seelische) Probleme, die von der traditionellen Versorgung zu wenig beachtet werden, als Organisationen der Stigmatisierten, die bestrebt sind, die mit Sanktionen verbundene Abweichung von der Norm als einfache Unterschiedlichkeit bewusst zu machen, und schließlich als Gemeinschaften, die helfen, mit chronischen Erkrankungen fertig zu werden.

Soziale Bewegung

Die dritte, die politische Bedeutung ist nach Moeller Ausdruck des demokratischen Ideals und der Verbraucherpartizipation.

Wirkung(en) von Selbsthilfegruppen

Die Wirkung der Selbsthilfe ist von Kühner und Kollegen empirisch untersucht worden (Kühner u. a. 2006). Hierbei zeigte sich, dass Mitglieder von Selbsthilfegruppen im Vergleich zu Nichtmitgliedern ein umfangreicheres Wissen zu allen von den Forschern erhobenen Aspekten aufwiesen: „Es lässt sich annehmen, dass Mitglieder von Selbsthilfegruppen, über die gegenseitige psychosoziale Hilfestellung und emotionale Unterstützung hinaus, vom Informationsaustausch und Beratungsangebot profitieren, was sich in einem umfangreicheren Wissensstand der Teilnehmer über ihre Erkrankung und Präventionsaspekte im Vergleich zu Nichtteilnehmern niederschlägt" (ebd.). Da die Teilnahme an einer Selbsthilfegruppe aber nur von einem kleinen Teil der Patient(inn)en gewünscht werde, so die Autor(inn)en weiter, sollte die Vermittlung von Informationen über Präventionsthemen in der ärztlichen Nachsorge ein stärkeres Gewicht erhalten. Diese Studie benennt eine weitere wichtige Bedeutung von Selbsthilfegruppen: den Informationsaustausch. Information, Beratung und Aufklärung sind inzwischen wichtige Aufgaben der Selbsthilfebewegung – dies geht weit über den persönlichen Austausch (über Probleme, Therapiemöglichkeiten und Bewältigungsstrategien) aus der Betroffenenperspektive und auch die einzelne Selbsthilfegruppe hinaus.

Eine weitere Wirkung von Selbsthilfegruppen ist das bereits erwähnte Hineinwirken in das soziale und politische Umfeld: Selbsthilfegruppen entstehen überwiegend aufgrund eines erlebten, gefühlten oder erkannten Mangels im persönlichen Umfeld und/oder dem professionellen Versorgungssystem. Dem Wunsch nach Bearbeitung der eigenen Lebenslage folgt im Falle eines erkannten Mangels im Versorgungssystem das Bemühen der in der Selbsthilfe organisierten Patientinnen und Patienten um Beseitigung dieses Mangels.

Bedeutungen und Dimensionen von Patientenorientierung

Der Begriff Patientenorientierung wird oft im betriebswirtschaftlichen Sinne als Kundenorientierung oder auch im Sinne einer Suche nach „treuen Patienten" verstanden: Die Patient(inn)en von heute sind – nach mehr als drei Jahrzehnten Selbsthilfearbeit – kritischer, selbstbewusster und informierter, womit sich die Leistungserbringer im Gesundheitswesen (nicht zuletzt unter „Marketingaspekten") zunehmend auseinandersetzen müssen. Patientenorientierung wird vor diesem Hintergrund insbesondere als Qualitätsmerkmal gesehen, das Eingang in die unterschiedlichen Qualitätsmanagementsysteme findet. Doch wirklich verstanden ist die Komplexität tragfähiger Patientenorientierung bis heute nicht. Die Forderungen der organisierten Selbsthilfebewegung gehen über die – inzwischen durchaus selbstverständliche – Dienstleistungsorientierung hinaus. Die Patient(inn)en stellen Ansprüche an die Prozess- wie die Ergebnisqualität der medizinischen Versorgung und fordern Qualitätskriterien für jeden einzelnen Versorgungsprozess (zum Beispiel auch den Prozess der Entlassung aus einem Krankenhaus). Damit allein ist freilich nicht automatisch auch eine patienten- oder „kundenorientierte" Arbeitsweise sichergestellt. Erst wenn für jeden Prozess auch regelhaft die Wünsche, Bedürfnisse und Erwartungen der Patient(inn)en erfasst und in den unterschiedlichen therapeutischen Situationen berücksichtig werden, kann von Patientenorientierung im Versorgungsprozess gesprochen werden.

Patientenorientierung umfasst darüber hinaus auch den Anspruch auf sachgerechte und verständliche Informationen. In ihren Eckpunkten zur Stärkung der Patientenrechte vom November 2006 formuliert die AOK, dass nur aufgeklärte

Versicherte und Patienten, die um ihre Rechte und Pflichten wissen, selbstverantwortlich gemeinsam mit ihrem Arzt wichtige Entscheidungen für ihre Gesundheit treffen können (AOK 2006). Weiter heißt es in den Eckpunkten: „Patienten wünschen sich nicht nur qualifizierte Informationen über Behandlungsmöglichkeiten und -alternativen, sondern auch über die Qualität von Leistungserbringern wie Ärzten, Krankenhäusern und Pflegediensten" (ebd.). Informierte Patient(inn)en wollen, bestenfalls im Sinne eines „shared decision making" , Partner sowohl im Versorgungsprozess als auch bei der Qualitätsentwicklung sein. Das heißt, dass Patientinnen und Patienten nicht nur Zugang zu qualitätsgeprüften, unabhängigen Gesundheitsinformationen anstreben, sondern, ganz im Sinne der Forderungen der Selbsthilfebewegung seit den 1970er Jahren, selbst gestaltend mitwirken und Erfahrungswissen auch ins Informationsmanagement einbringen wollen.

Im Übrigen kann Patientenorientierung nicht abseits der Diskussion um Patientenrechte entwickelt werden. Eine starke Ausrichtung hin zu einer konsequenten Patientenorientierung haben die im Wiener Krankenanstaltengesetz von 1987 (Wr KAG 1987) formulierten umfassenden Patientenrechte:

§ 17 a des Wiener Krankenanstaltengesetz
Sicherung der Patientenrechte

(1) Der Rechtsträger der Krankenanstalt hat unter Beachtung des Anstaltszwecks und des Leistungsangebots vorzusorgen, dass die Rechte der Patienten in der Krankenanstalt beachtet werden und dass den Patienten die Wahrnehmung ihrer Rechte in der Krankenanstalt ermöglicht wird.

(2) Dies betrifft insbesondere folgende Patientenrechte:
  a) Recht auf rücksichtsvolle Behandlung;
  b) Recht auf ausreichende Wahrung der Privatsphäre, auch in Mehrbetträumen;
  c) Recht auf Vertraulichkeit;
  d) Recht auf fachgerechte und möglichst schmerzarme Behandlung und Pflege;
  e) Recht auf Aufklärung und umfassende Information über Behandlungsmöglichkeiten und Risiken;
  f) Recht auf Zustimmung zur Behandlung oder Verweigerung der Behandlung;
  g) Recht auf Einsicht in die Krankengeschichte bzw. auf Ausfertigung einer Kopie;
  h) Recht des Patienten oder einer Vertrauensperson auf medizinische Informationen durch einen zur selbständigen Berufsausübung berechtigten Arzt in möglichst verständlicher und schonungsvoller Art;
  i) Recht auf ausreichend Besuchs- und Kontaktmöglichkeiten mit der Außenwelt;
  j) Recht auf Kontakt mit Vertrauenspersonen auch außerhalb der Besuchszeiten im Fall nachhaltiger Verschlechterung des Gesundheitszustandes des Patienten;

k) Recht der zur stationären Versorgung aufgenommenen Kinder auf eine mög-
lichst kindergerechte Ausstattung der Krankenräume;
l) Recht auf religiöse Betreuung und psychische Unterstützung;
m) Recht auf vorzeitige Entlassung;
n) Recht auf Ausstellung eines Patientenbriefes;
o) Recht auf Einbringung von Anregungen und Beschwerden;
p) Recht auf Sterbebegleitung;
q) Recht auf würdevolles Sterben und Kontakt mit Vertrauenspersonen.

(3) Die Organisations- und Behandlungsabläufe in der Krankenanstalt sind nach den Bedürfnissen der Patienten auszurichten.

(4) Der Rechtsträger der Krankenanstalt hat dafür zu sorgen, dass die Patienten über ihre Rechte und deren Durchsetzung in der Krankenanstalt schriftlich informiert werden.

(5) In jeder Krankenanstalt ist den Patienten eine Person oder Stelle bekanntzugeben, die ihnen für Informationen, Anregungen oder Beschwerden zur Verfügung steht.

(6) Der Rechtsträger der Krankenanstalt hat die Patienten über die Wiener Pflege-, Patientinnen- und Patientenanwaltschaft zu informieren.

(7) Der Rechtsträger der Krankenanstalt hat dafür zu sorgen, dass die Patienten spätestens bei ihrer Aufnahme über das Leistungsangebot und die damit im Zusammenhang stehende Ausstattung der Krankenanstalt informiert werden.

In Deutschland dagegen fehlen ähnliche, umfassend formulierte Patientenrechte; eine 2003 vom Bundesgesundheitsministerium in Kooperation mit dem Bundesjustizministerium herausgegebene Broschüre zu den Patientenrechten in Deutschland ist wohl eher als Kompromiss zu verstehen (BMG/BMJ 2003). Anders als im Wiener Krankenanstaltengesetz können Patientenrechte bei uns daher nicht als Ausdruck einer ordnungspolitisch gewollten oder gar verordneten Patientenorientierung verstanden werden.

Die Diskussion um Patientenorientierung im Gesundheitswesen führt konsequent auch die Partizipationsdebatte der Selbsthilfebewegung weiter, die spätestens mit dem Gutachten des „Sachverständigenrates für die Konzertierte Aktion im Gesundheitswesen" aus dem Jahr 2000/2001 zu Fragen der Bedarfsgerechtigkeit und Wirtschaftlichkeit erneut aktuell wurde (SVR 2002). Damals stellte der Sachverständigenrat fest, dass es für die konkrete Einbindung der Patienten und Versicherten in die gesundheitspolitische Zielbildung an erprobten Partizipationsmodellen und entsprechend an Erkenntnissen fehle: „Die Beteiligung von

Nutzern bei der Erstellung von Gesundheitszielen sollte als Prozess verstanden werden, in dessen Verlauf der Partizipationsbegriff mit all seinen Aspekten erst eröffnend definiert wird, und in dem sich auch das Selbstverständnis von Nutzern im Gesundheitssystem verändern kann. Es ist damit zu rechnen, dass sich aus einer solchen Partizipation (nicht nur bei der Erstellung von Gesundheitszielen) neue Interessenkonstellationen zwischen den Akteuren des Gesundheitssystems ergeben, was einerseits zu erhöhtem Konfliktpotenzial, andererseits aber auch zu einer Neubestimmung der Rollen der Akteure führen kann" (ebd.).

Im Bericht der Enquete-Kommission zur Zukunft des Bürgerschaftlichen Engagements vom 3. Juni 2002 wird angeregt, die Rechtsposition der Adressaten des Gesundheitssystems zu stärken – mit dem Ziel einer „wirksamen Sondierung von Fehlorientierungen und -behandlungen und zur Materialisierung von Ansprüchen auf bestimmte Qualitäten und Standards"; nötig sei zudem die „Stärkung der Rolle von Patienten-Selbsthilfeorganisationen, Konsumentenvertretungen im Gesundheitswesen sowie von Beteiligungsstrategien und Modellen, die zur Mitarbeit einladen" (Enquete-Kommission des Deutschen Bundestages 2002, 249 f.). Es gelte, so der Bericht weiter, bürgerschaftliches Engagement als Element des Leitbilds vom Patienten als Partner und als kompetenter Bürger sowie die Selbsthilfe im Gesundheitswesen weiter zu stärken. Darüber hinaus sei ein breit angelegter gesellschaftlicher Diskurs über das Gesundheitswesen zu führen.

Die hier skizzierten Handlungsempfehlungen haben durchaus ihren Niederschlag in der nachfolgenden Gesetzgebung gefunden. So hat etwa das Gesetz zur Modernisierung der Gesetzlichen Krankenversicherung (GMG) in § 140 f. SGB V Mitberatungsrechte für Patientenvertreter/innen in verschiedenen untergesetzlichen Planungs- und Entscheidungsgremien des Gesundheitswesens geschaffen. Seit 2004 werden Selbsthilfevereinigungen und Patientenorganisationen auf der Grundlage von kodifizierten Beteiligungsrechten „mit beratend" zum Beispiel an den Beschlüssen des Gemeinsamen Bundesausschusses (G-BA) beteiligt, des obersten Beschlussgremiums der gemeinsamen Selbstverwaltung der Ärzte, Zahnärzte, Psychotherapeuten, Krankenhäuser und Krankenkassen.

Unbeschadet der dargestellten Fortschritte zählen „shared decision making", ausreichende Kommunikation, die Respektierung der individuellen Überzeugungen oder die Notwendigkeit der Erläuterung alternativer Behandlungswege – wichtige Forderungen der Selbsthilfebewegung – noch immer nicht zum Alltagshandeln. Die Frage nach (oder das Fehlen von) einer guten Zusammenarbeit zwischen den Akteuren im Gesundheitsversorgungssystem und den Patient(inn)-en – eben der Patientenorientierung des Systems – bleibt für kranke, vor allem chronisch kranke Menschen hoch aktuell.

Diesen Umstand berücksichtigt auch der oben beschriebene BMBF-Förderschwerpunkt „Chronische Krankheiten und Patientenorientierung": „Patientenorientierung im Bereich der Versorgung von chronisch kranken Menschen steht für eine doppelte Perspektive: Auf der einen Seite für die Ausrichtung der Versorgung (also der Versorgungssysteme, der Leistungserbringer und der Leistungen selbst) auf die individuellen Patientenbedürfnisse und -bedarfe. Auf der anderen Seite steht Patientenorientierung für Versorgungsstrukturen und -prozesse zur Unterstützung von Empowerment, Selbstmanagement und Selbstverantwortung der Betroffenen. Hierunter ist auch eine bedarfsgerechte Patienteninformation sowie die Arbeit der Selbsthilfe gefasst. Eine Stärkung der Patientenorientierung kann nur durch die Einbeziehung aller Beteiligten, die der Leistungs-/ Kostenträger, die der Leistungserbringer und die der Patienten, erreicht werden. Hierfür sind geeignete Implementationsstrategien zu entwickeln und zu evaluieren" (BMBF u. a. 2006). Ähnlich formuliert dies die Arbeitsgruppe „Patientenorientierung und Selbsthilfe" am Institut für Medizin-Soziologie des Universitätsklinikums Hamburg Eppendorf unter Leitung von Christopher Kofahl: Aus der Perspektive der Nutzer stehe Patientenorientierung für Empowerment und Autonomie, Mitsprache, Selbstverantwortung und Selbstmanagement, und diese Nutzerperspektive sei bei der Entwicklung von Handlungskonzepten zur Patientenorientierung dringend zu berücksichtigen (AG Patientenorientierung und Selbsthilfe).

Grundvoraussetzungen für die Implementierung der Patientenorientierung im Gesundheitssystem sind verstehende Kommunikation und gelingende Kooperation. Mit diesem Thema befasst sich zunehmend auch die Kassenärztliche Bundesvereinigung, etwa im Rahmen ihrer Tagung „Kooperationsnetzwerke im KV-System – Modelle guter Zusammenarbeit zwischen Ärzten und Patienten" am 6.11. 2007 in Berlin. Zur Frage nach einer guten Zusammenarbeit zwischen Ärzten und Patient(inn)en äußerte sich der Gesundheitswissenschaftler Rolf Rosenbrock auf dieser Tagung wie folgt: „Aus dem Untertanen soll – politisch gewollt – der aktive Sozialbürger werden. Die sinkende Akzeptanz gegenüber – in der Regel benevolentem – Paternalismus führt komplementär zu mehr Raum für Selbstverantwortung. Insgesamt steigende Ansprüche an Qualität und Passgenauigkeit von Waren und Dienstleistungen erstrecken sich zunehmend auch auf das Gesundheitswesen. Das Eindringen von Marktbeziehungen und kommerzieller Logik in die Krankenversicherung und Krankenversorgung verlangen zunehmend eigene Wahlentscheidungen vom Versicherten bzw. Nutzer bzw. Patienten. Die starke Zunahme von individuell zu erwerbenden Gesundheits-Waren und -Dienstleistungen (Arzneimittel, IGeL-Leistungen, Ernährung, Bewegung, Stressmanagement, Wellness, Esoterik) erfordert Marktübersicht. In modernen Therapiekonzepten (*evidence based medicine*; Leitlinien etc.) wächst dem Patienten zunehmend die Rolle des Mit-Beratens und Mit-Entscheidens in der Kuration zu (Co-Produzent)" (Rosenbrock 2007).

Die Klassifizierung von Patientinnen und Patienten als Co-Produzenten im Prozess der gesundheitlichen Versorgung führt zu einem weiteren Diskussionsfeld im Umfeld der Themen Gesundheitsversorgung und Prävention: Patientinnen und Patienten wird zunehmend eine sanktionsbewehrte Therapietreue (Compliance) und darüber hinaus auch die verpflichtende Teilnahme an Vorsorgemaßnahmen abverlangt. Ziel dieser Vorgaben des Gesetzgebers ist eine Stärkung der „Eigenverantwortung" (siehe hierzu den Beitrag von Bettina Schmidt in diesem Band, S. 57 ff.), im Ergebnis steht aber eher das „Eigenverschulden" im Fokus und weniger Empowerment und Autonomie, Mitsprache, Selbstverantwortung und Selbstmanagement im Sinne der oben beschriebenen Nutzerperspektive der Patientenorientierung.

Patientenorientierung ist ein Element der strukturellen Prävention

Patientenorientierung, so lässt sich als Fazit festhalten, ist untrennbar mit ausreichenden und sachgerechten Informationen und einer Stärkung der Patientenrechte verknüpft. Im gesundheitlichen Versorgungssystem kann sie nur mit der Weiterentwicklung des partizipativen Ansatzes wachsen. Bedingung ist, dass die Versorgungsstrukturen an den Patientenbedürfnissen und -bedarfen ausgerichtet werden und die Versorgungsprozesse darauf zielen, Empowerment, Selbstmanagement und Selbstverantwortung der Betroffenen zu unterstützen. Ist das erfolgreich umgesetzt, werden wir feststellen können, dass diese besondere Ausprägung von „Kundenorientierung" Patient(inn)en durchaus zu „Co-Produzent(inn)en" von Gesundheit werden lassen kann.

Literatur

AG Patientenorientierung und Selbsthilfe
Arbeitsgruppe Patientenorientierung und Selbsthilfe: „Patientenorientierung", unter http://www.uke.de/institute/medizin-soziologie/index_36782.php?id=-1_-1_-1&as_link=http%3A//www.uke.de/institute/medizin-soziologie/index_36782.php

AOK 2006
AOK: Souveräne Patienten als Partner im Gesundheitswesen. Die Eckpunkte der AOK zur Stärkung der Patientenrechte. Verabschiedet am 8.11. 2006 vom Verwaltungsrat des AOK-Bundesverbandes. Als PDF unter http://www.aok-bv.de/imperia/md/aokbv/politik/versicherte/aok_patientencharta.pdf

BMBF u. a. 2006
Bundesministerium für Bildung und Forschung, Bundesministerium für Gesundheit, Bundesministerium für Arbeit und Soziales, Deutsche Rentenversicherung Bund, Spitzenverbände der gesetzlichen Krankenkassen, Verband der privaten Krankenversicherung: Richtlinien zur Förderung der versorgungsnahen Forschung im Bereich „Chronische Krankheiten und Patientenorientierung" vom 27.06. 2006; im Internet unter http://www.bmbf.de/foerderungen/6297.php

BMG/BMJ 2003
Bundesministerium für Gesundheit und Soziale Sicherung/Bundesministerium der Justiz: Patientenrechte in Deutschland. Berlin 2003; im Internet unter http://www.bmj.bund.de/media/archive/226.pdf

Bobzien/Hönigschmid/Stark 2002
Bobzien, M./Hönigschmid, C./Stark, W.: Handlungsempfehlungen für die Zukunft der Selbsthilfe. Zusammenfassung der Ergebnisse und Konsequenzen der Delphi-Umfrage „Perspektiven und neuere Entwicklungen in der gesundheitsbezogenen Selbsthilfe". Essen/München: Bayerischer Forschungsverbund Public Health – Öffentliche Gesundheit/Org.Lab – Labor für Organisationsentwicklung, Universität Duisburg-Essen/Selbsthilfezentrum München/FÖSS e. V. – Verein zur Förderung der Selbsthilfe und Selbstorganisation 2002; im Internet unter http://www.kibis-nf.de/ki-cms/download/7.pdf?PHPSESSID=bf10c0b947c362ae13aa6184412c8a45

DAG SHG 1987
Deutsche Arbeitsgemeinschaft Selbsthilfegruppen (DAG SHG) e. V. (Hrsg.): Selbsthilfegruppen-Unterstützung. Ein Orientierungsrahmen. Gießen: DAG SHG 1987

Enquete-Kommission des Deutschen Bundestages 2002
Deutscher Bundestag, Enquete-Kommission „Zukunft des Bürgerschaftlichen Engagements": Bürgerschaftliches Engagement. Auf dem Weg in eine zukunftsfähige Bürgergesellschaft. Bericht (Schriftenreihe, Bd. 4.). Opladen: Leske und Budrich 2002

Kühner u. a. 2006
Kühner, S./Fietkau, R./Bruns, S./Vollarroel Gonzalez, D./Geyer, S.: Wissen Mitglieder von Selbsthilfegruppen mehr über Brustkrebs? Wissen zur Erkrankung, Behandlung und Prävention bei Patientinnen im Vergleich. In: *Psychother Psych Med*, 2006, 56, 432 ff.

Moeller 1978
Moeller, M. L.: Selbsthilfegruppen – Selbstbehandlung und Selbsterkenntnis in eigenverantwortlichen Kleingruppen. Reinbek: Rowohlt 1978

Rosenbrock 2007
Rosenbrock, R.: Mehr Kooperation mit Patienten. Vortrag, gehalten bei der Veranstaltung „Kooperationsnetzwerke im KV-System – Modelle guter Zusammenarbeit zwischen Ärzten und Patienten" der Kassenärztlichen Bundesvereinigung am 6.11. 2007; im Internet unter http://www.kbv.de/presse/11231.html

SVR 2002
Sachverständigenrat für die Konzertierte Aktion im Gesundheitswesen: Bedarfsgerechtigkeit und Wirtschaftlichkeit; Gutachten 2000/2001; Kurzfassung, Band I: Zielbildung, Prävention, Nutzerorientierung und Partizipation. Baden-Baden: Nomos 2002 (zusammen mit Band II im Internet unter http://www.svr-gesundheit.de/Gutachten/Gutachto0/kurzf-deoo.pdf abrufbar)

WHO 1986
WHO: Ottawa-Charta zur Gesundheitsförderung, verabschiedet am 21. Nov. 1986 im Rahmen der 1. Internationalen Konferenz zur Gesundheitsförderung (auf zahlreichen Seiten im Internet als PDF-Datei abrufbar, z. B. unter http://www.euro.who.int/aboutwho/policy/20010827_2?language=german; die englische Originalfassung Ottawa Charter for Health Promotion steht unter http://www.euro.who.int/aboutwho/policy/20010827_2 zur Verfügung).

Wr KAG 1987
Wiener Krankenanstaltengesetz 1987 (Wr–KAG-1987), im Internet z. B. unter http://www.pflegerecht.at/Druck/Versionen-Organisationsrecht/Versionen-Krankenanstalten/Druckversion-Wiener-KAG.pdf abrufbar.

Pflege und Rehabilitation als Komponenten struktureller Prävention[*]

Michael Ewers

Hintergrund und Fragestellung

Das für die Deutsche AIDS-Hilfe e.V. (DAH) und ihre Mitgliedsorganisationen handlungsleitende Konzept der Strukturellen Prävention wurde weder im sprichwörtlichen wissenschaftlichen Elfenbeinturm aus zeitlosen theoretischen Konstrukten abgeleitet, noch über den Weg empirischer Feldforschung und anschließender theoretischer Reflexion induktiv entwickelt. Vielmehr ist es in den Anfangsjahren der Aids-Krise – geprägt durch alltägliche Erfahrungen, politische Debatten und internationalen Gedankenaustausch – quasi aus der Not heraus erwachsen (DAH 1998; Aretz 1998; Hauschild 1998; Rosenbrock 1993). Insofern im besten Wortsinn erfahrungsgesättigt wurde das Präventionskonzept im weiteren Verlauf durch die Aufnahme der mit der Ottawa Charta der Weltgesundheitsorganisation (WHO 1986/1987) mehr oder weniger zeitgleich gesetzten Impulse konzeptionell angereichert und an gesundheitswissenschaftliche und gesundheitspolitische Diskurse anschlussfähig gemacht. Zugleich wurde es dem sich verändernden Erscheinungsbild der Immunschwächekrankheit und dem damit

---

[*] *fertiggestellt 2008, durchgesehen 2010*

einhergehenden Anforderungswandel immer wieder aufs Neue angepasst. Das Konzept der Strukturellen Prävention bewährte sich bei der anfänglichen Abwehr von reaktionären Marginalisierungstendenzen gegenüber Menschen mit HIV und Aids ebenso, wie es die im Zeitverlauf notwendig werdende Inklusion weiterer Personengruppen in die „Allianz der Schmuddelkinder" (Hauschild 1998) ermöglichte. Letztlich überdauerte es auch die sich in den 1990er-Jahren abzeichnende „Normalisierung von Aids" (Rosenbrock/Schaeffer 2002) und den dadurch bewirkten Verlust an öffentlicher Aufmerksamkeit für die mit der Infektionskrankheit einhergehenden Gesundheitsrisiken und die davon (un-)mittelbar betroffenen Menschen. Halten wir fest: Das Konzept der Strukturellen Prävention hat sich bislang als hinreichend robust und belastbar sowie flexibel und anpassungsfähig erwiesen, um all diesen und voraussichtlich auch künftigen Herausforderungen gewachsen zu sein.

Diese generelle Einschätzung gilt auch, wenn es um die Auseinandersetzung mit der Pflege und Rehabilitation von Menschen mit HIV/Aids geht – so die diesem Beitrag zugrunde liegende These. Aus einem pflege- und gesundheitswissenschaftlichen Blickwinkel heraus wird darin der Frage nachgegangen, wie sich Pflege und Rehabilitation in das Konzept der Strukturellen Prävention einfügen, wie dieses Konzept im Gegenzug die Pflege und Rehabilitation von Menschen mit HIV/Aids beeinflusst hat und welche Erkenntnisse daraus für die Zukunft gewonnen werden können. Zur Beantwortung dieser Fragestellung richtet sich der Blick im Anschluss an eine definitorische und theoretische Einordnung zunächst zurück, und zwar auf die Anfänge der Pflege in und durch Aidshilfe oder ihr nahe stehende Organisationen Ende der 1980er-Jahre. Sodann werden die sich seit Mitte der 1990er-Jahre beschleunigenden Wandlungs- und Restaurationsprozesse dargelegt und einige aktuelle Herausforderungen im Kontext von Pflege und Rehabilitation angesprochen. Einige Schlussfolgerungen aus der Betrachtung und ein abschließendes Fazit runden diesen Beitrag ab.

Definition und Einordnung

Strukturelle Prävention[1] ist dadurch charakterisiert, dass sie die beiden Interventionsebenen – Verhaltens- und Verhältnisprävention – sowie die drei Interventionstypen bzw. -phasen – Primär-, Sekundär- und Tertiärprävention[2] – konzeptionell und praktisch untrennbar miteinander verbindet. Das Konzept

---

1 Weil es sich bei der Strukturellen Prävention um ein eher naturwüchsiges Konzept handelt, wird dieser Begriff in der Literatur gelegentlich auch abweichend verwendet. Beispielsweise versteht Siegrist (1995, 169) unter „struktureller Prävention" in erster Linie im Kontext von primärer Krankheitsprävention vorgesehene gesetzliche Maßnahmen (z. B. Rauchverbote) oder organisatorische Maßnahmen (z. B. Änderung des Kantinenessens). Diese strukturellen Maßnahmen grenzt er von gruppen- oder individuenzentrierten Maßnahmen ab (z. B. Gesundheitserziehung, Gesundheitsberatung).
2 Zur Verwendung der Terminologie sowie zu der Logik der einzelnen Ebenen, Typen und Phasen der Prävention siehe ausführlich Rosenbrock/Gerlinger (2004, 57–88) sowie Hurrelmann u. a. (2004).

ist emanzipatorisch ausgerichtet und folgt in Übereinstimmung mit der Ottawa Charta (WHO 1986/1987) dem salutogenetischen Denkmodell (Antonovsky 1997). Diskursive Aushandlung und Entscheidungsfindung sowie Lebensweltorientierung, Emanzipation und Empowerment gelten auf allen Handlungs- und Entscheidungsebenen als Leitmaximen. Strukturelle Prävention beschränkt sich nicht allein darauf, Belastungen zu senken und Krankheitsrisiken zu minimieren, eine Verschlechterung des Gesundheitszustandes zu verhindern und Gesundheit zu erhalten. Bemühungen um Früherkennung und – sofern möglich – Frühbehandlung bei eingetretener HIV-Infektion sind darin ebenso eingeschlossen wie Maßnahmen, die dazu beitragen sollen, die Folgen bereits eingetretener Erkrankungen oder Gesundheitsprobleme zu bewältigen und zu minimieren. Eine bedarfsgerechte und konsequent patientenorientierte Behandlung, Rehabilitation und Pflege zu sichern und – trotz eingeschränkter Gesundheit, episodischer oder dauerhafter Behinderung – ein hohes Maß an Lebensqualität und Selbstbestimmung zu ermöglichen, waren und sind ebenfalls Zielsetzungen der organisierten Selbsthilfe und ein unverzichtbarer Bestandteil ihres Präventionskonzeptes (DAH 1998).

Die Begriffe „Behandlung", „Rehabilitation" und „Pflege" sind im Zusammenhang mit der Strukturellen Prävention klärungsbedürftig, werden sie im Alltag doch häufig verkürzt und nicht eben selten missverständlich verwendet:

Der Begriff „Behandlung" (engl.: „treatment") steht für die von Ärzten oftmals in Kooperation mit anderen Gesundheitsberufen (z.B. Pharmazeuten, Pflegenden, Physio- und Ergotherapeuten) ausgeführten diagnostischen und therapeutischen Aktivitäten, die im Krankheitsfall oder nach einem Unfall die Wiederherstellung der bestmöglichen Gesundheit zu erreichen suchen. Diagnostisches und therapeutisches Handeln zielen primär auf vollständige Heilung (Kuration, engl.: „cure"), können sich aber – wo diese nicht möglich ist – auch auf die Linderung (Palliation) von Krankheitsfolgen beschränken. Von Bedeutung ist, dass Behandlung als ein Prozess der „Koproduktion von Gesundheit" verstanden und konstruiert wird, der gemeinsam von allen beteiligten Akteuren – einschließlich des Patienten und seines sozialen Umfeldes – in partnerschaftlicher Weise organisiert und gestaltet werden muss, um langfristig erfolgreich zu sein (exempl. Ortmann 2001).

Rehabilitation schließt Behandlung in dem zuvor skizzierten Sinne ein, geht über diesen Versorgungsauftrag aber hinaus. Der Begriff steht prinzipiell für alle Aktivitäten, die Menschen bei der Genesung nach einer (schweren) akuten Erkrankungsphase (Konvaleszenz) oder bei drohender oder bereits eingetretener körperlicher, geistiger oder seelischer Behinderung dabei unterstützen, vorhandene Funktions-, Leistungs- und Partizipationsfähigkeiten sowie ein hohes Maß an Selbstbestimmung und Teilhabe am Leben in der Gesellschaft zu realisieren. Als

Behinderung gelten[3] – verkürzt formuliert – individuelle Beeinträchtigungen, die umfänglich, vergleichsweise schwer und langfristig sind, wobei insbesondere die Abgrenzung zu chronischen Erkrankungen Schwierigkeiten bereitet. Tatsächlich wird der Begriff „Behinderung" in der sozialrechtlichen Praxis immer öfter auch auf chronisch kranke Menschen angewendet, sofern bei ihnen die zuvor genannten Voraussetzungen gegeben sind (Fuchs 2006). Dabei wird Wert darauf gelegt, den mit dem Begriff nach wie vor einhergehenden Stigmatisierungstendenzen entgegenzuwirken und den Fokus auf die von der Gesellschaft und ihren Institutionen zu leistenden Bemühungen um Integration und Partizipation der von anhaltender Krankheit oder Behinderung beeinträchtigten Menschen zu richten.

Der Begriff „Pflege" ist im Deutschen traditionell mehrdeutig und problematisch. Häufig wird er als Synonym für die „pflegerische Langzeitversorgung" (engl.: „long-term care") verwendet. Dabei handelt es sich um ein Segment des Versorgungssystems, das hierzulande in Gestalt von ambulanten oder (teil-)stationären Pflegeeinrichtungen zumeist als „Restversorgung" konzipiert und als Ende der Versorgungskette gedacht wird. Gemeinhin wird „Pflege" im Alltag mit vollständig kompensatorischen Handlungen, dauerhafter Abhängigkeit von Fremdhilfe, mit Verlust der Autonomie und mit „Verwahren und Verwalten" assoziiert. Pflege bildet in den Augen vieler Zeitgenossen somit den Gegenpol von „Vorbeugen und Verhüten" – sprich Prävention. Diese inzwischen als überholt geltende Sichtweise hat sich unter anderem auch in der Gestaltung der sozialrechtlichen Prämissen „Prävention vor Kuration" und „Rehabilitation vor Pflege" und der damit verbundenen Rangfolge in der Anwendung der Sozialgesetze niedergeschlagen, was im Versorgungsalltag – insbesondere bei der Versorgung chronisch kranker Menschen – mitunter erhebliche Probleme provoziert.

Der Begriff „Pflege" steht aber zugleich für eine Gesundheitsdisziplin (engl.: „nursing" oder „nursing care"), deren einzigartige Funktion darin besteht, „Individuen – gesund oder krank – bei der Wahrnehmung von solchen Aktivitäten zu unterstützen, die zur Gesundheit oder Wiedererlangung (oder zum friedlichen Sterben) beitragen und die sie selbst wahrnähmen, wenn sie hierzu über ausreichende Kräfte, Willen oder Kenntnisse verfügen würden. Dies hat auf eine Art und Weise zu geschehen, die dem Individuum hilft, seine Unabhängigkeit so schnell wie möglich wiederzuerlangen" (Henderson 1966, 36; eigene Übersetzung).

Diesem Selbstverständnis der Disziplin folgend, zählen die Förderung und Erhaltung von (bedingter) Gesundheit, die Verhütung von Krankheit wie auch die

---

3 Vgl. zur Diskussion über den Begriff „Behinderung" exempl. Metzler/Wacker (2005). Der Gesetzgeber definiert folgendermaßen: „Menschen sind behindert, wenn ihre körperliche Funktion, geistige Fähigkeit oder seelische Gesundheit mit hoher Wahrscheinlichkeit länger als sechs Monate von dem für das Lebensalter typischen Zustand abweichen und daher ihre Teilhabe am Leben in der Gesellschaft beeinträchtigt ist. Sie sind von Behinderung bedroht, wenn die Beeinträchtigung zu erwarten ist" (§ 2 I SGB IX). Es ist insbesondere die in dieser sozialrechtlichen Definition enthaltene zeitliche Festschreibung, die heute im Umgang mit chronischer Krankheit und der durch Wechselhaftigkeit und hohe Dynamik im Krankheitsverlauf verursachten „episodic disability" (Phillips u. a. [Hg.] 1998) Zu- und Einordnungsprobleme provoziert.

Rehabilitation ebenso zu den Aufgaben der Pflege wie die Mitwirkung an therapeutischen Maßnahmen, die direkte Unterstützung in Krankheitsfällen oder aber die umfassende Versorgung am Ende des Lebens. Schließlich übernimmt die Pflege auch Verantwortung für die ergebnisorientierte Planung, Organisation, Steuerung und Evaluation komplexer Versorgungssituationen. Dieses umfassende Aufgabenprofil, dem ein Paradigmenwechsel von der Krankheits- zur Gesundheitsorientierung, von der Anbieter- zur Nutzerorientierung sowie von der Prozess- zur Ergebnisorientierung zugrunde liegt, ist international bestimmend für die Identität der Pflege geworden (WHO 1995, Clark 1998). Nach und nach erfährt diese Sichtweise von Pflege als einer wissenschaftsbasierten Gesundheitsprofession mit einem breiten Spektrum an Interventionsmöglichkeiten – einschließlich gesundheitsförderlicher und präventiver – auch hierzulande mehr Aufmerksamkeit. Eine symbolische Vorwegnahme dessen ist etwa die Änderung der Berufsbezeichnung im Krankenpflegegesetz von 2003: Aus der „Krankenschwester" und dem „Krankenpfleger" wurden die „Gesundheits- und Krankenpflegerin" und der „Gesundheits- und Krankenpfleger" (Bartholomeyczik 2006).

Um Strukturelle Prävention nun in der vorgestellten Weise denken und auch praktisch anwenden zu können, muss zunächst das lange Zeit vorherrschende sequenzielle Verständnis von Gesundheitsversorgung überwunden werden, demzufolge Rehabilitation und Pflege zumeist erst dann zum Zuge kommen, wenn zuvor alle Möglichkeiten der (Primär-)Prävention und Kuration ausgeschöpft sind. Denn tatsächlich bewegen sich Menschen auf dem Gesundheits- und Krankheitskontinuum keineswegs nur in eine Richtung – insbesondere, wenn sie an einer der zunehmend dominierenden chronischen Erkrankungen leiden (vgl. Antonovsky 1997; Corbin/Strauss 2004). Dem Auf und Ab des Krankheitsverlaufes folgend, sind sie mal mehr, mal weniger gesund oder krank. An dem einen Tag sind pflegerische Alltagshilfen, dann wieder akutmedizinische Behandlung, spezifische Krankheitsprävention oder rehabilitative Unterstützung gefragt, zuweilen auch nichts von all dem oder alles zugleich. Dabei ist zu berücksichtigen, dass – dem salutogenetischen Denkmodell folgend – sowohl in symptomlosen Frühstadien, Phasen akuter Beeinträchtigungen und hoher Symptombelastung sowie dadurch ausgelöster episodischer Behinderung und selbst in Spätphasen chronischer Erkrankungen stets auch förderungswürdige Gesundheitspotenziale vorhanden sind, die es durch geeignete Maßnahmen zu erweitern und zu stabilisieren gilt. Gefordert ist folglich eine „gleichzeitige und gleichberechtigte Anwendung und Verzahnung" (Rosenbrock/Gerlinger 2004, 88) unterschiedlicher Interventionsansätze und -strategien, die Gesundheitsförderung, Prävention, Kuration, Rehabilitation und pflegerische Langzeitversorgung oder Palliative Care ebenso umfassen wie Maßnahmen zur Unterstützung von Selbsthilfe, Selbstorganisation und Selbstmanagement (vgl. Abb. 1 sowie Schwartz/Helou 2000, 135).

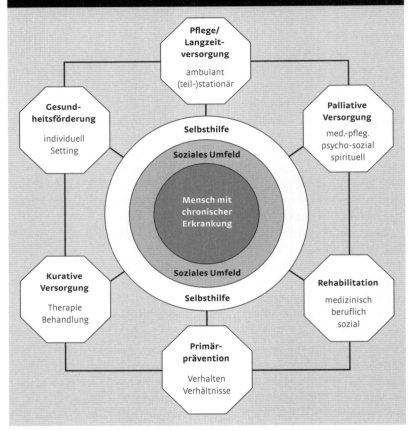

Abb. 1: Gleichzeitigkeit und Verzahnung verschiedener Interventionsformen bei chronischen Erkrankungen (in Anlehnung an Schwartz/Helou 2000, 135)

Schließlich gilt es auch im Kontext der Gesundheitsversorgung, die traditionell problem- und individuenzentrierte Perspektive zu überwinden. Stattdessen sind die Personen gemeinsam mit ihrem (un-)mittelbaren sozialen Umfeld als „unit of care" und als Zielpunkt jeglicher Interventionen zu betrachten und mit ihren individuellen und sozialen Ressourcen als gleichberechtigte Partner und verantwortliche Mitgestalter in das Versorgungsgeschehen einzubeziehen. Wird dieser Sichtweise gefolgt, muss stets auch die mittelbar bedrohte Gesundheit des sozialen Umfeldes bedacht und durch geeignete gesundheitsförderliche und/oder primär-, sekundär- und tertiärpräventive Interventionen geschützt werden (etwa durch Selbsthilfeförderung oder flankierende Angehörigenarbeit).

Pflege und Rehabilitation in das Konzept der Strukturellen Prävention definitorisch und theoretisch einzuordnen und eine gemeinsame Verständigungsbasis zu schaffen, war Intention der vorstehenden Ausführungen. Im Folgenden sollen – durchaus aus subjektiver Perspektive – mit wenigen Strichen die empirische Wirkungsgeschichte dieser beiden Handlungsfelder im Kontext der Aids-Selbsthilfe und ihres Präventionskonzeptes nachgezeichnet und einige für die weitere Auseinandersetzung mit Pflege und Rehabilitation als Komponenten Struktureller Prävention wichtige Einsichten herausgearbeitet werden.

Die 1980er-Jahre – Aufbruch und Experimente

Als unmittelbar lebensbedrohliche Infektionskrankheit mit unklarer Ätiologie, Genese und Prognose ging Aids Anfang der 1980er-Jahre mit einer weitreichenden Hilflosigkeit und einer daraus resultierenden Selbstverständniskrise der medizinischen Profession einher. In ihren Interventionsmöglichkeiten vorwiegend auf die symptomatische Behandlung der die Immunschwäche begleitenden opportunistischen Infektionen beschränkt, hatte sie dem zumeist binnen kurzer Zeit letalen Verlauf einer HIV-Infektion wenig entgegenzusetzen. „Der tiefe Glaube an die Machbarkeit von Gesundheit durch Medizin erlitt dadurch einen schweren Schlag, und zwar sowohl in der Bevölkerung als auch innerhalb der Professionen von Medizin und Krankenversorgung" (Rosenbrock u. a. 2002, 16). Diese Ausgangssituation war für den gesellschaftlichen Umgang mit Aids von entscheidender Bedeutung, ermöglichte sie es doch, bis dato kaum je in dieser Form praktizierte Präventionsstrategien und innovative Formen der Versorgung der von der Erkrankung betroffenen Menschen zu entwickeln und umzusetzen.

Erinnern wir uns: Der rasche biomedizinisch-technologische Erkenntniszuwachs und die beeindruckenden Fortschritte in der Entdeckung und Behandlung von Krankheiten haben die gesellschaftliche Position der Medizin gestärkt und ihr seit den 1950er-Jahren einen Alleinvertretungsanspruch über sämtliche Fragen von Gesundheit und Krankheit in der modernen Gesellschaft verschafft. Gesundheit wurde im Zuge dessen meist auf die Abwesenheit von Krankheit verkürzt, und im naturwissenschaftlich-technologischen Paradigma wurde der zentrale Lösungsansatz für aktuelle und künftige gesundheitliche Problemlagen gesehen. Soziale oder individuelle Dimensionen von Gesundheit und Krankheit wurden ausgeblendet und andere als biomedizinisch-technische Interventionsansätze nach und nach abgewertet oder aber im Sinne dieses Paradigmas instrumentalisiert – hinzuweisen ist in diesem Zusammenhang beispielsweise auf die am Risikofaktorenmodell orientierte Krankheitsprävention und paternalistische Formen der Gesundheitserziehung. Erst in den 1970er-Jahren rückte dieses Phänomen im Kontext eines allgemein gesellschaftskritischen Klimas in den Fokus der Aufmerksamkeit, um schließlich in den medizinkritischen Arbeiten von Illich (1977) oder McKeown (1982) sowie in den zu jener Zeit aufkeimenden Sozialbewegungen aufgenommen zu werden (Frieden, Umwelt, Frauen, Schwule und Lesben, Krüppel, vgl. Kern 2008). Diese hatten zumindest in Teilen der Bevölkerung ein Umdenken zur Folge, was sich sowohl im Umgang mit den Ärzten und den übrigen Instanzen des Gesundheitssystems wie auch in der Gestaltung und Ausrichtung von Präventionsprogrammen bemerkbar machte. In der Ottawa-Charta (WHO 1986/1987) fanden sich diese Entwicklungen und die zwischenzeitlich gewonnenen wissenschaftlichen und praktischen Erkenntnisse über eine positiv ausgerichtete Gesundheitsförderung konzeptionell verdichtet, was die rasche Rezeption und Verbreitung dieses Konzepts erklären mag. Zugleich dürften diese Entwicklungstendenzen auch das Konzept der Strukturellen Prävention und dessen Umsetzung beeinflusst haben, was insbesondere an der Gestaltung der primärpräventiven Interventionen abzulesen ist und deren beeindruckende Erfolgsgeschichte begründen mag. Doch weniger dies soll hier thematisiert werden (vgl. hierzu exemplarisch Rosenbrock u. a. 2002), vielmehr interessiert, welchen Einfluss die zuvor skizzierten Entwicklungen auf den Umgang mit bereits HIV-Infizierten oder den an der Immunschwächekrankheit Aids erkrankten Menschen hatten.

Weil es an geeigneten therapeutischen Handlungsoptionen fehlte, mussten die belastenden physischen, psychischen, sozialen und auch alltagspraktischen Auswirkungen der innerhalb kurzer Zeitspanne zum Tode führenden Immunschwächekrankheit in der Krankenversorgung auf andere Weise aufgefangen und beantwortet werden. Von politischer Seite wurde angesichts der Letalität der Erkrankung vorrangig auf *Lebensqualität* und *Patientenorientierung* gesetzt und einer vorwiegend ambulanten Versorgung von Menschen mit HIV/Aids die oberste Priorität eingeräumt. Zugleich ging es darum, weit verbreiteten Meidungstendenzen und unzureichenden Qualifikationen auf Seiten der Mitarbeiter von krankenversorgenden Einrichtungen entgegenzuwirken und eine Anpassung der etablierten Angebotsstrukturen an diese Patientengruppe und ihren spezifischen Versorgungsbedarf zu bewirken. „In erster Linie", so Rosenbrock u. a. (2002) diese politischen Diskurse resümierend, „sollte der Problematik der Erkrankten und nicht der Gesellschaft entsprochen werden" (ebd., 24).

Diesen Leitvorstellungen folgend, wurden zum einen der Ausbau der Selbsthilfe und der psychosozialen Unterstützung sowie deren Integration in das System der Krankenversorgung vorangetrieben. Ausdruck dessen waren etwa die aus heutiger Sicht selbstverständlich anmutenden, zu damaliger Zeit aber aufsehenerregenden Sprechstunden der Aids-Selbsthilfe auf den Infektionsabteilungen einiger Schwerpunktkrankenhäuser, die Freigabe von Besuchs- und Öffnungszeiten, ein offener, verhandlungsbereiter und zugewandter Umgangston zwischen dem Personal und den Patienten sowie zahlreiche andere Maßnahmen, die vorrangig der Förderung der Lebensqualität von Menschen mit HIV/Aids dienen sollten. Hinzu kam der flächendeckende Auf- und Ausbau von Stellen für psychosoziale Fachkräfte bei den regionalen Aidshilfen und anderen Trägern (z. B. kirchlichen Wohlfahrtsverbänden), die neben der Primärprävention und Testberatung auch der Begleitung von Menschen mit HIV/Aids und der Unterstützung der Selbsthilfe dienen sollten. All dies hatte zur Folge, dass bis dato minderbewertete Sozialberufe im Kontext der Krankenversorgung an Ansehen und Einfluss gewannen und – zumindest partiell – als gleichberechtigte Partner in das System der Krankenversorgung integriert wurden (vgl. Schaeffer 2002; 2002a, b, c; Ewers 2007).

Zum anderen rückten in dieser Zeit die alltägliche Versorgung der an Aids erkrankten und an den Folgen der Immunschwächekrankheit sterbenden Menschen und mit ihr die Berufsgruppe der Pflegenden ins Zentrum der Aufmerksamkeit. Tatsächlich galt Aids in internationalen Fachkreisen schon früh als „nursing disease" und damit als eine Krankheit, zu deren Bewältigung insbesondere die Pflege Nützliches beizutragen hat:

„Because AIDS is a chronic life-threatening illness that has no cure, it is essentially a nursing disease – that is, the essence is caring rather than curing."

(Fahrner 1988, 115)

Weil Heilung („cure") nicht möglich war, fiel der Pflege als „caring profession" eine besondere Verantwortung zu, der sie sich international auf kreative und engagierte Weise gestellt hat. Dabei konnte sie in vielen Ländern auf eine seit langem akademische Qualifizierung, auf etablierte Forschungs- und Praxiseinrichtungen, professionelle Interessenorganisationen sowie eine vergleichsweise hohe fachliche Reputation und gesellschaftliche Anerkennung zurückblicken. Nach einer anfänglichen Irritation wurden die mit HIV/Aids einhergehenden professionellen Herausforderungen praktisch wie auch wissenschaftlich couragiert angegangen. Ausdruck dessen sind unter anderem ein breiter Bestand an Erkenntnissen aus pflegewissenschaftlicher Forschung, zahllose Publikationen zum Thema (exempl. Fox u. a. 1990; Pratt 1991) wie auch bis zum heutigen Tag existierende und aktive Pflegefachverbände – etwa die American Association of Nurses in Aids Care (AANAC) in den USA und ihre kanadische Partnerorganisation (CANAC).[4]

In Deutschland stellte sich die Situation in den 1980er-Jahren anders dar. Hierzulande trafen HIV und Aids auf einen weitgehend unterentwickelten Versorgungsbereich und einen auf ärztliche Assistenzfunktionen, haushaltsnahe Tätigkeiten oder „Restversorgung" reduzierten vormodernen Gesundheitsberuf mit geringer Qualifikation und schwach ausgeprägter professioneller Autonomie. Sowohl in den Krankenhäusern wie insbesondere auch in den für diesen

---

4 *American Association of Nurses in Aids Care (AANAC): http://www.nursesinaidscare.org; Canadian Association of Nurses in Aids Care (CANAC): http://www.canac.org*

Zweck von politischer Seite bevorzugten ambulanten Pflegediensten konnten Menschen mit HIV/Aids keineswegs sicher sein, professionell aufgenommen und angemessen pflegerisch versorgt zu werden. Vielmehr mussten sie und ihre Angehörigen lange Zeit mit offenen Abwehrreaktionen und Meidungstendenzen oder subtilen Formen der Diskriminierung rechnen, die nicht zuletzt darauf zurückzuführen waren, dass die Patienten zumeist aus gesellschaftlichen Minderheiten stammten. Doch selbst in Fällen, in denen die Wertesysteme der Einrichtungen oder moralische Bedenken der Mitarbeiter gegenüber homosexuellen oder drogengebrauchenden Menschen eine geringere Rolle spielten, wurde eine patientenorientierte und bedarfsgerechte Pflege von Menschen mit HIV/Aids nicht selten durch Unkenntnis, Unerfahrenheit oder auch Infektionsängste vereitelt (Schaeffer 2002b).

Im Unterschied zum anglo-amerikanischen Ausland waren für die Auseinandersetzung mit der pflegerischen Versorgung von Menschen mit HIV/Aids und die Gründung von Aids-Spezialpflegediensten unter dem Dach der DAH anfänglich weniger professionelle Motive leitend. Vielmehr wollten einige schwule Krankenpfleger – unterstützt von solidarischen Mitstreiterinnen – primär der unerträglichen Situation ihrer Freunde begegnen, die alltägliche Ausgrenzung am Krankenbett vermeiden und ihnen einen würdigen Lebensabschluss möglichst im privaten häuslichen Umfeld ermöglichen. Zugleich wollten sie sich für den nicht unwahrscheinlichen Fall einer eigenen Infektion und Erkrankung – und damit in „Selbsthilfe" – ein tragfähiges und auf die eigenen Bedürfnisse und Präferenzen abgestimmtes Versorgungsangebot für Phasen schwerer Krankheit und das Lebensende schaffen. HIV e. V. (Hilfe, Information und Vermittlung), der erste aus dieser Bewegung hervorgegangene Pflegedienst, wurde 1987 in Berlin gegründet. Rasch entwickelten sich sowohl in Berlin wie auch in anderen westdeutschen Großstädten weitere Initiativen, die diesem Beispiel folgten und sich der pflegerischen Schwerstkrankenversorgung von Menschen mit HIV und Aids widmeten – entweder aus den regionalen Aidshilfen heraus oder aber in kritisch-solidarischer Opposition zu diesen (Weber 1992; Ewers/Schaeffer 2000; Schaeffer 2002b).

Ihre Existenz verdankten diese Einrichtungen einem politischen Klima großer Offenheit und Experimentierfreude, das auch auf den ersten Blick ungewöhnliche Entwicklungen zuließ. Ebenso wichtig war die Bereitstellung finanzieller Mittel durch das zu damaliger Zeit auf den Weg gebrachte Bundesmodellprogramm „Ausbau ambulanter Hilfen für an AIDS Erkrankte im Rahmen von Sozialstationen" (1987–1991). Erst diese Förderung ermöglichte es, das üblicherweise an den engen sozialrechtlichen Finanzierungsmöglichkeiten orientierte Angebot ambulanter Pflegedienste zu erweitern und die Vorstellungen von einer am Bedarf und an den Bedürfnissen von Menschen mit HIV/Aids orientierten Schwerstkrankenpflege in der Praxis zu erproben (Schaeffer 2002b; Ewers/Schaeffer 2000/2001).

Die neuartigen Pflegedienste entwickelten rasch eine spezifische Expertise in der patientenorientierten und prioritär ambulanten Versorgung schwerstkranker und sterbender Menschen (vgl. Ewers/Weicht 1995; Ewers 1998). Eines ihrer Markenzeichen war die konsequente Patientenorientierung und der Anspruch, sich in ihrem Handeln auf die spezifische Lebenswelt und Lebensweise der Hauptbetroffenengruppen auszurichten. Die Pflegedienste offerierten Leistungen, die andernorts unvorstellbar waren oder vehement zurückgewiesen wurden (etwa ambulante Infusionstherapien), integrierten (Wahl-)Familien und ehrenamtliche Helfer in das Versorgungsgeschehen, richteten sich bei der Leistungserbringung vornehmlich nach den individuellen Präferenzen ihrer Patienten und kooperierten eng mit den ärztlichen Schwerpunktpraxen und Schwerpunktkliniken (Ewers 2003). Zum Teil wurden Entwicklungen vorweggenommen, die heute unter Überschriften wie „Palliative Care" oder „Integrierte Versorgung" als neuartig und hochgradig innovativ diskutiert werden – wenn auch eher mit Blick auf andere Patientengruppen (z. B. Menschen mit Krebs oder Demenz). Ähnlich wie den Sozialberufen gelang es durch dieses Engagement auch den Pflegenden, ihren Einfluss- und Verantwortungsbereich auszudehnen und sich auf Augenhöhe mit den Ärzten als fach- und sachkundiger Partner im System der Krankenversorgung zu beweisen. Zugleich aber blieben sie in der Aids-Selbsthilfebewegung und in deren ideellen Leitvorstellungen verwurzelt.

Die 1990er-Jahre – Konsolidierung und Wandel

Nachdem Ende der 1980er-Jahre viel Energie für den Aufbau neuer pflegerischer Versorgungsangebote und deren schrittweise Professionalisierung aufgewendet wurde, gerieten die noch jungen Aids-Spezialpflegedienste bereits Ende 1991 mit dem Auslaufen der Modellförderung in eine ernst zu nehmende Existenzkrise. Auf Landesebene wurde um die Übernahme der innovativen Projekte in die Regelversorgung gestritten. Um die Verhandlungen zu flankieren und die Lobbyarbeit auf Bundesebene zu stärken, stellte die DAH 1992 zwei Pflegekoordinatoren ein – anfänglich finanziert aus Sponsorengeldern der Pharmaindustrie. Ende 1992 wurde dann ein Zusammenschluss der Aids-Spezialpflegedienste und der mit der Pflege befassten regionalen Aidshilfen gegründet – die „Arbeitsgemeinschaft Ambulante Versorgung in der Deutschen AIDS-Hilfe e. V. (AGAV)". Schließlich wurde im März 1993 das „Referat Pflege und Gesundheitswesen" in der Bundesgeschäftsstelle der DAH eingerichtet.

Mit Unterstützung des Pflegereferates konsolidierte sich die Arbeit an den Standorten, für die eine Anschlussfinanzierung durch die Länder oder Kommunen erreicht werden konnte. Die zuvor naturwüchsig entstandenen konzeptionellen Überlegungen zur Pflege und Versorgung von Menschen mit Aids wurden gesammelt und anschlussfähig aufbereitet (Ewers 1998). Nach außen wurde mit dem Brückenbau zu anderen mit der Pflege praktisch oder wissenschaftlich befassten Organisationen und Wohlfahrtsverbänden begonnen. Nach innen musste die Integration der Pflege in die Strukturen und konzeptionellen Leitvorstellungen der organisierten Aids-Selbsthilfe bewältigt werden. Die Frage nach dem eigenen Selbstverständnis zwischen Präventionsagentur, Selbsthilfeorganisation und Wohlfahrtsverband wurde auf allen Ebenen kontrovers diskutiert. Letztlich aber wurden die Pflegedienste und ihr spezifischer Beitrag zur Beantwortung der Aids-Krise als ein Baustein der Strukturellen Prävention anerkannt und in die vorhandenen Strukturen und konzeptionellen Überlegungen eingepasst.

1993/1994 begann das Pflegereferat der DAH damit, die von den Aids-Spezialpflegediensten erarbeiteten Erkenntnisse über eine konsequent patientenorientierte und prioritär ambulante Pflege durch die Schulung von Multiplikatoren breiter zu streuen. Zugleich wurden die Aktivitäten auf den (akut-)stationären Sektor erweitert, und man versuchte, flächendeckend Pflegende für die Belange von Menschen mit HIV/Aids zu sensibilisieren und für das Aufgabengebiet zu gewinnen. Die Pflege und Versorgung dieser Patienten sollten strukturell verbessert, Meidungstendenzen und Qualifikationsdefiziten sollte auf breiter Ebene begegnet und der auch in diesem Feld erkennbare Aufklärungs- und Präventionsbedarf systematisch beantwortet werden. Diesen Zielen diente auch das 1995 in der Verantwortung der DAH gestartete Modellprojekt „Förderung der Pflegebereitschaft bei schwerkranken und sterbenden Menschen am Beispiel der Aids-Erkrankten" (1. Phase 1995–1998), dem weitere öffentlich geförderte Modellprojekte mit unterschiedlichen inhaltlichen Akzentsetzungen folgen sollten (Ewers/Schaeffer 2000/2001; Weber 2004; Weber/Gekeler [Hg.]2005). Die von der Bundesregierung Anfang der 1990er-Jahre bereitgestellten Fördermittel dienten vorrangig dazu, die Einführung der Gesetzlichen Pflegeversicherung (SGB XI) im Jahr 1995 zu flankieren sowie die lange vernachlässigte Strukturentwicklung im Pflegebereich anzustoßen. Es bedurfte einiger Überzeugungsarbeit, bis es gelang, auch die Pflege und Versorgung von Menschen mit HIV/Aids in diese Bemühungen einzubeziehen.

Allerdings zeichneten sich zu dieser Zeit schon andere und grundlegendere Wandlungsprozesse ab, denn inzwischen war es dank intensiver medizinischer Forschung zu einer eindrucksvollen Erweiterung der Optionen in der medikamentösen Behandlung der HIV-Infektion gekommen. Bereits zu Beginn der 1990er-Jahre hatten sich Hoffnungen auf eine Behandelbarkeit der Immunschwächekrankheit verdichtet, spätestens seit der Internationalen Aids-Konferenz von Vancouver 1996 und der Einführung antiretroviraler Kombinationstherapien (Highly Active Antiretroviral Therapy = HAART) wurden sie Wirklichkeit. Das Erscheinungsbild von HIV und Aids und die Lebenssituation der davon betroffenen Menschen haben sich seit Einführung dieser Therapiekonzepte grundlegend gewandelt (vgl. Marcus/Starker 2006). Morbidität und Mortalität entwickelten sich rückläufig, die Überlebenserwartung bei symptomfreier wie auch symptomatischer HIV-Infektion stieg signifikant an und die individuelle Lebensqualität von Menschen mit HIV/Aids unter Kombinationstherapie konnte durch eine Anpassung der Medikamentenregime nachhaltig verbessert werden – zumindest in Ländern mit Zugang zu diesen aufwendigen und kostenintensiven Behandlungsoptionen.

Die Medizin verfügte wieder über weitreichende Zugriffs- und Handlungsmöglichkeiten, und die Diskussionen über einen möglichst frühzeitigen Beginn der medikamentösen Behandlung und damit auch Forderungen nach einer Änderung der Testpolitik wurden lauter (Rosenbrock 2002). Die damit eingeleitete Restauration der Medizin und ihrer einstigen Vormachtstellung führte aber auch zu einem abflauenden Interesse an zuvor eher partnerschaftlich angelegten Formen der Zusammenarbeit zwischen Ärzten und Pflegenden sowie den übrigen nichtmedizinischen Berufsgruppen. Die medizinische Sekundärprävention stand im Zentrum des öffentlichen Interesses und die erfolgreich praktizierten Ansätze der professionsübergreifenden Primär- und Tertiärprävention wurden – zumindest zeitweilig – auf die hinteren Plätze der Agenda verwiesen. Damit aber gerieten auch wichtige Lösungsansätze zur Bewältigung der mit (schwerer) chronischer Krankheit einhergehenden Herausforderungen aus dem Blickfeld der professionellen Akteure – etwa die Notwendigkeit zur Berücksichtigung lebensweltlicher Zusammenhänge bei der Umsetzung komplexer Medikamentenregime oder zur aktiven Einbindung der Patienten und ihres sozialen Umfeldes als Partner in das Versorgungsgeschehen. Die im Konzept der Strukturellen Prävention zentrale Verknüpfung unterschiedlicher Interventionsformen und -ebenen drohte ebenso vernachlässigt zu werden wie die damit verbundenen Ansprüche auf Emanzipation und Empowerment.

Es ist inzwischen ein Allgemeinplatz, dass sich HIV/Aids in den 1990er-Jahren von einer akut lebensbedrohlichen zu einer chronischen Erkrankung wandelte, die heute alle Merkmale derartiger Gesundheitsbeeinträchtigungen aufweist. HIV-Infektionen oder Aids-Erkrankungen sind behandelbar, aber nicht heilbar, sie verlaufen dynamisch und oft wechselhaft, gehen mit physischen, psychischen und sozialen Belastungen einher und erfordern von den Betroffenen und ihrem sozialen Umfeld weitreichende Anpassungsprozesse auf unterschiedlichen Ebenen – bei der Alltagsgestaltung, im Umgang mit dem sozialen Umfeld und nicht zuletzt mit Blick auf die eigene Biografie (Corless/Nicholas 2000; Corbin/Strauss 2004; Schaeffer/Moers 2008). Der Unterstützungsbedarf von Menschen mit HIV und Aids wurde durch diese Entwicklung nicht unbedingt geringer, er hat sich hauptsächlich verändert. Das Versorgungssystem – und mit ihm die Pflege – sahen sich Ende der 1990er-Jahre vor neue und anders gelagerte Anforderungen gestellt. Immer seltener waren fachlich anspruchsvolle Schwerstkrankenpflege oder Versorgung in der letzten Lebensphase gefragt („critical care" bzw. „palliative care"), immer öfter benötigten Menschen mit HIV/Aids Unterstützung bei der Integration der aufwendigen Medikamentenregime in ihren Alltag (Haslbeck 2008), bei der Bewältigung der nicht unerheblichen Nebenwirkungen oder bei der Bearbeitung der biografischen Konsequenzen ihrer chronischen Erkrankung („chronic care").

Die 2000er-Jahre – Restauration und neue Themen

Aufgrund ihrer professionellen und wissenschaftlich gestützten Herangehensweise an HIV/Aids gelang es der Pflege international relativ schnell, dem Wandel des Erscheinungsbildes der Erkrankung zu begegnen und neue Themen auf die Agenda zu setzen (exempl. Phillips u. a. [Hg.] 1998; Corless/Nicholas 2000). Einerseits konnten Erkenntnisse aus der Versorgung von Menschen mit anderen chronischen Erkrankungen systematisch auf die Pflege und Versorgung von Menschen mit HIV/Aids übertragen werden. Andererseits wurden die in der Aids-Krankenversorgung gesammelten Erfahrungen mit einer patienten- und lebensweltorientierten Pflege und Versorgung für andere Versorgungsbereiche und Patientengruppen erschlossen und nutzbar gemacht (etwa für solche mit Krebs oder Demenz). Schließlich wurden die präventiven und rehabilitativen Potenziale der Pflege stärker betont und in Form entsprechender Handlungs- und Interventionsstrategien realisiert. Umfangreiche Forschungsarbeiten zu Themen wie Selbstmanagement- und Adhärenzförderung, Disease oder Case Management, Angehörigenarbeit und schließlich auch Rehabilitation bei HIV/Aids dokumentieren diesen Prozess der flexiblen Anpassung der Pflege an den Anforderungswandel in der Versorgung von Menschen mit HIV/Aids (ebd.).

Hierzulande sollte die Anpassung an die Chronifizierung der Immunschwächekrankheit weniger gut gelingen. Im deutschen Gesundheitssystem – darunter auch in den Krankenhäusern und Pflegeeinrichtungen – sank das Interesse am Thema Aids aufgrund der zwischenzeitlichen Erfolge der Primär- und Sekundärprävention, oder es wurde in den turbulenten gesundheits- und sozialpolitischen Umbau- und Reformprozessen dieser Jahre auf hintere Plätze der Tagesordnung verdrängt. Die Leistungen der in der Selbsthilfe verankerten Aids-Spezialpflegedienste wurden aufgrund der Erfolge der Kombinationstherapien seltener nachgefragt. Pioniere der Aids-Pflege wanderten ab, suchten nach neuen Betätigungsfeldern (z. B. im Hospiz- und Palliativbereich) oder aber widmeten sich ihrer (nachholenden) Qualifizierung. Zugleich bemühten sich die verbliebenen Spezialpflegedienste darum, sich den von der gesetzlichen Kranken- und Pflegeversicherung zwischenzeitlich vorgegebenen Struktur- und Prozessvorgaben anzupassen, was sie den ansonsten in Deutschland arbeitenden Pflegediensten in ihrem Erscheinungsbild immer ähnlicher werden ließ. Einige Einrichtungen hatten bereits Ende der 1990er-Jahre damit begonnen, ihre vornehmlich auf (ambulante) Schwerstkrankenpflege ausgerichteten Aktivitäten auf andere Patientengruppen auszudehnen – etwa Menschen mit Krebs oder ältere Patienten aus den Hauptbetroffenengruppen. Andere bemühten sich darum, das ambulante Leistungsangebot um komplementäre Dienste zu erweitern – etwa betreutes Wohnen, Krankenwohnungen oder aber stationäre Hospize (Weber/Gekeler 2005). Als Ausdruck dieser Erweiterungsbestrebungen wurde 2001 der Zusatz „ambulant" aus der einstigen AGAV gestrichen. Das Kürzel stand fortan für die „Arbeitsgemeinschaft Aids-Versorgung" (Weber 2004).

Trotz dieser Anstrengungen erwies es sich für die Pflegedienste und die mit diesem Thema befassten Einrichtungen als schwierig, frühzeitig Zugang zu Menschen mit HIV oder Aids zu erhalten, sie bei der Bewältigung der mit der chronischen Krankheit verbundenen Herausforderungen zu unterstützen oder verstärkt gesundheitsförderliche sowie präventive, rehabilitative oder versorgungssteuernde Aufgaben in ihr Leistungsangebot zu übernehmen. Die Möglichkeiten der Pflege für eine gesundheitsförderliche und präventiv ausgerichtete Unterstützung insbesondere auch chronisch kranker Menschen werden hierzulande nach wie vor unterschätzt – zuweilen auch von Pflegenden selbst. Erst in jüngster Zeit werden derartige Themen in der Aus-, Fort- und Weiterbildung stärker gewichtet und Pflegende auf die Erweiterung ihres Handelns und die Übernahme neuer Verantwortlichkeiten vorbereitet. Wer bereits in diesem Sinne tätig werden will, sieht sich unweigerlich vor strukturelle Hindernisse gestellt: Einerseits erfolgt die Behandlung von Menschen mit HIV/Aids an Orten, an denen Pflegende selten vertreten sind, nämlich vornehmlich in den Praxen niedergelassener Ärzte. Andererseits werden gesundheitsförderliche, präventive und rehabilitative Interventionen bei chronischer Krankheit selten angemessen vergütet, weshalb Pflegeeinrichtungen davor zurückschrecken, diese Aufgaben in ihr Leistungsangebot zu integrieren.

Unterdessen wurden in der organisierten Selbsthilfe wie auch in den Behandlungszentren Forderungen nach einer an den Bedarfslagen von Menschen mit HIV/Aids orientierten Rehabilitation in ihren verschiedenen Erscheinungsformen lauter. Wegen vermeintlich fehlender Erfolgsaussichten wurden medizinische, berufliche oder auch soziale Rehabilitationsleistungen bei dieser Patientengruppe trotz des gesetzlich definierten Grundsatzes „Rehabilitation vor Rente" lange Zeit grundsätzlich nicht in Betracht gezogen. Doch die bessere Behandelbarkeit, die Chronifizierung und die höhere Lebenserwartung erzwingen ein Umdenken:

„Until recently, HIV was viewed as a disease which progressed from infection through AIDS to death. HIV disease is now considered chronic and cyclical, with periods of wellness and illness which provide multiple opportunities for disease prevention and rehabilitation interventions".

(Phillips u. a. 1998, 4)

Oft wechseln sich im Falle von HIV/Aids Phasen völliger Beschwerdefreiheit und physisch-psychischen Wohlbefindens mit solchen schwerer krankheitsbedingter Beeinträchtigungen, psychischer oder sozialer Schwierigkeiten und „episodischer Behinderung" ab. Die Auswirkungen chronischer Erkrankungen auf die unterschiedlichen Lebensbereiche – Alltagsleben, Arbeit, Freizeitgestaltung, Partnerschaft, soziales Miteinander etc. – zu minimieren oder zumindest zu kontrollieren, erfordert von allen Beteiligten besondere Anstrengungen. Rehabilitation kann diese unterstützen und begleiten. Hinzu kommt noch ein anderer Aspekt: Viele der vorwiegend 25- bis 40-jährigen Erwachsenen, die von der Immunschwächekrankheit betroffen sind, sind selbst bei fortgeschrittener HIV-Infektion berufstätig. Trotz chronischer gesundheitlicher Beeinträchtigung und zuweilen erheblicher therapiebedingter Belastungen weiterarbeiten zu können, ist für sie nicht zuletzt aus sozialen und finanziellen Gründen von zentraler Bedeutung. Die Einfädelung oder Reintegration von Menschen mit HIV/Aids in das Berufsleben wie auch der Umgang mit der Erkrankung im Arbeitsalltag erfordern aber mitunter flankierende Maßnahmen, um erfolgreich verlaufen zu können – auch hier ist Rehabilitation gefragt.

Laut der „Canadian Working Group on HIV and Rehabilitation" (CWGHR)[5] kann Rehabilitation dazu beitragen, (bedingte) Gesundheit und Lebensqualität trotz chronischer Erkrankung zu fördern, das physische, psychische und soziale Wohlbefinden zu sichern sowie die Funktions-, Leistungs- und Partizipationsmöglichkeiten von Menschen mit HIV/Aids langfristig zu erhalten oder zu erweitern. Rehabilitation versucht zu verhindern, dass einmal durchlebte Gesundheitsprobleme wiederkehren, sich verschlechtern oder zu dauerhafter Abhängigkeit von kompensatorischer Fremdhilfe führen. Schließlich stärkt Rehabilitation das Selbstwertgefühl, die Selbstwirksamkeitsüberzeugungen und das Kohärenzgefühl und erweitert die Möglichkeiten zur sozialen Integration und Partizipation von Menschen mit HIV/Aids (exempl. Phillips u. a. 1998). Zwar fehlt es an überzeugenden wissenschaftlichen Belegen für all diese Effekte. Eine der Voraussetzungen für den Erfolg dürfte aber in jedem Fall darin bestehen, dass es gelingt, die traditionelle Trennung von Kuration, Rehabilitation und Pflege sowie das Nacheinander unterschiedlicher Hilfen zu überwinden und medizinisch-pflegerische sowie im engeren Sinne therapeutische Leistungen verstärkt mit psychosozialen Beratungs- und Betreuungsangeboten sowie Selbsthilfe- und Selbstmanagementförderung zu verschränken. Schließlich bedarf es geeigneter Initiativen, um

5 Vgl. hierzu folgende URL: http://www.hivandrehab.ca/EN/index.php (Stand: 20.05.2010)

das Leistungsgeschehen kontinuierlich am Bedarf und den Bedürfnissen der Nutzer auszurichten sowie ihren Ressourcen und nicht ihren Problemen besondere Aufmerksamkeit zu widmen.

Ungeachtet der in sie gesetzten Erwartungen spielt Rehabilitation in der derzeitigen Praxis noch immer eine untergeordnete Rolle, haben nur wenige Menschen mit HIV und Aids Zugang zu rehabilitativen Leistungen und Einrichtungen und wird dem wachsenden Bedarf kaum in angemessener Weise entsprochen. Rehabilitationseinrichtungen sind auf Menschen mit HIV/Aids nicht eingestellt, weshalb in diesem Versorgungsbereich heute ähnliche Meidungstendenzen und Qualifikationsdefizite zu beobachten sind wie zuvor bereits in Krankenhäusern, Arztpraxen oder im Pflegebereich (Worthington u. a. 2008). Trotz intensiver Modernisierungsbestrebungen der letzten Jahre entsprechen die Strukturen und Angebote des Rehabilitationssektors nur in Ausnahmefällen den spezifischen Vorstellungen und lebensweltlichen Anforderungen von Menschen mit HIV und Aids, und erneut muss mühsam damit begonnen werden, eine Anpassung an den Bedarf und die Bedürfnisse dieser Patientengruppe zu bewirken – sei es nun in Form von Modellprojekten, Qualifizierungsmaßnahmen oder durch die Schaffung von Spezialangeboten. Welche Erfolge dabei erzielt werden, lässt sich derzeit noch nicht beurteilen und wird im weiteren Verlauf sorgsam zu evaluieren sein. Es bleibt aber zu hoffen, dass manches von dem, was einst pionierhaft und im Geist der Aids-Selbsthilfebewegung und ihrer konzeptionellen Leitvorstellungen aufgebaut wurde und was trotz widriger Umstände und Rückbaubestrebungen nach wie vor gut funktioniert, auch in diesen Versorgungsbereich übernommen und wirksam werden kann.

Schlussfolgerungen

An dieser Stelle angekommen, sollen nun einige Schlussfolgerungen aus den zuvor skizzierten Erfahrungen mit der Pflege und Rehabilitation von Menschen mit HIV/Aids als Komponenten Struktureller Prävention gezogen werden. Ohne Anspruch auf Vollständigkeit wird aufgezeigt, welche der durch dieses Präventionskonzept angestoßenen Innovationen in der Pflege und Rehabilitation möglicherweise nachhaltig verankert oder gar auf andere Personengruppen und Anwendungsgebiete übertragen werden können. Zur Sprache kommen aber auch solche Aspekte, die bislang – entgegen allen konzeptionellen Forderungen – nicht oder nur unzureichend realisiert wurden und weiter auf eine Umsetzung warten.

Der Begriff „Prävention" wird in weiten Teilen der Bevölkerung und selbst aufseiten der Gesundheits- und Sozialberufe noch immer einseitig für Maßnahmen verwendet, die auf die Vermeidung mehr oder weniger eindeutig definierter Gesundheitsrisiken ausgerichtet sind. Als solches auf „Primärprävention" reduziert, erscheint dieses Aufgabenfeld für viele Pflegende mit ihren hierzulande sehr engen Handlungsspielräumen nur bedingt anschlussfähig. Ähnliches gilt für die Rehabilitation und die in ihr üblicherweise tätigen Berufsgruppen (z. B. Physio-/ Ergotherapeuten, Sozialarbeiter). Präventive Maßnahmen, die nach Eintritt einer gesundheitlichen Problemlage und insbesondere bei chronischer Erkrankung ansetzen, bleiben bei einer solchen Sichtweise zwangsläufig unberücksichtigt (Bartholomeyczik 2006; Hurrelmann 2000). Die in den letzten beiden Dekaden gesammelten Erfahrungen in der Pflege und Rehabilitation von Menschen mit HIV/Aids lehren, dass diese Engführung überwunden werden muss und dass das Handeln der Gesundheits- und Sozialberufe ohne eine gesundheitsförderliche und präventive Komponente ihrem professionellen Selbstverständnis nicht gerecht werden kann. Nicht allein zu bearbeitende Probleme von Menschen mit HIV/Aids oder auch anderer chronisch kranker Menschen sollten demnach zum Ausgangspunkt des Versorgungshandelns erhoben werden. Vielmehr ist zu berücksichtigen, dass selbst in schweren Phasen chronischer Krankheit gesundheitliche Ressourcen vorhanden sind, die es zu erhalten und zu fördern gilt. Einen ressourcenorientierten Diskurs anzustoßen, „präventive Potenziale kurativer Institutionen" (Schaeffer/Moers 1994) wie auch von Einrichtungen der Rehabilitation und Langzeitversorgung nicht nur zu erkennen, sondern auch zu verwirklichen und das Verständnis von Prävention insgesamt zu erweitern, ist lange überfällig (ebd., Hurrelmann 2000).

Des Weiteren gilt es, die hierzulande traditionell individuenzentrierte Ausrichtung von Pflege und Rehabilitation zu überwinden und den Blick über den Einzelnen hinaus auf sein (un-)mittelbares soziales Umfeld, die Community, das Setting wie auch die Bevölkerung als Ganzes zu erweitern. Die aktive Einbindung von (Wahl-)Familien, informellen Helfernetzwerken und Selbsthilfegruppen in das Versorgungsgeschehen war eine der unmittelbaren Konsequenzen dieser Perspektivenerweiterung. Nicht zuletzt aufgrund der stetigen Gefahr der Instrumentalisierung in Zeiten knapper Kassen darf sie jedoch nicht die einzige Konsequenz sein. Auch muss sie stets von stützenden Maßnahmen – etwa in Form von professioneller Angehörigenarbeit und Selbsthilfeförderung (Bischofberger/Schaeffer 2005) – begleitet werden. Strukturelle Prävention verlangt darüber hinaus, soziale und gesellschaftliche Kontexte und deren Einflüsse auf das Versorgungshandeln mitzudenken – etwa wenn eine patientenorientierte und menschenwürdige Versorgung durch zuwiderlaufende finanzielle, rechtliche oder strukturelle Rahmenbedingungen gefährdet wird. Pflege und Rehabilitation haben insofern stets auch eine (gesellschafts-)politische Dimension. Diese zeigt sich schließlich auch, wenn es um Geschlecht und sexuelle Orientierung, ethnische Zugehörigkeit, Kultur und Religion sowie weitere lebensweltliche Faktoren und deren Relevanz für das Versorgungsgeschehen geht. Inzwischen hat „Kultursensibilität" in Pflegekreisen Konjunktur (exempl. Cubillos 2001), Diversity-Management ist en vogue und selbst das Kuratorium Deutsche Altershilfe fordert, „Berührungsängste gegenüber homosexuellen Menschen in der Altenpflege abzubauen"[6]. Es wird jedoch darauf zu achten sein, dass sich derartige Initiativen nicht in „Folklore" erschöpfen und dass neben diesen Faktoren auch allgemeine schichtspezifische Benachteiligungen durch fehlende Bildung und mangelnde finanzielle Ressourcen bei der Gesundheitsversorgung Berücksichtigung finden. Noch wird in Pflege und Rehabilitation vielfach unterschätzt, welche Bedeutung diese sozialen Gegebenheiten für die Förderung, den Erhalt oder die Wiederherstellung von Gesundheit haben (Bartholomeyczik 2006) – dies zu ändern, bleibt eine der Zukunft vorbehaltene Aufgabe.

Der Bedeutungszuwachs chronischer Erkrankungen im Allgemeinen wie auch die Chronifizierung von HIV/Aids im Besonderen sind in ihren Auswirkungen kaum hinreichend erfasst oder gar beantwortet – auch dies lehren die zuvor dokumentierten Entwicklungen. Insbesondere die Notwendigkeit, auf die Dauerhaftigkeit chronischer Krankheit zu reagieren, das gesamte Krankheitskontinuum in den Blick zu nehmen und mit entsprechend kontinuierlichen und integrierten Versorgungsangeboten zu beantworten, wird noch immer unterschätzt (Rox u. a. 1990, Ewers/Schaeffer 2005b). Nach wie vor stoßen Menschen mit chronischen Erkrankungen auf erhebliche Schwierigkeiten, wenn sie von einem Krankheitsstadium in ein anderes und damit auch von einem Versorgungsbereich in den anderen wechseln (etwa von der Akutversorgung in die Rehabilitation). Nicht eben selten erfahren sie dann die Auswirkungen mangelnder Kommunikation der professionellen Akteure sowie eine unzureichende Begleitung bei der Verarbeitung der biografischen Folgen ihrer sich verschlechternden Erkrankung oder der sich im Alltag stellenden Anforderungen – auch und gerade Menschen mit HIV und Aids sind hiervon betroffen. In diesem Zusammenhang macht sich das Fehlen einer patientenorientierten Steuerung langfristiger Versorgungsverläufe – etwa in Form von Case Management (Ewers/Schaeffer 2005b) – hierzulande schmerzlich bemerkbar. Dabei haben diese und vergleichbare Steuerungsverfahren andernorts längst unter Beweis gestellt, dass ihr Einsatz die Auswirkungen langfristiger gesundheitlicher Beeinträchtigungen reduziert und die Erfolge medizinisch-pflegerischer oder psychosozialer Interventionen erhöht. Ausschlaggebend hierfür ist nicht zuletzt, dass das Handeln aller professionellen Akteure konsequent auf ein gemeinsames Ziel ausgerichtet ist, die Patienten stets aktiv eingebunden werden und bei all dem eine konsequent präventive Perspektive angelegt wird („Stay one step ahead of any potential crisis", Kaplan 1992, 103). Die Möglichkeiten von Case Management und vergleichbaren Steuerungsverfahren auch im Kontext der or-

6 *Nachzulesen in einer Sonderausgabe der Verbandsschrift Pro Alter (3/2004), die sich älteren Lesben und Schwulen, ihren Lebensweisen und -geschichten und den daraus erwachsenden besonderen Bedürfnissen im Hinblick auf die Angebote der Altenhilfe und -pflege widmete.*

ganisierten Selbsthilfe stärker zu nutzen, die hierfür notwendigen organisatorischen und personellen Voraussetzungen zu schaffen und die Situation chronisch kranker Menschen – auch solcher mit HIV/Aids – langfristig zu verbessern, hat ohne Zweifel hohe Priorität.

Doch nicht nur ein erweitertes Verständnis von Prävention, die Berücksichtigung sozialer Dimensionen und die Einführung von Case Management werden neuerdings als Lösungsansätze diskutiert, um auf den Bedeutungszuwachs chronischer Erkrankungen zu reagieren. Plakativ wird „Empowerment statt Krankenversorgung" (Sambale 2005) sowie mehr Patientenautonomie, Selbstbestimmung und Selbstverantwortung gefordert. Dieser Appell lässt sich mit den konzeptionellen Überlegungen der Strukturellen Prävention und der Gesundheitsversorgung von Menschen mit HIV/Aids durchaus in Einklang bringen, denn Initiativen zur Förderung von Emanzipation, Selbstbestimmung und Selbstverantwortung, zur Förderung von Verantwortungsbereitschaft und Mitentscheidungsfähigkeit (etwa im Sinne des „shared decision making") wie auch zur Aushandlung von unterschiedlichen Interessenslagen haben darin einen festen Platz. Lange Zeit galten Menschen mit HIV/Aids als eine Patientengruppe, die in besonderer Weise befähigt war, ihre Interessen im Kontext der Gesundheitsversorgung zu artikulieren und mit den professionellen Helfern in ergebnisorientierte Aushandlungsprozesse zu treten, was sich nicht zuletzt auch im Pflegealltag beobachten ließ (Schaeffer 2002a, b, c). Allerdings deuten sich auch hier weitreichende Veränderungsprozesse an. Zum einen verdichten sich aufgrund der Behandelbarkeit von HIV/Aids die Anzeichen für eine schleichende (Re-)Medikalisierung und eine wieder stärker arztzentrierte und paternalistische Versorgungsgestaltung. Nicht immer wird dies allein den Ärzten anzulasten sein, vielmehr haben Menschen, die mit HIV/Aids und den Auswirkungen der Krankheit dauerhaft leben müssen, unter Umständen andere Interessen, als sich mit den Gesundheitsprofessionen immer wieder in schwierige Aushandlungsprozesse zu begeben oder Mitverantwortung für das unübersichtliche Behandlungsgeschehen zu übernehmen. Zum anderen drohen gerade bildungsferne, sozial schwache oder aus anderen Gründen vulnerable Bevölkerungsgruppen (z. B. Migranten) von den hohen emanzipatorischen Ansprüchen regelmäßig überfordert zu werden (Ewers u. a. 2006). Was die Forderungen nach Empowerment und Emanzipation angesichts dieser veränderten Bedingungen konkret bedeuten, muss im Konzept der Strukturellen Prävention immer wieder neu reflektiert und ausgearbeitet werden, um dauerhaft wirksam sein zu können.

Unter versorgungsstrukturellen Gesichtspunkten gelten die im Kontext von Aidshilfe entstandenen Spezialpflegedienste gemeinhin als eine innovative und erfolgreiche Exploration des sozial- und gesundheitspolitischen Grundsatzes „ambulant vor stationär" (Ewers/Schaeffer 2000; Schaeffer 2002a, b). Die konsequente Patienten- und Lebensweltorientierung, die bedarfsgerechte Erweiterung des pflegerischen Handlungsspektrums, die Vernetzung mit der Selbsthilfe sowie die Einbindung des sozialen Umfeldes der Erkrankten in das Versorgungsgeschehen waren wichtige Errungenschaften dieser Pflegeeinrichtungen, die noch heute Modellcharakter tragen. Allerdings ist es – wider alle Beteuerungen und Bemühungen – bislang nicht gelungen, eine flächendeckende Umsetzung dieser Innovationen zu erzielen und stabile Strukturen für eine priorität ambulante und patientenorientierte Schwerstkrankenversorgung aufzubauen. Im Gegenteil: Nach dem Rückbau und Wegfall der bisherigen Sonderstrukturen müssen Menschen mit HIV/Aids gerade im Spätstadium der Erkrankung und am Ende des Lebens damit rechnen, dass sie nunmehr ähnlich negative Erfahrungen sammeln, wie sie seit langem auch anderen Patientengruppen beschieden sind – etwa Menschen mit Krebs. Ob der aktuell von politischer Seite propagierte und mit viel Aufwand geförderte Aufbau sogenannter „Palliative-Care-Teams" diesen Defiziten in der ambulanten Versorgung von Schwerkranken zu begegnen vermag, wird die Zukunft zeigen (Ewers/Schaeffer 2005a). Es ist aber auffällig, dass die einstmals von den Aids-Spezialpflegediensten gesammelten und gut dokumentierten Erfahrungen mit der ambulanten Schwerstkrankenpflege in diesem Zusammenhang kaum aufgegriffen und genutzt werden. Paradoxerweise scheinen es ausgerechnet die Erfolgskriterien zu sein, nämlich die große Nähe der Aids-Spezialpflegedienste zur Selbsthilfe, zu der Lebenswelt und den Wertsystemen der Hauptbetroffenengruppen, die einem solchen Wissenstransfer in andere Versorgungsbereiche im Wege stehen (Schaeffer 2002a, b).

Die Erfahrungen lehren, dass Strukturelle Prävention, soll sie erfolgreich sein, die Berücksichtigung verschiedener Perspektiven, die gleichzeitige und gleichrangige Anwendung unterschiedlicher Interventionsformen und -strategien auf mehreren Ebenen und insofern ein gleichberechtigtes Miteinander unterschiedlicher Akteure erfordert. Dies gilt insbesondere auch für die Zusammenarbeit der Gesundheits- und Sozialberufe. Zu Beginn der Aids-Krise ermöglichte das von der Medizin hinterlassene Vakuum es vor allem den nichtärztlichen Gesundheits- und Sozialberufen, spezifische Beiträge zur Bewältigung der Folgen von HIV/Aids zu leisten und ihre Kompetenzen und Potenziale unter Beweis zu stellen. Die professions- und organisationsübergreifende Zusammenarbeit zwischen Arztpraxen, Krankenhäusern, Pflegediensten, psychosozialen Beratungseinrichtungen und nicht zuletzt Selbsthilfegruppen auf gleicher Augenhöhe, wie einst im „Schöneberger Modell" oder auch im „Schwabinger Modell" praktiziert, erwies sich rückblickend als ein wichtiger Erfolgsfaktor der HIV-Prävention und Aids-Krankenversorgung in Deutschland (Schaeffer 2002a, b, c). Allerdings lassen die Erfolge der Medizin in der Behandlung von HIV/Aids und die mittlerweile eingetretene Restauration hierarchischer Muster der Zusammenarbeit diese

Errungenschaften inzwischen mehr und mehr in den Hintergrund treten. Dabei wäre es von größter Bedeutung, eben diese Innovation zu stärken und das gleichberechtigte und gleichrangige Miteinander aller Gesundheits- und Sozialberufe zu einer „conditio sine qua non" professionellen Handelns zu erheben, um dem mehrdimensionalen und komplexen Bedarf chronisch kranker Menschen – darunter auch derer mit HIV/Aids – tatsächlich entsprechen zu können. Die aktuellen Diskussionen über die Notwendigkeit zur Stärkung der „Integrierten Versorgung" im deutschen Gesundheitssystem unterstreichen die Dringlichkeit dieser Forderung (SVR 2002/2007).

Schließlich ist mit Nachdruck darauf hinzuweisen, dass die Möglichkeiten der Rehabilitation bei HIV/Aids hierzulande noch viel zu selten genutzt und realisiert werden. International wird seit geraumer Zeit über den Zusammenhang zwischen chronischer Erkrankung und Behinderung diskutiert. Das kanadische Konstrukt der „episodischen Behinderung" (Phillips u. a. [Hg.] 1998) scheint dabei ein geeigneter Anknüpfungspunkt zu sein, um auch chronisch kranken Menschen mit HIV/Aids Zugang zu rehabilitativen Leistungen zu verschaffen. Es verdient insofern ein verstärktes Maß an Aufmerksamkeit. Wichtig ist darüber hinaus, sich von Vorstellungen eines Nacheinanders von Gesundheitsförderung, Prävention, Kuration, Rehabilitation und Pflege zu verabschieden und rehabilitative Strategien in allen Krankheitsphasen und Versorgungskontexten zur Anwendung zu bringen. Zugleich werden die Rehabilitationseinrichtungen und ihre Mitarbeiter durch gezielte Anstrengungen instand gesetzt werden müssen, um dem spezifischen Bedarf, den lebensweltlichen Besonderheiten und den subjektiven Präferenzen von Menschen mit HIV/Aids gerecht werden zu können. Oft geäußerte Einwände, Menschen mit HIV/Aids seien als Patientengruppe „schwer erreichbar" oder „schwer zu versorgen", bedeuten oft nichts anderes, als dass die Dienstleistungen in der konkret angebotenen Form unzugänglich sind. Diese schlichte Erkenntnis gilt auch für die Rehabilitation und verlangt aufseiten der Leistungsanbieter und -träger nach entsprechenden Innovationen. Die Orientierung an den zuvor bereits in anderen Versorgungsbereichen erfolgreich umgesetzten Leitmaximen – Patientenorientierung, Lebensqualität und eine prioritär ambulante Versorgung – wie auch am Konzept der Strukturellen Prävention dürfte sich dabei als nützlich erweisen.

Fazit

Am Beispiel HIV/Aids konnte eindrucksvoll unter Beweis gestellt werden, dass eine konsequent patientenorientierte Gesundheitsversorgung auch unter den hiesigen Gegebenheiten grundsätzlich möglich ist. Präventive Potenziale zu realisieren, soziale und gesellschaftliche Kontextbedingungen sowie lebensweltliche Belange ernst zu nehmen und Empowerment und Emanzipation auch und gerade in der Krankenversorgung als zentrale Leitmaximen anzusehen, waren dafür notwendige Voraussetzungen. Auch künftig können Pflege und Rehabilitation – nicht nur wenn es um Menschen mit HIV/Aids geht – in diesem Sinne von der Strukturellen Prävention und der Ausrichtung an deren konzeptionellen Leitvorstellungen profitieren. Das Konzept bietet interessante Anregungen, um dem Bedeutungszuwachs chronischer Erkrankungen und dem damit einhergehenden Anforderungswandel zu begegnen. Einige Überlegungen dazu, wie diese umgesetzt werden können, wurden in diesem Beitrag thematisiert. Andersherum ist daran zu erinnern, dass eines der Erfolgsrezepte der Strukturellen Prävention darin bestand, dass die Bewältigung des Lebens und Sterbens mit HIV/Aids bei der Entwicklung dieses Konzeptes nicht ausgeblendet oder verdrängt wurde. Die Vermeidung von HIV-Infektionen, die Selbsthilfe von Menschen mit HIV/Aids und die solidarische Sorge um Schwerkranke und Sterbende sind trotz unterschiedlicher Anforderungen nicht auseinanderdividiert oder gegeneinander ausgespielt worden. Vielmehr wurden gesundheitsförderliche und (primär-)präventive Strategien erfolgreich mit der Bearbeitung und Bewältigung bereits eingetretener Gesundheitsprobleme verknüpft und Pflege – sowie in jüngster Zeit auch Rehabilitation – als selbstverständliche Komponenten Struktureller Prävention integriert.

Es ist von großer Bedeutung, trotz aller mit der Chronifizierung von HIV/Aids einhergehenden Veränderungen auch künftig an dieser konzeptionellen Orientierung festzuhalten. Schließlich ist es das Verdienst der Aids-Selbsthilfebewegung, mit der Strukturellen Prävention einen konzeptionellen Rahmen geschaffen zu haben, der es ermöglicht, ebenso konsequent wie flexibel auf das sich verändernde Erscheinungsbild der Immunschwächekrankheit zu reagieren und dabei flankierende gesellschaftliche Entwicklungen aufzunehmen und zu verarbeiten. Insofern bleibt zu hoffen, dass die mit diesem Konzept gesammelten Erfahrungen weiter diskutiert und aufbereitet und für die Beantwortung anderer chronischer Gesundheitsprobleme und der mit ihnen einhergehenden Herausforderungen erschlossen und nutzbar gemacht werden.

Literatur

Antonovsky 1997
Antonovsky, A.: Salutogenese. Zur Entmystifizie-rung der Gesundheit. Tübingen: DGVT-Verlag 1997

Aretz 1998
Aretz, B.: Zur Vorgeschichte des Konzepts „Strukturelle Prävention". In: Deutsche AIDS-Hilfe e. V. (Hg.): *Strukturelle Prävention. Ansichten zum Konzept der Deutschen AIDS-Hilfe.* AIDS-FORUM DAH Band 33. Berlin: DAH 1998, 57–64

Bartholomeyczik 2006
Bartholomeyczik, S.: Prävention und Gesund-heitsförderung als Konzepte der Pflege. In: *Pflege & Gesellschaft* 11(3), 210–223

Bischofberger/Schaeffer 2005
Bischofberger, I./Schaeffer, D.: Normalisierung von Aids aus Sicht der Angehörigen – von der akuten Krise zur Dauerkrise. In: *Pflege & Gesell-schaft* 6(2), 37–44

Clark 1998
Clark, J.: The unique function of the nurse. In: *Nursing Standard* 12(16), 39–42

Corbin/Strauss 2004
Corbin, J.M./Strauss, A.: Weiterleben Lernen. Ver-lauf und Bewältigung chronischer Krankheit. 2., vollständig überarbeitete und erweiterte Auflage. Bern: Huber 2004

Corless/Nicholas 2000
Corless, I./Nicholas, P.K.: Long-Term Continuum of Care for People Living with HIV/Aids. In: *Journal of Urban Health: Bulletin of the New York Academy of Medicine* 77(2), 176–186

Cubillos 2001
Cubillos, F.A.: Kultursensible Pflege – ein Versor-gungsangebot nicht nur für ältere Migranten. In: Kollak, I. (Hg.): *Internationale Modelle häuslicher Pflege.* Frankfurt/Main: Mabuse 2001, 243–259

DAH 1998
Deutsche AIDS-Hilfe e. V. (Hg.): Strukturelle Prä-vention. Ansichten zum Konzept der Deutschen AIDS-Hilfe. AIDS-FORUM DAH Band 33. Berlin: DAH 1998

Ewers 1998
Ewers, M.: Pflegequalität – Arbeitsbuch für die ambulante Pflege bei Aids. Deutsche AIDS-Hilfe e. V. (Hg.). Hannover: Schlütersche 1998

Ewers 2003
Ewers, M.: High-Tech Home Care. Optionen für die Pflege. Bern: Huber 2003

Ewers 2007
Ewers, M.: Schwer kranke und sterbende Men-schen mit HIV und AIDS – Anknüpfungspunkte für die psychosoziale Begleitung. In: Aulbert, E./ Nauck, F./Radbruch, L. (Hg.): Lehrbuch der Palli-ativmedizin. 2., überarbeitete Auflage. Stuttgart: Schattauer 2007, 755–767

Ewers/Schaeffer 2000
Ewers, M./Schaeffer, D.: How Home Care Agencies in Germany view the Aids Challenge – Results of an Exploratory Study. In: *JANAC – Journal of the Association of Nurses in Aids Care* 11(4), 65–72

Ewers /Schaeffer 2001
Ewers. M./ Schaeffer, D.: Modellprojekt zur Förde-rung der Pflegebereitschaft bei schwerkranken und sterbenden Menschen am Beispiel der Aids-Erkrankten (2. Phase). Abschlußbericht der wissenschaftlichen Begleitforschung. Bielefeld: IPW 2001

Ewers/Schaeffer 2005a
Ewers, M./Schaeffer, D.: Am Ende des Lebens. Ver-sorgung und Pflege von Menschen in der letzten Lebensphase. Bern: Huber 2005

Ewers/Schaeffer 2005b
Ewers, M./Schaeffer, D.: Case Management in Theorie und Praxis. 2., ergänzte Auflage. Bern: Huber 2005

Ewers/Schaeffer/Ose 2006
Ewers, M./Schaeffer, D./Ose, D.: Patienteninfor-mation und -beratung: Themen und Aufgaben. In: Schaeffer, D./Schmidt-Kaehler, S. (Hg.): Lehrbuch Patientenberatung. Bern: Huber 2006, 153–175

Ewers/Weicht 1995
Ewers, M./Weicht, W.: Menschen mit Aids pflegen: i. v. Drogengebraucher. Frankfurt/Main: Mabuse 1995

Fahrner 1988
Fahrner, R.: Nursing Interventions. In: Lewis, A. (Hg.): *Nursing Care of the Person with AIDS/ARC.* Rockville MD: Aspen Publishing 1988, 115–130

Fox/Aiken/Messikomer 1990
Fox, R./Aiken, K.L./Messikomer, C.M. : The Culture of Caring: Aids and the Nursing Profession. In: *The Milbank Quarterly* 68(Suppl. 2), 226–256

Fuchs 2006
Fuchs, H.: Die chronische Krankheit im Recht der medizinischen Rehabilitation. Referat für den 2. Workshop zum Projekt „Chronische Krankheit im Recht der medizinischen Rehabilitation und der gesetzlichen Krankenversicherung" Lübeck, 30.06. 2006. Gefunden unter URL: http://www. harry-fuchs.de/docs/Chronische%20Krankheit-Rehabilitation-Referat.pdf am 01.03.08

Haslbeck 2008
Haslbeck, J.: Bewältigung komplexer Medikamentenregime aus Sicht chronisch Kranker. In: *Pflege & Gesellschaft* 13(1), 48–61

Hauschild 1998
Hauschild, H.P.: Noch zehn Jahre strukturelle Prävention? In: DAH 1998, 65–70

Henderson 1966
Henderson, V.: The nature of nursing. New York: Macmillan 1966

Hurrelmann 2000
Hurrelmann, K.: Gesundheitsförderung – neue Perspektiven in der Pflege. In: Rennen-Allhoff ,B./ Schaeffer, D. (Hg.): *Handbuch Pflegewissenschaft*. Weinheim: Juventa 2000, 591–607

Hurrelmann/Klotz/Haisch 2004
Hurrelmann, K./Klotz, T./Haisch, J.: Lehrbuch Prävention und Gesundheitsförderung. Bern: Huber 2004

Illich 1977
Illich, I.: Die Nemesis der Medizin. Reinbek bei Hamburg: Rowohlt 1977

Kaplan 1992
Kaplan, K.: Linking the Developmentally Disabled Client to Needed Services: Adult Protective Services Case Management. In: Vourlekis, B.S./ Greene, R.R. (Hg.): *Social Work Case Management*. Hawthorne: Aldine De Gruyter 1992, 89–105

Kern 2008
Kern, T.: Soziale Bewegungen. Ursachen, Wirkungen, Mechanismen. Wiesbaden: VS Verlag für Sozialwissenschaften 2008

Marcus/Starker 2006
Marcus, U./Starker, A.: HIV und Aids. Gesundheitsberichterstattung des Bundes Heft 31. Robert Koch-Institut (Hg.). Berlin: RKI 2006

McKeown 1982
McKeown, T.: Die Bedeutung der Medizin. Traum, Trugbild oder Nemesis? Frankfurt/Main: Suhrkamp 1982

Metzler/Wacker 2005
Metzler, H./Wacker, E.: Behinderung. In: Otto, H.U., Thiersch, H. (Hg.): *Handbuch Sozialarbeit, Sozialpädagogik*. 3. Aufl. München: Luchterhand 2005, 118–139

Ortmann 2001
Ortmann, K.: Behandlung als Koproduktion. Patienten mit funktionellen Beschwerden in hausärztlicher Behandlung. Lage: Hans Jacobs 2001

Phillips u. a. (Hg.) 1998
Phillips, A./Bally, G./Craig, A./Flannery, J./ Thomas, S./Veldhorst, G./Garmaise, D. (Hg.): A Comprehensive Guide for the Care of Persons with HIV Disease: Module 7 Rehabilitation Services. Ottawa : The Wellesley Central Hospital 1998

Pratt 1991
Pratt, R.: Aids – A Strategy for Nursing Care. 3rd Edition. London: Edward Arnold 1991

Rosenbrock 1993
Rosenbrock, R.: Von der schwulen Selbsthilfe zum professionalisierten Akteur der Gesundheitsförderung und Wohlfahrtsverband. Eine Erfolgsgeschichte mit einem paar Fragezeichen. In: Deutsche AIDS-Hilfe e. V. (Hg.): *10 Jahre Deutsche AIDS-Hilfe. Geschichte und Geschichten.* AIDS-FORUM DAH Sonderband. Berlin: DAH 1993

Rosenbrock 2002
Rosenbrock, R.: Der HIV-Test ist die Antwort – aber auf welche Fragen? Vom Nutzen einer Diagnose für Prävention und Therapie. In: Rosenbrock/ Schaeffer (Hg.) 2002, 127–146

Rosenbrock/Gerlinger 2004
Rosenbrock, R./Gerlinger, T.: Gesundheitspolitik. Eine systematische Einführung. Bern: Huber 2004

Rosenbrock/Schaeffer (Hg.) 2002
Rosenbrock, R./Schaeffer, D. (Hg.): Die Normalisierung von Aids. Politik – Prävention – Krankenversorgung. Berlin: Edition Sigma 2002

Rosenbrock u. a. 2002
Rosenbrock, R./Schaeffer, D./Moers, M./Dubois-Arber, F./Pinell, P./Setbon, M.: Die Normalisierung von Aids in Westeuropa – Der Politikzyklus am Beispiel einer Infektionskrankheit. In: Rosenbrock/Schaeffer (Hg.) 2002, 11–68

Sambale 2005
Sambale, M.: Empowerment statt Krankenversorgung. Stärkung der Prävention und des Case Management im Strukturwandel des Gesundheitswesens. Freiburger Schriften zu Pflegewissenschaft, Pflegemanagement und -pädagogik. Hannover: Schlütersche 2005

Schaeffer 2002
Schaeffer, D.: Patientenorientierte Krankenversorgung. In: Rosenbrock/Schaeffer (Hg.) 2002, 157–170

Schaeffer 2002a
Schaeffer, D.: Aids als Experimentierchance für Innovationen im Krankenhaus. In: Rosenbrock/Schaeffer (Hg.) 2002, 211–228

Schaeffer 2002b
Schaeffer, D.: Innovation versus Normalisierung: Anpassungsversuche der ambulanten Pflege an HIV und Aids. In: Rosenbrock/Schaeffer (Hg.) 2002, 228–242

Schaeffer/Moers 1994
Schaeffer, D./Moers, M.: Präventive Potentiale kurativer Institutionen – Prävention als Aufgabe ambulanter Pflege. In: Rosenbrock, R./Kühn, H./Köhler, B. (Hg.): *Präventionspolitik, gesellschaftliche Strategien der Gesundheitssicherung.* Berlin: Edition Sigma 1994, 385–407

Schaeffer/Moers 2008
Schaeffer, D./Moers, M.: Überlebensstrategien – ein Phasenmodell zum Charakter des Bewältigungshandelns chronisch Erkrankter. In: *Pflege & Gesellschaft* 13(1), 6–31

Schwartz/Helou 2000
Schwartz, F.W./Helou, A.: Welche Behandlungsansätze und Verfahren sind verzichtbar? In: Arnold, M./Litsch, M./Schwartz, F.W. (Hg.): *Krankenhaus-Report 1999.* Versorgung chronisch Kranker. Stuttgart: Schattauer 2000, 133–147

Siegrist 1995
Siegrist, J.: Medizinische Soziologie. 5., neu bearbeitete Auflage. München: Urban & Schwarzenberg 1995

SVR 2002
SVR – Sachverständigenrat für die Konzertierte Aktion im Gesundheitswesen: Bedarfsgerechtigkeit und Wirtschaftlichkeit. Band III: Über-, Unter- und Fehlversorgung. Baden-Baden: Nomos 2002

SVR 2007
SVR – Sachverständigenrat für die Begutachtung der Entwicklung im Gesundheitswesen: Kooperation und Verantwortung. Voraussetzungen einer zielorientierten Gesundheitsversorgung. Kurzfassung. Berlin: SVR 2007

Weber 1992
Weber, A.: Grenzerfahrungen bei der ambulanten Pflege von Menschen mit HIV und Aids. In: Schaeffer, D./Moers, M./Rosenbrock, R. (Hg.): Aids-Krankenversorgung. Berlin: Edition Sigma 1992, 222–250

Weber 2004
Weber, A.: Pflege von Menschen mit HIV und Aids zwischen Selbsthilfe und „Professionalität". In: Deutsche AIDS-Hilfe e. V. (Hg.): *Aids im Wandel der Zeiten. Teil 2.* AIDS-FORUM DAH Band 47. Berlin: DAH 2004

Weber/Gekeler (Hg.) 2005
Weber, A./Gekeler, C. (Hg.): Selbstbestimmt versorgt am Lebensende? Grenzwanderungen zwischen Aids- und Hospizbewegung. AIDS-FORUM DAH Band 47. Berlin: DAH 2005

WHO 1986
WHO – World Health Organization: Ottawa Charter for Health Promotion. Gefunden unter http://www.who.int/hpr/NPH/docs/ottawa_charter_hp.pdf am 01.03.08

WHO 1987
WHO – World Health Organization: Ottawa-Konferenz zur Gesundheitsförderung – auf dem Wege zu einem neuen Verständnis von öffentlicher Gesundheit. In: *Sozial- und Präventivmedizin* 32(4/5), 269–274

WHO 1995
WHO – Weltgesundheitsorganisation – Regionalbüro Europa: Pflege im Aufbruch und Wandel. Stärkung des Pflege- und Hebammenwesens zur Unterstützung der „Gesundheit für alle". München: Quintessenz Verlag 1995

Worthington u. a. 2008
Worthington, C./Myers, T./O'Brien, K./Nixon, S./Cockerill, R./Bereket, T.: Rehabilitation professionals and human immunodeficiency virus care: results of a national Canadian survey. In: *Archives of Physical Medical Rehabilitation* 89(1), 105–113

Empowerment als Strategie in der HIV-Prävention

Christoph Kraschl, Jochen Drewes und Dieter Kleiber

Einleitung

Als Empowerment (häufig übersetzt mit „Ermächtigung" oder „Selbstbemächtigung", siehe aber weiter unten) werden Maßnahmen, Strategien oder Konzepte bezeichnet, welche die Autonomie und Selbstbestimmung im Leben von Individuen oder Gemeinschaften erhöhen und es ihnen so ermöglichen sollen, ihre Interessen (wieder) eigenmächtig, selbstverantwortlich und selbstbestimmt zu vertreten und ihre Umwelten eigenständig zu gestalten.

Das Empowerment-Konzept wurde Anfang der 1980er Jahre von Julian Rappaport in die amerikanische Gemeindepsychologie eingeführt (Rappaport 1981). Rappaport forderte einen sozialpolitischen, anwaltschaftlichen und auf Ressourcensteigerung ausgerichteten Ansatz anstelle eines defizitorientierten Bedürftigkeits- oder Krankheitsmodells. Im Anschluss fand der Empowerment-Diskurs Eingang in viele Disziplinen: Ob in der sozialen Arbeit, in der Pädagogik, in der Entwicklungszusammenarbeit oder in der Betriebswirtschaft, überall treffen wir auf Empowerment-orientierte Vorschläge, mit denen Menschen zu mehr Selbstständigkeit, Selbstbestimmung und besserer Interessendurchsetzung verholfen werden soll – auch wenn mit der hohen Attraktivität von Anfang an eine gewisse Unbestimmbarkeit des Konzepts einherging. So hat z. B. Loss den Empowerment-Ansatz als „unscharf, unbequem, unberechenbar – und unentbehrlich" bezeichnet (Loss 2008, 713) und damit auch auf widersprüchliche Aspekte des Konzepts aufmerksam gemacht.

Nichtsdestotrotz hielt der Empowerment-Ansatz auch Einzug in die Gesundheitswissenschaften: Das Konzept der Gesundheitsförderung, wie es von der WHO in der Ottawa-Charta begründet wurde, misst ihm zentrale Bedeutung zu (vgl. Kliche/Kröger 2008, 715). Vor diesem Hintergrund will der vorliegende Beitrag Bedeutungs- und Umsetzungsmöglichkeiten des Empowerment-Ansatzes für den Kontext der HIV-Prävention nachzeichnen und die Chancen dieses Konzepts für die zukünftige Arbeit in diesem Feld aufzeigen.

Empowerment: Kein homogener Ansatz

Die Vorstellungen darüber, was Empowerment sei, sind durchaus vielfältig, und je nach Kontext wird es als Prozess oder auch als Ergebnis beschrieben. Rappaport verstand Empowerment als einen Prozess, welcher die Mechanismen beeinflusst, „durch die Menschen, Organisationen und Gemeinschaften Kontrolle über ihr eigenes Leben erhalten" (Rappaport 1984, 3). Die Gesundheitswissenschaftlerin Nina Wallerstein definierte Empowerment als einen Prozess, der die gesellschaftliche Teilhabe jener Menschen fördert, die sich subjektiv und objektiv in machtlosen Positionen befinden; Ziele seien die individuelle und gemeinschaftliche Kontrolle über ihre Lebensbedingungen, eine gerechtere Ressourcenverteilung sowie eine verbesserte Lebensqualität (vgl. Wallerstein 1993, 219).

Der Empowerment-Begriff umfasst dabei sowohl Prozesse, die einzelne Personen durchlaufen, als auch solche in Gruppen und sozialen Gemeinschaften. Demgemäß unterscheiden sich auch die Zielsetzungen von Empowerment-basierten Strategien: Das individuelle oder psychologische Empowerment zielt auf eine Steigerung des Selbstwertes oder der Selbstwirksamkeit von Individuen ab, damit diese mehr Kontrolle über ihre Entscheidungen erlangen (z. B. in Bezug auf die Durchsetzung von Safer-Sex-Strategien). Das Community Empowerment hingegen will die Identität von Gemeinschaften (z. B. der schwulen Communities) stärken und ihre Problemlösungs- und Handlungskompetenzen fördern. Im Kontext der HIV-Prävention verfolgen Interventionen im Rahmen des Community Empowerment u. a. das Ziel, möglichst „Community-weit" HIV-präventives Verhalten zu erreichen (vgl. Beeker/Guenther-Grey/Raj 1998, 833).

Empowerment in der HIV-Prävention

Im Gesundheitssektor setzt sich der Empowerment-Ansatz von einer pater-
nalistischen Ausrichtung ab, indem der Fokus nicht auf „individuelle Vorsorge,
Betreuung und Erziehung", sondern auf „Strategien zielgruppen- und lebens-
weltspezifischer Aktivierung und Mobilisierung" gelegt wird (Rosenbrock 2001,
758). Während rein auf Information und Aufklärung ausgerichtete Strategien in
der HIV-Prävention ausschließlich eine Senkung von Risikoverhalten zu erreichen
versuchen, zielen Empowerment-basierte Maßnahmen darüber hinaus auf eine
Stärkung sozialer Gruppen, die Förderung gruppenbezogener Ressourcen sowie
Verbesserungen in ihrer sozialen Umwelt ab.

Als Strategie der HIV-Prävention beschreibt Empowerment im Allgemeinen
Maßnahmen zur Stärkung und Aktivierung HIV-vulnerabler Gruppen. Für die
Umsetzung von Empowerment heißt dies vor allem, dass Kompetenzen und Res-
sourcen so weit an HIV-Risikogruppen übertragen werden, dass diese präventi-
onsbezogene Interventionen nach ihren gruppenspezifischen Vorstellungen und
Bedürfnissen planen und ausführen können. Man erwartet, dass durch die Verankerung dieser Interventionen in den jeweiligen Zielgruppen präventionsrelevante Kompetenzen besser angenommen werden und damit ein gestärktes HIV-
Schutzverhalten erreicht werden kann. Das Endziel gemeinschaftsorientierter
Empowerment-Interventionen ist jedoch nicht nur ein gestärktes Safer-Sex-Verhalten in den jeweiligen Communities: Auch die Partizipation an umweltbezo-
genen Entscheidungsprozessen, die wechselseitige soziale Unterstützung innerhalb der sozialen Gemeinschaften sowie die subjektive Lebensqualität sollen
gefördert werden.

Erwartet wird, dass sich durch verhaltens- und verhältnisbezogene Maßnahmen, eine erhöhte Einflussnahme auf Lebensbedingungen sowie ein verbesser-
tes soziales Zusammenleben wirksamere und nachhaltigere präventive sowie gesundheitsfördernde Effekte erzielen lassen, als wenn Maßnahmen sich auf reine
Wissensvermittlung beschränken (vgl. Rosenbrock/Kümpers 2009, 393). Bisherige Erfahrungen mit Empowerment-basierten Strategien im Gesundheitsbereich
sind durchaus positiv (vgl. Loss 2008, 714).

Vor diesem Hintergrund erscheint uns das Empowerment-Konzept im Hinblick auf zielgruppenspezifische und effektive Präventionsstrategien für HIV-
vulnerable Personengruppen als vielversprechend. In den meisten westlichen
Ländern wird Empowerment jedoch (noch) kaum als Konzept für Strategien der
HIV-Prävention genutzt. Eine Literaturrecherche zeigte, dass wissenschaftliche
Beiträge über Empowerment als Ansatz der HIV-Prävention sich im Wesentlichen
auf die USA, England sowie auf Entwicklungsländer beschränken. Als Zielgruppen
von Empowerment werden darin vor allem benachteiligte Frauen (z. B. Migran-

tinnen und Sexarbeiterinnen), Jugendliche bzw. junge Menschen, Männer, die Sex mit Männern haben (MSM), sowie intravenös Drogen Gebrauchende genannt. In Veröffentlichungen aus Deutschland, die sich Themen der HIV-Prävention widmen, lassen sich hingegen nur vereinzelte und meist nur implizite Bezugnahmen auf das Empowerment-Konzept feststellen.

Dieser Beitrag orientiert sich am Konzept des Communtiy Empowerment, da dieses mit seinem Anspruch, Gemeinschaften zu erreichen, gegenüber einem rein individuell orientierten Empowerment als überlegen erscheint. Der Ansatz des Community Empowerment schließt darüber hinaus auch verhältnispräventive Maßnahmen mit ein, während das individuelle oder psychologische Empowerment sich in der Regel auf rein verhaltenspräventive Zielsetzungen beschränkt. Vor diesem Hintergrund lässt sich das Community Empowerment auch besser in das Konzept der Strukturellen Prävention einordnen.

Beeker, Guenther-Grey und Raj definieren Community-Empowerment-Interventionen wie folgt [von den Autoren aus dem Englischen übersetzt]: „Eine Community-Empowerment-Intervention zielt darauf ab, in der gesamten Community [≈ Gemeinschaft; die Autoren] gesundheitsrelevante Verhaltensweisen zu verändern, indem Gemeinschaften organisiert werden, um ihre Gesundheitsprobleme zu definieren, die Ursachen dieser Probleme zu identifizieren und sich im Rahmen individueller sowie kollektiver Aktivitäten für eine Veränderung dieser Ursachen zu engagieren" (Beeker/Guenther-Grey/Raj 1998, 833). Dieser Definition lägen drei Annahmen zugrunde: „Erstens, dass Probleme der Gesundheit [bzw. Krankheiten] mehrfache Ursachen haben, oft auch solche, die jenseits individueller Einflussmöglichkeiten liegen; zweitens, dass Gemeinschaften sowohl an der Definition als auch an der Lösung von Gesundheitsproblemen beteiligt werden müssen; und drittens, dass der Erfolg einer Intervention von der Kapazität einer Community abhängt, wirksame Handlungsstrategien einzusetzen" (ebd.).

Im Zentrum der Gesundheitsförderung und der HIV-Prävention stehen beim Community Empowerment also die Mitglieder einer Community mit ihren Fähigkeiten, Bedürfnissen und Zielen (vgl. a. a. O., 835). Empowerment ist dabei nicht nur Mittel zum Zweck der HIV-Prävention, sondern stellt eine eigenständige Zielsetzung dar.

Empowerment mit jungen schwulen und bisexuellen Männern: Das Mpowerment Project

Das Mpowerment Project in den USA versucht seit mittlerweile fünfzehn Jahren in verschiedenen Städten und Gemeinden, mit einem Empowerment-basierten Konzept HIV-präventives Verhalten bei jungen schwulen/bisexuellen Männern zu fördern: Vielfältige Gruppen- und Peer-basierte sowie aufsuchende Aktivitäten stärken MSM-Communities, stabilisieren Safer-Sex- und soziale Normen wie gegenseitige Unterstützung und fördern die Netzwerkbildung innerhalb der schwulen Communities (vgl. Hays/Rebchook/Kegeles 2003, 301).

Die Arbeit des Mpowerment Project basiert auf den Prinzipien

>> individuelles und Community-Empowerment
>> Verbreitung von neuen Verhaltensweisen durch soziale Netzwerke
>> Peer-Einfluss
>> Integration der HIV-Prävention in den Kontext von Themen, die für junge schwule/bisexuelle Männer von Interesse sind (z. B. soziale Fragen)
>> gemeinschaftsbildende Maßnahmen

(siehe hierzu sowie zu den beiden folgenden Absätzen http://www.mpowerment. org/project-overview/guiding-principles).

Die Kerngruppe eines Mpowerment Project soll jeweils aus 10 bis 20 jungen Schwulen und Bisexuellen mit unterschiedlichen ethnischen, sozioökonomi- schen und bildungsbezogenen Hintergründen bestehen, die sämtliche Projektak- tivitäten (zusammen mit anderen Freiwilligen) selbst planen und ausführen. Für Information, Beratung, Veranstaltungen und Treffen steht im Idealfall ein Com- munity-Zentrum zur Verfügung. Über Mundpropaganda sowie durch eine fort- laufende Werbekampagne (u. a. mit Beiträgen in schwulen Zeitschriften, Anzei- gen, Webseiten und E-Mails) soll versucht werden, laufend neue junge Schwule und Bisexuelle als Mitarbeiter bzw. Teilnehmer für das Mpowerment Project zu gewinnen. Ein monatlich tagender Community-Beirat aus interessierten HIV-Po- sitiven, Schwulen, Lesben, Transgender sowie Personen aus dem Public-Health- Sektor und Studenten unterstützt die Kerngruppe hinsichtlich der inhaltlichen Arbeit und der Projektfinanzierung (vgl. Hays/Rebchook/Kegeles 2003, 304–305).

Zu den zentralen Aktivitäten der Kerngruppe eines Mpowerment Project zählt die aufsuchende Arbeit in Settings, die bei der Zielgruppe beliebt sind. Dazu gehört die Verteilung selbst entwickelter Materialien bei Events (z. B. Videovorführungen, Partys, Picknicks, Diskussionsgruppen usw.), in die präventionsrelevante Themen integriert werden. Des Weiteren bieten Mitglieder der Kerngruppe sogenannte M-Gruppen an, dreistündige Diskussionsrunden mit acht bis zehn jungen schwulen oder bisexuellen Männern. Im Rahmen solcher Runden werden Fak- toren diskutiert, die zu ungeschütztem Sex beitragen können (z. B. Safer-Sex- „Mythen" wie die irrige Annahme, der aktive = eindringende Partner könne sich beim ungeschützten Analverkehr nicht infizieren) und Kompetenzen hinsicht- lich Kondomgebrauch und Kommunikation beim Sex vermittelt. Die Teilnehmer erhalten außerdem Kondome sowie Gleitgel und werden dazu ausgebildet und motiviert, die erworbenen Kompetenzen in ihren sozialen Netzwerken weiterzu- geben.

Das Mpowerment Project hat den Anspruch, nicht nur bei Individuen oder klei- nen Gruppen, sondern bei der gesamten MSM-Community der jeweiligen Städte und Ortschaften Einstellungs- und Verhaltensänderungen hinsichtlich Safer Sex zu erreichen (vgl. Hays/Rebchook/Kegeles 2003, 302) – was wissenschaftlich bestätigt wurde: Das Projekt wurde bereits mehrfach evaluiert, und das Ergebnis war stets, dass es das HIV-Risikohalten in der Zielgruppe reduziert und so zu einer Senkung der HIV-Übertragungsraten beiträgt (vgl. z. B. Kegeles/Hays/Coates 1996; Kegeles/Pollak/Coates 1999; Hays/Rebchook/Kegeles 2003).

Empowerment mit Jugendlichen: Das Projekt Youth Action Research for Prevention

Das Projekt Youth Action Research for Prevention (YARP) war ein von 2001 bis 2004 laufendes Modellprojekt für und mit Jugendlichen in benachteiligten Stadtteilen von Hartford (Connecticut, USA). Zentrales Element dieser mehrdimensional angelegten Maßnahme war „Youth empowerment" (vgl. Berg, Coman und Schensul 2009, 347). YARP verfolgte Ziele auf der individuellen, der Gruppen- und der Community-Ebene.

Auf der individuellen Ebene zielte YARP darauf ab, dass die Jugendlichen
>> eine positive Haltung gegenüber ihrer (Schul-)Ausbildung entwickeln,
>> Kompetenzen zur sozialkritischen Analyse vermittelt bekommen,
>> Selbstwirksamkeit und Handlungskompetenz erlangen und
>> drogenbezogene sowie sexuelle Risiken verringern.
Auf der Gruppen-Ebene sollte YARP
>> den Gruppenzusammenhalt,
>> prosoziale Gruppennormen sowie
>> die Wirksamkeit als Gruppe fördern, damit sich die Mitglieder in ihren Communities gemeinsam für ihre Interessen einsetzen können.
Auf der Community-Ebene versuchte YARP,
>> über Interessensvertretung Einfluss auf kommunale Programme und Institutionen für Jugendliche zu nehmen (vgl. a. a. O., 347).
Das Kernziel von YARP war die Risikoprävention in Bezug auf Themen, welche von den Jugendlichen selbst gewählt wurden. Im Rahmen der Intervention wurde jährlich eine Kohorte von bis zu 40 Heranwachsenden ausgebildet, die aus einem Arbeitsförderungsprogramm rekrutiert wurden. Die Jugendlichen im Alter von 14 bis 16 Jahren kamen aus afroamerikanischen, karibischen und lateinamerikanischen Familien und stammten aus Stadtteilen, in denen die Bewohner aufgrund von Armut, Drogenhandel, Gewalt und schlechten Schulen einer Reihe von Risiken ausgesetzt waren.

Die Intervention YARP beinhaltete
>> die Ausbildung von Jugendlichen zu „Aktionsforschern" am „Summer Youth Research Institute",

>> Unterstützung bei der Umsetzung ihrer Forschungsergebnisse in Gruppen-/ Community-basierte Interventionen und

>> Unterstützung und Beratung in Bezug auf ihre schulische/berufliche Ausbildung (vgl. a. a. O., 346–347).

Jede YARP-Kohorte einigte sich auf ein Thema, welches mit dem Rahmenthema „Risikoverhalten von Jugendlichen" in Verbindung stand. Die erste Kohorte untersuchte unter Anwendung qualitativer Methoden das Risikoverhalten von Jugendlichen in ihren Communities. Die Jugendlichen identifizierten Drogengebrauch, den Einfluss von Medien sowie Gruppendruck als Hauptursachen von „riskantem Sex". Auf diesen Ergebnissen aufbauend produzierten sie Audio-Spots zum Zusammenhang zwischen Drogenkonsum und riskantem Sex, die im Radio sowie an Schulen auf Englisch und Spanisch ausgestrahlt wurden. Außerdem entwickelten sie ein Spiel, das über mediale Einflüsse auf das sexuelle Risikoverhalten aufklärt, und drehten ein Video zu diesem Thema, das im Rahmen von Fokusgruppen mit Jugendlichen und Eltern eingesetzt wurde (vgl. a. a. O., 350–351). In den beiden folgenden Jahren widmeten sich die Kohorten den Themen „teen dropouts" (jugendliche Schulabbrecher) und „teen hustling" (Verkauf illegaler Ware wie zum Beispiel CD-Raubkopien und Drogen sowie Anbieten sexueller Dienstleistungen).

Eine Evaluationsstudie konnte zeigen, dass YARP einen positiven Einfluss auf den Gruppenzusammenhalt unter den Jugendlichen hatte, die Selbstwirksamkeitserwartung der Jugendlichen gestiegen war und die Kommunikation unter den beteiligten Jugendlichen über Themen wie Drogen und Sex zugenommen hatte. Langfristig sollten dadurch Peer-Normen zu Drogenkonsum und Sexualverhalten in der Zielgruppe sowie das individuelle Präventionsverhalten der Jugendlichen in den benachteiligten Stadtteilen positiv beeinflusst werden (vgl. a. a. O., 353–356).

Dimensionen von Community Empowerment

Anhand der oben genannten Beispiele für Empowerment-Interventionen für schwule und bisexuelle Männer bzw. für benachteiligte Jugendliche lassen sich fünf Komponenten von Empowerment identifizieren, die auch in der wissenschaftlichen Literatur als zentral benannt werden (vgl. z. B. Beeker/Guenther-Grey/ Raj 1998; Kliche/Kröger 2008):

>> Soziales Kapital (Gruppen-/Community-Orientierung)

>> Partizipation (Beteiligung an Entscheidungen)

>> Vermittlung und Erwerb von Kompetenzen

>> Kapazitätsaufbau (Zugang zu und effizienter Einsatz von Ressourcen)

>> Verknüpfung verhaltens- und verhältnisbezogener Maßnahmen.

1. Soziales Kapital (Gruppen-/Community-Orientierung)

Die geschilderten Projekte benennen soziale Netzwerke und den Nutzen solcher Netzwerke für die Mitglieder (vor allem die gegenseitige Unterstützung) als Zielsetzung bzw. Strategie von Empowerment. Soziale Beziehungen bzw. soziale Netzwerke werden als „Kapital" beschrieben, da sie gemeinsame Normen der Gegenseitigkeit und des Vertrauens hervorbringen, die eine effizientere Verfolgung von Zielen der Netzwerkmitglieder ermöglichen (vgl. Putnam 2000, 18–19). Durch Gruppenprozesse sollen sowohl der Handlungsspielraum als auch die Handlungsmöglichkeiten von Netzwerk-/Gruppenmitgliedern erweitert werden. Des Weiteren wird erwartet, dass der normative Druck innerhalb sozialer Netzwerke gesundheitsförderliches Verhalten (z. B. den Kondomgebrauch) begünstigt und indirekt auch Charakteristika der Community verändert, zum Beispiel, indem restriktive Geschlechterrollen aufgebrochen werden (vgl. Beeker/Guenther-Grey/ Raj 1998, 834).

2. Partizipation (Beteiligung an Entscheidungen)

Mit Partizipation ist die Beteiligung der Zielgruppen an allen grundlegenden Willenbildungs- und Entscheidungsprozessen gemeint. Im Mpowerment Project wird ein hohes Maß an Partizipation erreicht, indem die schwulen/bisexuellen Männer die Aktivitäten und Interventionen rund um das Thema HIV-Prävention weitgehend selbstständig planen und durchführen und sich die Projektverantwortlichen darauf beschränken, die dafür benötigten Strukturen und Ressourcen bereitzustellen (vgl. Hays/Rebchook/Kegeles 2003, 303). Durch die Ausstattung mit Entscheidungskompetenzen sowie durch die Einbindung in professionelle Netzwerke und entsprechende Aktivitäten erhalten junge Menschen die Möglichkeit der (Mit-)Gestaltung von Maßnahmen und Rahmenbedingungen, die für sie von Bedeutung sind.

Der Ansatz der Partizipation geht davon aus, dass die (freiwillige) Beteiligung von Community-Mitgliedern an formellen und informellen Aktivitäten, Programmen und Diskussionen zu geplanten Verbesserungen des Zusammenlebens, von Service-Angeboten sowie von Ressourcen führt (vgl. Bracht/Gleason 1990, 110). Die (Mit-)Einflussnahme auf Entscheidungen, welche die unmittelbaren Lebensverhältnisse betreffen, soll darüber hinaus sowohl zu individuellem Empowerment (z. B. Entwicklung von Entscheidungskompetenzen und Wissen über Ressourcen) als auch zum Empowerment der Community beitragen (z. B. Bildung neuer sozialer Netzwerke, Zugang zu Ressourcen und neue Möglichkeiten der Gestaltung von Lebensverhältnissen). Außerdem wird davon ausgegangen, dass durch Partizipation – dies betrifft idealerweise alle Schritte von der Planung über die Durchführung bis zur Auswertung – eine effizientere und nachhaltigere Wirkung von Interventionen erzielt werden kann (vgl. Beeker/Guenther-Grey/Raj

1998, 834). Damit verbunden ist die Annahme, dass über Partizipation und Empowerment die Selbst- und Gruppenwirksamkeitserwartung erhöht wird – je größer der eigene Handlungsspielraum zur Problemlösung eingeschätzt wird, desto größer ist die Wahrscheinlichkeit, diesen auch für aktives Handeln zu nutzen (vgl. Schwarzer 1994). Auf die individuelle Ebene der HIV-Prävention bezogen würde dies beispielsweise bedeuten, dass sich Personen hinsichtlich der Steuerung ihres Safer-Sex-Verhaltens als kompetent und durchsetzungsfähig erleben und dies wahrscheinlich auch in entsprechendes Verhalten umsetzen.

3. Vermittlung und Erwerb von Kompetenzen

Die Aktivierung von Ressourcen geht oft Hand in Hand mit der Vermittlung spezifischer Kompetenzen: Über den Erwerb von Wissen, Techniken und sozialen Fertigkeiten sollen Personen oder Gruppen zu eigenständigem und bewusstem Handeln befähigt werden. Bei dem Projekt YARP beispielsweise erfolgt die Kompetenzvermittlung auf zwei Ebenen: Zum einen erhalten Gruppen jugendlicher Schüler eine Ausbildung in Methoden der „Aktionsforschung", um sich ausführlich Themen wie dem sexuellen Risikoverhalten in ihren Communities widmen zu können. Zum anderen sollen diese jugendlichen Forscher bzw. Peers auf Grundlage ihrer Forschungsergebnisse und mit Unterstützung von Profis entsprechende Interventionen und Aktionen in ihren Communities entwickeln und umsetzen (vgl. Berg/Coman/Schensul 2009). Ziel ist, dass möglichst große Teile der Communities präventionsrelevante Informationen und Kompetenzen erwerben (z. B. Wissen um Risikofaktoren und Kommunikationskompetenz im Rahmen sexueller Beziehungen).

4. Kapazitätsaufbau (Zugang zu und effizienter Einsatz von Ressourcen)

Kapazitätsaufbau (capacity building) als Teilkonstrukt von Community Empowerment weist deutliche Überschneidungen mit den zuvor genannten Dimensionen auf, stellt jedoch in seiner Gesamtheit einen zentralen Aspekt für das Gelingen von Empowerment-Prozessen dar. Die Idee des Kapazitätaufbaus geht davon aus, dass Gemeinschaften ausreichend Ressourcen benötigen sowie in der Lage sein müssen, diese auch für ihre Interessen einzusetzen (vgl. Beeker/Guenther-Grey/Raj 1998, 834–835).

Für den Kontext der HIV-Prävention heißt das, dass Gemeinschaften ausreichend Kapazitäten im Sinne von Handlungsmöglichkeiten und -kompetenzen benötigen, um

1. Präventionsprogramme in Community-Strukturen zu integrieren,
2. Interventionen an veränderte Bedingungen anzupassen und
3. ihre Fähigkeiten und Ressourcen auch für weitere gesundheitlich und lebensweltlich relevante Belange einzusetzen.

Benötigt werden u. a. finanzielle und materielle Ressourcen (z. B. Geld, Güter), Serviceangebote, technische Ressourcen, individuelle und organisatorische Fähigkeiten sowie soziale Ressourcen (z. B. Schlüsselpersonen bzw. Leiter einer Community, starke Community-basierte Institutionen, Vernetzung zwischen Institutionen der Community und ein hohes Maß an Partizipation und Engagement von Mitgliedern der Community; vgl. ebd.).

Gemeinschaften, die nicht ausreichend über Kapazitätsmerkmale wie z. B. Leitungsfiguren, eigene Institutionen und Erfahrungswerte im Umgang mit Problemen verfügen, müssen unterstützt werden durch

>> die Entwicklung neuer Netzwerke und die Stärkung bestehender Netzwerke,
>> die Schaffung von Möglichkeiten der Beteiligung und des Engagements,
>> Konsensfindung darüber, inwieweit Themen der Gesundheit für die Community relevant sind,
>> gegebenenfalls Trainingsangebote für Community-Mitglieder hinsichtlich der Übernahme von Leitungs- und Gestaltungsaufgaben und
>> gegebenenfalls die Bereitstellung von materiellen Ressourcen (z. B. Räumlichkeiten, Kondome usw.) sowie von Serviceangeboten (vgl. ebd.).

Etliche dieser Möglichkeiten zur Förderung des Kapazitätsaufbaus wurden bereits bei den oben beschriebenen Interventionen benannt und den fünf Dimensionen von Community Empowerment zugeordnet, z. B. die Netzwerkbildung bei schwulen und bisexuellen Männern der Dimension „Soziales Kapital", ihre Beteiligung an Entscheidungsprozessen der Dimension „Partizipation" oder die Ausbildung von jugendlichen Aktionsforschern bzw. Peers der Dimension „Kompetenzvermittlung".

5. Verknüpfung verhaltens- und verhältnisbezogener Maßnahmen

Die Implementierung des Empowerment-Ansatzes ist in der HIV-Prävention immer im Sinne einer Einheit von Verhaltens- und Verhältnisprävention zu sehen (vgl. Amaro 1995): Interventionen sollen nicht nur beim Verhalten (also z. B. den Maßnahmen zum Schutz vor HIV und anderen STIs) ansetzen, sondern auch bei jenen strukturellen Rahmenbedingungen, die Einfluss auf die Gesundheit und das Verhalten von Menschen nehmen – vor allem bei solchen Rahmenbedingungen, die Personengruppen mehr Einflussmöglichkeiten und Mitbestimmung im Hinblick auf verbesserte Lebensverhältnisse ermöglichen.

Dieser Ansatz stützt sich auf die Grundannahme, dass Verhalten – etwa das Gespräch mit dem Partner über den Kondomgebrauch oder ein Geschehenlassen von sexuellem Missbrauch – nicht isoliert und in völliger Freiwilligkeit stattfindet, sondern auch Bestandteil sozial konditionierter, kulturell bedingter und auch wirtschaftlich beeinflusster Verhaltensmuster ist (vgl. Green/Kreuter 1991). In diesem Sinne erweitert Community Empowerment das Blickfeld, indem es nicht nur auf das individuelle Risikoverhalten, sondern auch auf dessen sozialen, kulturellen und strukturellen Kontext fokussiert (vgl. Beeker/Guenther-Grey/Raj 1998, 833). Daraus abgeleitete Zielsetzungen der HIV-Prävention sind etwa eine Angleichung der Machtverhältnisse zwischen den Geschlechtern – dies betrifft vor allem, aber nicht ausschließlich Entwicklungsländer –, die Entstigmatisierung von Hauptbetroffenengruppen (z. B. durch Entkriminalisierung des Konsums illegaler Drogen) sowie die Zurverfügungstellung von Ressourcen für risikominimierende Maßnahmen (etwa durch Einrichtung von „Druckräumen" für intravenös Drogen Gebrauchende oder die Abgabe von Kondomen und Gleitgel an schwulen Sexorten). Auch aufsuchende Angebote der Sozialarbeit (z. B. für Stricher, Drogengebraucher und Obdachlose) wirken insofern verhältnispräventiv, als sie existenziell notwendige Hilfen (z. B. finanzielle Grundsicherung) vermitteln, ohne welche Menschen kaum zu einem gesundheitsbewussten und selbstbestimmten Leben in der Lage sind.

Zur Verhältnisprävention zählen auch strukturelle Veränderungen, die Determinanten sozialer und kultureller Exklusionsprozesse beseitigen und – damit zusammenhängend – ungleich verteilten Lebens- und Gesundheitschancen entgegenwirken. Maßnahmen der Gesundheitsförderung und Prävention setzen jedoch üblicherweise nicht bei den Makrodeterminanten sozioökonomischer und soziokultureller Benachteiligungen an und haben daher höchstens eine abschwächende Wirkung hinsichtlich gesellschaftlich ungleich verteilter Erkrankungsrisiken. Auf dieser Ebene ist die Politik gefragt, geeignete strukturbezogene Maßnahmen umzusetzen.

Die fünf beschriebenen Teilkomponenten von Community Empowerment können einzeln im Rahmen von Interventionen realisiert werden, werden jedoch nur in ihrer Kombination dem sozialpolitisch und strukturell argumentierenden Empowerment-Ansatz gerecht – aus unserer Sicht vereinen Empowerment-basierte Interventionen in der HIV-Prävention idealerweise alle fünf Dimensionen. Des Weiteren ist anzumerken, dass diese (Teil-)Konzepte teils Prozess- und teils Ergebnisvariablen von Empowerment darstellen können. Hierzu ein Beispiel: Auf Grundlage der Kompetenzvermittlung sowie der Übertragung von Ressourcen und Aufgaben an eine soziale Gemeinschaft (= Mittel/Strategien) planen die Gemeinschaftsmitglieder Aktivitäten mit präventionsrelevanten Inhalten und führen diese selbstorganisiert durch (= Prozess/kurzfristiges Ergebnis). Dadurch wird das Gefühl der Eingebundenheit in die Gemeinschaft sowie die Selbst- und Gruppenwirksamkeitserwartung der Gemeinschaftsmitglieder gefördert (= Prozess/mittelfristige Ergebnisse), was wiederum zu solidarischem Verhalten sowie zu einem gestärkten HIV-Präventionsverhalten der Gemeinschaftsmitglieder führt (langfristige Ergebnisse). Um Zusammenhänge wie die in diesem Beispiel (verkürzt) dargestellten zu verdeutlichen, muss man bei der Operationalisierung von

Empowerment im Rahmen von Interventionen und Evaluationen die Prozess-schritte bzw. die Mittel, mit welchen kurz-, mittel- und langfristige Empower-ment-Ergebnisse erzielt werden sollen, benennen und erläutern.

Kritische Überlegungen zum Empowerment-Ansatz

Wer soll sich „empowern" oder „empowert werden"?

Der Empowerment-Ansatz impliziert, dass bestimmte Personen(gruppen) sich für ihre Interessen und Lebensbelange engagieren sollten. Dieser „normative Blick" ist aber oftmals der Blick von Experten, Professionellen oder auch von Politikern und nicht unbedingt derjenige der „zu empowernden" Personen(gruppen) selbst. Empowerment bedeutet in der Praxis häufig, dass man von Menschen, die als be-nachteiligt oder gefährdet wahrgenommen werden, die Übernahme von „mehr Eigenverantwortung" für ihre Lebensgestaltung erwartet – sie sollen sich quasi „verselbstständigen", mehr Eigeninitiative zeigen, sich aus der Abhängigkeit von anderen befreien. Dieser normative Blick „von oben" aber steht im Widerspruch zum Empowerment-Ansatz, wonach die betreffenden Personengruppen selbst der Motor für Veränderungen sein sollten.

Die Rolle der „Mächtigen" und das Verhältnis von individueller und gesellschaftlicher Verantwortung

Empowerment-Interventionen richten sich in der Regel an Personen(gruppen), die gesellschaftlich benachteiligt sind – sie sollen dabei unterstützt werden, ei-ne Verbesserung ihrer Lebenssituation zu erreichen, sich also „von unten nach oben zu empowern". Dabei wird jedoch selten die Rolle derjenigen Gruppen in den Blick genommen, die über gesellschaftliche Macht verfügen („the powerful") – damit vulnerable Personen(gruppen) mit mehr Macht und Ressourcen ausge-stattet werden können, müssen die „Mächtigen" davon etwas abgeben, sich in diesem Sinne also „von oben nach unten bewegen". Ein isolierter Blick auf das „Selbstpotenzial" von Menschen, das als unerschöpfliche Ressource für Gesund-heit und Wohlstand imaginiert wird, blendet jedoch diese gesamtgesellschaft-lichen Zusammenhänge aus – und ebenso die Rahmenbedingungen, die für die gesellschaftliche Benachteiligung von Menschen verantwortlich sind bzw. zu einer tatsächlichen Verbesserung ihrer Lebenssituation beitragen können (vgl. DeFillipis 2001). Empowerment- und Community-basierte Interventionen ste-hen damit in der Gefahr, instrumentalisiert zu werden – als „Ersatz" für Fürsor-geleistungen (z. B. sozialstaatliche Leistungen wie finanzielle Hilfen oder Versor-gungs- und Betreuungsangebote für vulnerable Gruppen) und als Mittel, um die Verantwortung für gesellschaftlich ungleich verteilte Lebens- und Gesundheits-chancen auf den Einzelnen bzw. auf einzelne Gruppen zu übertragen (zu dieser

„Individualisierung von gesellschaftlicher Verantwortung" siehe Mayer 2003 und Schmidt in diesem Band, S. 57 ff.). Empowerment-Interventionen sollten daher idealerweise mit verhältnisbezogenen Maßnahmen kombiniert werden, die auf eine gesellschaftliche Umverteilung von Ressourcen und Macht zugunsten der „Machtlosen" zielen.

Empowerment-Ansätze in der HIV-Prävention werden dem entsprechend häufig dafür kritisiert, dass sich die Interventionen vor allem auf die Ebene des Individuums bzw. des Verhaltens beschränken und strukturelle Faktoren auf dem Meso- und Makro-Level – zum Beispiel Diskriminierung, Armut und gesellschaftliche Benachteiligung sowie Machtlosigkeit – außer Acht lassen (vgl. Crossley 2001, 112–113).

„Wohin" sollen sich Menschen „empowern"?
Das Spannungsfeld zwischen Selbst- und Fremdbestimmung

Kritisiert am Empowerment-Ansatz wird auch ein weiterer Widerspruch: In der Regel sind es Experten, Professionelle oder Politiker, die darüber entscheiden, wer „sich empowern" bzw. wer „empowert werden" soll. Diese Akteure haben üblicherweise auch konkrete Vorstellungen darüber, „wohin" sich Menschen „empowern" sollen: Empowerment, eine sogenannte social change theory, hat in der Regel den Anspruch, dass Menschen sich auf „etwas Gutes", „das Richtige" hin verändern, ihre Rahmenbedingungen verbessern und Verantwortung für ihr Leben übernehmen. Diese Erwartungshaltung und Interessen im Hinblick auf zielgerichtete Veränderungen widersprechen jedoch möglicherweise den Interessen der betreffenden Personen(gruppen) selbst, welche die ihnen übertragene Macht und die ihnen übertragenen Ressourcen durchaus auch für Ziele nutzen können, die mit den Interessen anderer sozialer Gruppen sowie mit denen der Experten, Professionellen und Politiker kollidieren. Da letztgenannte Akteure jedoch meist mit mehr Macht ausgestattet sind als die Adressaten von Empowerment, definieren diese „Mächtigen" auch häufig die Grenzen.

Auch die Annahme, dass soziale Netzwerke und Gruppen[1] grundsätzlich positive Normen der Solidarität hervorbringen und den Einzelnen stärken, ist normativ oder idealistisch. Gruppenprozesse können auch von Konflikten dominiert werden und zur Ausgrenzung und Schwächung einzelner Gruppenmitglieder führen, und ebenso können Gruppen gesellschaftlich negativ bewertete Normen hervorbringen (vgl. Theiss-Morse/Hibbing 2005).

Empowerment-Interventionen in der HIV-Prävention laufen in diesem Sinne Gefahr, dass sich die Zielgruppe gegen Safer-Sex-Verhalten ausspricht und/oder Prioritäten setzt, die keinen Bezug zur HIV-Prävention haben. Auf diese Thematik macht Crossley in ihrem Artikel zur Evaluation des englischen Armistead Pro-

---

1 Wie bereits dargestellt, stellt der Aufbau und die Erweiterung sozialer Netzwerke eine zentrale Teildimension des Empowerment-Ansatzes dar.

ject aufmerksam: Das Projekt zielt darauf ab, schwule Männer in die HIV-Präventionsarbeit einzubinden, sie besser zu vernetzen und sie hinsichtlich sozialer und gesundheitlicher Bedürfnisse zu „empowern", um langfristig eine Verbesserung der sexuellen Gesundheit und insbesondere eine Reduktion der Inzidenzen von HIV und anderen STIs unter schwulen Männern zu erreichen (vgl. Crossley 2001, 113–114). Crossley beschreibt in ihrer Fallstudie allerdings einen Konflikt zwischen der Agenda der Gesundheitsbehörde und den schwulen Männern, die in das Projekt involviert waren – Letztere zeigten zunehmend Widerstände gegen alles, was unter der Überschrift „Gesundheitsförderung" lief, und sahen in dem Projekt nur einen weiteren Versuch, sie zum Kondomgebrauch zu bewegen. Für die befragten Männer stand laut Crossley mehr der soziale Aspekt im Vordergrund als die Teilnahme an einer Maßnahme zur Reduktion von HIV-Infektionen. Für die Autorin ergeben sich daraus Fragen, inwieweit staatlich geförderte Projekte die Wünsche der Adressaten tatsächlich berücksichtigen können und ob im Rahmen von Projekten zur Gesundheitsförderung das „Recht" auf ungeschützten Sex oder die Gesundheit Priorität hat (vgl. a. a. O., 119–122).

Festzuhalten ist, dass eine reale Chance auf Empowerment für benachteiligte Personengruppen in der Regel nur dann besteht, wenn entsprechende Interventionen möglichst ergebnisoffen gestaltet werden. Das bedeutet auch, dass Empowerment-Prozesse langwierig und unberechenbar sein können. Da zudem die Zielsetzungen der Adressaten von Empowerment nicht unbedingt den Vorstellungen professioneller und politischer Akteure entsprechen, müssen Letztere dazu bereit sein, von ihren Prioritäten abzurücken und ihre „Macht" zu teilen (vgl. Loss 2008, 714).

Die Heterogenität von Empowerment: eine Herausforderung für Praxis und Forschung

Ein Kritikpunkt an Empowerment, in dem sich sowohl Akteure der Gesundheitsförderung als auch Forscher einig sind, ist die Unbestimmtheit dieses Konstrukts, setzt sich der Empowerment-Ansatz doch aus verschiedenen Teilkonzepten zusammen. Unter Umständen wird so etwas als Empowerment bezeichnet, was nichts mit diesem Ansatz zu tun hat, etwa die reine Vermittlung von Gesundheitswissen. Loss weist aber darauf hin, dass dieser „Etikettenschwindel" meist nicht bewusst passiert: „Vielmehr erweisen sich die Konzepte wie Empowerment und Partizipation bei ihrer Umsetzung als schwer fassbar, und Praktiker stoßen dabei oft an ihre Grenzen" (Loss 2008, 713).

Die „Schwammigkeit" des Begriffs Empowerment wird dadurch verstärkt, dass er im deutschsprachigen Raum unterschiedlich übersetzt bzw. umschrieben wird. Laut Loss greifen Übersetzungen wie „Ermächtigung, Befähigung, Kompetenzsteigerung" zu kurz, „sodass es in Deutschland schwierig ist, sich selbst und anderen klarzumachen, was Empowerment eigentlich ist" (ebd.). Auch Umschreibungen wie „Machtverstärkung" oder „Machtverschiebung" erklären den Empowerment-Ansatz nur unzureichend. Zusätzlich erschwert wird die Abgrenzung des Empowerment-Konzepts durch die starken Überschneidungen mit anderen Konzepten wie „Soziales Kapital", „Partizipation" und „Kapazitätsaufbau" (vgl. Loss/Wise 2008, 756).

Die Unschärfe des Empowerment-Konzepts führt nicht nur zu Unklarheiten hinsichtlich der Operationalisierung in Interventionen, sondern auch zu Problemen hinsichtlich der Messbarkeit. Um Empowerment-Interventionen zum Gegenstand empirischer Forschung machen und sie evaluieren zu können, sind aber Indikatoren notwendig. In der Forschungsliteratur werden in der Regel Indikatoren vorgeschlagen, die subjektive Dimensionen beinhalten, etwa die „wahrgenommene Wissens- und Fähigkeitsentwicklung, Selbstwertgefühl, eingeschätzte Kompetenzen und Selbstwirksamkeit, Bereitschaft zur Beteiligung an kollektiven Aktivitäten oder das wahrgenommene Zusammengehörigkeitsgefühl in der Gemeinde" [bzw. in der Gemeinschaft; die Autoren] (ebd.).

Objektive Indikatoren, die tatsächlich erreichte Verbesserungen der Umwelt- und Lebensbedingungen messen sollen, z. B. die erhöhte Einflussnahme auf Umweltbedingungen, die erweiterte Verfügungsgewalt über Ressourcen (vgl. ebd.) sowie objektive Verbesserungen des gesundheitlichen und sozialen Status (mit Blick auf die HIV-Prävention könnte man hier auch Veränderungen des HIV-Schutzverhaltens oder HIV-Inzidenzen nennen), werden seltener erhoben. Konzeptuell ist oft unklar, ob es sich bei den objektiven und auch den subjektiven Indikatoren um Empowerment-Ergebnisse oder vielmehr um „beitragende Faktoren im Sinne von Prozessvariablen" (ebd.) handelt.

Kritisch diskutiert wird auch die Erfassung der Empowerment-Indikatoren (vgl. a. a. O., 761), die sowohl mit quantitativen Methoden (z. B. über Fragebögen) als auch mit qualitativen Methoden (z. B. über Interviews) erfolgen kann – die Komplexität des Empowerment-Konzepts legt nahe, beides zu kombinieren. Zentral im Sinne des Empowerment-Ansatzes ist, dass das Forschungsdesign den Adressaten nicht „übergestülpt" wird und dass nicht die bloße Messung, sondern die Intervention bzw. die Menschen im Vordergrund des Forschungsprozesses stehen (vgl. ebd.). Dem Anliegen des Empowerment-Ansatzes entspricht darüber hinaus die Partizipation von Programmteilnehmern an der Evaluation des Programms.[2]

---

2 *In einigen Artikeln ist die Rede von Empowerment Evaluation (z. B. Fetterman/Kaftarian/Wandersman 1996).*

Empowerment und HIV-Prävention – die Situation in Deutschland

Im Rahmen einer Literaturrecherche zum Thema Empowerment und HIV-Prävention konnten wir keine einzige Veröffentlichung aus Deutschland identifizieren, die sich aus wissenschaftlicher Perspektive explizit mit dem Empowerment-Ansatz in der HIV-Prävention beschäftigte oder in der Empowerment-basierte Interventionen beschrieben oder evaluiert wurden. Dies ist angesichts der Tatsache, dass das Empowerment-Konzept im deutschen HIV-Präventionsdiskurs durchaus rezipiert wurde, erstaunlich und zugleich bedauernswert. Im Konzept der Strukturellen Prävention ist Empowerment ein wesentliches Element und wird zum Beispiel bei Escobar Pinzón und Sweers im Zusammenhang mit den Strategien Antidiskriminierungs- und Emanzipationsarbeit und Partizipation genannt (Escobar Pinzón/Sweers 2007). Dass die Strukturelle Prävention auf ein Empowerment der von HIV betroffenen Communities zielt, wird auch an den Überschneidungen zwischen dem Konzept und den Dimensionen des Community Empowerment deutlich: Partizipation, die Dimension Kapazitätsaufbau und die Verschränkung verhaltens- und verhältnispräventiver Interventionen sind auch zentrale Elemente im Konzept der Strukturellen Prävention (vgl. Drewes/ Gusy/Kraschl/Kleiber in diesem Band, S. 13 ff.).

Ein wichtiges Teilziel stellt Empowerment im Rahmen der aktuellen Präventionskampagne ICH WEISS WAS ICH TU (IWWIT) der Deutschen AIDS-Hilfe dar. Die auf dem Konzept der Strukturellen Prävention basierende Kampagne „wendet sich an schwule, bisexuelle und andere Männer, die Sex mit Männern haben (MSM). Ziel ist, die Männer darin zu bestärken, sich vor HIV und anderen sexuell übertragbaren Infektionen (STIs) zu schützen, ihre Gesundheit zu fördern und sie zu befähigen, ihr Risikoverhalten selbst einzuschätzen" (vgl. http://www.iwwit. de/assets/files/presse/kampagne/IWWIT_Basics.pdf). IWWIT orientiert sich damit vor allem an der individuellen Ebene von Empowerment, doch sind auch Kapazitätsaufbau und die Vermittlung von Kompetenzen als Dimensionen des Community Empowerment wesentliche Elemente – auf Ebene der Community ist ein Ziel, hemmende Faktoren für ein optimales Schutzverhalten in Bezug auf HIV und andere sexuell übertragbare Infektionen zu reduzieren, zum Beispiel durch die Steigerung schwulen Selbstbewusstseins oder die Entstigmatisierung von Menschen mit HIV und Aids. Dennoch kann die IWWIT-Kampagne nicht als Beispiel für eine Empowerment-Intervention gelten: Sie arbeitet zwar mit Rollenmodellen aus der Zielgruppe, die Planung und Ausführung der Präventionsarbeit liegt jedoch im Wesentlichen im Verantwortungsbereich professioneller Akteure. Außerdem stellt Empowerment im Rahmen der IWWIT-Kampagne, wie bei vielen Kampagnen, nur eine Zielgröße unter anderen dar.

Schlussfolgerungen

Der Empowerment-Ansatz stellt einen Gegenpol zu einer bevormundenden, rein „erzieherischen" Orientierung im Gesundheitssektor dar. In Abgrenzung zum individuell oder psychologisch orientierten Empowerment wurde in diesem Beitrag das Community Empowerment als Konzept für Interventionen der HIV-Prävention skizziert. Dargelegt wurde, dass dieses komplexe und mehrdimensionale Konstrukt diverse Teilkonzepte vereint, nämlich „Soziales Kapital", „Partizipation", „Kompetenzvermittlung", „Kapazitätsaufbau" sowie „Verknüpfung verhaltens- und verhältnispräventiver Maßnahmen". Das heißt: Im Zentrum des Community Empowerment stehen die Stärkung und Erweiterung von Gemeinschaften, deren Beteiligung an Entscheidungen, die Vermittlung von Kompetenzen und die Bereitstellung notwendiger Ressourcen, damit sich der Einzelne sowie Gemeinschaften für lebensweltlich relevante Interessen (wie Gesundheit) einsetzen können.

Die Heterogenität von Empowerment, unterschiedliche Definitionen, wenige Erfahrungen bzw. Uneinigkeit hinsichtlich der Umsetzung und Messung stellen Gesundheitsförderer wie Gesundheitswissenschaftler jedoch vor besondere Herausforderungen, diesen Ansatz in Programmkonzeptionen bzw. in entsprechende Evaluationsstudien mit aufzunehmen. Auch ist Empowerment langwierig und aufwendig und manchmal auch unbequem, da die Adressaten entsprechender Interventionen möglicherweise andere Interessen verfolgen als professionalisierte Organisationen.

Trotzdem spricht vieles für Empowerment-basierte Strategien: die oftmals geringe(re) Wirksamkeit und Nachhaltigkeit rein edukativer Methoden (vgl. Rosenbrock/Kümpers 2009, 393), die zunehmende Bedeutung des Themas sozial ungleich verteilter Gesundheitschancen (vgl. Loss 2008, 714) sowie vielversprechende internationale Erfahrungen (z. B. aus dem oben beschriebenen Mpowerment Project). All dies sind deutliche Argumente dafür, Community Empowerment als Schlüsselstrategie der Gesundheitsförderung wie auch der HIV-Prävention anzusehen, zumal dieses Konzept den Vorteil bietet, dass es nicht nur am Individuum, sondern an Gemeinschaften ansetzt und nicht nur Verhaltensveränderungen, sondern auch verhältnisbezogene Verbesserungen erreichen will.

Um auch im Kontext der deutschen HIV-Prävention mehr Erfahrungen mit Empowerment-basierten Interventionen machen zu können und dem Austausch über Empowerment zu einer größeren Tragweite zu verhelfen, sollten entsprechende Interventionen entwickelt und (verstärkt) in Präventionsprogramme integriert werden. Dafür muss allerdings Empowerment als Ziel von Interventionen (auch) vonseiten der Wissenschaft und Politik anerkannt werden. Für die HIV-Prävention würde dies bedeuten, dass im Rahmen von Evaluationen – neben Infektionsraten von HIV und anderen STIs – auch sozialen und emotionalen Bedürfnissen, der Eingebundenheit in Gemeinschaften sowie der Verbesserung der Lebensqualität eine zentrale Bedeutung zugemessen wird (vgl. Crossley 2001, 121). Für Forscher und Evaluatoren besteht in diesem Zusammenhang die Herausforderung darin, geeignete Messinstrumente und Indikatoren zu entwickeln.

Die Umsetzung von Empowerment-Interventionen ist kein leichtes Unterfangen, da dies nicht nur Wissen über die komplexen Grundannahmen des Konzepts verlangt, sondern auch den Verzicht auf professionelle „Macht" – und viel Geduld. Internationale Erfahrungen zeigen jedoch, dass Empowerement-basierte Interventionen durchaus mit Erfolg umgesetzt werden können. Dies spricht für das Empowerment von communities at risk – und sollte dazu ermutigen, auch in der deutschen HIV-Prävention Empowerment als Schlüsselstrategie zu nutzen.

Literatur

Amaro 1995
Amaro, H.: Love, Sex, and Power. Considering Women's Realities in HIV Prevention. In: *American Psychologist*, 50 (6), 437–447

Beeker/Guenther-Grey/Raj 1998
Beeker, C./Guenther-Grey, C./Raj, A.: Community Empowerment Paradigm Drift and the Primary Prevention of HIV/Aids. In: *Social Science & Medicine*, 46 (7), 831–342

Berg/Coman/Schensul 2009
Berg, M./Coman, E./Schensul, J. J.: Youth Action Research for Prevention: A Multi-level Intervention Designed to Increase Efficacy and Empowerment Among Urban Youth. In: *American Journal of Community Psychology*, 2008, 43, 345–359

Bracht/Gleason 1990
Bracht, N./Gleason, J.: Strategies and structures for citizen partnerships. In: Bracht, N. (Hg.): *Health Promotion at the Community Level.* Newbury Park, CA: Sage Publications 1990, 109–124

Crossley 2001
Crossley, M. L.: The 'Armistead Project': An Exploration of Gay Men, Sexual Practices, Community Health Promotion and Issues of Empowerment. In: *Journal of Community & Applied Social Psychology,* 2001, 11, 111–123

DeFillippis 2001
DeFillippis, J.: The Myth of Social Capital in Community Development. In: *Housing Policy Debate,* 12 (4), 781–806

Escobar Pinzón/Sweers 2007
Escobar Pinzón, L. C./Sweers, H.: Prävention der HIV-Übertragung – was ist wünschenswert, was ist machbar? In: *Bundesgesundheitsblatt – Gesundheitsforschung – Gesundheitsschutz,* 50, 454–457

Fetterman/Kaftarian/Wandersman (Hg.) 1996
Fetterman, D. M./Kaftarian, S. J./Wandersman, A. (Hg.): *Empowerment Evaluation. Knowledge and Tools for Self-Assessment & Accountability.* Thousands Oaks, CA: Sage Publications 1996

Green/Kreuter (Hg.) 1991
Green, L./Kreuter, M. (Hg.): Health Promotion Planning: An Educational and Environmental Approach. Mountainview, CA: Mayfield Publishing 1991

Hays/Rebchook/Kegeles 2003
Hays, R. B./Rebchook, G. M./Kegeles, S. M.: The Mpowerment Project: Community-Building With Young Gay and Bisexual Men to Prevent HIV. In: *American Journal of Community Psychology,* 31 (3/4), 301–312

Kliche/Kröger 2008
Kliche, T./Kröger, G.: Empowerment in Prävention und Gesundheitsförderung – Eine konzeptkritische Bestandsaufnahme von Grundverständnissen, Dimensionen und Erhebungsproblemen. In: *Gesundheitswesen,* 2008, 70, 715–720

Loss 2008

Loss, J.: Der Empowerment-Ansatz: unscharf, unbequem, unberechenbar – und unentbehrlich. In: *Gesundheitswesen*, 2008, 70, 713–714

Loss/Wise 2008

Loss, J./Wise, M.: Evaluation von Empowerment – Perspektiven und Konzepte von Gesundheitsförderern. Ergebnisse einer qualitativen Studie in Australien. In: *Gesundheitswesen*, 2008, 70, 755–763

Mayer 2003

Mayer, M.: The onward sweep of social capital: causes and consequences for understanding cities, communities and urban movements. In: *International Journal of Urban and Regional Research*, 27 (1), 110–132

Putnam (Hg.) 2000

Putnam, R. D. (Hg.): Bowling Alone. The Collapse and Revival of American Community. New York: Simon & Schuster 2000

Rappaport 1981

Rappaport, J.: In praise of paradox: A social policy of empowerment over prevention. In: *American Journal of Community Psychology*, 9 (1), 121–148

Rappaport 1984

Rappaport, J.: Studies in empowerment: Introduction to the Issue. In: *Prevention in Human Services*, 3, 1–7

Rosenbrock 2001

Rosenbrock, R.: Was ist New Public Health? In: *Bundesgesundheitsblatt – Gesundheitsforschung – Gesundheitsschutz*, 2001, 8, 753–762

Rosenbrock/Kümpers 2009

Rosenbrock, R./Kümpers, S.: Primärprävention als Beitrag zur Verminderung sozial bedingter Ungleichheit von Gesundheitschancen. In: Richter, M./Hurrelmann, K. (Hg.): *Gesundheitliche Ungleichheit – Grundlagen, Probleme, Perspektiven*. 2., aktualisierte Auflage. Wiesbaden: VS Verlag für Gesundheitswissenschaften 2009, 385–403

Schwarzer 1994

Schwarzer, R.: Optimistische Kompetenzerwartung: Zur Erfassung einer personalen Bewältigungsressource. In: Diagnostica, 40 (2), 105–123

Theiss-Morse/Hibbing 2005

Theiss-Morse, E./Hibbing J. R.: Citizenships and Civic Engagement. In: Annual Review Political Science, 2005, 8, 227–249

Wallerstein 1993

Wallerstein, N.: Empowerment and health: The theory and practice of community change. In: *Community Development Journal*, 28 (3), 218–227

Webseiten zu den diskutierten Interventionen

Armistead Project:
http://www.armisteadcentre.co.uk

Mpowerment Project:
http://www.mpowerment.org/

Youth Action Research for Prevention:
http://www.incommunityresearch.org/research/yarp.htm

Medizinische und strukturelle Prävention von HIV-Infektionen und Aids-Erkrankungen[*]

Ulrich Marcus

Definitionen

Wenn im Folgenden von medizinischer und struktureller HIV-Prävention die Rede ist, so sind damit medizinische Interventionen oder strukturelle Veränderungen gemeint, die direkt oder indirekt einen oder mehrere der drei Faktoren beeinflussen, welche die Wahrscheinlichkeit einer HIV-Infektion bestimmen:

>> die Häufigkeit, mit der es zu einer Exposition[a] gegenüber HIV kommt,
>> die Infektiosität der infizierten Personen und
>> die Empfänglichkeit der exponierten Personen.

Strukturelle Interventionen zur HIV-Prävention erheben den Anspruch, Infektionen dadurch zu verhindern, dass der strukturelle Kontext, in dem Infektionsrisiken verankert sind, verändert wird. Implizit geht das Konzept der strukturellen

[*] fertiggestellt 2008, durchgesehen 2010
[a] Situation, in der eine Person oder ein Organismus bestimmten äußeren Faktoren, Risiken oder Umweltbedingungen ausgesetzt ist

Prävention davon aus, dass ein bedeutsamer Anteil der Ursachen für die HIV-Ausbreitung in Kontext- und Umgebungsfaktoren zu suchen ist, die Risikoverhalten, Expositionshäufigkeit, Infektiosität und Empfänglichkeit jenseits individueller Verhaltenscharakteristika beeinflussen. Die klassische Verhaltensprävention setzt im Unterschied dazu an der Ebene des individuellen Verhaltens an. Vom Individuum wird hier eine Verringerung der Partnerzahl und/oder der übertragungsrelevanten Kontakte verlangt, zum Beispiel durch Verzicht auf übertragungsträchtige Praktiken, durch Kondomgebrauch, bewusste Wahl eines Partners mit gleichem HIV-Serostatus oder Ähnliches.

Ebenso wie die biomedizinische Intervention der Beschneidung beim Mann für den Bereich der heterosexuellen HIV-Übertragung haben strukturelle Interventionen (z. B. die Erleichterung des Zugangs zu sterilen Spritzen für intravenös Drogen Konsumierende) das Potenzial für ausgeprägte und langfristige Veränderungen des Infektionsgeschehens, wenn sie theoretisch gut begründet sind und auf einem wissenschaftlich fundierten Verständnis von Ursachen und Wirkungen basieren. Auf das Individuum abzielende Interventionen der Verhaltensprävention sind demgegenüber oft zeit- und personalaufwendig, haben eine begrenzte Reichweite und wirken häufig nur über einen begrenzten Zeitraum.

Vergleiche von Ländern mit hoher und niedriger HIV-Prävalenz[b] zeigen überraschenderweise keine oder nur geringe Unterschiede bei wesentlichen (Sexual-)Verhaltensmerkmalen wie Partnerzahlen oder Kondomgebrauch (siehe auch Tabelle 1) – die enormen Prävalenzunterschiede können also durch diese (individuell beeinflussbaren) Verhaltensparameter nicht befriedigend erklärt werden.

Tabelle 1: Vergleich des Sexualverhaltens junger US-Amerikaner/innen und Südafrikaner/innen im Alter von 18 bis 24 Jahren (Pettifor u. a. 2007)

	US-amerikanische Männer	US-amerikanische Frauen	Südafrikanische Männer	Südafrikanische Frauen
Sexuell aktiv	85 %	87 %	84 %	82 %
Lebenszeit-Partner[c]	7,1	5,7	4,3	2,3
Alter beim ersten Sex (in Jahren)	16,4	16,3	17,4	16,7
Kondomgebrauch beim letzten Sex?	48 %	36 %	58 %	45 %

b epidemiologische Fachbezeichnung für die Häufigkeit aller Erkrankungsfälle in der Gesamtbevölkerung oder einer bestimmten Gruppe als Punktprävalenz zu einem bestimmten Zeitpunkt oder als Periodenprävalenz in einem definierten Zeitraum. Die Prävalenzrate beschreibt die Zahl der Erkrankten im Verhältnis zur Zahl der untersuchten Personen.
c Zahl der Sexualpartner/innen im bisherigen Leben

Da es zudem bisher keine belastbaren Anhaltspunkte dafür gibt, dass Ausmaß und Dynamik der HIV-Epidemien in verschiedenen Regionen bzw. Populationen in wesentlichem Umfang durch unterschiedliche Virulenz[d] der Erreger bestimmt werden, muss es noch andere Ursachen geben. Als wahrscheinliche Faktoren werden biomedizinische Aspekte wie die unterschiedliche Prävalenz von Kofaktoren der HIV-Übertragung (vor allem die Prävalenz anderer STIs[e], die wiederum durch sozioökonomische Faktoren und die Struktur des medizinischen Versorgungssystems beeinflusst wird) und der Beschneidungsstatus bei Männern diskutiert (der sich übrigens ebenfalls auf die Häufigkeit bestimmter STIs auswirkt), darüber hinaus aber auch eine Vielzahl struktureller und politischer Faktoren.

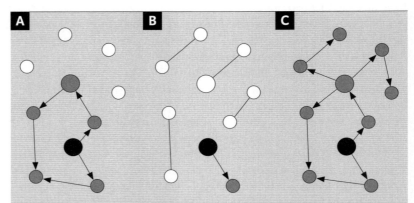

Abb. 1: Drei Beispiele für unterschiedliche Netzwerkstrukturen, die sich auf die Ausbreitungsdynamik von sexuell übertragenen Erregern auswirken. Während in Beispiel B nur voneinander isolierte Zweierbeziehungen existieren, was die Ausbreitungsmöglichkeiten eines sexuell übertragbaren Erregers stark beschränkt, bieten A und mehr noch C deutlich bessere Ausbreitungsmöglichkeiten dadurch, dass ein größerer Teil (A) oder gar alle (C) Netzwerkmitglieder direkt oder indirekt miteinander in Verbindung stehen.

Strukturelle Risikofaktoren für eine HIV-Infektion

Als strukturelle Faktoren, die zu einer erhöhten Vulnerabilität[f] für HIV-Infektionen beitragen können, sind bislang in erster Linie solche Gegebenheiten diskutiert worden, die sich vor allem auf die Wirksamkeit der individuellen Verhaltensprävention auswirken:

Fehlender Zugang zu Präventionswissen und Präventionsmitteln (zum Beispiel zu sterilem Spritzbesteck oder Kondomen)

Fehlt der Zugang zu Präventionsmitteln, könnte die Angst vor einer Infektion theoretisch zu einer Verringerung übertragungsrelevanter Kontakte führen. Kommt

d Infektionskraft eines Krankheitserregers, die charakterisiert ist durch seine Fähigkeit, in den Körper, Organe oder Gewebestrukturen einzudringen, sich dort zu vermehren und Schädigungen herbeizuführen
e Abkürzung für sexually transmitted infections = sexuell übertragbare Infektionen
f hier: Verletzlichkeit, Anfälligkeit

es aber zu Risikokontakten (z. B. zum gemeinsamen Gebrauch von Spritzbesteck oder Anal- oder Vaginalverkehr ohne Kondom), ist das HIV-Übertragungsrisiko hoch. Untersuchungen zur Frage, ob Drogenkonsum und Partnerzahlen bei eingeschränkter Verfügbarkeit von sterilem Spritzbesteck und Kondomen vermindert werden, fanden keine Belege für eine derartige Wirkung.

Gesetzliche Verbote des Besitzes und Erwerbs von Drogen und Injektionsutensilien und des Anbietens sexueller Dienstleistungen

Solche Verbote führen in aller Regel dazu, dass Gruppen und Personen schlechter durch Präventionsarbeit erreicht werden können, etablierte Präventionsmittel (steriles Spritzbesteck, Kondome) seltener verwendet werden und Drogenkonsum bzw. Sexarbeit insgesamt unter risikoreicheren Bedingungen stattfinden.

Mangelnde Kontrolle über den Einsatz von Präventionsmitteln (z. B. Fehlen frauenkontrollierter Präventionsmethoden)

Die Machtverhältnisse innerhalb von Gruppen oder Partnerschaften sind häufig so, dass eine wirklich freie individuelle (und konsensuelle) Entscheidung über den Einsatz von Präventionsmitteln nicht immer möglich ist. So haben Frauen in den meisten Gesellschaften nur sehr begrenzte oder gar keine Möglichkeiten, von ihrem Partner die Verwendung von Kondomen einzufordern.

Stigmatisierung und Diskriminierung von Personengruppen oder Verhaltensweisen

Dieser Faktor wird als eines der bedeutsamsten strukturellen Präventionshindernisse diskutiert: Stigmatisierung kann die Inanspruchnahme von Hilfsangeboten und die Selbstorganisation behindern, die Fähigkeit zu schützendem Verhalten unterminieren und zu Abwehrmechanismen führen, welche die Wahrnehmung von Risiken und Präventionsbotschaften beeinträchtigen. Spricht man besonders gefährdete Gruppen oder bestimmte Verhaltensweisen nur mit allgemeinen statt mit zielgruppenspezifischen (das heißt expliziten, glaubwürdigen und verständlichen) Präventionsbotschaften an, werden diese Botschaften nicht wahrgenommen, besteht doch eine starke Tendenz, das Risiko einer HIV-Infektion für die eigene Person oder Gruppe zu leugnen. Wird also hauptsächlich oder ausschließlich über Risiken für die heterosexuelle Bevölkerung kommuniziert, fühlen sich Menschen mit gleichgeschlechtlichen Sexualkontakten nicht angesprochen (z. B. MSM[g] in Asien, Afrika und Osteuropa). Wird dagegen nur über besonders riskierte Gruppen kommuniziert (MSM, intravenös Drogen Konsumierende), fühlt sich die heterosexuelle, nicht Drogen konsumierende Bevölkerung nicht betroffen.

---

g MSM = Abk. für men who have sex with men (Männer, die Sex mit Männern haben)

Stigmatisierung kann des Weiteren auch dazu beitragen, dass sich eine Gruppenidentität nicht oder nur schwach ausbildet und sich daher verhaltenswirksame Gruppennormen (z. B. für Safer Sex/Safer Use) nicht ausbilden können.

Soziale Isolation, Mangel an Unterstützung, Diskriminierung, fehlende Selbstakzeptanz und fehlendes Selbstwertgefühl – häufig als Folge von Stigmatisierung und Diskriminierung – können schließlich dazu beitragen, dass Informationen nicht aufgenommen und verarbeitet werden und dass die individuelle Fähigkeit eingeschränkt wird, Übertragungsrisiken beim Sex oder beim Drogenkonsum auszuschalten oder zu vermindern.

Niedriger sozioökonomischer Status/Ausmaß sozialer Ungleichheit

Die Beziehung zwischen HIV-Infektionsrisiko und sozioökonomischem Status ist komplex. Zwar sind im Weltmaßstab gesehen ärmere Länder insgesamt stärker von der HIV/Aids-Epidemie betroffen als reiche, am stärksten betroffen aber sind meist nicht die ärmsten Länder mit überwiegend landwirtschaftlicher Subsistenzwirtschaft, sondern Schwellenländer oder Länder im wirtschaftlichen und sozialen Umbruch. In Subsahara-Afrika sind mit Botswana, der Republik Südafrika und Namibia die wirtschaftlich erfolgreichsten Länder am stärksten von der Epidemie betroffen. In Südostasien sind die Prävalenzraten im wirtschaftlich weit entwickelten Thailand und den beiden viel ärmeren Nachbarstaaten Myanmar und Kambodscha etwa gleich hoch, während sie im ebenfalls sehr armen Laos niedrig ist. Auch innerhalb der einzelnen Länder sind wirtschaftlich besser entwickelte Städte und Regionen oft stärker von der HIV-Epidemie betroffen als unterentwickelte ländliche Regionen.

Als besser geeignetes Korrelat für ein erhöhtes strukturelles HIV-Infektionsrisiko wurde deshalb das Ausmaß sozialer Ungleichheit vorgeschlagen. In der Tat kann ein vergleichsweise hoher sozioökonomischer Status (gemessen an Einkommen und Bildung) durch die daraus erwachsenden Möglichkeiten, mehr Sexualpartner/innen zu haben, das Risiko einer HIV-Infektion ebenso erhöhen wie ein niedriges Einkommen, welches zum Beispiel dazu zwingen kann, sexuelle Dienstleistungen anzubieten. Erst im längerfristigen Verlauf einer HIV-Epidemie spielen dann Faktoren wie höherer Bildungsstatus (aufgrund der besseren Erreichbarkeit durch Präventionsbotschaften) und bessere Möglichkeiten, Verhaltensänderungen umzusetzen, eine das HIV-Risiko stärker mindernde Rolle.

Strukturen von sexuellen und Drogen-Netzwerken und Zugang zu/Effektivität von Diagnose und Therapie anderer sexuell übertragbarer Infektionen

Die Strukturen sexueller Netzwerke und von Drogennetzwerken bestimmen, wie schnell und effizient sich übertragbare Erreger im jeweiligen Netzwerk ausbreiten können. Beeinflusst wird die Ausbreitungsdynamik übertragbarer Erreger in sexuellen Netzwerken unter anderem durch die Zahl von Parallelbeziehungen (im Unterschied zu sequenziellen), die „Verbindungsdichte" der Netzwerkmitglieder untereinander, Anteil und Position von „Kerngruppen" mit besonders hohen Partnerzahlen, die Partnerzahlen allgemein und in gewissem Umfang auch das sexuelle Rollenverhalten (in einem MSM-Netzwerk kann prinzipiell jeder mit jedem eine sexuelle Beziehung eingehen, während in einem heterosexuellen Netzwerk Männer nur mit Frauen und Frauen nur mit Männern Beziehungen eingehen). In Drogennetzwerken spielen die Zahl der direkten und indirekten Spritzentauschpartner/innen, deren Bekanntheitsgrad und die äußeren Bedingungen des Drogenkonsums eine wesentliche Rolle (ob z. B. im Gefängnis, in einem Druckraum, auf der offenen Szene, unter Stress oder Konsumdruck usw. konsumiert wird).

Netzwerkstrukturen werden stark von sozialen, kulturellen, ökonomischen und politischen Bedingungen geprägt. So kam es etwa infolge der politischen Veränderungen und des ökonomischen Kollapses der Sowjetunion in den 1990er Jahren zu erheblichen Veränderungen der Bevölkerungszusammensetzung in großen Städten, zu Arbeitslosigkeit, einem Anstieg von Drogenkonsum, zur Ausbreitung von Sexarbeit und zu neuen sexuellen Netzwerken mit Sexarbeiter(innen)n, was zu erheblich steigenden Inzidenzen[h] von sexuell und durch Blut übertragbaren Infektionen führte.

Die Kontextbedingungen für den Drogenkonsum – und damit auch für die Netzwerke von Drogengebraucher(inne)n – haben sich im Verlauf der HIV-Epidemie ebenfalls verändert: Der Zugang zu sterilem Spritzbesteck wurde erleichtert, die Substitutionstherapie ausgebaut, in manchen Ländern wurden Drogenkonsumräume eingerichtet, andere Länder führten die Vergabe von Bleichmittel (zum Desinfizieren des Spritzbestecks) oder von sterilen Spritzen in Haft ein, und auch Konsumgewohnheiten konnten verändert werden (zum Beispiel durch Umstellung vom Spritzen aufs Rauchen von Folie). Die Auswirkungen dieser (Netzwerk-)Veränderungen auf die HIV-Ausbreitung sind aber nie systematisch untersucht worden.

Auch Art und Dauer von Partnerschaften homosexueller Männer werden etwa durch gesetzliche Bestimmungen, die gesellschaftliche Akzeptanz gleichgeschlechtlicher Lebensweisen, das Ausmaß der Individualisierung in der Gesellschaft und die gesellschaftliche Mobilität beeinflusst. So entstanden in den Subkulturen homosexueller Männer in Nordamerika und Westeuropa in den 1970er bis 1980er Jahren Orte (z. B. Schwulensaunen oder sogenannte Darkrooms in Bars), an denen man einfach und schnell anonyme Partner für schnellen Sex finden konnte. Die so entstehenden Netzwerke von Sexpartnern boten sehr günstige Bedingungen für eine rasche Ausbreitung sexuell übertragbarer Infektionen inklusive der HIV-Infektion. Versuche, diese Netzwerke nach dem Aufkommen von Aids direkt zu verändern (durch Schließung von Saunen und

---

h *Anzahl von Neuerkrankungen in einem Zeitraum, Gebiet oder einer bestimmten Bevölkerungsgruppe.*

Darkrooms), zeigten aber keine nachhaltig positiven Wirkungen auf die Ausbreitung von HIV. Spätere, differenziertere Interventionen zum Beispiel in San Francisco und New York gingen von unterschiedlichen Konzeptionen aus: In New Yorks Saunen wurde Sex nur noch in Privatkabinen erlaubt, während in San Francisco Privatkabinen abgeschafft wurden. Eine Evaluation dieser Ansätze fand jedoch nie statt. Ein völlig anderer Ansatz, derartige Netzwerkstrukturen im präventiven Sinne zu modifizieren, lag in der Einbindung kommerzieller und nichtkommerzieller Treffpunkte schwuler Männer in die Präventionsarbeit, was die Etablierung von Safer Sex als Verhaltensnorm in den 1980er Jahren sicherlich erleichtert hat. Hierzu gehört etwa, Betreiber solcher Orte für die Bereitstellung von Präventionsmaterialien (Kondome, Gleitgel) zu gewinnen oder sie selbst als Präventionisten zu schulen.

Neben diesen „traditionellen" Orten für die Suche nach Sexualpartnern haben sich in den vergangenen Jahren durch die Verbreitung des Internets und seine zunehmende Nutzung neue, virtuelle Orte etabliert, wodurch sich auch die Netzwerkstrukturen geändert haben. Auch hier gibt es Forderungen, durch Verbote und rechtliche Reglementierungen die befürchteten negativen Konsequenzen der neuen Kontaktmöglichkeiten für die Ausbreitung von HIV und anderen STIs zu begrenzen – und auf der anderen Seite Bestrebungen, die Möglichkeiten der Informationsvermittlung und Risikominimierung, die das neue Medium bietet, in Zusammenarbeit mit Webseitenbetreibern effektiver für die Prävention nutzbar zu machen.

In Entwicklungs- und Übergangsgesellschaften beeinflusst die ökonomisch bedingte Arbeitsmigration in erheblichem Umfang die Strukturen sexueller Netzwerke. Ein Paradebeispiel dafür ist die Homeland-Politik der Apartheidzeit in Südafrika, die es den schwarzen Arbeitskräften nicht gestattete, mit ihren Familien zusammen in der Nähe ihres Arbeitsplatzes zu leben. Als Konsequenz daraus entwickelten sich Netzwerkstrukturen, die in hohem Umfang durch parallele Partnerschaften (sexuelle Beziehungen am Arbeitsort und am Familienwohnort) gekennzeichnet sind.

Auch in der Bevölkerungsgruppe der schwulen Männer spielen Migration und Mobilität eine große Rolle: Zum einen findet in großem Umfang eine Land-Stadt-Migration statt, und auch bei der Partnersuche sind schwule Männer deutlich mobiler als Heterosexuelle. Zum anderen sind schwule Männer aufgrund geringerer familiärer Bindungen häufiger in Berufen anzutreffen, die eine hohe Mobilität verlangen (z. B. Flugbegleiter). Dies trägt dazu bei, dass soziale und sexuelle Netzwerke bei schwulen Männern häufig viel weiter gespannt sind als in der Normalbevölkerung.

In der überproportional stark von der HIV-Epidemie betroffenen afroamerikanischen Bevölkerung in den USA werden die Strukturen sexueller Netzwerke unter anderem durch die außerordentlich hohe Inhaftierungsrate der männlichen Bevölkerung bestimmt. Konsequenz ist ein Geschlechterungleichgewicht, das sich auf Netzwerkstrukturen, Partnerzahlen sowie Position und Rolle von Kerngruppen innerhalb der Netzwerke auswirkt.

Strukturelle Risikofaktoren für Aids-Erkrankungen

Nach der Etablierung von Behandlungsstandards mit antiretroviralen Kombinationstherapien stellen heutzutage in erster Linie Barrieren des Zugangs zum medizinischen Versorgungssystem strukturelle Risikofaktoren für das Auftreten von Aids-Erkrankungen dar. Dazu zählen unter anderem Sprach-, Kenntnis- und Kulturbarrieren, fehlender Versicherungsschutz und andere finanzielle Barrieren, eine fehlende Aufenthaltserlaubnis, Diskriminierung durch Personal in medizinischen Versorgungseinrichtungen, fehlende soziale Unterstützung und Stigmatisierung von Betroffenen.

In zweiter Linie sind (bei grundsätzlicher Verfügbarkeit antiretroviraler Medikamente) Faktoren zu nennen, welche die Adhärenz („Therapietreue") erschweren und so das Risiko eines Therapieversagens und damit eines Fortschreitens der Erkrankung erhöhen, zum Beispiel chaotische Lebensverhältnisse, Obdachlosigkeit, Drogen- und/oder Alkoholabhängigkeit, Depressionen oder ein kulturell anders geprägtes Krankheitsverständnis.

Strukturelle Prävention

Die Erkenntnis, dass es strukturelle Risikofaktoren für HIV/Aids gibt, führt nicht automatisch zu sinnvollen Präventionsansätzen. Zum einen sind die Mechanismen oft noch gar nicht im Einzelnen bekannt (zum Beispiel, wie sich soziale Strukturen auf die Häufigkeit von Expositionen gegenüber HIV oder auf die Empfänglichkeit exponierter Personen auswirken). Zum anderen ist es oft sehr schwierig, Interventionen zu entwickeln, die sich durchsetzen und aufrechterhalten lassen, praktisch wirksam werden und tatsächlich die gewünschten strukturellen Veränderungen erzielen. Häufig stehen politische, soziale oder systembedingte Hindernisse im Weg, die schwer zu überwinden sind, oder Veränderungen sind nur langfristig zu erzielen (zum Beispiel Verbesserungen des Bildungssystems und des sozioökonomischen Status). Ein großes Problem struktureller Präventionsansätze kann auch darin liegen, dass der Nachweis der Wirksamkeit struktureller Interventionen (das heißt, dass sie das Risiko für HIV-Infektionen senken), in der Regel schwerer zu führen ist als bei Interventionen, die am individuellen Verhalten ansetzen, denn deren Wirksamkeit lässt sich häufig in einer kontrollierten Studie überprüfen. Bei strukturellen Interventionen dagegen scheidet ein unmittelbarer Vergleich mit einer Kontrollpopulation in der Regel aus ethischen und praktischen Gründen aus.

Die meisten bislang beschriebenen strukturellen Interventionen zur HIV-Prävention lassen sich in vier Obergruppen einordnen:

>> Interventionen, die das Selbsthilfepotenzial besonders riskierter Gruppen erhöhen und sie aktiv an der Problembewältigung beteiligen. In diese Gruppe lassen sich auch die meisten Beispiele für Veränderungen rechtlicher Rahmenbedingungen (vor allem im Bereich der Drogenpolitik) einordnen.

>> Integration HIV-bezogener und anderer gesundheitsbezogener Angebote, zum Beispiel durch Einbeziehung HIV-präventiver Angebote in die Beratung und Betreuung von intravenös Drogen Konsumierenden, die Aufnahme von HIV-Test und Beratung in die Schwangerschaftsvorsorgeuntersuchungen oder die Integration von HIV- und STI-Prävention, -Diagnose und -Behandlung bei Sexarbeiter(inne)n und bei Männern, die Sex mit Männern haben.

>> Finanzielle Anreize oder Strafen, die mit bestimmten Verhaltens- oder Herangehensweisen gekoppelt werden. Unter diese Kategorie fiele zum Beispiel eine rechtliche Pflicht zur Bereitstellung von Safer-Sex-Informationen und Präventionsmitteln (wie Kondomen und Gleitcreme) für Betreiber von Einrichtungen, in denen sexuelle Kontakte stattfinden oder angebahnt werden. Ein Negativbeispiel sind die vor allem in den USA in den letzten Jahren beliebten ideologisch motivierten Bedingungen für die Bewilligung von Mitteln für die Präventionsarbeit, etwa, dass diese nicht für die Vergabe von Einwegspritzen für intravenös Drogen Konsumierende eingesetzt werden, da dies den Drogenkonsum befördere.

>> Ökonomische und Bildungsinterventionen. Ein Beispiel für ökonomische Interventionen sind Kleinkredite für Frauen, die eine Geschäftsidee haben, um die finanzielle Abhängigkeit von Männern zu reduzieren.

(Bio-)Medizinische Prävention von HIV-Infektionen

Es gibt eine Reihe medizinischer Maßnahmen, die sich auf die HIV-Ausbreitung auswirken, etwa die Testung von Blutspenden und Aufbereitung von Blut-/Plasmaprodukten sowie allgemeine Hygienemaßnahmen (Desinfektion, Sterilisation, Verwendung von Einmalspritzen usw.). Auch die Bereitstellung steriler Injektionsutensilien für intravenös Drogen Konsumierende könnte man als medizinische Präventionsmaßnahme im weiteren Sinne bezeichnen, ebenso die Drogensubstitutionstherapie, für deren HIV-präventive Effekte es eine klare wissenschaftliche Evidenz gibt (auch wenn dies in einigen Ländern immer noch geleugnet wird).

STI-Diagnostik und -Therapie

Eine potenziell bedeutsame Rolle im Arsenal der medizinischen HIV-Präventionsmaßnahmen spielen die STI-Diagnostik und -Therapie, denn die Pro-Kontakt-Wahrscheinlichkeit einer HIV-Übertragung wird durch die Auswirkungen anderer (sexuell übertragbarer) Infektionen auf die Infektiosität von Infizierten und die Empfänglichkeit von Exponierten beeinflusst. Während es in Subsahara-Afrika einige – auch kontrollierte – Studien zu den Auswirkungen einer verbesserten STI-Diagnostik und -Therapie auf die HIV-Epidemie gab, deren Ergebnisse nicht ganz eindeutig waren, sind solche Ansätze in den Industriestaaten nie systematisch evaluiert worden. Eine Sonderrolle spielt der genitale Herpes simplex, der in einer Vielzahl von epidemiologischen Studien als ein bedeutsamer Kofaktor für die Übertragung und den Erwerb einer HIV-Infektion identifiziert wurde: Sowohl bei HSV-bedingten Schleimhautgeschwüren als auch bei HSV-Ausscheidung über die Schleimhäute, ohne dass Herpes-Symptome auftreten, kann eine erhöhte lokale HIV-Konzentration in den Schleimhäuten nachgewiesen werden. Zudem können bei Immunsupprimierten bzw. bei Menschen mit sich verschlechterndem Immunstatus (zum Beispiel bei unbehandelter HIV-Infektion) Häufigkeit und Schwere von Rezidiven[i] im Verlauf der HSV-Infektion zunehmen. Vor diesem Hintergrund wurde die Hypothese aufgestellt, dass eine antivirale HSV-Therapie das HIV-Übertragungsrisiko senken könne. Eine Absenkung der HIV-Konzentration in genitalen Schleimhäuten unter einer Anti-HSV-Therapie konnte zwar nachgewiesen werden, jedoch war diese Absenkung nicht so ausgeprägt, dass sie einen messbaren Einfluss auf die HIV-Übertragungswahrscheinlichkeit hatte. Auch konnte gezeigt werden, dass die HSV-Therapie zwar die HSV-Ausscheidung über die Schleimhäute und die klinische HSV-Symptomatik reduziert, aber nur einen geringen Effekt auf die immunologische Reaktion in den Schleimhäuten hat. Diese immunologische Reaktion ist aber wahrscheinlich die Hauptursache für die erhöhte Empfänglichkeit für HIV bei nicht mit HIV infizierten Personen, die sich neu mit HSV infizieren oder bei denen ein HSV-Rezidiv auftritt.

Beschneidung

Als evidenzgesicherte biomedizinische Maßnahme zur Verminderung der Empfänglichkeit für eine HIV-Infektion bei heterosexuellen Männern kann nach mehreren kontrollierten Studien die Beschneidung (Entfernung der Vorhaut des Penis) gelten. Alle drei bislang publizierten Studien haben einen Schutzeffekt der Beschneidung in einer Größenordnung zwischen 50 und 70 % ergeben. Ob ein Teil dieses Schutzeffektes mittelbar auf eine durch die Beschneidung ebenfalls verminderte Anfälligkeit für bestimmte sexuell übertragbare Infektionen zurückzuführen ist, bleibt ebenso offen wie die Frage, ob auch beim Analverkehr das Infektionsrisiko für den eindringenden Partner vom Beschneidungsstatus abhängt. Die

---

i *Rückfall; Wiederauftreten einer Krankheit nach vorausgegangener Abheilung*

zur letztgenannten Frage durchgeführten Analysen gelangten zu widersprüchlichen Ergebnissen, Ergebnisse einer kontrollierten Interventionsstudie liegen bislang nicht vor.

HIV-Tests und Präventionsberatung

Die Durchführung von HIV-Antikörpertests kann – insbesondere in Verbindung mit einer kompetenten Testberatung und einer Motivierung zur Risikoreduktion – ebenfalls präventive Wirkungen haben. Da sich diese jedoch nur über Verhaltensänderungen der getesteten Personen realisieren, sind Test und Präventionsberatung eher als eine Maßnahme der Verhaltensprävention denn als biomedizinische Präventionsmaßnahme einzustufen. Dagegen sind die allgemeine Testpolitik und die Verfügbarkeit und Zugänglichkeit von Test- und Beratungsangeboten als Elemente struktureller Prävention zu verstehen.

Antiretrovirale Therapie/Prä- und Post-Expositions-Prophylaxe

Der Einsatz antiretroviraler Medikamente zur Verminderung der Infektiosität von Infizierten (antiretrovirale Therapie) bzw. der Empfänglichkeit von Exponierten (medikamentöse Prä- und Post-Expositions-Prophylaxe) stellen biomedizinische Maßnahmen zur HIV-Prävention dar, bei denen das Ausmaß der Wirksamkeit bislang noch nicht durch kontrollierte Studien bestimmt worden ist. Bei der Post-Expositions-Prophylaxe (PEP) erfolgt eine zeitlich – in der Regel auf 28 Tage – begrenzte antiretrovirale Behandlung, die die Etablierung einer HIV-Replikation im exponierten Organismus verhindern soll. Bei der Prä-Expositions-Prophylaxe erfolgt eine „vorbeugende" Dauer- oder eventuell auch intermittierende[j] Prophylaxe mit antiretroviralen Medikamenten, die die Empfänglichkeit für eine HIV-Infektion herabsetzen soll. Die Herabsetzung der Infektiosität von Infizierten ist allerdings bislang eher ein erwünschter Nebeneffekt der antiretroviralen Kombinationstherapie, aber kein eigener Grund für eine Behandlung (außer im Fall der Prophylaxe in der Schwangerschaft zur Verhinderung einer HIV-Übertragung von der Mutter auf das Kind).

Die nach dem Jahr 2000 zu beobachtende Zunahme von HIV-Neudiagnosen vor allem bei MSM in Westeuropa könnte mit den 1999/2000 geänderten HIV-Behandlungsstrategien zusammenhängen, die zu einem deutlich späteren Behandlungsbeginn führten. Während unmittelbar nach Einführung der antiretroviralen Kombinationstherapien nahezu allen Personen, bei denen eine HIV-Infektion diagnostiziert worden war, eine antiretrovirale Therapie angeboten wurde, erfolgte der Behandlungsbeginn ab 1999/2000 (unter dem Eindruck der damals bekannt werdenden Lanzeitnebenwirkungen der Anti-HIV-Medikamente) erst dann, wenn die T-Helferzellzahl sich einem Grenzwert von 200 Zellen/ml näherte. Dadurch wuchs die Gruppe der HIV-Positiven, bei denen zwar die Diagno-

180

---

se einer HIV-Infektion erfolgt war, die aber keine antiretrovirale Behandlung erhielten. Seit 2007/2008 wird wieder ein früherer Behandlungsbeginn diskutiert, allerdings primär unter dem Gesichtspunkt des individuellen Erkrankungsrisikos und nur am Rande unter einem Public-Health-Aspekt. Bei erneuten Änderungen der Behandlungsleitlinien hin zu einem früheren Therapiebeginn werden nunmehr jedoch die psychologischen Implikationen des Behandlungsbeginns zu berücksichtigen sein: Im Gegensatz zu den Jahren 1996 bis 1998 ist die antiretrovirale Therapie inzwischen ambivalent besetzt, da sie nicht mehr nur eine deutlich verlängerte Lebenserwartung verspricht, sondern jetzt auch mit in das Körperbild eingreifenden, stigmatisierenden Nebenwirkungen assoziiert wird (z. B. Lipoatrophie = Schwund des Unterhautfettgewebes, was etwa zu eingefallenen Wangen führen kann).

Weitere Ansätze

Weitere biomedizinische Ansätze zur HIV-Prävention, an denen derzeit intensiv geforscht wird, sind antiretroviral wirksame Mikrobizide und natürlich eine vor einer Infektion schützende HIV-Impfung. Beide Ansätze zielen auf eine Reduktion der Empfänglichkeit von Exponierten ab. Von zulassungsfähigen Produkten ist die Forschung aber noch viele Jahre entfernt.

Medizinische Prävention von Aids-Erkrankungen und HIV-assoziierten Todesfällen

Medizinische Maßnahmen zur Verhinderung von Aids-Erkrankungen und HIV-bedingten Todesfällen bestehen in erster Linie im rechtzeitigen Beginn einer antiretroviralen Therapie und gegebenenfalls in der Behandlung und Prophylaxe opportunistischer Infektionen sowie der Diagnose und Therapie von Begleiterkrankungen/-infektionen. Diese Maßnahmen konnten in den vergangenen zehn Jahren mit großem Erfolg immer weiter verbessert werden und haben das Bild von HIV/Aids dramatisch verändert.

Ein strukturelles Problem für die medizinische Versorgung von HIV-Infizierten kann allerdings das Fehlen einer integrierten medizinischen Betreuung darstellen. Stark segmentierte Versorgungsstrukturen können die Klient(inn)en überfordern und zur unzureichenden Nutzung bestehender Möglichkeiten beitragen. Besonders deutlich wird dieses Problem an der medizinischen und psychosozialen Versorgung von intravenös Drogen Konsumierenden. Wenn diese zum Beispiel für die Substitutions-, die HIV- und die HCV-Behandlung drei verschiedene Ärztinnen/Ärzte oder Einrichtungen aufsuchen müssen, ist das Risiko hoch, dass die Behandlungsmöglichkeiten nicht optimal genutzt werden.

Referenzen und weiterführende Literatur:

Strukturelle Risiken, strukturelle Interventionen, sexuelle Netzwerke

Blankenship u. a. 2006
Blankenship, K. M./Friedman, S. R./Dworkin, S./Mantell, J. E: Structural interventions: concepts, challenges and opportunities for research. In: *Journal of Urban Health*, 83(1), S. 59–72

Buvé u. a. 2001
Buvé, A./Caraël, M./Hayes, R. J./Auvert, B./Ferry, B./Robinson, N. J./Anagonou, S./Kanhonou, L./Laourou, M./Abega, S./Akam, E./Zekeng, L./Chege, J./Kahindo, M./Rutenberg, N./Kaona, F./Musonda, R./Sukwa, T./Morison, L./Weiss, H.A./Laga, M./Study Group on Heterogeneity of HIV Epidemics in African Cities: Multicentre study on factors determining differences in rate of spread of HIV in four African cities: summary and conclusions. In: *AIDS*, 15(Suppl 4), S. 127–131

Des Jarlais 2000
Des Jarlais, D. C.: Structural interventions to reduce HIV transmission among injecting drug users. In: *AIDS*, 14(Suppl 1), S. 63–67

Doherty/Padian/Marlow/Aral 2005
Doherty, I. A./Padian, N. S./Marlow, C./Aral, S. O.: Determinants and consequences of sexual networks as they affect the spread of sexually transmitted infections. In: *Journal of Infectious Diseases*, 191(Suppl 1), S. 42–54

Gillespie/Kadiyala/Greener 2007
Gillespie, S./Kadiyala, S./Greener, R.: Is poverty or wealth driving HIV transmission? In: *AIDS*, 21(Suppl 7), S. 5–16

Hellinger/Kohler 2007
Hellinger, S./Kohler, H.-P.: Sexual network structure and the spread of HIV in Africa: evidence from Likoma Island, Malawi. In: *AIDS*, 21(17), S. 2323–2332

Parker/Easton/Klein 2000
Parker, R. G./Easton, D./Klein, C. H.: Structural barriers and facilitators in HIV prevention: a review of international research. In: *AIDS*, 14(Suppl 1), 2000, S. 22–32

Pettifor u. a. 2007
Pettifor, A./Levandowski, B./MacPhail, C./Ford, C./Miller, W./Stein, C./Rees, H./Cohen, M.: Rethinking the sexual behaviors of adolescents in Africa: a comparison of US and South African youth. *XIV Conference on Retroviruses and Opportunistic Infections*, Poster 970

Rhodes u. a. 2005
Rhodes, T./Singer, M./Bourgois, P./Friedman, S. R./Strathdee, S. A.: The social structural production of HIV risk among drug users. In: *Social Science & Medicine*, 61(5), S. 1026–1044

Rhodes u. a. 1999
Rhodes, T./Stimson, G. V./Crofts, N./Ball, A./Dehne, K./Khodakevich, L.: Drug injecting, rapid HIV spread, and the risk environment: implications for assessment and response. In: *AIDS*, 13(Suppl A), S. 259–269

Smith u. a. 2004
Smith, A. M. A./Grierson, J./Wain, D./Pitts, M./Pattison, P.: Associations between the sexual behaviour of men who have sex with men and the structure and composition of their social networks. In: *Sexually Transmitted Infections*, 80(6), S. 455–458

Thomas/Torrone 2006
Thomas, J. C./Torrone, E.: Incarceration as forced migration: effects on selected community health outcomes. In: *American Journal of Public Health*, 96(10), S. 1762–1765

Wohlfeiler 2000
Wohlfeiler, D.: Structural and environmental HIV prevention for gay and bisexual men. In: *AIDS*, 14 (Suppl 1), S. 52–56

Beschneidung

Auvert u. a. 2005
Auvert, B./Taljaard, D./Lagarde, E./Sobngwi-Tambekou, J./Sitta, R./Puren, A.: Randomized controlled intervention trial of male circumcision for reduction of HIV infection risk: the ANRS 1265 Trial. In: *Public Library of Science Medicine*, 2(11), S. 298

Bailey u. a. 2007
Bailey, R. C./Moses, S./Parker, C. B./Agot, K./Maclean, I./Krieger, J. N./Williams, C. F./Campbell, R. T./Ndinya-Achola, J. O.: Male circumcision for HIV prevention in young men in Kisumu, Kenya: a randomised controlled trial. In: *Lancet*, 369(9562), S. 643–656

Buchbinder u. a. 2005
Buchbinder, S. P./Vittinghoff, E./Heagerty, P. J./Celum, C. L./Seage, G. R. 3rd/Judson, F. N./McKirnan, D./Mayer, K. H./Koblin, B. A.: Sexual risk, nitrite inhalant use, and lack of circumcision associated with HIV seroconversion in men who have sex with men in the United States. In: *Journal of Acquired Immune Deficiency Syndrome*, 39(1), S. 82–89

Gray u. a. 2007
Gray, R. H./Kigozi, G./Serwadda, D./Makumbi, F./Watya, S./Nalugoda, F./Kiwanuka, N./Moulton, L. H./Chaudhary, M. A./Chen, M. Z./Sewankambo, N. K./Wabwire-Mangen, F./Bacon, M. C./Williams, C. F./Opendi, P./Reynolds, S. J./Laeyendecker, O./Quinn, T. C./Wawer, M. J.: Male circumcision for HIV prevention in men in Rakai, Uganda: a randomised trial. In: *Lancet*, 369(9562), S. 657–666

Grulich u. a. 2001
Grulich, A. E./Hendry, O./Clark, E./Kippax, S./Kaldor, J. M.: Circumcision and male-to-male sexual transmission of HIV. In: *AIDS*, 15(9), 2001, S. 1188–1189

Templeton u. a. 2007
Templeton, D. J./Jin, F./Prestage, G. P./Donovan, B./Imrie, J./Kippax, S. C./Kaldor, J. M./Grulich, A. E.: Circumcision status and risk of HIV seroconversion in the HIM Cohort of Homosexual Men in Sydney. *4th IAS Conference, Sydney*, WEAC103

Williams u. a. 2006
Williams, B. G./Lloyd-Smith, J. O./Gouws, E./Hankins, C./Getz, W. M./Hargrove, J./de Zoysa, I./Dye, C./Auvert, B.: The potential impact of male circumcision on HIV in Sub-Saharan Africa. In: *Public Library of Science Medicine*, 3(7), S. 262

Zur Evaluation HIV-präventiver struktureller Interventionen*

Burkhard Gusy

Vorrangiges Ziel der HIV-Prävention ist, individuelles Verhalten so zu verändern, dass Infektionsrisiken minimiert bzw. ausgeschlossen werden können. Im Rahmen edukativer Programme werden das Wissen, die Einstellungen und die Möglichkeiten zur Verhaltensteuerung mit dem Ziel beeinflusst, konsequentes Schutzverhalten aufzubauen. Coates u. a. bemängeln, dass die Effekte nicht weitreichend und nicht nachhaltig genug seien. „We could do better", ist ihr Fazit, und dies mündet in die Forderung, verhaltensbezogene Strategien zu überarbeiten (Coates/Richter/Caceres 2008). Gupta u. a. sind da skeptischer; langfristige Präventionserfolge ließen sich nur unter Einbeziehung „struktureller" Bedingungen verbessern (Gupta u. a. 2008). Die Deutsche AIDS-Hilfe hat bereits in den 1990er Jahren den Begriff der strukturellen Prävention geprägt; dieses Konzept führt verhaltens- und verhältnisbezogene Interventionsstrategien zusammen und dient den Aidshilfen als Arbeitsgrundlage (DAH 1998). Während es jedoch für verhaltensbezogene Interventionen zur HIV-Prävention Evaluationsmodelle und -studien gibt, steht der Nachweis einer substanziellen Steigerung des Präventionserfolgs durch (ergänzende) strukturelle Interventionen noch aus.

---

* *fertiggestellt 2009, durchgesehen 2010*

Im Rahmen dieses Beitrags wird zunächst der Evaluationsgegenstand konturiert, bevor am Beispiel des Sonagachi-Projektes in Kalkutta – unter Rückgriff auf Grundlagen der Evaluationsforschung – geeignete Ansätze und Evaluationsmodelle skizziert werden.

Was sind strukturelle Interventionen?

Der von der Deutschen AIDS-Hilfe geprägte Begriff der strukturellen Prävention hat primär die interne Diskussion stimuliert, in die gesundheitswissenschaftliche Fachdiskussion aber kaum Eingang gefunden. Eine Suchanfrage in einschlägigen nationalen und internationalen Datenbanken ergab nicht mehr als 30 Treffer aus den vergangenen zwanzig Jahren, vorrangig Publikationen aus dem deutschsprachigen Raum, die den Themenfeldern Gesundheit sowie Politik zuzuordnen sind.[1]

„Ziel struktureller Prävention ist die Schaffung, Sicherung und Wiederherstellung gesundheitsgerechter, materieller und sozialer Umwelt– und Lebensbedingungen", schreibt Mayer (Mayer 1995, 25); sie sei – so der Autor an anderer Stelle – der Verhältnisprävention zuzurechnen. Durch gemeinsame Aktionsprogramme von Bund und Ländern sowie Gesetzesinitiativen, evtl. auch durch Betriebsvereinbarungen könnten gesetzliche, organisatorische oder ökonomische Veränderungen herbeigeführt werden; verändert werden sollten Lebenskontexte von Gruppen. Während bei Mayer strukturelle Prävention Bestandteil der Verhältnisprävention ist, verwenden andere Autoren die Begriffe synonym (z. B. Bühringer 2000, Bauch 2008).

In der internationalen Diskussion ist der Begriff der strukturellen Intervention gebräuchlicher. Darunter werden nach einer Literaturübersicht von Blankenship u. a. (ähnlich wie bei Mayer) Interventionen verstanden, die die (Mit-)Verursachung eines Gesundheitsproblems in sozialen, politischen und wirtschaftlichen Bedingungen lokalisieren (Blankenship/Bray/Merson 2000). Speziell für die HIV-Prävention benennt Blankenship vier Interventionsbereiche: die Mobilisierung der jeweils betroffenen Gemeinschaft (Empowerment), die (Re-)Integration HIV-bezogener Angebote in allgemeine, mit dem Thema sexuelle Gesundheit und Familienplanung befasste Gesundheitsdienste, die Förderpolitik für HIV-bezogene Angebote sowie Maßnahmen, die auf die Verbesserung von Bildung und ökonomischen Rahmenbedingungen verschiedener Bevölkerungsgruppen zielen (Blankenship/Friedman/Dworkin/Mantell 2006).

Ziel struktureller Interventionen ist es, so Marcus (in diesem Band, S. 170 ff.), Kontexte zu verändern, in denen Infektionsrisiken verankert sind. Als Risikofaktoren benennt der Autor fehlenden Zugang zu Präventionswissen und -mitteln, gesetzliche Bestimmungen, die die anzusprechenden Zielgruppen kriminalisieren, mangelnde Kontrolle über den Einsatz von Präventionsmitteln sowie die Stigmatisierung von Personen und Verhaltensweisen.

Diese Gegenüberstellung suggeriert, dass es zwei unabhängige Interventionsstrategien gibt: eine verhaltensbezogene und eine strukturelle. Idealerweise setzt die Verhältnisprävention in dieser bipolaren Betrachtung keine lebensstilbezogenen Entscheidungen voraus, während die Verhaltensprävention keine Kontext-, Rahmen- und Entstehungsbedingungen individueller Verhaltensweisen einbezieht. Zwischen diesen Polen gibt es jedoch Mischformen mit unterschiedlichen Anteilen verhaltens- bzw. verhältnisbezogener Inhalte. Rosenbrock und Michel führen hierzu den Begriff der kontextorientierten (verhältnisgestützten) Verhaltensprävention ein (Rosenbrock/Michel 2007). Bezeichnet werden damit verhaltenspräventive Angebote mit explizitem Kontextbezug, zum Beispiel Interventionen für präzise benannte Zielgruppen, die deren Rahmenbedingungen berücksichtigen, oder Mehr-Ebenen-Kampagnen, in denen verhaltens- und verhältnisbezogene Strategien kombiniert werden.

Integrative Modelle zur Evaluation, in denen die relativen Beiträge struktureller sowie verhaltensbezogener Programmelemente gemessen bzw. sichtbar gemacht werden können, wären hier adäquate Lösungen, müssten aber, da sie bislang nicht verfügbar sind, erst entwickelt werden. Dies ist ungleich aufwendiger, als Programmnettowirkungen zu betrachten, und stellt eine Herausforderung für zukünftige Programmentwickler und Evaluatoren dar. Strukturierungshilfen aus der Evaluationsforschung können in diesem Prozess sinnvoll genutzt werden.

Zur Evaluierbarkeit auch struktureller Interventionen

Die Fragen im Rahmen einer Evaluation sind in der Regel vielschichtig. Interessiert vordergründig zunächst, ob ein Programm/eine Maßnahme die vorgegebenen Ziele erreicht, kristallisiert sich in der Folge häufig weiterer Informationsbedarf heraus, z. B. wie die Ziele erreicht wurden und welche Programmelemente besonders wirksam waren.

Die Fragen beziehen sich somit nicht nur auf das Ergebnis von Projekten/Maßnahmen, sondern auch auf viel frühere Phasen, in denen bei der Entwicklung der Intervention Weichen gestellt wurden oder eine Weichenstellung verpasst wurde. Idealerweise sind Evaluationen als zyklische Prozesse angelegt, die ein Projekt in allen Phasen begleiten und unterschiedliche Interessenten mit Informationen zur Projektentwicklung, -steuerung und -wirkung versorgen (vgl. Abbildung 1).

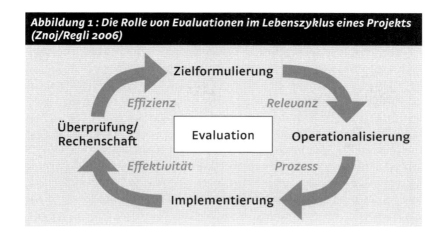

Abbildung 1 : Die Rolle von Evaluationen im Lebenszyklus eines Projekts (Znoj/Regli 2006)

Zielformulierung

Effizienz   *Relevanz*

Überprüfung/   Evaluation   Operationalisierung
Rechenschaft

Effektivität   *Prozess*

Implementierung

Um die Relevanz, den Prozess, die Effektivität und Effizienz einer Intervention beschreiben zu können, ist es erforderlich, Projektziele so zu formulieren und zu operationalisieren, dass deren Erreichung anhand objektiver Kriterien entscheidbar ist. Hinreichend präzise Messinstrumente sind hierfür unabdingbar. Um nicht nur die Wirkung, sondern auch die zu Grunde liegenden Mechanismen benennen zu können, sind ferner belastbare Konzepte und theoretische Modelle heranzuziehen, auf deren Grundlage sich (mögliche) Interventionseffekte und Wirkmechanismen begründen bzw. vorhersagen lassen. Ergänzende Informationen über den Interventionsprozess (Implementierung, Durchführung) helfen zu erkennen, warum und wie ein Programm bzw. einzelne Bestandteile des Programms wirken, welche Barrieren es gegeben hat und welche Steuerungsaktivitäten zu deren Abbau unternommen wurden. Mit zunehmender Präzision der Erarbeitung dieser Aspekte im Rahmen der Projektentwicklung steigt die Evaluierbarkeit eines Projekts.

Die in der HIV-Prävention erfolgreichen Maßnahmen sind häufig komplexe Mehr-Ebenen-Interventionen wie z. B. beim Sonagachi-Projekt in Kalkutta: Hier wurden, ausgehend von einem STI[2]/HIV-Interventionsprojekt, Prostituierte aus dem Bezirk als Präventionsfachkräfte eingesetzt, die sich auch für die Verbesserung der Situation von Prostituierten einsetzten und eine gewerkschaftsähnliche Vereinigung gründeten. Diesem Projekt wird eine Verbesserung der Kondomnutzungsrate von 2,7 % auf 69,3 % innerhalb von nur zwei Jahren zugeschrieben. Die berichtete Verbesserung der Kondomnutzungsraten ist zweifelsohne ein großer Erfolg. Ob und inwieweit diese auf die Intervention zurückzuführen ist und welche Programmelemente (verhaltens- oder verhältnisbezogene) besonders erfolgreich waren, ist allerdings unklar, da ausschließlich globale Effekte bestimmt und programmexterne Faktoren nicht kontrolliert wurden; differenzierte Wirkannahmen wurden weder formuliert noch geprüft.

---

2 *sexually transmitted infections = sexuell übertragbare Infektionen*

Evaluationskriterien für strukturelle Interventionen

Aus dem Programmziel abgeleitetes Evaluationskriterium war beim Sonagachi-Projekt die Verbesserung der Kondomnutzungsrate. Eine gesteigerte Akzeptanz der Intervention durch den Einsatz von Prostituierten in der HIV-Prävention ist zwar plausibel, aber bislang nicht empirisch belegt. Auch ist nicht gezeigt worden, dass die Verbesserung der Kondomnutzungsrate tatsächlich auf diesen Faktor zurückzuführen ist. Ob die Kondomnutzungsrate ein geeigneter Indikator zur Evaluation der Wirksamkeit struktureller Interventionen ist, bleibt in der HIV-Prävention umstritten. Blankenship empfiehlt, die (wahrgenommene) Veränderung der Kontextbedingungen selbst festzustellen (Blankenship/Friedman/Dworkin/Mantell 2006). Im Sonagachi-Projekt wäre dies die Veränderung der Akzeptanz des Projektes bei den Prostituierten durch den Einsatz von Kolleginnen. Dies würde zunächst die selektive Analyse der Wirksamkeit einzelner struktureller Maßnahmen ermöglichen, bevor anschließend der relative Beitrag dieses Programmaspekts zur HIV-Prävention bestimmt werden könnte. Hierzu fehlen aber in der Regel präzise Begriffsbestimmungen, die hinreichend gut operationalisiert sind, ebenso wie Wirkmodelle, auf deren Basis Effekte prognostiziert werden können. Wird der Einsatz von Prostituierten in der HIV-Prävention als eine das Empowerment fördernde Strategie verstanden, so ist auch 20 Jahre nach Verabschiedung der Ottawa-Charta zur Gesundheitsförderung durch die Weltgesundheitsorganisation noch ungeklärt, was unter dem Begriff Empowerment zu verstehen ist (Kliche/Kröger 2008). Die Autoren identifizierten in einer Literaturübersicht acht verschiedene Bedeutungsgehalte von Empowerment, die unterschiedlich gemessen werden und in der Folge zu stark divergierenden Aussagen zur Bedeutung von Empowerment-Strategien in Prävention und Gesundheitsförderung führen.

Verhaltensbezogene Interventionen in der HIV-Prävention sollen die Zahl der Neuinfektionen senken; dieses ist derzeit nur durch konsequentes Schutzverhalten möglich. Für die Planung und Umsetzung einschlägiger Interventionen werden kognitive Verhaltenstheorien genutzt, die verhaltenssteuernde Merkmale wie die Risikowahrnehmung, subjektive Normen und Einstellungen bzw. die Verhaltenskontrolle beeinflussen.

Der große Vorteil verhaltensbezogener HIV-Interventionsprogramme ist, dass die Begrifflichkeiten in der Regel klar definiert sind und mit empirisch bestätigten Modellen gearbeitet wird, in denen Wirkmechanismen bekannt und der relative Beitrag einzelner Modellkomponenten zum Gesundheitsverhalten (z. B. Veränderung der Risikowahrnehmung) vorhersagbar ist.

Strukturelle Interventionen sind viel heterogener und stellen eine eigene Interventionsklasse dar, deren gemeinsamer Nenner ist, dass Kontexte verändert werden. Wenn zum Beispiel die Mobilisierung betroffener Gemeinschaften (Empowerment) oder die (Re-)Integration HIV-bezogener Dienste in allgemeine Gesundheitsdienste genannt werden, sind dieses Interventionsbereiche, die verschiedene Zielsetzungen und Strategien erfordern. Ihre (angenommene) Wirkung in der HIV-Prävention ist dabei der kleinste gemeinsame Nenner – angesichts der Universalität der Intervention ein Aspekt unter vielen.[3] Es ist nicht nur, wie Marcus in diesem Band anmerkt, ungleich komplexer, strukturelle Interventionen zu evaluieren, es ist vielfach bislang gar nicht möglich, da es keine Annahmen oder Modellvorstellungen gibt, die zum Beispiel die Wirkung von „Empowerment" auf das Kondomnutzungsverhalten beschreiben. Durch zeitversetzte Messungen ließe sich insofern belegen, ob eine Intervention dazu beigetragen hat, betroffene Gemeinschaften zu mobilisieren; ob und inwieweit diese Veränderung auch das Kondomnutzungsverhalten beeinflusst, bleibt eine offene, spannende Frage.

Wird die Veränderung des Kontextes selbst zum Evaluationsgegenstand, ergeben sich weitergehende Fragen zu den Neben- und Folgewirkungen von Maßnahmen. Mayoux illustriert diesen Aspekt an einer Maßnahme, die die ökonomische Situation von Frauen in Indien verbessern sollte (Mayoux 2001): Mikrokredite, die zum Aufbau einer eigenen wirtschaftlichen Existenz gewährt wurden, führten zwar in vielen Fällen zum gewünschten Erfolg, das heißt zu einer größeren wirtschaftlichen Unabhängigkeit. Ein unerwünschter Nebeneffekt war aber, dass in verschiedenen Fällen die eigenen Kinder als Arbeitskräfte eingespannt wurden. Diese vernachlässigten in der Folge ihre Schulausbildung und gefährdeten damit perspektivisch ihre eigene ökonomische Selbständigkeit. Übertragen auf die Evaluation HIV-präventiver Maßnahmen spricht dies dafür, strukturelle Interventionen nicht nur auf ihr HIV-präventives Potenzial einzuengen, sondern den Fokus zu erweitern, um den Nutzen differenzierter – bezogen auf verschiedene Kontexte – beurteilen zu können.

Das HIV-präventive Potenzial struktureller Interventionen lässt sich aktuell kaum abschätzen, da es hierfür weder geeignete (operationalisierte) Evaluationskriterien noch präzisierte Wirkmodelle gibt. Dies verweist auf die einer Maßnahme zugrunde liegenden Präventionskonzepte und -ziele, bei deren Planung und Formulierung die Entscheidbarkeit der Erreichung von Projekt(teil)zielen anhand objektiver Kriterien mitbedacht werden sollte[4]. Eine Vorgehensweise, die noch zu wenig genutzt wird, sind theoriebasierte Interventionen, die im Folgenden vorgestellt werden.

---

3 Empowerment beinhaltet die Mobilisierung von Personen für ihre Interessen und Bedürfnisse. Gesundheit ist dabei ein Kontext unter anderen.
4 Dass dies in der Aids-Prävention, in der der Handlungsdruck zeitweilig sehr groß war, nicht immer gelungen ist, merken verschiedene Autoren an (u. a. Bengel/Bührlen-Armstrong/Farin 1996).

Planung von Evaluationsstudien

Gut geplante Interventionen erhöhen die Evaluierbarkeit einer Maßnahme und versprechen einen höheren Grad an Wirksamkeit. Strategische Planung, Programmmanagement und -monitoring werden von Speller u. a. als Schlüsselelemente einer Qualitätsbeurteilung bezeichnet (Speller/Rogers/Rushmere 1998). Nach Hubley sollte ein Interventionskonzept Auskunft über vier Fragen geben:

1. Wo stehen wir derzeit?
2. Wo wollen wir hin?
3. Wie kommen wir dorthin?
4. Wie stellen wir fest, dass wir angekommen sind? (Hubley 1993).

Die wohl bekannteste Planungshilfe ist das PRECEDE-PROCEED-Modell[5] (Green/Kreuter 1991, vgl. Abbildung 2). Ausgangspunkt ist die Erhebung der Lebensqualität sowie der sozialen Lebensumstände der Adressaten einer Intervention. Die gesundheitlichen Probleme werden in eine Rangreihe gebracht und verhaltens- sowie kontextbezogene Risikofaktoren ergründet. Diese werden gruppiert in Faktoren, die

>> Änderungsmotive beeinflussen, z. B. Wissen, Überzeugungen, Einstellungen und Werte (vorausgehende Faktoren)
>> Veränderungsprozesse beeinflussen, z. B. Ressourcen, Fähigkeiten/Fertigkeiten oder Barrieren (aktivierende Faktoren)
>> die Aufrechterhaltung von Änderungen im Verhalten/Kontext begünstigen (stabilisierende Faktoren).

Diese Analyse bündelt alle (bekannten) Merkmale. Bei der Interventionsplanung werden die Faktoren entsprechend ihrem Beitrag zur Förderung/Beeinträchtigung der Gesundheit gewichtet und gemäß den Möglichkeiten zur Beeinflussung durch die interventionsplanende Einrichtung berücksichtigt. Die Evaluation soll hier idealtypisch nicht nur Auskunft über das Ergebnis einer Maßnahme, sondern auch über deren Implementierung sowie den gesamten Interventionsprozess geben. Diese Diagnoseschritte unterstützen die Interventionsplanung und -durchführung, ersetzen aber nicht sozial- und verhaltenswissenschaftliche Konzepte, die den Nutzen und die Anwendbarkeit der geplanten Interventionsstrategien begründen.

5 PRECEDE ist eine Abkürzung für Predisposing, Reinforcing and Enabling Constructs in Education/Ecological Diagnosis, Evaluation; PROCEED steht für Policy, Regulatory, and Organizational Constructs in Education and Environmental Development.

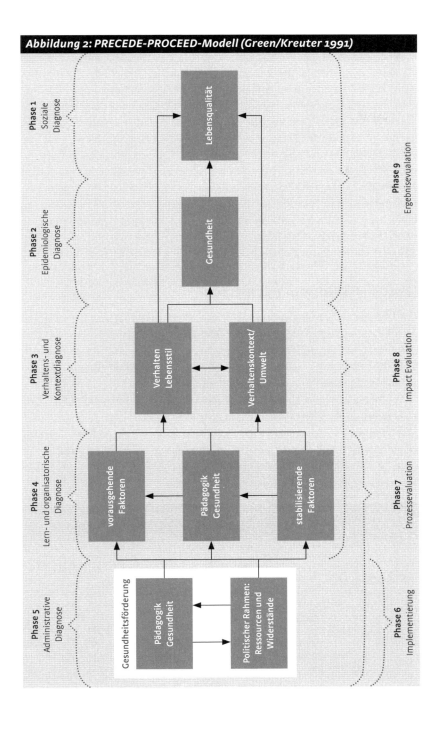

Abbildung 2: PRECEDE-PROCEED-Modell (Green/Kreuter 1991)

Ein Vorzug dieses Modells ist, dass Verhalten in den Kontexten analysiert wird, in denen es auftritt, und nicht nur die Person, sondern auch die Kontexte als gestaltbare Größen verstanden werden. So lassen sich auf dieser Basis Interventionen planen, die beiden Aspekten unterschiedliche Gewichte zumessen und ihren relativen Beitrag zur Förderung oder zum Erhalt von Gesundheit und Lebensqualität abbilden. Ebenso von Bedeutung ist, dass sowohl in der Analyse als auch in der darauf basierenden Planung vermittelnde (aktivierende, stabilisierende und vorausgehende) Prozesse berücksichtigt werden und die Frage darauf gelenkt wird, wie diese Faktoren in Interventionen angesprochen und verändert werden können. Dies veranlasst Interventionsplaner dazu, nicht nur auf das Ergebnis einer Intervention zu schauen und die dazu führenden Prozesse als „black box" zu betrachten, sondern die Zwischenschritte zu berücksichtigen und sorgsamer zu gestalten. Auf diesem Wege lässt sich auch die Frage klären, welche Zwischenziele angestrebt werden und wie sich deren Erreichung feststellen lässt.

Lässt sich Wirksamkeit messen?

Um festzustellen, ob eine Intervention einen Effekt erzielt hat, werden in der Regel Informationen zu mindestens zwei Zeitpunkten erhoben, dem (unbeeinflussten) Ausgangszustand vor Durchführung einer Intervention und dem mutmaßlich durch eine Maßnahme veränderten Zustand nach Abschluss der Intervention. Die Wertedifferenz wird dann als Wirkung interpretiert.

Wie Abbildung 3 zeigt, ist es sinnvoll, den Ausgangszustand vor Durchführung einer Intervention durch eine erste Diagnose festzuhalten, Veränderungen durch eine Intervention zu prognostizieren und durch eine an die Intervention anschließende zweite Diagnose auszuweisen. Nicht prognostizierte Effekte können an vielen Stellen durch Betrachtungen des Ausgangszustandes aus einer postinterventiven Perspektive (Retrognose) analysiert werden.

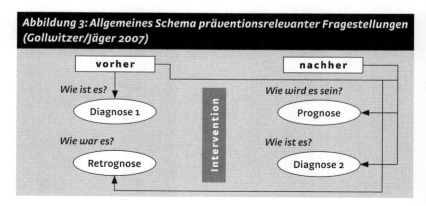

Abbildung 3: Allgemeines Schema präventionsrelevanter Fragestellungen (Gollwitzer/Jäger 2007)

Zu unterscheiden ist ferner zwischen Brutto- und Nettowirkung einer Maßnahme. Die erstgenannte umfasst das gesamte Spektrum möglicher Einflüsse auf das Evaluationsergebnis (maßnahmespezifische, Neben- und Folgewirkungen, maßnahmeunspezifische, externe Faktoren), die zweitgenannte umfasst ausschließlich maßnahmespezifische Wirkungen (inklusive Neben- und Folgewirkungen). Da man in Wirksamkeitsstudien meist Nettowirkungen betrachtet, werden Studiendesigns realisiert, mit denen studienexterne Verfälschungen und Verzerrungen weitgehend ausgeschlossen werden können. Als Standard gilt das „randomized control trial" (RCT), ein Studiendesign, in dem externe Einflussfaktoren dadurch minimiert werden, dass Personen per Zufall entweder einer Kontroll- oder einer Interventionsgruppe zugewiesen werden. Dass sich dieses Studiendesign in der HIV-Prävention vielfach weder praktisch umsetzen lässt noch ethisch vertretbar ist, wird oft moniert. Im Falle struktureller Interventionen ist die Bildung von Kontrollgruppen häufig gar nicht möglich, da es kaum Personen geben dürfte, die von einer Intervention unbeeinflusst bleiben. Sinnvolle Alternativen wären in diesem Fall Evaluationsdesigns ohne Kontrollbedingungen (zum Beispiel Zeitreihen- oder selektive Kohortendesigns), die bislang erst selten realisiert werden.

Vom Nutzen der Evaluation struktureller Interventionen

Wenn Evaluation als systematische Anwendung von Forschungsmethoden verstanden wird, um die Konzipierung, das Design, die Implementierung und den Nutzen HIV-präventiver Interventionen bewerten zu können, gilt es Antworten auf folgende Fragen zu finden:

>> Wie wirksam ist eine Maßnahme?
>> Wie effizient ist diese im Vergleich zu anderen, ähnlichen Interventionen?
>> Wie wurde dieser Interventionserfolg erzielt?

Dieses Wissen soll Forscher/innen und Praktiker/innen dazu befähigen, zukünftig effektivere Maßnahmen zu planen und zu implementieren. Der Informationsbedarf ist – wie dieser Beitrag erläutert – größer als die ausschließliche Betrachtung von Nettowirkungen. Notwendig sind differenzierte Erkenntnisse über die Wirksamkeit ausgewählter Programmkomponenten im Rahmen der HIV-Prävention. Nur so kann der Nachweis gelingen, dass strukturelle Programmelemente tatsächlich einen essenziellen Beitrag in der HIV-Prävention leisten. In der Forschung muss begründet werden, wie Veränderungen von Kontextmerkmalen in der HIV-Prävention wirken, in der Praxis ist es geboten, Interventionsprogramme besser zu fundieren, um den relativen Beitrag einzelner Programmelemente abschätzen und optimieren zu können. „We could do better" lautet insofern auch der Anspruch an Maßnahmen, in denen (auch) Kontexte gestaltet werden.

Literatur

Bauch 2008
Bauch, J.: Verhaltensprävention als Verhältnisprävention. Zur „Beobachterabhängigkeit"
zentraler Begriffe der Gesundheitsförderung. In:
Prävention, 31 (1), 2008, 7–9

Bengel/Bührlen-Armstrong/Farin 1996
Bengel, J./Bührlen-Armstrong, B./Farin, E.:
Zusammenfassung und Konsequenzen. In:
Bengel, J. (Hrsg.): Risikoverhalten und Schutz
vor Aids (Ergebnisse sozialwissenschaftlicher
Aids-Forschung, Band 17). Berlin: edition sigma
1996, 225–256

Blankenship/Bray/Merson 2000
Blankenship, K. M./Bray, S. M./Merson, M. H.:
Strucutral interventions in public health. In: *AIDS*
(14, suppl. 1), 2000, 511–521

**Blankenship/Friedman/Dworkin/Mantell
2006**
Blankenship, K. M./ Friedman, R. S./Dworkin, S./
Mantell, J. E.: Structural Interventions: Concepts,
Challenges and Opportunities for Research. In:
Journal of Urban Health, 83 (1), 2006, 59–72

Bühringer 2000
Bühringer, G.: Prävention substanzbezogener
Störungen: Was hilft? In: Krüger, H.-P. (Hrsg.):
*Drogen im Straßenverkehr. Ein Problem unter
europäischer Perspektive*. Freiburg im Breisgau:
Lambertus 2000, 295–307

Coates/Richter/Caceres 2008
Coates, T./ Richter, L./Caceres, C.: Behavioural
strategies to reduce HIV transmission: how to
make them work better. In: *The Lancet*, 372 (9639),
2008, 669–684

DAH 1998
Deutsche AIDS-Hilfe e. V.: Strukturelle Prävention:
Ansichten zum Konzept der Deutschen AIDS-
Hilfe (AIDS-Forum DAH, Bd. 33). Berlin: DAH 1998

Gollwitzer/Jäger 2007
Gollwitzer, M./Jäger, R. S.: Evaluation: Workbook.
Weinheim: Beltz PVU 2007

Green/Kreuter 1991
Green, L. W./Kreuter, M. W.: Health promotion
planning: An Educational and Environmental
Approach. Mountain View, CA: Mayfield 1991

Gupta u. a. 2008
Gupta, G./Parkhurst, J./Ogden, J./Aggleton, P./
Mahal, A.: Structural approaches to HIV preventi-
on. In: *The Lancet*, 372 (9640), 2008, 764–775

Hubley 1993
Hubley, J.: Communicating Health: An action
guide to health education and health promotion.
London: Macmillan 1993

Kliche/Kröger 2008
Kliche, T./Kröger, G.: Empowerment in Prävention
und Gesundheitsförderung: Eine konzeptionelle
Bestandsaufnahme von Grundverständnissen,
Dimensionen und Erhebungsproblemen. In:
Gesundheitswesen, 70, 2008, 715–720

Mayer 1995
Mayer, A.: Prävention: Definition, Entwicklung,
Organisation (Theorie und Forschung, Bd. 320).
Regensburg: Roderer 1995

Mayoux 2001
Mayoux, L.: Tackling the down side: Social capital,
women's empowerment and micro-finance in
Cameroon. In: *Development and change*, 32 (3),
2001, 435–464

Rosenbrock/Michel 2007
Rosenbrock, R./Michel, C.: Primäre Prävention:
Bausteine für eine systematische Gesundheits-
sicherung (Berliner Schriftenreihe Gesund-
heitswissenschaften). Berlin: MWV Med. Wiss.
Verl.-Ges. 2007

Speller/Rogers/Rushmere 1998
Speller, V./Rogers L./Rushmere, A.: Quality assessment in health promotion settings. In: Kenneth
Davies, J./Macdonald, G. (Hrsg.): *Quality, evidence
and effectiveness in health promotion. Striving for
certainties*. London: Routledge 1998, 130–146

Znoj/Regli 2006
Znoj, H./Regli, D.: Anwendung von Evaluations-
methoden. In: Renneberg, B./Hammelstein, P.
(Hrsg.): *Gesundheitspsychologie*. Berlin/Heidel-
berg: Springer 2006, 303–308

HIV-Prävention mit Migrant(inn)en: interkulturell, partizipativ und strukturell *

Hella von Unger

Dieser Beitrag beleuchtet Zusammenhänge von Migration und HIV-Prävention. Ich möchte so etwas wie eine konzeptuelle „Landkarte" zeichnen, auf der bislang ge-wonnene Erfahrungen und Einsichten wie auch Fallstricke, Stolpersteine und viel-versprechende Routen für das weitere Vorgehen eingetragen sind. Zunächst wird beschrieben, wie sich der Diskurs über HIV und Migrant(inn)en entwickelt hat. Da-bei gehe ich kurz auf die epidemiologische Datenlage ein sowie den gesellschaftli-chen Kontext von Fremdenfeindlichkeit und Stigmatisierung, der auch heute noch die Entwicklung von Angeboten der HIV-Prävention für und mit Migrant(inn)en erschwert. Skizziert werden die in der Gesundheitsversorgung von Migrant(inn)en auftretenden Probleme und die sozialen, rechtlichen und kulturellen Faktoren, die zu einer erhöhten Verletzlichkeit (Vulnerabilität) gegenüber HIV/Aids führen. Vor diesem Hintergrund wird deutlich, dass hier der Ansatz der strukturellen Präven-tion unbedingt erforderlich ist. Individuelle HIV-Risiken lassen sich nur begrenzt verringern, solange die gesellschaftlichen Verhältnisse unverändert bleiben, die

* *fertiggestellt 2008, durchgesehen 2010*

zu einer erhöhten HIV-Vulnerabilität von Migrant(inn)en beitragen. Diese Vulnerabilität gestaltet sich jedoch nicht für alle gleich: Die jeweilige Situation und der Bedarf an HIV-Prävention ist für die einzelnen Gruppen, die einem erhöhten Risiko ausgesetzt sind, genau zu bestimmen. Hier besteht ein Handlungs- und Forschungsbedarf, der eine enge Zusammenarbeit mit den Zielgruppen und Migranten-Communities erfordert. Ihre Teilnahme und Teilhabe (Partizipation) an Präventionsangeboten und an Präventionsforschung bekommt einen zentralen Stellenwert. Dazu gehört auch die Weiterentwicklung der „interkulturellen Öffnung" der Regeldienste und Aidshilfen und die Unterstützung dieses Prozesses durch die Forschung. Die hier skizzierte Landkarte vermittelt einen Überblick, bleibt jedoch notwendigerweise unvollständig. Ich werde daher offene Fragen formulieren, die als Anknüpfungspunkte für weiterführende Diskussionen genutzt werden können.

Die Thematisierung von Migration im HIV-Diskurs: Ein Parcours voller Hindernisse

Im nationalen und internationalen HIV-Diskurs wurden Migrant(inn)en erst mit einer gewissen Verzögerung – und unter anhaltenden Vorbehalten – zu Zielgruppen der HIV-Primärprävention.[1] In Europa wurden erste Programme und Maßnahmen für Migrant(inn)en in den frühen 1990er Jahren entwickelt, fast eine Dekade nach denen für andere Zielgruppen.[2] Diese historische Verzögerung hängt mit der Verbreitung und epidemiologischen Erfassung von HIV/Aids und dem Migrationsgeschehen in Europa zusammen, ebenso mit sozialen und politischen Bedingungen, die das Sprechen über HIV/Aids und die Erarbeitung präventiver Konzepte und Maßnahmen behindern.

HIV/Aids, Epidemiologie und Migrant(inn)en

Als Infektionskrankheit betrifft HIV/Aids verschiedene Gruppen unterschiedlich stark. Als Subtext gilt es jedoch immer mitzudenken, dass die epidemiologische Erfassung von HIV/Aids stark von den Definitionen abhängt, die zur Anwendung kommen. Je nachdem, welche Kategorien und Begriffe verwendet werden, wird ein Sachverhalt sichtbar und ein anderer verdeckt. In Bezug auf Migrant(inn)en war die

---

1 Die Vorbehalte rühren unter anderem daher, dass unter dem Begriff „Migrant(inn)en" Personengruppen mit jeweils unterschiedlichen HIV-Risiken zusammengefasst werden. Es ist daher nicht angebracht, von Migrant(inn)en als einer einzigen Zielgruppe der HIV-Primärprävention zu sprechen. Stattdessen ist es notwendig, die jeweilige Zielgruppe genau zu definieren und ihren spezifischen Präventionsbedarf zu bestimmen. In diesem Beitrag wird der Begriff „Migrant(inn)en" benutzt, um die Zusammenhänge von Migration und HIV-Prävention auf der konzeptuellen Ebene zu beleuchten – die Heterogenität dieser Gruppe gilt es dabei immer mitzudenken. Sofern nicht anders definiert, meint „Migrant(inn)en" in diesem Beitrag „Personen mit Migrationshintergrund"; die Immigrant(inn)en der zweiten Generation (Kinder von Einwanderern) sind hier mit eingeschlossen.
2 Siehe Haour-Knipe/Rector 1996, 3. Während für andere Gruppen wie etwa schwule Männer oder Drogengebraucher/innen ab Mitte der 1980er Jahre europaweit Projekte und Strukturen der HIV-Prävention aufgebaut wurden, fand dies im Migrationsbereich erst seit Anfang der 1990er Jahre statt: Das europäische Projekt AIDS & Mobility zum Beispiel wurde 1991 ins Leben gerufen und TAMPEP als transnationales Aids/STD-Präventionsprojekt für und mit Migrant(inn)en im Jahr 1993 (UNAIDS 2001a, 33 f).

Qualität der Daten bis 2001 sehr lückenhaft, und ihre Aussagekraft ist auch heute noch begrenzt (siehe unten). Migrant(inn)en waren in den 1980er und 1990er Jahren in den Statistiken der HIV/Aids-Surveillance nur dann sichtbar, wenn sie aus Regionen kamen, in denen die Epidemie besonders stark verbreitet war (Hochprävalenzregionen, früher „Pattern II-Länder" genannt). Ihr Migrationshintergrund wurde erfasst, da angenommen wurde, dass sie sich in ihren Heimatländern infiziert hatten. Personen aus anderen Teilen der Welt, bei denen der Migrationshintergrund „nur" einen mittelbaren Einfluss auf ihr Infektionsrisiko in Deutschland darstellte, wurden unter den anderen Kategorien geführt (Männer, die Sex mit Männern haben, Drogengebraucher/innen etc.) und waren somit nicht als Migrant(inn)en erkennbar.

Migrant(inn)en aus Hochprävalenzregionen finden sich seit Ende der 1980er Jahre in den Statistiken des Robert Koch-Instituts (RKI), einige Jahre nach den ersten Meldungen über HIV/Aids bei schwulen Männern und Drogengebraucher-(inne)n. Ihre Zahl nahm im Lauf der 1990er Jahre zu und ist seit 2000 ungefähr gleichbleibend. Insgesamt entfallen heute ca. 14 % aller HIV-Diagnosen in Deutschland auf diese Gruppe (RKI 2007, 11). Die große Mehrheit stammt aus Subsahara-Afrika und Süd-/Südostasien, wobei über die Hälfte Frauen sind (RKI 2007, 11). Der Anteil derer, die sich allerdings nicht wie angenommen in den Heimatländern, sondern in Deutschland infiziert haben, blieb lange ungeklärt.

Seit 2001 hat sich die Datenlage verbessert, denn nun werden bei allen Testergebnissen systematisch Herkunft- und Infektionsland erhoben. Dadurch werden auch solche Migrant(inn)en sichtbar, die nicht aus Hochprävalenzregionen kommen und bisher unter den anderen Gruppen subsumiert wurden. Heute wissen wir, dass knapp 30 % der Neuinfektionen bei intravenös Drogen Gebrauchenden, ca. 20 % bei Menschen mit heterosexuellem Risiko und mindestens 10 % bei Männern, die Sex mit Männern haben (MSM), auf Migrant(inn)en entfallen (RKI 2007, 5). Diese Migrant(inn)en kommen aus verschiedensten Herkunftsländern, wobei Länder Ost-, Zentral- und Westeuropas besonders stark vertreten sind. Die Aussagekraft der epidemiologischen Daten ist nach wie vor begrenzt,[3] lässt jedoch die Schätzung zu, dass mittlerweile 20–25 % der in Deutschland lebenden Menschen mit HIV Migrant(inn)en sind. Bei den seit 2001 gemeldeten HIV-Neudiagnosen liegt ihr Anteil mit etwa 33 % sogar noch höher (RKI 2007, 12).[4]

3   Bei der HIV-Surveillance werden nur das Herkunftsland oder die Herkunftsregion und das vermutete Infektionsland erhoben. Menschen mit Migrationshintergrund, die aber selbst keine Migrationserfahrung besitzen – z.B. in Deutschland geborene Immigrant(inn)en der zweiten Generation –, werden dadurch nicht als Migrant(inn)en sichtbar. Außerdem fehlen bei ca. 20 % aller Meldungen die Angaben zum Herkunftsland. Drittens ist davon auszugehen, dass bestimmte Migrantengruppen (wie etwa Menschen ohne Papiere) nicht oder nur sehr unvollständig erfasst werden. Viertens ist unklar, wie lange jemand schon in Deutschland lebt und wie viele von den HIV-Positiven in die Herkunftsländer zurückkehren, weiter migrieren oder abgeschoben werden. Der Anteil der Migrant(inn)en an den in Deutschland lebenden Menschen mit HIV kann anhand der aktuellen Daten daher nur grob geschätzt werden (RKI 2007, 3f.).

4   Diese 33 % umfassen den Anteil von Menschen ausländischer Herkunft in den verschiedenen Gruppen und beziehen sich auf diejenigen Meldungen seit 2001, die Angaben zum Herkunftsland enthielten. Bei ca. 20 % fehlen diese Angaben; das RKI geht davon aus, dass in diesem Fünftel Personen deutscher Herkunft möglicherweise stärker vertreten sind. Der Anteil der Personen nichtdeutscher Herkunft an allen Meldungen seit 2001 liegt bei 26,1 % (RKI 2007, 12).

Die verbesserte epidemiologische Datenlage verdeutlicht, dass im Hinblick auf Angebote der HIV-Prävention für und mit Migrant(inn)en ein dringender Handlungsbedarf besteht. Die Entwicklung entsprechender Angebote wird jedoch durch die Gefahr einer zusätzlichen Stigmatisierung dieser bereits marginalisierten Gruppen erschwert.

Fremdenfeindlichkeit und die Gefahr zusätzlicher Stigmatisierung

Schon in den 1990er Jahren wurde die Befürchtung geäußert, dass die vielerorts vorhandene Fremdenfeindlichkeit und soziale Marginalisierung von Migrant(inn)en durch eine Verknüpfung mit dem Thema HIV/Aids verschärft werden könnte. In der Konsequenz, so Mary Haour-Knipe und Richard Rector in einem der ersten europäischen Bücher hierzu, seien Migrant(inn)en in Bezug auf HIV/Aids längere Zeit ignoriert oder übermäßig beschützt worden:

> "The extraordinary attention that AIDS has received continues to lack a serious consideration of one of the most vulnerable segments of our societies – the men, women and children residing in what for them is a foreign land. In the published literature, much of the attention devoted to migration and migrants has been purely epidemiological as, clearly, diseases are carried as people travel across boarders. Many of those working in the field of migration, although they feel they should be doing something, may hesitate to use the words 'migration' and 'AIDS' in the same paragraph, fearing unfair finger-pointing at those who are all too easy to single out since they are, by definition, not of 'us'. The result is that, in relation to HIV/AIDS, and until recently, migrants have been either ignored or they have been over protected".
>
> (Haour-Knipe/Rector 1996, 2)

Die Befürchtung, dass eine diskursive Verbindung marginalisierter Gruppen mit HIV/Aids zu verstärkter Ausgrenzung und Stigmatisierung führen kann, ist aus wissenschaftlicher Sicht nicht unbegründet, wie viele internationale Untersuchungen belegen.[5] Andererseits haben sich Gruppen wie z. B. schwule Männer,

---

5 In den USA war das Stigma von HIV/Aids von Anfang an nicht nur mit Homosexualität und Drogengebrauch, sondern ebenso mit Armut und Zugehörigkeit zu einer ethnischen Minderheit verflochten: „AIDS stigma has been layered upon preexisting societal stigma toward outgroups affected by HIV. Consequently, cultural AIDS stigma has been closely intertwined with the stigma associated with drug use, homosexuality, poverty, and racial minority status" (Herek u. a. 1998, 39). Die Liste der „vier Hs" der US-amerikanischen Centers for Disease Control (CDC) („Homosexuals, Hemophiliacs, Heroin addicts and Haitians" wurden von den CDC anfangs als „Hauptrisikogruppen" bezeichnet) spielte dabei eine nicht unwesentliche Rolle. Interessanterweise wurden in der stark stigmatisierenden öffentlichen Debatte „Hämophile" durch „Huren" ersetzt und die „vier Hs" in "Homos, Heroin addicts, Haitians and Hookers" aufgeschlüsselt (Treichler 1999, 53). Das Zusammenwirken der Stigmatisierung von Homosexualität und HIV/Aids wurde von Herek/Capitanio (1999) klarsichtig analysiert. Die negativen Implikationen HIV/Aids-bezogener Stigmatisierung für afroamerikanische Communities wurden von Fullilove/Fullilove bereits 1999 beschrieben. Zur geschlechtsspezifischen Stigmatisierung von HIV-positiven Frauen in verschiedenen gesellschaftlichen Kontexten siehe z. B. Lawless/Kippax/Crawford 1996, Roth/Hogan 1998 und Unger 1999. Zur Mehrfachstigmatisierung und zum Stigma-Management von lesbischen und bisexuellen Latinas und afroamerikanischen Frauen mit HIV/Aids in den USA siehe Unger 2005.

Drogengebraucher/innen oder Prostituierte zum Teil sehr erfolgreich gegen diese Mehrfachstigmatisierung zur Wehr gesetzt, was sich nicht zuletzt auch in der 25-jährigen Geschichte der Aidshilfen in Deutschland widerspiegelt. An dieser Stelle kann auf die komplexen Zusammenhänge von HIV-bezogener Stigmatisierung, Gegenwehr und Empowerment nicht näher eingegangen werden. Das Risiko sozialer Ausgrenzung infolge von HIV-bezogener Stigmatisierung ist jedoch grundsätzlich nicht von der Hand zu weisen. Ebenso zutreffend ist der Hinweis auf die strukturelle Benachteiligung von Migrant(inn)en in rechtlicher, sozialer und politischer Hinsicht im Vergleich zu Angehörigen der Mehrheitskultur. Es überrascht daher nicht, dass die Befürchtungen hinsichtlich der negativen Folgen einer zusätzlichen Stigmatisierung auch heute noch die Diskussion um das Thema „HIV-Prävention mit Migrant(inn)en" prägen. So lautet eine Empfehlung der European AIDS Treatment Group (EATG)[6], die Menschenrechte von Migrant(inn)en sowie ihr Recht auf Gesundheit argumentativ ins Zentrum zu stellen und die Bezeichnung bzw. Behandlung von Migrant(inn)en als „Risikogruppe" unbedingt zu vermeiden: „Programme, die Migrant(inn)en als spezifische ‚Risikogruppe' mit einem besonderen Bedarf an HIV/Aids-bezogenen Dienstleistungen behandeln, laufen Gefahr, bereits stigmatisierte Gruppen einer noch stärkeren Stigmatisierung auszuliefern. Es ist daher angemessener, Programme zu entwickeln, die auf Grundsätzen basieren, die den Zugang zu Gesundheitsdienstleistungen als grundlegendes Menschenrecht unterstreichen" (EATG 2007, 3).

Eine „gesonderte" Versorgung von Migrant(inn)en wird auch aus anderen Gründen abgelehnt: So hatte man z. B. in den 1980er Jahren in der Sozialen Arbeit in Deutschland von „Sonderdiensten" für diese Gruppe wieder Abstand genommen, weil deutlich wurde, dass sie oft schlechter ausgestattet waren und de facto auf eine Unterversorgung von Migrant(inn)en hinausliefen (Gaitanides 2008, 35 f.). Dies trug zur Entwicklung des Konzepts der „interkulturellen Öffnung" der Regeldienste bei, auf das ich später noch eingehen werde.

Zusammenfassend bleibt festzuhalten, dass der soziale und gesellschaftliche Kontext – insbesondere die Stigmatisierung von HIV/Aids und sowohl die offene als auch latente Fremdenfeindlichkeit in europäischen Mehrheitsgesellschaften – die Entwicklung von Programmen der HIV-Prävention für Migrant(inn)en nachteilig beeinflusst hat.

Rassismus und Ausländerfeindlichkeit sind hartnäckige soziale Probleme, auch in Deutschland. In einer repräsentativen Studie stimmen 39 % der befragten Deutschen mit der Aussage überein „Die Bundesrepublik ist durch die vielen Ausländer in einem gefährlichen Maß überfremdet", und 37 % stimmen der Aussage zu „Die Ausländer kommen nur hierher, um unseren Sozialstaat auszunutzen" (Decker/Brähler/Geißler 2006, 33 f.). Die Autoren kommen zu folgendem Schluss: „Ausländer-

---

6 *Die EATG ist ein Netzwerk aus Vertreterinnen und Vertretern der HIV/Aids-Communities verschiedener europäischer Länder.*

feindlichkeit scheint für weite Teile der Bevölkerung, unabhängig von Geschlecht, Bildungsgrad oder Parteienpräferenz, konsensfähig zu sein" (Decker/Brähler/Geißler 2006, 159). Gleichzeitig lässt sich jedoch auch beobachten, dass Migrant(inn)en in Deutschland heute einen anderen Stellenwert haben als noch vor etwa 50 Jahren. Wie die Mehrheitsgesellschaft über Migrant(inn)en spricht und denkt und wie das Thema Migration politisch-diskursiv gerahmt ist, hat sich gewandelt.

Von „Ausländern" zu „Migranten": Begriffe ändern sich

Im öffentlichen Diskurs seit der Nachkriegszeit wurde Migration vor allem als Thema der „Inneren Sicherheit" und des Arbeitsmarktes diskutiert – die sozialen und gesundheitlichen Belange von Migrant(inn)en sind jedoch eher vernachlässigt worden. Auch die verwendeten Begriffe sprechen Bände: Zunächst wurde über „Ausländer" und „Gastarbeiter" gesprochen, was Abgrenzung und Ausgrenzung signalisiert. Die wertneutraleren Begriffe „Migrantinnen und Migranten" oder „Menschen mit Migrationshintergrund" entspringen der neueren politischen und wissenschaftlichen Diskussion seit Beginn der 1990er Jahre, als sich allmählich die Einsicht durchzusetzen begann, dass auch Deutschland ein Einwanderungsland ist (Nohl 2008, 15).

Migration wird unterschiedlich definiert – das Wort stammt vom Lateinischen *migratio* („Wanderung") ab und bezeichnet gemeinhin die räumliche Verlegung des Lebensmittelpunktes über soziale und politische Grenzen (wie Staatsgrenzen) hinweg. Migrationsbewegungen gibt es seit Jahrtausenden, die Migrationsforscherin Helma Lutz bezeichnet sie als einen „Motor der Menschheitsgeschichte" (Lutz 2004, 477). Auch auf dem Gebiet des heutigen Deutschland haben Menschen ihren Wohnort gewechselt, um Kriegen, Armut und Krankheit zu entfliehen und anderswo bessere Lebensbedingungen und Arbeitsmöglichkeiten zu finden. Die Ursachen von Migration sind oft komplex. Neben Kriegen, ethnischen Konflikten, politischer Verfolgung und Naturkatastrophen spielen vor allem ökonomische Faktoren eine Rolle. International zählen zum Beispiel wirtschaftliche „Entwicklungsprojekte" wie der Bau von Staudämmen zur Energiegewinnung zu den wichtigsten Gründen für unfreiwillige Migration („displacement"; ICAD 2004, 3). Aber auch der weltweit ungleich verteilte Reichtum und die „Push- und Pull-Faktoren" der Arbeitsmärkte tragen wesentlich dazu bei, dass wir heute in einem „Zeitalter der Migrationen" leben (Lutz 2004). Die Bedeutung der Migration hängt für die „Wandernden" in der Regel vom Grad der (Un-)Freiwilligkeit des Ortswechsels, den Begleitumständen des Migrationsprozesses und der Situation im Aufnahmeland ab.[7]

---

7 Migration bedeutet immer Veränderung und aus der Subjektperspektive oft eine Kombination aus positiven und negativen Veränderungen. Espín hat z. B. für lesbische Latinas, die in die USA einwandern, Folgendes festgestellt: Der Migrations- und anschließende Akkulturationsprozess in den USA stellt einen Bruch bzw. eine Störung („disruption") dar, die vielfältige Herausforderungen mit sich bringt, aber gleichzeitig auch neue Handlungs- und Gestaltungsmöglichkeiten im Hinblick auf Geschlechterrollen und (Homo-)Sexualität eröffnet (Espín 1997).

In Deutschland leben heute circa 15 Millionen Menschen mit Migrationshintergrund, das sind knapp 19 % der Gesamtbevölkerung (Statistisches Bundesamt 2006). Hierzu zählen sowohl Menschen mit eigener Migrationserfahrung als auch Immigrant(inn)en der zweiten Generation.[8] Die schwer schätzbare Zahl derer ohne Aufenthaltserlaubnis („Menschen ohne Papiere") ist hiermit noch nicht erfasst. Der Begriff „Menschen mit Migrationshintergrund" beschreibt eine sehr heterogene Gruppe hinsichtlich Staatsangehörigkeit, Aufenthaltsstatus, Migrationserfahrung und Herkunftsland. Es gab seit 1945 drei „Wellen" der Einwanderung:

1) südeuropäische Arbeitsmigrant(inn)en (sog. Gastarbeiter), die zwischen 1955 und 1973 nach Deutschland kamen,

2) deutschstämmige (Spät-)Aussiedler/innen, die ab 1988 vor allem aus Polen, Rumänien und der ehemaligen Sowjetunion einwanderten, und

3) Flüchtlinge aus dem Balkan, aus Afrika und dem Vorderen Orient, deren Zahl Anfang der 1990er Jahre im Zuge des Balkankonflikts sprunghaft zunahm und seitdem wieder stark zurückgegangen ist (Kofahl 2007).

In der Statistik werden Zuwanderer eingeteilt in EU-Binnenmigranten, Familiennachzügler, (Spät-)Aussiedler, jüdische Zuwanderer, Asylbewerber, Arbeitsmigranten und Studienanfänger. Die bei Weitem größte Gruppe bilden Arbeitsmigrant(inn)en aus EU-Staaten, während Asylbewerber/innen und Flüchtlinge seit Mitte der 1990er Jahre einen immer geringeren Anteil ausmachen (im Jahr 2006 waren nur ca. 5 % der Zuwanderer Asylbewerber; BAMF 2007, 38). Zu den Ländern, aus denen die meisten in Deutschland ansässigen Migrant(inn)en kommen, zählen die Türkei, Polen, Italien, die Russische Föderation und Ex-Jugoslawien. Im Jahr 2006 kamen fast drei Viertel (72,5 %) aller Zugezogenen aus Europa (inklusive Osteuropa), 12,6 % kamen aus Asien, 8,2 % aus Australien, Amerika und Ozeanien, dagegen nur 3,9 % aus Ländern Afrikas (BAMF 2007, 17 f.).

Die Statistiken zeigen, dass sich Zu- und Abwanderung in Deutschland mittlerweile fast die Waage halten. Während die politische Debatte um Migration oft einseitig auf Zuwanderung fokussiert, zeigen die Zahlen, dass viele Migrant(inn)en nur für einen begrenzten Zeitraum in Deutschland bleiben und mittlerweile fast genau so viele Menschen abwandern wie zuwandern: Im Jahr 2006 gab es insgesamt 662.000 registrierte Zuzüge und 639.0000 registrierte Fortzüge (BAMF 2007, 16).

Zurzeit finden in der öffentlichen Debatte um Migration in Deutschland grundlegende Veränderungen statt: Die Integration von Migrant(inn)en wird zunehmend als politische Priorität und Herausforderung wahrgenommen, was sich

---

8 *Der Begriff „Personen mit Migrationshintergrund" wurde vor wenigen Jahren beim Statistischen Bundesamt eingeführt, um besser abbilden zu können, wie viele Menschen einen besonderen „Integrationsbedarf" haben könnten (Statistisches Bundesamt 2006, 73). Darunter fallen nicht mehr nur Menschen mit einer anderen als der deutschen Staatbürgerschaft (früher „Ausländer" genannt), sondern auch Personen mit deutschem Pass, bei denen mindestens ein Elternteil keine deutsche Staatbürgerschaft besitzt, eingebürgert wurde oder Spätaussiedler ist (Statistisches Bundesamt 2006). Dieser Begriff umfasst also sowohl Menschen, die selbst migriert sind, als auch ihre Kinder (Immigranten der zweiten Generation).*

auch in der Verabschiedung eines „nationalen Integrationsplans" zeigt. Die Situation dieser Bevölkerungsgruppe als Teil der kulturell gemischten deutschen Gesellschaft wird stärker thematisiert – auch im Gesundheitswesen, der Gesundheitspolitik und den Gesundheitswissenschaften.

Migrant(inn)en in der Gesundheitsversorgung

In den Gesundheitswissenschaften werden die Zusammenhänge zwischen Migration, Krankheit und Gesundheit stärker in den Blick genommen. Dabei wird auf Faktoren hingewiesen, die die Gesundheit von Migrant(inn)en beeinflussen – diese sind auf drei Ebenen angesiedelt (adaptiert nach Faltermaier 2001):

1. Migrationsprozesse (Migration als kritisches Lebensereignis, rechtlicher Status, Diskriminierungen, Anpassungsprozesse etc.)
2. Soziale Lage (materielle Ressourcen, soziale Netzwerke und Integration, beeinflusst durch Geschlecht, Bildung, Alter, beruflichen Status, Lebenswelt etc.)
3. Ethnizität und Kultur (soziale und kulturelle Identitäten; Merkmale von Kultur: Geschichte, Sprache, Symbole, Religion, Gewohnheiten, soziale Bindungen etc.).

Diese Faktoren beeinflussen die gesundheitlichen Belastungen, Risiken und Bewältigungsprozesse sowie die personellen, sozialen, materiellen und kulturellen Ressourcen von Migrant(inn)en, ihre subjektiven Konzepte und Theorien von Gesundheit und Krankheit, ihr Gesundheitshandeln und auch die Inanspruchnahme von Leistungen im Gesundheitsversorgungssystem. Nur die Faktoren auf der ersten Ebene sind migrationsspezifisch, die Faktoren auf den beiden anderen Ebenen beeinflussen (wenngleich in anderer Ausprägung) auch die Gesundheit von Menschen ohne Migrationshintergrund.

In der Gesundheitsversorgung von Migrant(inn)en in Deutschland treten vielfältige Probleme auf, die unter anderem mit Sprachbarrieren, aufenthaltsrechtlichen Bestimmungen, sozialer Benachteilung, Vorurteilen sowie kulturellen Unterschieden im Gesundheitsverständnis und -verhalten in Zusammenhang stehen (Borde/David 2003; Grieger 2006, Straub/Zielke 2007). Migrant(inn)en sind nicht per se weniger gesund – das Gegenteil kann zutreffen, was als „healthy migrant effect" beschrieben wird.[9] Grundsätzlich muss ihrer unterschiedlichen Situation – auch im Gesundheitswesen – angemessen Rechnung getragen werden. In Bezug auf Gesundheitsförderung und -versorgung sind vor allem solche Migrant(inn)en benachteiligt, die eingeschränkte Deutschkenntnisse haben und mit dem deutschen Gesundheitssystem wenig vertraut sind. Benachteiligungen bestehen auch für Migrantengruppen, die rechtlich benachteiligt sind und zum

---

9 Der „healthy migrant effect" erklärt niedrigere Sterblichkeitsraten bei bestimmten Migrantengruppen im Vergleich zur Mehrheitsbevölkerung u. a. damit, dass vor allem junge und gesunde Menschen migrieren (Razum 2006).

Beispiel durch ihren aufenthaltsrechtlichen Status nur begrenzte Ansprüche auf Versorgungsleistungen haben (z. B. Flüchtlinge). Barrieren im Zusammenhang mit sozioökonomischer Benachteiligung und Armut gelten auch für Teile der deutschen Bevölkerung, können jedoch für bestimmte Migrantengruppen besonders relevant sein, weil sie zusammen mit anderen Formen der Benachteiligung auftreten. Fremdenfeindlichkeit und Rassismus sind auch in der Gesundheitsversorgung anzutreffen. Auf die Bedarfe von Migrant(inn)en zugeschnittene Angebote sind nur eingeschränkt vorhanden, vor allem in ländlichen Gebieten.

Die Inanspruchnahme von Angeboten und Leistungen kann zusätzlich durch kulturelle Differenzen und Werte eingeschränkt sein (z. B. Geschlechterrollen, die die Inanspruchnahme von gynäkologischen Untersuchungen und Behandlungen behindern). Das Verständnis von Krankheit(en) ist bei allen Menschen kulturell geprägt, ebenso wie die Vorstellungen, durch welche Einrichtungen, Lebensstile und Handlungen Gesundheit bewahrt und gefördert und Erkrankungen verhindert werden können (Straub/Zielke 2007). In „interkulturellen Überschneidungssituationen" in der Gesundheitsförderung und -versorgung können diese Unterschiede zu Verunsicherung, Missverständnissen, gegenseitigem Befremden und Interaktionsstörungen führen bis hin zum Abbruch von Interaktionen (Straub/Zielke 2007, 717). Insgesamt ist die Versorgungssituation von Migrant(inn)en durch verschiedene Formen der Unter-, Über- und Fehlversorgung geprägt – der Bereich der Prävention und Gesundheitsförderung vor allem durch Unterversorgung (Brucks/Wahl 2003; Gaitanides 2008, 38).

Wie lassen sich nun die Gesundheitsrisiken von Migrant(inn)en in Bezug auf HIV/Aids verstehen?

HIV-bezogene Vulnerabilität von Migrant(inn)en

Im Kontext von HIV/Aids stellt Migration nicht per se einen Risikofaktor dar, das heißt, Migrant(inn)en haben nicht automatisch ein erhöhtes Risiko, sich mit HIV zu infizieren. Es kommt vielmehr darauf an, welche Menschen unter welchen Bedingungen wohin migrieren und welche Situation sie dort erwartet. Die Verletzlichkeit gegenüber HIV/Aids wird also beeinflusst durch die eigenen Ressourcen, die Umstände der Migration und die Situation im Aufnahmeland.

"While being a migrant in and of itself is not a risk factor, certain activities and conditions that are present throughout the process of migration substantially increase vulnerability to HIV/AIDS. Addressing these conditions must represent an essential component of a comprehensive and global strategy for HIV/AIDS. (...) The legal status of mobile populations often determines their degree of vulnerability."

(ICAD 2004, 1)

Das Konzept der Vulnerabilität ermöglicht es, auch die strukturellen Rahmenbedingungen von HIV-Risiken zu erfassen. Vulnerabilität bedeutet so viel wie „Verletzbarkeit" oder „Verwundbarkeit" (von lateinisch vulnus, Wunde). Das Konzept stammt aus der Entwicklungs- und Armutsforschung und wurde in den 1990er Jahren in den internationalen HIV/Aids-Diskurs eingeführt, um die soziokulturellen und strukturellen Faktoren mit zu berücksichtigen, die mittelbar die HIV-Risiken von Personen und Gruppen beeinflussen.[10]

Welche Faktoren und Bedingungen führen nun im Kontext von Migration zu einer erhöhten HIV-bezogenen Vulnerabilität? Eine systematische Aufarbeitung und empirische Überprüfung der Faktoren steht für die verschiedenen Migrantengruppen in Deutschland noch aus. In der internationalen Literatur[11] finden sich Hinweise auf folgende Faktoren:

>> Armut und sozioökonomische Ungleichheit
>> Geschlecht (Geschlechterrollen, Geschlechterverhältnisse)
>> rechtliche Benachteiligungen und unsicherer Aufenthaltsstatus
>> Sexarbeit
>> Bedingungen des Migrationsprozesses (z. B. Flucht oder „single-sex migration", also Trennung von Familie und Sexpartnern)
>> Sprache
>> Kultur und Ethnizität.

Diese Faktoren beeinflussen sich gegenseitig und entwickeln ihre Wirkung vor allem im Zusammenspiel (siehe Sander, S. 95 in diesem Band).[12] Ich gehe hier kurz darauf ein.

Armut ist ein Nährboden für HIV/Aids. Nicht alle Menschen mit niedrigem Einkommen haben automatisch ein erhöhtes HIV-Risiko, aber sozioökonomische Ungleichheiten können HIV-Risiken verstärken. Armut kann sowohl ein Anlass für Migration als auch ein Begleitumstand des Migrationsprozesses und ein Merkmal der Lebensumstände in der Aufnahmegesellschaft sein. Eine HIV-Präventionsstudie aus Südafrika zeigt zum Beispiel, wie Armut in einer Bergbau-Community (Summertown) die Lebensverhältnisse prägt und in der

---

10 Die Definition des Begriffs „Vulnerabilität" ist nicht immer einheitlich – im englischsprachigen Diskurs wird mit „vulnerability" zum Teil auch die subjektiv wahrgenommene Verletzlichkeit von Menschen gegenüber HIV/Aids (also die Einschätzung und Wahrnehmung des eigenen HIV-Risikos) beschrieben (im Gegensatz zu „objektiv" gegebenen, wissenschaftlich festgestellten HIV-Risiken). Ich benutze den Begriff jedoch in der oben dargestellten Weise, um auch strukturelle und soziokulturelle Faktoren und ihren Einfluss auf die HIV-Risiken von Gruppen mit zu berücksichtigen.

11 Dieser Beitrag wurde Anfang 2008 verfasst. Es sei aber darauf hingewiesen, dass in der Zwischenzeit die Barrieren genauer analysiert wurden, die den Zugang von Migrant(inn)en zu HIV-bezogenen Angeboten auf verschiedenen Ebenen (Policy, Angebote, Community, Gesellschaft) behindern und dadurch zu ihrer Vulnerabiliät beitragen (ECDC 2009).

12 Das feministische Konzept der „Intersektionalität" beschreibt, wie die sozialen Strukturkategorien Geschlecht, Ethnizität, Schicht/Klasse und Sexualität durch ihr Zusammenwirken soziale Ungleichheiten produzieren (Klinger/Knapp/Sauer 2007; Eret u. a. 2007). Ein intersektionales Verständnis von sozialer Ungleichheit und gesellschaftlichen Machtverhältnissen ist auch für ein differenziertes Verständnis der gesellschaftlichen Stellung von Migrant(inn)en und der strukturellen Faktoren für HIV-Vulnerabilität von Vorteil. Ein Beispiel einer intersektionalen Analyse der HIV-Risiken von Latinas aus Puerto Rico und der Dominikanischen Republik in New York auf der Basis qualitativer Interviews findet sich in Collins/Unger/Armbrister 2008.

Verknüpfung mit spezifischen Arbeitsbedingungen und kulturell geprägten Geschlechterverhältnissen zu HIV-Risiken beiträgt (Campbell 2003). Die männlichen Minenarbeiter sind zum Großteil Arbeitsmigranten aus benachbarten Regionen und Ländern. Um im Bergbau Geld zu verdienen, sind sie oft für lange Zeit von ihren Familien getrennt und in Behausungen untergebracht, die keine Privatsphäre erlauben. Vor Ort hat sich eine Sexindustrie entwickelt, die von den Minenarbeitern in Anspruch genommen wird. Die HIV- und STI[13]-Infektionsraten sind hoch, und Safer Sex wird auch nach den Interventionsversuchen der Studie kaum praktiziert. Die Arbeitsbedingungen in den Minen bergen für die Männer Tag für Tag Lebensgefahren. Die Ausblendung der Risiken gehört dabei zu ihren Überlebensstrategien und Männlichkeitsidealen. „Mann-Sein" bedeutet, den Gefahren zu trotzen, unter Tage zu arbeiten und über Tage Frauen nachzustellen („Going underground and going after women"; Campbell 2003, 23 ff.). Vor diesem Hintergrund haben HIV-Präventionsbotschaften nur eine begrenzte Relevanz. Ähnliches gilt für die Situation der weiblichen Prostituierten vor Ort, die ebenfalls überwiegend zugewandert sind. Vor dem Hintergrund der allgemeinen Ressourcenknappheit und der Abhängigkeits- und Arbeitsverhältnisse, die mit einem hohen Maß an alltäglicher Gewalt einhergehen, stellt HIV in der Wahrnehmung der Frauen nicht die größte Gefahr für ihr Überleben dar. Die von Armut geprägten Lebensumstände sowie die kulturell geprägten Bedeutungen von Sexualität und Geschlecht tragen mit dazu bei, dass Kondomgebrauch sowohl in der Sexarbeit als auch in den nichtkommerziellen sexuellen Beziehungen der Frauen die Ausnahme bleibt.

Der Zusammenhang zwischen Geschlecht und HIV-Risiko wird seit den 1990er Jahren diskutiert, als deutlich wurde, dass die HIV-Risiken von Frauen ohne ein Verständnis von Macht und Ohnmacht in Bezug auf Geschlechterrollen, sexuelle Gewalt und strukturelle Benachteiligung nicht nachvollziehbar sind (Farmer/Connors/Simmons 1996; Amaro 1995). Auch ganz praktisch liegt Safer Sex in heterosexuellen Kontakten nicht – oder zumindest nicht vollständig – im Entscheidungs- und Handlungsspielraum von Frauen, sondern bedarf der Kooperation der Männer, zum Beispiel beim Kondomgebrauch. Aber auch für die HIV-Risiken von Männern ist der Faktor Geschlecht von Bedeutung. Vorstellungen von Männlichkeit prägen oft das sexuelle Risikoverhalten, was zum Beispiel bei Männern, die Sex mit Männern haben (MSM), an den Bedeutungen sichtbar wird, die insertivem und rezeptivem Analverkehr zugeschrieben werden (Bochow 2000). Geschlechterrollen und -verhältnisse sind strukturell verankert und kulturell geprägt. Sie sind aber nicht „in Stein gemeißelt", sondern werden dynamisch reproduziert (was auch unter dem Begriff „doing gender" diskutiert wird). Geschlechterrollen und -verhältnisse können durch Migrationsprozesse eine besondere Relevanz erhalten und auch verändert werden.

---

13   *STI = sexuell übertragbare Infektion (sexually transmitted infection)*

Der rechtliche Status hat einen entscheidenden Einfluss auf die HIV-bezogene Vulnerabilität von Migrant(inn)en. Insbesondere Flüchtlinge und Menschen ohne Papiere befinden sich in einer ungewissen bzw. unsicheren rechtlichen Situation und haben spezifische Präventionsbedarfe (DAH [Hg.] 2009). Aber auch bei anderen Migrant(inn)en wirken sich rechtliche Einschränkungen und aufenthaltsrechtliche Unsicherheiten auf den Umgang mit HIV und HIV-Risiken aus (Körner 2007). Die zentrale Stellung, die rechtliche Unsicherheiten und Belastungen im Leben von Migrant(inn)en einnehmen können, spiegelt sich auch in dem Unterstützungsbedarf wider, den HIV-positive Migrant(inn)en äußern, die die Beratung von Aidshilfen in Anspruch nehmen (Döll 2000). Eine erhöhte HIV-Vulnerabilität kann vor allem dann gegeben sein, wenn (drohende) Armut mit rechtlichen Einschränkungen wie beispielsweise unsicherem Aufenthaltsstatus und beschränkter Arbeitserlaubnis gepaart sind. Sexarbeit kann in diesem Zusammenhang (insbesondere für Frauen, aber auch für Männer) zur Überlebensstrategie werden. Eine besonders hohe HIV-Vulnerabilität ist in der Zwangs- und Beschaffungsprostitution gegeben.

Manche Migrationsbedingungen können die Vulnerabilität erhöhen. Das südafrikanische Beispiel der Minenarbeiter von Summertown zeigt, wie (Arbeits-) Migration, die eine räumliche Trennung von der Familie und dem Ehe- oder Lebenspartner bedeutet (single-sex migration), zu neuen Sexualkontakten mit erhöhtem HIV-Risiko führen kann (Campbell 2003). Dies wird auch in einer Studie aus Zimbabwe anschaulich beschrieben, wo Migrationsbewegungen zwischen Stadt und Land durch rechtliche und sozioökonomische Faktoren geprägt sind, die auch die Geschlechterrollen und das Sexualverhalten der Migrant(inn)en beeinflussen und erhöhte sexuelle HIV-Risiken mit sich bringen (Runanga/Aggleton 1998).

Sprache stellt einen weiteren Faktor dar, der HIV-bezogene Vulnerabilität beeinflusst. Migrant(inn)en sind zwar oft mehrsprachig, aber nicht alle sprechen deutsch. Eingeschränkte Verständigungsmöglichkeiten können zu einer erhöhten HIV-Vulnerabilität beitragen, zum Beispiel, wenn HIV-Präventionsbotschaften und -angebote nicht verstanden werden. Hierbei ist nicht nur entscheidend, welche Sprache gesprochen wird, sondern auch wie sie gesprochen (oder geschrieben) wird.

Kultur und Kulturalisierung

Auch Kultur stellt einen wichtigen Faktor für HIV-bezogene Vulnerabilität dar – nicht nur bei Migrant(inn)en. Menschliches Verhalten ist kollektiv geprägt und von dem kulturellen Kontext abhängig, in dem es stattfindet. Kultur umfasst Bedeutungen, Praktiken und gemeinsame Wissensbestände. Als kollektive Bedeutungssysteme sind Kulturen selbst im Wandel und bieten Interaktions- und Kommunikationsprozessen eine Orientierung (Fischer/Grother 2007; Straub 2007).

Kultur wird unterschiedlich definiert. Für das Verständnis von HIV-Risiken und Vulnerabilität erscheint ein „weit gefasster Kulturbegriff" angebracht, der sich auch „auf die verbindende und verbindliche Kraft von regionalen, lokalen oder partikularen, flüchtigen Kulturen", also „Subkulturen" und „Milieus" beziehen kann (Straub 2007, 21).[14] Menschen können mehreren Kulturen gleichzeitig angehören. Um die HIV-Vulnerabilität von Migrant(inn)en angemessen verstehen zu können, müssen die kulturellen Symbole, Bedeutungen und Werte berücksichtigt werden, die individuelles Verhalten und HIV-Risiken strukturieren. Ein kontextsensibler Zugang zum Verständnis des Sexualverhaltens und der sexuellen HIV-Risiken von türkischstämmigen MSM zum Beispiel berücksichtigt die strikte Ablehnung von Homosexualität vor dem Hintergrund sozial und kulturell konstituierter Vorstellungen von Männlichkeit und „Ehre", die in Teilen der türkischen und deutsch-türkischen Communities anzutreffen sind (Bochow 2000, 314). „Kultursensibiliät" in diesem Sinne bedeutet für die HIV-Prävention nicht, dass kulturell geformte und geprägte Werte und Verhaltensweisen unhinterfragt hinzunehmen sind, sondern dass präventive Maßnahmen und Interventionen auch auf kollektiv geteilte kulturelle Werte und soziale Normen Einfluss nehmen müssen:

"Because action has increasingly come to be understood as socially constructed and fundamentally collective in nature, earlier notions of behavioral interventions have given way to ethnographically grounded AIDS education and prevention programs that are community-based and culturally sensitive – programs aimed at transforming social norms and cultural values, and thus at reconstituting collective meanings in ways that will ultimately promote safer sexual practices".

(Parker 2001, 167 f.)

Der Hinweis auf kulturelle Einflüsse und Unterschiede ist für das Verständnis von HIV-Vulnerabilität und das Entwickeln von Angeboten der HIV-Prävention unverzichtbar. Beispiele aus der Praxis der Aidshilfen zeigen, wie eine kultursensible Herangehensweise an die HIV-Prävention gestaltet werden kann (DAH 2003; DAH 2008).

In der Diskussion um Kultur und Ethnizität gilt es jedoch, bestimmte Fallstricke zu vermeiden. Im HIV-Diskurs wurde frühzeitig auf die Gefahr der „Ethnisierung" aufmerksam gemacht, dass also bestimmte Probleme, Merkmale oder Verhaltensweisen vorschnell durch ethnische oder kulturelle Zugehörigkeiten erklärt werden (Farmer/Connors/Simmons 1996, 111). Eine „Ethnisierung" zeigte sich in

---

14 *Ein weit gefasster Kulturbegriff versteht auch „Subkulturen" als Kulturen, obwohl neuere kulturwissenschaftliche Ansätze eher von „Mikrokulturen", „partikularen Kulturen" oder „Kulturatopen" sprechen, also Begrifflichkeiten benutzen, die keine hierarchisch strukturierte Integration in eine übergeordnete, zentrale Kultur implizieren wie der traditionellere Begriff der „Subkultur" (Straub 2007, 21).*

den USA vor allem in den Diskussionen über die HIV-Risiken von ethnischen Minderheiten. In Deutschland wird diese Gefahr auch unter dem Begriff der „Kulturalisierung" diskutiert, was bedeutet, „dass Alltagspraxen von Menschen mit Migrationserfahrung sogleich mit deren kultureller Herkunft ,erklärt' werden" (Castro Varela, 2008, 104). In der Konsequenz werden dadurch Migrant(inn)en kulturalisiert und Menschen ohne Migrationshintergrund entkulturalisiert; soziale, ökonomische und rechtliche Faktoren, die HIV-Vulnerabilität erzeugen, werden ausgeblendet, „kulturelle Fremdheit" wird konstruiert und festgeschrieben. Es gibt jedoch auch Stimmen, die meinen, die Kritik an einer übermäßigen oder einseitigen Fokussierung auf kulturelle Aspekte sei zwar berechtigt, aber dies solle nicht dazu führen, kulturelle Aspekte ganz auszublenden: „Die Kritik an den kulturalistischen Fußangeln des interkulturellen Paradigmas schüttet aber ‚das Kind mit dem Bade aus', wenn Kultur wegen der Gefahr essentialistischer, typisierender Fehldeutungen gar nicht mehr thematisiert werden soll und kulturelle Deutungen durch das Verdikt des Kulturalismusvorwurfs geradezu tabuisiert werden" (Gaitanides 2008, 42).

Der Autor weist darauf hin, dass zur Entwicklung von interkultureller Kompetenz auch die Entwicklung der Fähigkeit zu kritischer Selbstreflexion gehört. Es gilt also, kulturelle Aspekte der Lebenswelten der Zielgruppe mit einem reflexiven, differenzierten und dynamischen Verständnis von Kultur zu begreifen, das es erlaubt, bestimmte Praktiken und Bedeutungszuschreibungen sowie interkulturelle Unterschiede zu thematisieren, ohne sie unzulässig festzuschreiben und zu „naturalisieren", das heißt, als naturgegeben und unveränderlich anzusehen. Wird der eigenen kulturellen Prägung selbstreflexiv Rechnung getragen, können Kulturalisierungen vermieden werden. Ein dynamisches Verständnis von Kultur erlaubt es auch, die Wechselwirkungen zwischen Migrationsprozess und Kultur zu verstehen und deren Bedeutung für die Sexualität, den Drogengebrauch und die HIV-Risiken von Migrant(inn)en nachzuvollziehen.[15]

Prozesse der „interkulturellen Öffnung" weiterentwickeln

Um die Versorgung von Migrant(inn)en im deutschen Gesundheits- und Sozialwesen zu verbessern, wurde das Konzept der „interkulturellen Öffnung" der Regeldienste entwickelt (Borde/David 2003; VIA Berlin/Brandenburg 2000; Rommelspacher/Kollak 2008). Dieses sieht vor, dass interkulturelle Kompetenzen gestärkt, die sprachlichen, kulturellen und migrationsspezifischen Besonderheiten der Lebenssituation von Migrant(inn)en, zum Beispiel in der Gestaltung von Informationsmaterial und Angeboten, stärker berücksichtigt und Menschen mit Migrationshintergrund vermehrt einbezogen und beschäftigt werden. In der Ge-

---

15 Ein sehr anschauliches Beispiel der Veränderung der „sexuellen Kultur" von ländlichen Communities durch Migrationsprozesse in Zimbabwe bietet die oben erwähnte Studie von Runanga/Aggleton 1998.

sundheitsförderung wird dies auch unter dem Begriff „Diversity Management" zur Überwindung der Mittelschichtsorientierung von Angeboten diskutiert (Altgeld/Bächlein/Deneke 2006).

Auch im Verband der Aidshilfen wird das Konzept der „interkulturellen Öffnung" seit mehreren Jahren diskutiert und angestrebt (DAH 2005a; Mohammadzadeh 2000). Ein Handbuch für die Arbeit mit Migrant(inn)en wurde erstellt, in dem auch die Notwendigkeit einer sprachlich und kulturell angemessenen HIV-Primärprävention dargelegt wird (Narimani 1998). Erste Studien untersuchten die Angebote von Aidshilfen für Migrant(inn)en (Döll 2000; Mohammadzadeh 2000). Darüber hinaus haben Aidshilfen innovative Modellprojekte und Konzepte entwickelt, wie sowohl Maßnahmen der HIV/Aids-Prävention zum Beispiel durch Peer Involvement in Form von Gesundheitsdolmetscher(inne)n (DAH 2005b), durch Community-Arbeit und migrationspolitische Arbeit (Sanogo 2006) als auch Fortbildungen für Multiplikator(inn)en (DAH 2003; DAH 2008) kultur- und migrationssensibel gestaltet werden können. Die Einbettung der HIV-Prävention in ein umfassendes Konzept von Gesundheitsförderung, das soziale und rechtliche Unterstützung mit einschließt, erfordert Vernetzungen und Kooperationen mit anderen Einrichtungen des Sozial- und Gesundheitswesens, wie zum Beispiel das FluG-Projekt veranschaulicht (DAH [Hg] 2009).

Die Erfolge und Innovationen werden jedoch auch von Hemmnissen und offenen Fragen begleitet: Inwiefern haben sich Aidshilfen tatsächlich schon „interkulturell geöffnet"? Wie lassen sich Vorbehalte und Vorurteile gegenüber Migrant(inn)en in Aidshilfen thematisieren und überwinden? Wie können Menschen mit Migrationshintergrund eingestellt werden, wenn gleichzeitig Stellen abgebaut werden? Wie können nachhaltige Kooperationen mit Migranteneinrichtungen und -verbänden geschaffen werden, wenn in den Communities Ressourcenmangel besteht? Vertreter/innen von Aidshilfen haben hemmende Faktoren benannt, wie Unsicherheiten im eigenen Anspruch und eine unzureichende Thematisierung von gegenseitigem „Befremden" und stereotypen Zuschreibungen in der Arbeit mit Migrant(inn)en (DAH 2005a, 20). Im Bereich der Sozialen Arbeit wurden unter anderem folgende „Stolpersteine auf dem Weg zur interkulturellen Öffnung" beschrieben (Gaitanides 2008, 46–51):

>> Akzeptanzprobleme seitens der Mitarbeiterschaft (vor allem, wenn die interkulturelle Öffnung „von oben" verordnet wurde)
>> Verdrängung der (strukturellen) Zugangsprobleme von Migrant(inn)en
>> Abwehr selbstreflexiver Fortbildungen zu interkultureller Handlungskompetenz
>> Mangel an einschlägig qualifizierten Kräften
>> Interkulturelle Öffnung als Etikettenschwindel
>> Verschleppung der Reform durch die Krise der öffentlichen Finanzen.

Inwiefern diese hemmenden Bedingungen auf die Prozesse der interkulturellen Öffnung der Aidshilfen zutreffen, wäre zu untersuchen. Forschung könnte auch einen Beitrag dazu leisten, Strategien zu entwickeln, wie Prozesse der interkulturellen Öffnung gefördert werden können.

Partizipation von HIV-positiven Migrant(inn)en fördern

Die verstärkte Teilnahme und Teilhabe (Partizipation) von Migrant(inn)en ist notwendig, um angemessene und nachhaltige Lösungen für die Herausforderungen der HIV-Prävention in diesem Feld zu entwickeln. Es bedarf des sprachlichen, lokalen[16] und kulturellen Wissens sowie der Unterstützung und Aktivierung der Migrant(inn)en, um HIV-Prävention erfolgreich zu betreiben. Diese Einsicht prägt die Arbeit der Aidshilfen mit den verschiedenen Zielgruppen der HIV-Prävention seit vielen Jahren. Inwiefern gelingt es, sie auch in der Arbeit mit Migrant(inn)en umzusetzen?

In Deutschland nehmen die Aidshilfen in der HIV-Prävention eine Schlüsselstellung ein, da sie über wertvolles Wissen zu HIV/Aids und langjährige Erfahrung mit zielgruppenspezifischer Primärprävention nach dem Ansatz der strukturellen Prävention verfügen. Es wird jedoch diskutiert, dass sich dieses Erfolgsmodell momentan in einer Krise befindet (Rosenbrock 2007). Die veränderte Präventionslandschaft bringt neue Herausforderungen mit sich, neue Zielgruppen werden sichtbar, und dazu gehören auch Migrant(inn)en, die einem erhöhten HIV-Risiko ausgesetzt sind und bislang nur in Ansätzen erreicht werden. Vielerorts haben Aidshilfen Formen der Zusammenarbeit mit HIV-positiven Migrant(inn)en und Vertretern von Migranten-Communities aufgebaut (DAH 2005a). In einer Untersuchung geben 86 % der Aidshilfen an, „gelegentlich" oder „immer" HIV-Primärprävention für Migrant(inn)en anzubieten (Wright/Block 2005). Inwiefern dies jedoch nicht nur eine Prävention für, sondern auch eine Prävention *mit* diesen Zielgruppen ist, bleibt offen.

Als ein mögliches Hemmnis für die Partizipation an der Entwicklung von HIV-Primärprävention gilt die Stigmatisierung von HIV/Aids[17]. Diese scheint in Migranten-Communities besonders stark ausgeprägt zu sein und den Kontakt zu den Aidshilfen, die Bildung von Selbsthilfestrukturen und das Coming-out von HIV-positiven Migrant(inn)en zu erschweren. Das tatsächliche Ausmaß, die Formen und die Bedeutungen von HIV-bezogener Stigmatisierung in den verschiedenen Migranten-Communities wurden bislang jedoch noch nicht empirisch erhoben. Es gibt einzelne Studien, die Ausschnitte dieser Realität skizzieren – eine umfas-

---

16 *Lokales Wissen beinhalt Kenntnisse über die örtlichen Gegebenheiten des Settings bzw. der Community, das heißt, es handelt sich um lebensweltliches Wissen an einem bestimmten Ort.*

17 *Ich spreche bewusst von der „Stigmatisierung von HIV/Aids" (statt „Stigma HIV/Aids"), um auch sprachlich aufzuzeigen, dass es sich um eine soziale Konstruktion und Zuschreibung handelt.*

sende Untersuchung von HIV-bezogener Stigmatisierung in den einzelnen Migranten-Communities steht jedoch noch aus.[18]

Weitere mögliche Hemmnisse, die eine Partizipation erschweren, bestehen in rechtlichen Unsicherheiten, Diskriminierung und Sprachbarrieren sowie in der Priorisierung anderer Themen- und Handlungsfelder durch Migrant(inn)en (im Sinne von „Migranten haben andere Sorgen", Maharaj zitiert nach Narimani 1998, 249). Ebenso ist es möglich, dass die Versorgungsstrukturen hierzulande die Partizipation dieser Bevölkerungsgruppe unzureichend fördern – deutschen sozialpädagogischen „Hilfekulturen" wird zum Beispiel im internationalen Vergleich eine Tendenz zur „Exklusion" und „Klientelisierung" attestiert, das heißt, es wird eher *für* Migrant(inn)en als *mit* ihnen gearbeitet (Weiss 2008), was partizipativen Prozessen entgegenwirkt.

Aber auch die förderlichen Bedingungen von Partizipation gilt es in Augenschein zu nehmen. Hier bietet es sich an, aus anderen Bereichen zu lernen, in denen sich Migrant(inn)en seit den 1980er Jahren selbst organisiert haben.[19] Auch im HIV/Aids-Bereich gibt es mittlerweile Selbsthilfegruppen und Netzwerke von HIV-positiven Migrant(inn)en, zum Beispiel das bundesweite Netzwerk „Afro-Leben+" und lokale Selbsthilfegruppen. An diese Erfahrungen und Erfolge gilt es anzuknüpfen und Migrant(inn)en dabei zu unterstützen, eigene Ressourcen auch für die Selbsthilfe und Partizipation im Kontext von HIV/Aids zu mobilisieren.

Es ist eine Aufgabe für die HIV-Präventionsforschung, zu untersuchen, welche Bedingungen die Partizipation von Migrant(inn)en an der Entwicklung und Durchführung von Maßnahmen der HIV-Prävention fördern und hemmen. Dabei gilt es auch, Partizipation genauer zu definieren, zum Beispiel mit Rückgriff auf ein Modell, das in Anlehnung an die Leiter der Partizipation von Sherry Arnstein entwickelt wurde und neun Stufen unterscheidet: von Instrumentalisierung, Anweisung (keine Partizipation) über Information, Anhörung und Einbeziehung (Vorstufen der Partizipation) zu Mitbestimmung, teilweiser Entscheidungskompetenz und Entscheidungsmacht (Partizipation) bis hin zu selbstständiger Orga-

18 Es gibt bislang einige kleinere, qualitative Studien, die Hinweise auf die Stigmatisierung von HIV/Aids in afrikanischen Communities in Deutschland finden (Beier 2005; Edubio 2001; Sanogo/Wiessner 2006). Auch die oben erwähnten Modellprojekte der Aidshilfen sowie Studien mit MSM mit Migrationshintergrund geben Hinweise auf das HIV/Aids-Stigma (Bochow 2001, Wright 2003). Eine Befragung von Migrant(inn)en aus verschiedenen Herkunftsländern zeigt, dass die Befragten im Durchschnitt schlechter über HIV-Übertragungswege und Ansteckungsrisiken informiert sind als die deutsche Allgemeinbevölkerung (SPI 2005), was als Indikator für potenzielles HIV-Stigma gedeutet werden kann. Inwiefern dies jedoch verallgemeinert werden kann, ist offen. Eine systematische Erhebung der spezifischen Formen und Ausprägungen von HIV-bezogener Stigmatisierung in den verschiedenen Migranten-Communities in Deutschland steht noch aus.

19 Migrant(inn)en haben sich seit den 1980er Jahren vor allem in den westlichen Bundesländern zu folgenden Themen selbst organisiert: Asyl-/Ausländerrecht, antirassistische Arbeit, Antidiskriminierungsgesetzgebung, Existenzgründung, Gewalt gegen Frauen im Migrationsprozess, Frauenhandel, Anerkennung im Ausland erworbener Bildungsabschlüsse und Berufsausbildungen, politische Arbeit zum Herkunftsland, (Homo-)Sexualität und binationale Partnerschaften. In diesen Migranten-Selbstorganisationen (MSO) sind politische Organisation und Selbsthilfe oft miteinander verknüpft (Schwenken 2004, 701). Viele MSOs widmen sich als eingetragene Vereine auch der Pflege von kulturellen Traditionen und Sitten (Kofahl 2007).

nisation als höchster Stufe der Selbstbestimmung, die über Partizipation hinaus-
geht (Wright/Block/Unger 2007).

Zugleich gilt es, Partizipation partizipativ zu erforschen. Die verstärkte Einbeziehung von Migrant(inn)en in die HIV-Präventionsforschung wird auch international unter den Schlüsselbegriffen „community participation" und „community-based participatory research" diskutiert. Studien zeigen, wie Migrant(inn)en
und entsprechende Communities in den gesamten Forschungsprozess einbezogen werden können, um ihre Lebenswelten und HIV-Risiken besser zu verstehen
und angemessene Präventionskonzepte und Interventionen zu entwickeln (Blu-
menthal/DiClemente 2003; Gómez u. a. 1999; Kesby u. a. 2003; Operario u. a. 2005;
Parker 2001).

Den Ansatz der strukturellen Prävention konsequent anwenden

Abschließend lässt sich festhalten, dass der Ansatz der strukturellen Prävention
für die HIV-Prävention mit Migrant(inn)en angemessen und notwendig ist. Die
Grundsätze der strukturellen Prävention (Etgeton 1998; Ketterer 1998) auf die HIV-
Prävention mit diesen Zielgruppen zu beziehen, bedeutet, „Verhaltens- und Verhältnisprävention" zu verknüpfen und die rechtliche und soziale Benachteiligung
ebenso wie die sozialen und kulturellen Ressourcen von Migrant(inn)en mit zu
berücksichtigen. Eine HIV-Primärprävention, die die gesellschaftlichen Verhältnisse ausblenden würde, die bei bestimmten Migrantengruppen zu einer erhöhten
HIV-Vulnerabilität beitragen, bliebe in ihrer Wirkung begrenzt. In der Entwicklung
von Lösungsansätzen dürfen die Handlungsspielräume von Individuen, Gruppen
und Communities nicht aus dem Blick geraten. Es lassen sich konzeptuell drei
Ebenen unterscheiden: Individuum (Mikro), Institutionen und Communities (Me-
so) und Gesellschaft (Makro). Auf allen Ebenen sind Interventionen und Kooperationen mit Migrant(inn)en notwendig. Im Idealfall findet darüber hinaus eine
Vernetzung und Zusammenarbeit in der Präventionspraxis und -forschung über
nationale Grenzen hinweg statt, wie dies zum Beispiel im Netzwerk AIDS & Mobility seit Jahren praktiziert wird. Ein internationaler Austausch ist insbesondere
zu Themen der interkulturellen Zusammenarbeit in Gesundheitsförderung und
Prävention angebracht (Grimalschi/Klumb 2006). Weiterhin ist im Sinne der strukturellen Prävention eine Verschränkung von Primär-, Sekundär-, Tertiärprävention
angebracht, denn eine erfolgreiche Primärprävention setzt auch Erfolge in der Se-
kundär- und Tertiärprävention und die Einbindung von HIV-positiven Migrant(in-
n)en voraus. Damit verbunden sind auch die Grundsätze der „Einheit von Gesundheitsförderung und Selbsthilfe" und der „Einheit von Emanzipation und Prävention". Ich habe diese Zusammenhänge vor allem mit Bezug auf das Konzept der

Partizipation diskutiert, dem aus meiner Sicht in der Gesundheitsförderung und HIV-Prävention mit Migrant(inn)en eine zentrale Bedeutung zukommt.

Die eingangs skizzierte Datenlage zeigt deutlich, dass primärpräventive Angebote auch in Deutschland stärker auf die speziellen Bedürfnisse von Migrant(inn)en abgestimmt werden müssen (RKI 2007, 6). Die Vielfalt an Sprachen, kulturellen Werten, Verhaltensweisen, HIV-Risiken und Lebenslagen von Migrant(inn)en in Deutschland bringt für die HIV-Primärprävention jedoch besondere Herausforderungen mit sich, die nur gemeistert werden können, wenn die Prozesse der interkulturellen Öffnung weiterentwickelt werden, die Partizipation und Selbsthilfe von Migrant(inn)en gestärkt und der Ansatz der strukturellen Prävention konsequent angewendet wird. Diese Prozesse zu unterstützen und wissenschaftlich zu begleiten, ist Aufgabe einer gesundheitswissenschaftlichen Präventionsforschung, die Methoden und Wissen aus verschiedenen Forschungsbereichen (z. B. Migrationsforschung, Kulturwissenschaften, Epidemiologie, Sozialwissenschaften, Psychologie, Kommunikationswissenschaften etc.) dem „Forschungsgegenstand" angemessen vereint und nutzbar macht. Sie will auf diese Weise Wissen schaffen, das den Praktiker(inne)n und Zielgruppen vor Ort hilft, diesen relativ neuen Bereich der HIV-Prävention angemessen und wirksam zu gestalten.

Literatur

Altgeld/Bächlein/Deneke 2006
Altgeld, T./Bächlein B./Deneke C. (Hg) Diversity Management in der Gesundheitsförderung: nicht nur die leicht erreichbaren Zielgruppen ansprechen. Frankfurt am Main: Mabuse Verlag 2006

Amaro 1995
Amaro, H.: Love, sex, and power: considering women's realities in HIV prevention. In: *American Psychologist*, 1995, 50, 437–447

BAMF 2007
Bundesamt für Migration und Flüchtlinge (BAMF): Migrationsbericht des Bundesamtes für Migration und Flüchtlinge im Auftrag der Bundesregierung (Migrationsbericht 2006) [unter http://www.bmi.bund.de > Themen > Migration und Integraton > Asyl und Zuwanderung > Asyl und Flüchtlingsschutz > Migrationsberichte]

Beier 2005
Beier, S.: Afrikanische Migranten in Deutschland und ihr Umgang mit HIV/AIDS. In: *Curare*, 2005, 28 (2, 3), 188–200

Blumenthal/DiClemente 2004
Blumenthal, D.S./ DiClemente, R.J. (Hg.): Community-Based Health Research: Issues and Methods. New York: Springer 2004

Bochow 2000
Bochow, M.: Interviews mit homosexuellen Migranten. In: *Das kürzere Ende des Regenbogens: HIV-Infektionsrisiken und soziale Ungleichheit bei schwulen Männern.* Berlin: Ed. Sigma 2000, 237–316

Borde/David 2003
Borde, T./ David, M. (Hg.): Gut versorgt? Migrantinnen und Migranten im Gesundheits- und Sozialwesen. Frankfurt am Main: Mabuse Verlag 2003

Campbell 2003
Campbell, C.: Letting Them Die: Why HIV/AIDS Interventions Programmes fail (African Issues). Bloomington, Indiana: Indiana University Press 2003

Castro Varela 2008
Castro Varela, M.d.M.: Macht und Gewalt: (K)ein
Thema im Diskurs um interkulturelle Kompetenz.
In: Rommelspacher, B./Kollak, I. (Hg): *Interkulturelle Perspektiven für das Sozial- und Gesundheitswesen*. Frankfurt am Main: Mabuse Verlag
2008, 97–114

Collins/Unger/Armbrister 2008
Collins, P.Y./ von Unger, H./Armbrister, A.: Church
ladies, good girls, and locas: Stigma and the
intersection of gender, ethnicity, mental illness,
and sexuality in relation to HIV risk. In: *Social
Science & Medicine*, 2008 August; 67(3): 389–397.
doi:10.1016/j.socscimed. 2008.03.013

DAH 2003
DAH: Aids, Kultur und Tabu: Fortbildung für
Multiplikator(inn)en aus Subsahara-Afrika und
für Aids-Fachkräfte. Dokumentation des 2002
in Bielefeld durchgeführten Projekts. Berlin:
Deutsche AIDS-Hilfe 2003

DAH 2005a
Deutsche AIDS-Hilfe: Ländermeeting Interkulturelle Öffnung. Dokumentation des Ländermee-
tings 11.–12.2. 2005. Berlin: Deutsche AIDS-Hilfe
2005

DAH 2005b
Deutsche AIDS-Hilfe: Gesundheitsdolmetscher/-
innen: „Peer Involvement" in der Primär- und
Sekundärprävention. Ein Projekt der Aidshilfe
Kassel. Berlin: Deutsche AIDS-Hilfe 2005

DAH 2008
Deutsche AIDS-Hilfe: Aufsuchende Präventionsarbeit in afrikanischen Communities in Köln und
im Umland der Stadt. Ein Projekt der AIDS-Hilfe
Köln. Berlin: Deutsche AIDS-Hilfe 2008

DAH (Hg.) 2009
Deutsche AIDS-Hilfe e. V. (Hg.): Projekt „FluG"
– Flucht und Gesundheit. Dokumentation des
Kooperationsprojekts der AIDS-Hilfe Freiburg
e. V., des DRK-Landesverbandes Badisches Rotes
Kreuz und des Gesundheitsamts Karlsruhe.
Berlin: Deutsche AIDS-Hilfe 2009

Decker/Brähler/Geißler 2006
Decker, O./Brähler, E./Geißler N.: Vom Rand zur
Mitte: Rechtsextreme Einstellung und ihre Ein-
flussfaktoren in Deutschland. Berlin: Friedrich-
Ebert-Stiftung, Forum Berlin 2006

Döll 2000
Döll, S.: Versorgung von Migrantinnen und
Migranten in AIDS-Hilfen. In: *AIDS und Migration*.
AIDS-FORUM DAH, Bd. 41. Berlin: Deutsche AIDS-
Hilfe 2000, 7–78

EATG 2007
European AIDS Treatment Group: Migration und
HIV/Aids: Empfehlungen der Community. EATG
2007 [unter www.eatg.org]

ECDC 2009
European Center for Disease prevention and
Control: Migrant health: Access to HIV prevention, treatment and care for migrant populations
in EU/EAA countries. Stockholm: ECDC 2009

Edubio 2001
Edubio, A.: A study on Sub-Saharan African Migrant Communities in Berlin, Germany. In: NIGZ
AIDS & Mobility Europe (Hg.): *African Communities in Northern Europe and HIV/AIDS. Report of
two qualitative studies in Germany and Finland
on the perception of the AIDS epidemic in selected
African Minorities*, Woerden, 2001 [unter http://
ws10.e-vision.nl/nigz/index.cfm?act=winkel.
detail&pid=588&ShopID=;
22.2. 2008]

Espín 1997
Espín, O.M.: Crossing Boarders and Boundaries.
The Life Narratives of Immigrant Women. In:
Greene, B. (Hg.): *Ethnic and cultural diversity
among lesbians and gay men. Psychological
Perspectives on Lesbian and Gay Issues*, 1997, 3,
191–215

Etgeton 1998
Etgeton, S.: Strukturelle Prävention als Konzept
kritischer Gesundheitsförderung. In: Deutsche
AIDS-Hilfe e. V.: *Strukturelle Prävention*. AIDS-
FORUM DAH, Band XXXIII. Berlin: Deutsche AIDS-
Hilfe 1998, 71–85

Eret u. a. 2007
Eret, U./Haritaworn, J./Rodriguez, E.G./Klesse, C.:
Intersektionalität oder Simultaneität?! Zur
Verschränkung und Gleichzeitigkeit mehrfacher
Machtverhältnisse – Eine Einführung. In: Hart-
mann, J./Klesse, C./Wagenknecht, P./Fritzsche, B./
Hackmann, K. (Hg.): *Heteronormativität: Empiri-
sche Studien zu Geschlecht, Sexualität und Macht*.
Wiesbaden: VS Verlag für Sozialwissenschaften
2007, 239–250

Faltermaier 2001
Faltermaier, T.: Migration und Gesundheit: Fragen und Konzepte aus einer salutogenetischen und gesundheitspsychologischen Perspektive. In: Marschalk, P./ Wiedl, K.H. (Hg.): *Migration und Krankheit*. Osnabrück: Universitätsverlag Rasch 2001, 93–112

Farmer/Connors/Simmons 1996
Farmer, P./Connors, M./Simmons, J. (Hg.): Women, Poverty, and AIDS: Sex, Drugs, and Structural Violence. Monroe, Maine, US: Common Courage Press 1996

Fischer/Grothe 2007
Fischer, C./Grother, J.: Interkulturelle Kommunikation in der Gesundheitsversorgung: Konturen eines Praxis- und Forschungsfeldes. In: *Handlung Kultur Interpretation*, 2007, 16 (2), 219–263

Fullilove/Fullilove 1999
Fullilove, M.T./Fullilove, R.E.: Stigma as an obstacle to AIDS action. The case of the African American community. In: *American Behavioral Scientist*, 1999, 42 (7), 1117–1129

Gaitanides 2008
Gaitanides, S.: Interkulturelle Öffnung der sozialen Dienste – Visionen und Stolpersteine. In: Rommelspacher, B./Kollak, I. (Hg) *Interkulturelle Perspektiven für das Sozial- und Gesundheitswesen*. Frankfurt am Main: Mabuse Verlag 2008, 35–58

Gómez u. a. 1999
Gómez, C.A./Hernández, M./Faigeles, B.: Sex in the New World: An empowerment model for HIV prevention in Latina immigrant women. In: *Health Education & Behavior*, 1999, 26 (2), 200–212

Grieger 2006
Grieger, D.: Gesundheit und Migration. In: BZgA (Hg.) *FORUM Sexualaufklärung und Familienplanung*, 2006, Heft 3, 3–7

Grimalschi/Klumb 2006
Grimalschi, S./Klumb, S.: Germany. In: NIGZ AIDS & Mobility Europe (Hg). *Community needs – community responses: Trends on migration and HIV/ AIDS in Europe*. 2006, 62–75 [unter www.aidsmobility.org; 20.2.2008]

Haour-Knipe/Rector 1996
Haour-Knipe, M./Rector, R. (Hg.): Crossing Borders: Migration. Ethnicity and AIDS. London: Taylor & Francis 1996

Herek/Capitanio 1999
Herek, G.M./Capitanio, J.P.: AIDS stigma and sexual prejudice. In: *American Behavioral Scientist*, 1999, 42 (7), 1130–47

Herek u.a. 1998
Herek, G.M./Mitnick, L./Burris, S./Chesney, M./ Devine, P./Fullilove, M.T./Fullilove, R./Gunther, H.C./Levi, J./Michaels, S./Novick, A./Pryor, J./ Snyder, M./Sweeney, T.: Workshop report: AIDS and stigma: a conceptual framework and research agenda. *AIDS Public Policy Journal*, 1998, 13(1), 36–47

ICAD 2004
Interagency Coalition on AIDS and Development (ICAD): International migration and HIV/ AIDS. Ottawa, Kanada: IACD 2004 [unter http:// www.icad-cisd.com/content/pub_details. cfm?id=126&CAT=9&lang=e; 8.1. 2008]

Kesby u.a. 2003
Kesby, M./Fenton, K./Boyle, P./Power, R.: An agenda for future research on HIV and sexual behaviour among African migrant communities in the UK. In: *Social Science & Medicine*, 2003, 57, 1573–1592

Ketterer 1998
Ketterer, A.: Strukturelle Prävention im theoretischen Kontext und als Spiegel der Zeit: Vorbilder, Einflüsse, Abgrenzungen, Merkmale. In: Deutsche AIDS-Hilfe e. V.: *Strukturelle Prävention*. AIDS-FORUM DAH, Band XXXIII. Berlin: Deutsche AIDS-Hilfe e. V. 1998, 39–55

Klinger/Knapp/Sauer 2007
Klinger, C./Knapp, G.A./Sauer, B.: Achsen der Ungleichheit. Zum Verhältnis von Klasse, Geschlecht und Ethnizität. Frankfurt/New York: Campus Verlag 2007

Körner 2007
Körner, H.: "If I had my residency I wouldn't worry": Negotiating migration and HIV in Sydney, Australia. In: *Ethnicity and Health*, 2007, 12 (3), 205–225

Kofahl 2007
Kofahl, C.: Gesundheit und gesundheitliche Selbsthilfe von Menschen mit Migrationshintergrund. In: G+G spezial, 11/2007, 4–7

Lawless/Kippax/Crawford 1996
Lawless, S./Kippax, S./Crawford, J.: Dirty, diseased and undeserving: The positioning of HIV positive women. In: *Social Science and Medicine*, 1996, 43 (9), 1371–77

Lutz 2004
Lutz, H.: Migrations- und Geschlechterforschung: Zur Genese einer komplizierten Beziehung. In: Becker, R./Kortendiek, B. (Hg.): *Handbuch Frauen und Geschlechterforschung: Theorie, Methoden, Empirie.* Wiesbaden: VS Verlag für Sozialwissenschaften 2004, 476–484

Migration und HIV/Aids: Empfehlungen der Community 2007
EU Aids Treatment Group (Hg.): Migration und HIV/Aids: Empfehlungen der Community (Original in Englisch), 2007 [unter http://www.eatg.org/view_file.php?file_id=106; 4.4. 2008]

Mohammadzadeh 2000
Mohammadzadeh, Z.: Probleme und Perspektiven der interkulturellen Beratung in der AIDS-Hilfe. In: *AIDS und Migration*, AIDS-FORUM DAH 41, 2000, 79–132

Narimani 1998
Narimani, P.: Zur Notwendigkeit kulturspezifischer Angebote in der HIV/AIDS-Primärprävention. In: DAH (Hg.): *Handbuch Migration für AIDS-Hilfen, AIDS-Fachkräfte und andere im AIDS-Bereich Tätige.* Berlin: DAH 1998, 239–261

Nohl 2008
Nohl, A.M.: Migration – Integration – Partizipation: Herausforderungen und Ziele. In: Rommelspacher, B./Kollak, I. (Hg.): *Interkulturelle Perspektiven für das Sozial- und Gesundheitswesen.* Frankfurt am Main: Mabuse Verlag 2008, 15–33

Operario u. a. 2005
Operario, D./Nemoto, T./Ng, T./Syed, J./Mazarei, M.: Conducting HIV Interventions for Asian Pacific Islanders Men who have sex with men: Challenges and compromises in community collaborative research. In: *Aids Education and Prevention*, 2005, 17 (4), 334–346

Parker 2001
Parker, R.: Sexuality, culture and power in HIV/AIDS research. In: *Annual Review of Anthropology*, 2001, 30, 163–179

Razum 2006
Razum, O.: Of salmon and time travellers – musing on the mystery of migrant mortality. *International Journal of Epidemiology*, 2006, 35, 919–921

RKI 2007
Robert Koch Institut (RKI): HIV Halbjahresbericht I/2007. In: *Epidemiologisches Bulletin, Sonderausgabe B.* [unter www.rki.de; 31.12. 2007]

Rommelspacher/Kollak 2008
Rommelspacher, B./Kollak, I. (Hg.): Interkulturelle Perspektiven für das Sozial- und Gesundheitswesen. Frankfurt am Main: Mabuse Verlag 2008

Rosenbrock 2007
Rosenbrock, R.: AIDS-Prävention: ein Erfolgsmodell in der Krise. In: *Bundesgesundheitsblatt – Gesundheitsforschung – Gesundheitsschutz*, 2007, 50, 432–441

Roth/Hogan 1998
Roth, N.L./Hogan, K.: Gendered Epidemic: Representations of women in the age of AIDS. New York/London: Routledge 1998

Runganga/Aggleton 1998
Runganga, A.O./Aggleton, P.: Migration, the family and the transformation of a sexual culture. In: *Sexualities* 1998, 1 (1), 63–80

Sanogo 2006
Sanogo, A.: Konzept der Migrationsarbeit der Münchner Aidshilfe. Qualitätshandbuch der Münchner Aidshilfe. München: Münchner Aidshilfe 2006 [unveröffentlichtes Manuskript]

Sanogo/Wiessner 2006
Sanogo, A./Wiessner, P.: Mündige Migranten? Schlussfolgerungen aus einer Befragung im Auftrag der Deutschen AIDS-Hilfe e.V. [unveröffentlichtes Manuskript]

Schwenken 2004
Schwenken, H.: Migrantinnenorganisationen: Zur Selbstorganisierung von Migrantinnen. In: Becker, R./Kortendiek, B. (Hg.): *Handbuch Frauen und Geschlechterforschung: Theorie, Methoden, Empirie.* Wiesbaden: VS Verlag für Sozialwissenschaften 2004, 698–703

SPI 2005
SPI Forschung/Steffan, E./Sokolowski, S.: HIV/AIDS und Migrant/innen: Gesundheitsrisiken, soziale Lage und Angebote einschlägiger Dienste: Nationale Auswertung für Deutschland 2005 [unter http://www.bmg.bund.de/nn_603380/SharedDocs/Publikationen/Forschungsberichte/f-342,templateId=raw,property=publicationFile.pdf/f-342.pdf; 22.2. 2008]

Statistisches Bundesamt 2006
Statistisches Bundesamt: Leben in Deutschland: Haushalte, Familien und Gesundheit. Ergebnisse des Mikrozensus 2005. Wiesbaden 2006 [unter www.destatis.de; 29.12. 2007]

Straub 2007

Straub, J.: Kultur. In: Straub, J./Weidemann, A./ Weidemann, D. (Hg.): *Handbuch interkulturelle Kommunikation und Kompetenz: Grundbegriffe, Theorien, Anwendungsfelder*. Weimar: Metzler 2007, 7–24

Straub/Zielke 2007

Straub, J./Zielke, B.: Gesundheitsversorgung. In: Straub, J./Weidemann, A./Weidemann, D. (Hg.): *Handbuch interkulturelle Kommunikation und Kompetenz: Grundbegriffe, Theorien, Anwendungsfelder*. Weimar: Metzler 2007, 716–728

Treichler 1999

Treichler, P.: How to have theory in an epidemic: Cultural chronicles of AIDS. Durham/London: Duke University Press 1999

UNAIDS 2001a

UNAIDS: Migrants' Right to Health. Best Practice Collection. Genf: UNAIDS 2001 [unter www. unaids.org; 20.12. 2007]

UNAIDS 2001b

UNAIDS: Population mobility and Aids, Technical update. Genf: UNAIDS 2001 [unter www.unaids. org; 8.2. 2008]

Unger 1999

Unger, H.v.:Versteckspiel mit dem Virus: Aus dem Leben HIV-positiver Frauen. AIDS-Forum DAH, 37. Berlin: Deutsche AIDS Hilfe 1999

Unger 2005

Unger, H.v.: Multiple stigmatization of lesbian and bisexual mothers with HIV/AIDS in New York. A qualitative study. Doktorarbeit im Fach Sozialpsychologie. Universität Hannover 2005 [verfügbar über http://edok01.tib.uni-hannover. de/edoks/e01dh05/49380577X.pdf; 22.2. 2008]

VIA 2000

VIA Berlin/Brandenburg e. V.: Zur Verbesserung der HIV/AIDS-Prävention für Migrantinnen und Migranten in Berlin. Eine Expertise im Auftrag des Landesverbandes der Berliner Aids-Selbsthilfeorganisationen (LaBAS). Berlin: LABAS 2000

Weiss 2008

Weiss, K.: Vom Umgang mit Differenz – Herausforderungen an die Sozialpädagogik. In: Rommelspacher, B./Kollak, I. (Hg.): *Interkulturelle Perspektiven für das Sozial- und Gesundheitswesen*. Frankfurt am Main: Mabuse Verlag 2008, 59–76

Wright/Block 2005

Wright, M.T./ Block, M.: Bestandsaufnahme der Aktivitäten der Aidshilfen zu Evaluation und Qualitätssicherung in der Primärprävention. WZB Discussion Paper SPI 2005-304 [unter http:// skylla.wzb.eu/pdf/2005/i05-304.pdf; 22.2. 2008]

Wright/Block/Unger 2007

Wright, M.T./ Block, M./Unger, H.v.: Stufen der Partizipation in der Gesundheitsförderung: Ein Modell zur Beurteilung von Beteiligung. In: *Infodienst für Gesundheitsförderung*, 3, 4–5

Wright 2003

Wright, M.T. (Hg.): Prostitution, Prävention und Gesundheitsförderung. Teil 1: Männer. AIDS-FORUM DAH, Band 40. Berlin: Deutsche AIDS-Hilfe 2003

Neuere Erkenntnisse und Ansatzpunkte für eine strukturelle Prävention für und mit Sexarbeitern[*]

Daniel Gredig und Andreas Pfister

Ausgehend von den Ergebnissen einer neueren qualitativen Untersuchung zu Sexarbeitern und HIV-Schutzverhalten in der Schweiz (Pfister u. a. 2008) entwickelt dieser Beitrag Ansatzpunkte für die HIV-Prävention bei Sexarbeitern. Hierbei lassen sich die Autoren vom Konzept der „strukturellen Prävention" leiten. Damit sollen zwei Ziele erreicht werden: Zum einen soll aufgezeigt werden, welche Ansatzpunkte und Entwicklungsperspektiven sich aus dieser neueren Forschungsarbeit für die Prävention bei Sexarbeitern gewinnen lassen. Zum anderen soll anhand dieses Beispiels der heuristische Wert aufgezeigt werden, der das schillernde Konzept „strukturelle Prävention" für die sozialarbeiterische/sozialpädagogische Arbeit in der HIV-Prävention hat.

[*] *fertiggestellt 2008, durchgesehen 2010*

Ausgangslage

Aktuelle Schätzungen dazu, wie viele Männer im Sexgewerbe tätig sind, liegen zurzeit nicht vor. Vor vier Jahren ging die Aids-Hilfe Schweiz davon aus, dass es im schweizerischen Sexgewerbe zwischen 1.000 und 2.500 Männer gibt, die Männern sexuelle Dienstleistungen anbieten (Aids-Hilfe Schweiz 2006)[1]. Sie nimmt ferner an, dass die Fluktuation im mann-männlichen Sexgewerbe groß ist und viele Sexarbeiter nur über eine relativ kurze Zeit hinweg „transaktionalen Sex" anbieten: Darunter werden sexuelle Handlungen verstanden, die im Tausch gegen Geld, aber auch gegen Güter wie z. B. Drogen oder eine Wohngelegenheit vorgenommen werden. Teilweise mit geringen Ressourcen ausgestattet, müssen sich diese Jugendlichen und Männer angesichts der Zahl ihrer Freier oft mehrmals täglich für die Einhaltung der Safer-Sex-Regeln entscheiden und diese Entscheidung in einem zunehmend hart umkämpften Markt mit sinkenden Preisen gegebenenfalls ihren Freiern gegenüber auch durchsetzen.

Über die HIV-Prävalenz bei Sexarbeitern ist wenig bekannt. Spezialisierte Untersuchungen sind nur wenige vorhanden. Die von Meystre-Agustoni in ihren Übersichtsartikel einbezogenen Studien ermittelten unter Sexarbeitern HIV-Prävalenzraten zwischen 3,5 und 27 % (Meystre-Agustoni 2004, 56). Auch zur Frage, ob Sexarbeiter im Vergleich zu anderen Männern, die Sex mit Männern haben (MSM), vermehrt von HIV betroffen seien, liegt kein eindeutiger Befund vor. In einer kanadischen Untersuchung wurde bei den Sexarbeitern eine signifikant höhere HIV-Prävalenz festgestellt als bei MSM, die keiner Sexarbeit nachgehen (7,3 % versus 1,1 %; Weber u. a. 2001), in einer neuseeländischen Stichprobe hingegen zeigten sich diesbezüglich keine signifikanten Unterschiede (Weinberg/Worth/Williams 2001). Andere Vergleiche zeigten aber, dass die Prävalenzrate bei Sexarbeitern höher war als bei Sexarbeiterinnen (Morse u. a. 1991) und – in sämtlichen Ländern, in denen dies bislang untersucht wurde – durchgängig markant höher lag als in der Gesamtbevölkerung (Pleak/Meyer-Bahlburg 1990, 560 f.).

Die epidemiologischen Statistiken der Europäischen Union und der Schweiz geben keine Auskunft über die HIV-Prävalenz bei Sexarbeitern in Europa. Sie zeigen aber, dass die Zahl der HIV-Neudiagnosen bei MSM auch im deutschsprachigen Raum bis Ende 2008 zugenommen hat (Bundesamt für Gesundheit 2008 und 2010; EuroHIV 2006, 2007). Im Fall der Schweiz hat sich die Zahl der neu diagnostizierten Infektionen bei MSM zwischen 2003 und 2007 nahezu verdoppelt. Rund 41 % der 2007 neu diagnostizierten Infektionen stammten dabei aus einem Zeitraum von rund 160 Tagen vor der Diagnose („recent infections") (Bundesamt für Gesundheit 2008, 85). Sexarbeiter sind damit Teil einer von HIV stark betroffenen

---

1 *Zur Zahl der Sexarbeiter, die Frauen sexuelle Dienstleistungen anbieten, gibt es in der Schweiz keine Schätzungen. Diese Sexarbeiter sind auch nicht Gegenstand der folgenden Ausführungen.*

Gruppe, bei der „die Epidemie [...] bisher nicht gestoppt werden konnte" (Bundesamt für Gesundheit 2008, 84). Vor diesem Hintergrund sind Sexarbeiter – und sei
es allein schon aufgrund der derzeit generell starken Betroffenheit von MSM – als
vulnerable Gruppe im Hinblick auf HIV zu verstehen und daher nach wie vor als
eine Zielgruppe der HIV-Prävention zu betrachten.

In den Sozialwissenschaften haben sich bislang zwei Forschungsrichtungen
zum Schutzverhalten von Sexarbeitern herausgebildet: zum einen Untersuchungen, die Hinweise auf die Häufigkeit von Safer bzw. Unsafe Sex bei den Kontakten zwischen Sexarbeitern und ihren Freiern geben, zum anderen Arbeiten zu der
Frage, welche Umstände, Prozesse und Dynamiken die Anwendung von Kondomen bei diesen Kontakten begünstigen, erschweren oder verhindern.

Im Zusammenhang mit Prävention sind insbesondere die Ergebnisse der
letzteren Forschungsrichtung von Interesse. Einige dieser Arbeiten zeigten auf,
dass bi- oder homosexuell orientierte Sexarbeiter häufiger HIV-positiv sind
als heterosexuell orientierte. Dies wird auf ihre Bereitschaft zurückgeführt, infektionsrelevante Praktiken wie z. B. rezeptiven Analverkehr mit Freiern aus-
zuführen (De Graaf u. a. 1994). Als weitere Erschwernisse für den konsequenten Kondomeinsatz erwiesen sich die materielle Abhängigkeit der Sexarbeiter
vom Verdienst aus der Sexarbeit, der Konsum von Drogen während der Sexarbeit und die Einschätzung des Sexarbeiters, die Interaktion mit dem Freier nicht
steuern zu können (Bloor/McKeganey/Barnard 1990; Bloor u. a. 1992), wobei
dies wohl zum Teil wiederum auf Drogenkonsum zurückzuführen ist (Morse/Si-
mon/Burchfiel 1999). Demgegenüber sind Aussagen dazu, dass Haltungen bzw.
Druck(versuche) der Freier zum Verzicht auf Kondome führten, wenig gesichert
(Minichiello u. a. 1999; Morse/Simon/Burchfiel 1999). Ein Mangel an HIV-bezo-
genem Wissen scheint für den inkonsequenten Einsatz von Kondomen wenig
ausschlaggebend zu sein, wie frühere Studien feststellten (Browne/Minichiel-
lo 1996a, De Graaf u. a. 1994; Pleak/Meyer-Bahlburg 1990). Davies und Feldman
dagegen machten auf die Bedeutung der Partnerkonstellation für den Kondomgebrauch aufmerksam, indem sie zeigten, dass die Sexarbeiter ihr Sexualverhalten und Risikomanagement dem jeweiligen Partner anpassen (Davies/Feldman
1999). Damit schließen sie an die vielfach belegte Beobachtung an, dass sich bei
Sexarbeitern, je nachdem, ob der Sexualkontakt mit Freiern, Gelegenheitspartnern bzw. -partnerinnen oder festen Partnern/Partnerinnen stattfindet, eine
unterschiedlich konsequente Kondomverwendung feststellen lässt (z. B. Pleak/
Meyer-Bahlberg 1990).

Die Anwendung der Safer-Sex-Regeln wird, so ist zu folgern, wesentlich vom
Zusammentreffen mit einer bestimmten Person und auf der Beziehungsebene
entschieden. Diese Annahme wird durch andere Studien gestützt, die feststellen, dass Sexarbeiter zwischen transaktionalem und privatem Sex trennen, wobei

die Safer-Sex-Regeln bei Kontakten mit Freiern eher eingehalten werden als beim Sex mit privaten Partnern (Browne/Minichiello 1995, 1996a, 1996b; Joffe/Dockrell 1995). Joffe und Dockrell argumentieren hierzu, dass sich das Kondom im privaten Kontext nicht mit den romantischen und intimen Wünschen der Sexarbeiter vereinbaren lässt (Joffe/Dockrell 1995). Dies könnte nun dahingehend gedeutet werden, dass beim Sex im privaten Kontext Nähe und Lust gesucht werden, beim transaktionalen Sex – aufgrund einer anderen Strukturlogik der Situation – hingegen nicht. Die Untersuchungen zu dieser Frage weisen jedoch in eine andere Richtung: Sexueller Lustgewinn und Nähe zum Partner sind nicht eindeutig nur dem nicht transaktionalen Kontext zugeordnet. Es finden sich Anhaltspunkte, dass transaktionaler Sex für die Sexarbeiter Unterschiedliches bedeuten kann und die Grenzen zwischen diesem und dem Sex zum Lustgewinn entsprechend unscharf gezogen werden (Da Silva 1999; Uy u. a. 2004; Zuilhof 1999)[2]. Über die Relevanz der Bedeutungen, die dem transaktionalen und dem nicht transaktionalen Sex zugeschrieben werden, und deren Einfluss auf das HIV-Schutzverhalten konnten bisherige Forschungen jedoch keine Auskunft geben.

Fragestellung

Im Rahmen der vom Schweizerischen Nationalfonds und GlaxoSmithKline Schweiz finanzierten Untersuchung „Male Sexworker, Freier und Safer Sex" wurden deshalb das Verständnis von transaktionalem und nicht transaktionalem Sex bei Sexarbeitern und Freiern sowie der Einfluss dieser Situationsdefinitionen auf das HIV-Schutzverhalten untersucht[3]. Mit Blick auf die Sexarbeiter wurde den Fragen nachgegangen,

>> ob Sexarbeiter, die Männern Sex anbieten, zwischen transaktionalem Sex und nicht transaktionalem Sex unterscheiden,
>> wie stabil sich die Definition einer Situation als transaktionaler oder nicht transaktionaler Sex erweist,
>> welcher Dynamik diese Situationsdefinitionen unterliegen,
>> wodurch diese Dynamik ausgelöst wird und
>> welche Konsequenzen die Situationsdefinitionen und deren Dynamik für das HIV-Schutzverhalten im jeweiligen Kontext haben.

2 In der Studie von Uy u. a. nannten die Sexarbeiter drei Gründe, weshalb sie der Sexarbeit nachgehen: finanzieller Gewinn, positiver Einfluss auf das Selbst und sexuelle Lust. Gerade die beiden letzteren Gründe und ihr möglicher Einfluss auf die Situationsdefinition traten im (Präventions-)Diskurs bisher wenig zutage. Trotz veränderter Diskussionslage (vgl. dazu auch Bimbi 2007) werden auch heute noch vorwiegend die Ausbeutung von Sexarbeitern und deren Opferstatus thematisiert.
3 Diese Fokussierung auf Situationsdefinitionen und deren Bedeutung für das HIV-Schutzverhalten sollte nicht dahingehend missdeutet werden, dass anderen Einflussfaktoren wie z. B. der objektiven Lebenslage der Sexarbeiter keine Bedeutung beigemessen würde. Es handelt sich hierbei vielmehr um eine bewusste, forschungspraktisch gewissermassen notwendige Konzentration auf diesen Aspekt, der bislang vernachlässigt wurde.

Das Vorgehen in der Untersuchung

Die Sexarbeiter wurden in Form von problemzentrierten Interviews befragt (Witzel 1985). Die aufgezeichneten Interviews wurden anschließend vollumfänglich transkribiert, dabei anonymisiert und mit einem Pseudonym versehen. Die Interviews dauerten zwischen 30 und 90 Minuten. Die Sexarbeiter wurden für diesen zeitlichen Aufwand mit 50 Schweizer Franken[4] finanziell entschädigt. Um Sexarbeiter ausländischer Herkunft einbeziehen zu können, die über wenig bzw. gar keine Deutsch- oder Französischkenntnisse verfügten, wurden fremdsprachige Sozialwissenschaftler/innen zugezogen und für ihren Intervieweinsatz geschult. Die Auswahl der Interviewpartner erfolgte nach den Grundsätzen des Theoretischen Samplings (Glaser/Strauss 1979). Als Auswahlkriterien wurden im Rahmen des zirkulären Forschungsprozesses (Flick 1995) das Alter, der formale Bildungsabschluss, die sexuelle Orientierung, der Erwerbsstatus als Sexarbeiter (haupt- oder nebenberuflich), die Migrationserfahrung und auch der Kontext der Anbahnung des Kontakts zum Freier (Internet, Bar, Sauna, Straße usw.) berücksichtigt.

Die Ansprache der Sexarbeiter erfolgte sowohl vor Ort (in Bars, auf dem Straßenstrich, in Sexkinos) als auch virtuell über jene Kanäle, die Sexarbeiter nutzen, um Freier auf sich aufmerksam zu machen (über Internetseiten, Chatforen). Zudem motivierten bereits Befragte weitere Sexarbeiter zur Teilnahme an der Untersuchung („Schneeballprinzip").

Die Auswertung der verbalen Daten erfolgte in einem Prozess des Theoretischen Kodierens nach Strauss und Corbin (1996). Nach dem ersten Schritt des Offenen Kodierens wurden die Interviews im Rahmen einer Fallanalyse untersucht. Schliesslich wurden mittels Axialem Kodieren und Systematischer Kontrastierung die Besonderheiten und Ähnlichkeiten der Fälle herausgearbeitet und so ihre Konturen geschärft (Kelle/Kluge 1999). Im Prozess des Selektiven Kodierens wurden abschließend Elemente einer „gegenstandsverankerten Theorie" herausgearbeitet (Strauss/Corbin 1996).

Theoretischer Hintergrund

Die Erkenntnisse, die sich in diesem qualitativen Forschungsprojekt ergaben, können mit Hilfe der Rahmentheorie gefasst werden. Im Folgenden sollen nur diejenigen Aspekte der Rahmentheorie Hartmut Essers dargestellt werden, die für das Verständnis des Ergebnisteils wichtig sind.

Die Rahmentheorie besagt, dass Akteure die Wahrnehmung einer bestimmten Situation auf einige wenige handlungsrelevante Elemente reduzieren. Die Akteure geben der Situation so einen bestimmten Rahmen und handeln dann ge-

4 *50 Franken entsprechen ca. 31 Euro (Kursstand 6.2. 2008).*

mäß dieser reduzierten Interpretation der sozialen Wirklichkeit. Dem Handeln geht also eine Definition der Situation voraus, die mit der Beobachtung der in ihr vorhandenen Objekte bzw. deren Eigenschaften und Symbole beginnt. Der Akteur aktiviert dabei ein im Gedächtnis gespeichertes gedankliches Modell, das die Grundlage seiner Orientierung in der Situation und seiner Einstellung auf sie bildet. Dieses gedankliche Modell ist der „Rahmen" oder (engl.) „frame" einer Situation (Esser 2001, 261). Ein Frame enthält dabei das Oberziel, um das es in der betreffenden Situation geht und das deren Fokus bestimmt.

Die von den Sexarbeitern vorgenommene subjektive Definition der Interaktionssituation, die vorliegt, wenn Männer mit der Absicht, Sex zu kaufen, an sie herantreten, kann nun als eine „Rahmung", ein „framing" der Situation begriffen werden. Durch diese Rahmung wird die Situation „unter einem leitenden Gesichtspunkt, unter einem Imperativ, unter einem als dominant vorgestellten ‚Modell' des weiteren Ablaufs" (Esser 1996, 5) gesehen.

In einer Situation stehen jeweils nur zwei gedankliche Orientierungsmodelle zur Wahl, die hier als Modell i und Modell j bezeichnet werden können. Diese zwei Modelle überschneiden sich nicht, sondern sind voneinander klar abgrenzbar. Jedes hat einen anderen Code und ein anderes Oberziel (Esser 2001, 270). Nach Esser ist das Modell i jeweils dasjenige gedankliche Modell, das aufgrund der Wahrnehmung der Eigenschaften der aktuellen Situation das wahrscheinlichste ist. Wird es nicht aktiviert, wird das nächste nähere Modell herangezogen, hier Modell j, das aber ein anderes Oberziel beinhaltet und so in direkter Konkurrenz zu i steht (Esser 2002, 35).

In der Bestimmung einer Situation kann es zu einem Wechsel von einem gedanklichen Modell zu einem anderen kommen. Zu einem solchen „Reframing" (Esser 2001, 273 f.) kommt es dann, wenn in einer Situation der Nutzen einer Aktivierung von Modell j höher eingeschätzt wird als derjenige von Modell i (Esser 2001, 274 f.).

Mit der Wahl eines Frames werden diesem entsprechende Skripte des Handelns aktiviert, worunter gedankliche Modelle von typischen Situationen oder Handlungssequenzen zu verstehen sind. Ein Skript ist das Programm des Handelns innerhalb eines bestimmten Frames und enthält die auf die Situation bezogenen typischen Erwartungen und Alltagstheorien zur Wirksamkeit der Mittel (Esser 2001, 263).

Ergebnisse

Die Befragten

Die Stichprobe umfasst 15 Männer, die zum Zeitpunkt des Interviews in städtischen Zentren und ländlichen Regionen der Deutschschweizer Kantone Aargau, Bern, St. Gallen und Zürich als Sexarbeiter tätig sind.

Das Alter der Befragten liegt zwischen 19 und 48 Jahren. Zehn Befragte befinden sich im Alter zwischen 19 und 30 Jahren. Die zwei ältesten Sexarbeiter sind 48 Jahre alt. Neun Befragte bezeichnen sich als schwul, vier als bisexuell und zwei als heterosexuell. Sieben betreiben die Sexarbeit nebenberuflich, sechs hauptberuflich und zwei nur phasenweise hauptberuflich. Drei Befragte besitzen ausschließlich einen obligatorischen Schulabschluss auf Sekundarniveau I oder II. Acht verfügen über eine abgeschlossene Berufsausbildung auf Sekundarstufe II (Berufslehre, Handelsmittelschule) und vier über einen Bildungsabschluss auf Tertiärstufe (Universität, Fachhochschule, höhere Fachschule).

Die Kontakte zu Freiern bahnen die Befragten in unterschiedlichen Kontexten und mit unterschiedlichen Mitteln an: mit Inseraten, Profilen im Internet, direkter Ansprache in Bars, Saunen, Sexkinos und auf der Straße. Entgegen der gängigen Annahme, dass die Kontexte von Sexarbeit relativ klar voneinander abgegrenzt seien, suchen neun Sexarbeiter ihre Freier in zwei oder mehr Kontexten. Die übrigen sechs Befragten tun dies ausschließlich in einem einzigen Kontext: zwei mit Profilen im Internet, drei mit Inseraten in Printmedien der Schwulenszene oder in regionalen Tageszeitungen und einer in der Bar.

Neben acht Schweizer Staatsangehörigen sind sieben Angehörige anderer Staaten einbezogen worden (Slowakei, Ungarn, Brasilien, Deutschland, Italien), wovon sechs zwecks Sexarbeit in die Schweiz eingewandert sind.

Frames

Es zeigt sich, dass die Sexarbeiter mit unterschiedlichen Situationsdefinitionen (Framings) an ihre Freier und ihre anderen Sexualpartner/innen herantreten. Die Befragten unterscheiden zwischen transaktionalem und nicht transaktionalem Sex und verfügen bei beidem über mehrere unterschiedliche Frames. Je nachdem, auf welche Person sie jeweils treffen und welche Symbole in der Situation vorhanden sind, wird ein Frame für transaktionalen bzw. nicht transaktionalen Sex aktiviert. Unter gewissen Umständen (abhängig von den Symbolen in der Situation, von objektiven und subjektiven Bedingungen) kann es jedoch auch zu einem Wechsel von einem Frame (i) zu einem anderen Frame (j) kommen (Reframing).

Frames für transaktionalen Sex

Transaktionaler Sex wird von den Befragten unterschiedlich definiert: Sexarbeit wird entweder als „Verdienstmöglichkeit", als „gute Verdienstmöglichkeit", „angenehme Verdienstmöglichkeit" oder auch als „qualifizierte Dienstleistungserbringung" und mit einem je unterschiedlichen Oberziel gerahmt. Im Folgenden werden nicht nur diese Frames mit ihren Oberzielen beschrieben, sondern zugleich wird aufgezeigt, in welcher sozialen Position sich die Sexarbeiter befinden, die diese Frames wählen bzw. aktivieren. Die soziale Position wird dabei als eine spezifische Konstellation von ökonomischem, kulturellem und sozialem Kapital (Bourdieu 1983) verstanden[5].

>> *Sexarbeit als „Verdienstmöglichkeit"*

Diejenigen Männer, die auf das Einkommen durch Sexarbeit angewiesen sind und zurzeit keine andere Möglichkeit zur Sicherung ihres Unterhalts sehen, rahmen Sexarbeit als „Verdienstmöglichkeit". Das den Frame strukturierende Oberziel ist die Sicherung der eigenen Existenz. Diese Sexarbeiter treffen ihre potenziellen Freier in Stricherbars, Saunas, Sexkinos und Gay-Clubs und bahnen die Kontakte teilweise auch über das Internet an (Aufschaltung von Profilen). Sie verfügen über wenig ökonomisches Kapital. Einige befinden sich aufgrund von Arbeitslosigkeit in einer finanziell schwierigen Situation, andere – insbesondere Migranten – kamen über Beziehungen zu Männern in die Schweiz und sind nach Beendigung der Beziehung auf Einkünfte durch Sexarbeit existenziell angewiesen. Bezeichnenderweise leben zwei Befragte ausschließlich von ihrer Sexarbeit, einer tut dies phasenweise und ein weiterer ergänzt seine Sozialhilfebezüge mit den Einkünften aus der Sexarbeit. Trotz teilweise hohen kulturellen Kapitals (höhere formale Bildungsabschlüsse) können diese Migranten in der Schweiz aufgrund ihres Aufenthaltsstatus (Tourist) legal keine Arbeit aufnehmen. Zudem verfügen sie über wenig soziales Kapital und können oft auf keine sozialen Netzwerke in der Schweiz zurückgreifen. Die Befragten bezeichnen sich als schwul oder als bisexuell.

>> *Sexarbeit als „gute Verdienstmöglichkeit"*

Diejenigen Sexarbeiter, die transaktionalen Sex als „gute Verdienstmöglichkeit" rahmen, wollen sich mit dem verdienten Geld eine möglichst gute Zukunft sichern. Die Entscheidung für Sexarbeit wird bei diesen jungen Männern von der Hoffnung getragen, auf diesem Weg innerhalb kurzer Zeit möglichst viel Geld zu verdienen. Die mit Sexarbeit erzielten Einkünfte werden nicht ausschließlich dazu verwendet, die Existenz im Hier und Jetzt zu sichern. Vielmehr werden auch langfristige Ziele verfolgt, wie z. B. Renovierung bzw. Kauf einer Wohnung oder Gründung einer Familie. Das Oberziel dieses Frames strukturiert direkt die den

---

5 *Auf Belegzitate wird hier aus Platzgründen verzichtet. Sie können im Artikel von Pfister u. a. (2008) nachgelesen werden.*

Sexarbeitern zur Verfügung stehenden Skripts, die im Kontakt mit den Freiern aktiviert werden. Der sexuelle Kontakt mit dem Freier wird rational und effizient gestaltet. Die Kosten und der Nutzen werden so abgewogen, dass im Kontakt mit den Freiern möglichst wenig sexuelle Leistung gegen möglichst viel Geld oder Güter getauscht wird.

Diese Sexarbeiter sind (aus Osteuropa oder Deutschland) in die Schweiz eingewandert und bezeichnen sich entweder als heterosexuell oder bisexuell orientiert. Ihre Freier kontaktieren sie in einschlägigen Bars, vereinzelt über Internetprofile und in Gay-Saunen, die dafür bekannt sind, dass dort transaktionaler Sex angeboten wird. Die sexuellen Dienstleistungen der heterosexuellen Befragten werden vereinzelt auch von Kundinnen in Anspruch genommen. Die Sexarbeiter verfügen über formale Bildungsabschlüsse auf unterschiedlichem Niveau (obligatorischer Schulabschluss, Abitur, Lehre). Im Unterschied zu jenen befragten Migranten, die Sexarbeit als „Verdienstmöglichkeit" rahmen, sind diese Männer nicht aufgrund von (Liebes-)Beziehungen in die Schweiz eingereist. Vielmehr verbanden sie mit der Einreise von vornherein die Möglichkeit, mit Sexarbeit Geld zu verdienen. Einige dieser Sexarbeiter verfügen auch über ein größeres ökonomisches Kapital als jene, die transaktionalen Sex als „Verdienstmöglichkeit" rahmen. Sie sind zwar auf die Einkünfte aus der Sexarbeit angewiesen, haben jedoch noch andere materielle Sicherheiten. Zwei der Befragten mit diesem Frame betreiben Sexarbeit hauptberuflich, einer kombiniert sie mit dem Besuch einer weiterbildenden Schule. Wie bei den eingewanderten Sexarbeitern, die transaktionalen Sex als „Verdienstmöglichkeit" rahmen, ist das soziale Kapital in der Schweiz auch bei diesen Befragten eingeschränkt. Ihr soziales Netz besteht oftmals nur aus Sexarbeitern des gleichen Herkunftslandes und aus Freiern, zu denen sie sporadisch auch jenseits der Sexarbeit Kontakt haben.

>> *Sexarbeit als „angenehme Verdienstmöglichkeit"*

Befragte, die Sexarbeit als „angenehme Verdienstmöglichkeit" rahmen, verfolgen mit transaktionalem Sex das Ziel, sowohl finanzielle als auch emotionale oder sexuelle Bedürfnisse (wie z. B. nach Stärkung des Selbstwertgefühls oder Lust) befriedigen zu können. Die Verbindung der Sexarbeit mit der Befriedigung sexueller Lust geht zuweilen so weit, dass befriedigende Kontakte jenseits von Sex gegen Geld nicht mehr vorstellbar sind. Die Befragten mit diesem Frame sind mit einer Ausnahme schweizerischer Herkunft und bezeichnen sich alle als schwul. Sie gehen der Sexarbeit mehrheitlich nebenberuflich nach und suchen ihre Freier vor allem über Inserate in Gay-Zeitschriften und Tageszeitungen sowie einem auf einer einschlägigen Internet-Seite aufgeschalteten Profil. Die sexuellen Kontakte finden entweder beim Freier zu Hause oder in der Privatwohnung des Sexarbeiters statt. Die Befragten haben eine gute Bildung und verfügen mindestens über eine abgeschlossene Berufslehre. Mit einer Ausnahme sind sie ökonomisch gut abgesichert.

>> Sexarbeit als „qualifizierte Dienstleistungserbringung"

Sexarbeit wird in diesem Rahmen als ein besonderer Dienst am Kunden verstanden. Damit einher geht eine „professionelle" Orientierung bis hin zu einer ausgeprägten Berufsidentität als Sexarbeiter. Das strukturierende Oberziel dieses Frames ist nicht eine bloße Orientierung am Gewinn, sondern die Ausübung von Sexarbeit als Beruf gemäß selbstdefinierten, quasi „professionellen Standards" (wie z. B. eine Dienstleistungsorientierung). Diese Sexarbeiter bezeichnen sich als schwul oder bisexuell und sind Schweizer Staatsangehörige. Hinsichtlich der Ausstattung unterscheiden sie sich deutlich von den übrigen Befragten. Mit einer Ausnahme verfügen sie über ein eigenes Studio oder eine eigene Sauna, wo sie ihre sexuellen Dienstleistungen anbieten. Wie die Befragten, die Sexarbeit als „angenehme Verdienstmöglichkeit" rahmen, haben auch diese Sexarbeiter mittlere bis hohe Bildungsabschlüsse (abgeschlossene Lehre, Universitätsabschluss).

Frames für nicht transaktionalen Sex

Auch nicht transaktionale Sexkontakte – also solche, die nicht gegen Geld oder Güter getauscht werden – werden unter einem Oberziel gerahmt. Während in den Oberzielen der Frames für transaktionalen Sex immer ein finanzielles Interesse – teilweise verbunden mit anderen Interessen – gegeben ist, fehlt dieses hier vollständig.

>> Sex mit Gelegenheitspartnern oder -partnerinnen

Bei sexuellen Kontakten mit Gelegenheitspartnern oder -partnerinnen ist das Oberziel, die eigene sexuelle Lust jenseits von finanziellen Absichten/Interessen zu befriedigen. In den Frames für nicht transaktionalen Sex haben die Befragten mehr Wahlmöglichkeiten als in denjenigen für Sex mit Freiern. Müssen sie in der Sexarbeit oftmals auch Freier akzeptieren, die sie nicht attraktiv finden, können sie bei Gelegenheitskontakten ihre Partner nach ihren eigenen Attraktivitätskriterien auswählen und auch die Wahl der Sexualpraktiken besser beeinflussen. Insbesondere bei heterosexuellen Sexarbeitern – hier Migranten osteuropäischer Herkunft – unterscheidet sich der Frame „Sex mit Gelegenheitspartnern oder -partnerinnen" wesentlich von Frames für transaktionalen Sex, da sie ausschließlich beim (nicht transaktionalen) Sex mit Frauen sexuelle Befriedigung empfinden.

>> Sex mit dem festen Freund/der festen Freundin

Anders als beim Sex mit Gelegenheitspartnern oder -partnerinnen geht es in der sexuellen Interaktion mit dem festen Partner/der festen Partnerin um das Erreichen oder den Erhalt von Nähe und Beziehung. Auch in diesem Frame ist es das Ziel, sexuelle Bedürfnisse zu befriedigen, dieses ist jedoch bei den meisten Sexarbeitern dem Oberziel, Nähe und Beziehung zu erreichen oder aufrechtzuerhalten, untergeordnet. Einige Befragte äußern, dass der Sex mit ihrem festen Partner mit der Zeit an Reiz verloren hat, „so ein bisschen ein Abrollen" (Beat, 348 f.)[6] geworden ist. Dies verdeutlicht nochmals, dass es in diesem Frame nicht in erster Linie um sexuelle Befriedigung geht.

>> *Freundschaftliche Beziehung zu Männern*

Dieser Frame fällt aus der bisherigen Logik der Frames für nicht transaktionalen Sex heraus, da hier Beziehungen zu Männern gepflegt werden, ohne dabei sexuelle Kontakte einzugehen. Ihn hier als Kategorie einzuführen und zu beschreiben, lohnt sich aber insofern, als er insbesondere bei heterosexuellen Sexarbeitern in direkter Substitutionskonkurrenz zu den Frames für transaktionalen Sex steht und mithin einen Teil der zu beobachtenden Situationsdefinitionen und deren Dynamik darstellt. Der Frame findet sich in diesem Sample ausschließlich bei Migranten heterosexueller und bisexueller Orientierung. Sie verfügen über ein eingeschränktes soziales Kapital, weshalb einige neben den sexuellen Kontakten auch freundschaftliche Beziehungen zu Freiern unterhalten, die sie als Sexarbeiter in Bars, Saunas, Clubs usw. kennengelernt haben. Diejenigen heterosexuellen Sexarbeiter, die zu ihren Freiern auch freundschaftliche Beziehungen pflegen, gewähren diesen keine Privilegien (z. B. günstigere Preise, mehr Praktiken), wenn es zu sexuellen Kontakten kommt. Insofern kann hier auch nicht davon gesprochen werden, dass der Sex mit dem Freier vom transaktionalen in den nicht transaktionalen Bereich wechselt. Bei einem der Befragten lässt sich jedoch eine Umdefinition des Freiers in einen privaten Partner feststellen. Nach dem Wechsel des Freiers in den nicht transaktionalen Bereich werden mit diesem keine sexuellen Kontakte mehr unterhalten – er ist „ein Freund geworden", der z. B. „wie ein Vater" ist (Johann, 530–552).

Reframing der Situation

Bei den Sexarbeitern im Sample lassen sich sowohl Reframings von transaktionalem Sex in Frames für nicht transaktionalen Sex als auch Reframings innerhalb der Rahmen für transaktionalen Sex feststellen. Wenn ein gedankliches Modell mit den in der Situation präsenten Symbolen nicht optimal übereinstimmt, kann es zu einer Umdefinition, zu einem Reframing der Situation kommen.

Sexarbeit als „Verdienstmöglichkeit" kann in gewissen Situationen als „angenehme Verdienstmöglichkeit" gerahmt werden. Ein solches Reframing erfolgt bei

---

6 *Die Interviews wurden vollständig anonymisiert. Folglich handelt es sich bei der Nennung von Interviewpersonen bzw. bei Verweisen auf diese immer um Pseudonyme.*

einem Befragten insbesondere bei jungen Freiern, die es ihm ermöglichen, den finanziellen Nutzen der Sexarbeit mit der eigenen sexuellen Befriedigung zu verbinden. Der Wechsel vom Oberziel der Existenzsicherung hin zu einem Oberziel, das die Befriedigung sowohl der finanziellen wie auch der sexuellen Bedürfnisse verbindet, wirkt sich auf die Wahl des sexuellen Skripts aus. Mit dem Reframing geht eine Ausweitung der sexuellen Praktiken einher. Der befragte Sexarbeiter ist im neuen Frame bereit, rezeptiven Analverkehr zu vollziehen, während er dies im Frame „Sexarbeit als Verdienstmöglichkeit" ablehnt.

Andere Befragte gehen noch einen Schritt weiter, indem sie bei der Umdefinition der Situation die Frames für transaktionalen Sex verlassen und den Sex in einen Rahmen für nicht transaktionalen Sex setzen. Ein Befragter, der Sex mit Freiern als „angenehme Verdienstmöglichkeit" rahmt, ist bereit, bei jungen Freiern, die „ausprobieren wollen" oder sich seinen Vorstellungen von idealem Sex entsprechend verhalten, auf jegliche Bezahlung zu verzichten. Die bei der Sexarbeit eingegangenen Sexualkontakte werden damit (nach der Kennenlernphase) aus dem Frame für transaktionalen Sex in den Frame „Sex mit Gelegenheitspartnern oder -partnerinnen" verlagert. Die vormaligen Freier werden so zu privaten Liebhabern umdefiniert. Auch von anderen Frames für transaktionalen Sex kann sich ein solcher Wechsel vollziehen. So zeigte sich, dass auch Befragte, die Sexarbeit normalerweise als „qualifizierte Dienstleistungserbringung" rahmen, Sex mit ihren vormaligen Freiern mit dem Frame „Sex mit Gelegenheitspartnern oder -partnerinnen" versehen können. Während es in dem einen Frame noch um die qualifizierte Erbringung einer Dienstleistung geht, steht im anderen Frame die Befriedigung sexueller Lust an oberster Stelle. So ist es auch nicht weiter von Gewicht, wenn mit dem Reframing ein Freier und damit eine Verdienstquelle verloren geht.

Einfluss des (Re-)Framings auf das HIV-Schutzverhalten

In den Daten zeigt sich, dass von den Frames für transaktionalen Sex die Rahmen „gute Verdienstmöglichkeit" und „qualifizierte Dienstleistungserbringung" sowie die damit verbundenen Oberziele sich günstig auf das HIV-Schutzverhalten bei der Sexarbeit auswirken. Die Befragten befolgen dabei ausschließlich die Safer-Sex-Regeln. In den beiden Frames „Verdienstmöglichkeit" und „angenehme Verdienstmöglichkeit" ist hingegen eine sexuelle Skriptwahl möglich, die zu Unsafe Sex im transaktionalen Kontext führen kann.

Das HIV-Schutzverhalten im Frame „gute Verdienstmöglichkeit" ist durch das Oberziel der Gewinnmaximierung, die mit einer ausgeprägten Zukunftsorientierung einhergeht, folgendermaßen strukturiert: Die Sexarbeiter bieten möglichst wenig sexuelle Leistung gegen möglichst viel Geld an. Es erfolgt – nicht zuletzt aufgrund der mehrheitlich heterosexuellen Orientierung der Befragten – eine

Einschränkung der sexuellen Praktiken. Insertiven und rezeptiven Analverkehr bieten die meisten Befragten nie oder nur selten an, Oralverkehr teilweise nur insertiv. Die Einschränkung der Praktiken, insbesondere bezüglich insertivem und rezeptivem Analverkehr, bietet den Sexarbeitern schon einen gewissen Schutz vor einer möglichen HIV-Infektion. Wenn infektionsrelevante Praktiken ausgeführt werden, dann, so gemäß Angaben der Befragten, unter Einhaltung der Safer-Sex-Regeln, da die Sexarbeit nur als Mittel zum Zweck für eine bessere Zukunft und als vorübergehende biografische Phase betrachtet wird. Gesundheitliche Schädigungen werden deshalb tunlichst vermieden. Zudem ist festzuhalten, dass die Sexarbeiter in dieser Gruppe derzeit offenbar so viel mit Sexarbeit verdienen, dass sie nicht gezwungen sind, für ein höheres Entgelt auch ungeschützte Sexualkontakte einzugehen, wie dies bei den Befragten, die Sexarbeit als „Verdienstmöglichkeit" rahmen, der Fall sein kann.

Auch der Frame „qualifizierte Dienstleistungserbringung" führt durch das Oberziel und die damit verbundene Wahl eines bestimmten sexuellen Skripts zu einem günstigen HIV-Schutzverhalten. Die Verwirklichung eines „professionellen Ethos" steht bei den Befragten, die den transaktionalen Sex mit diesem Frame fassen, an oberster Stelle. Sie machen deutlich, dass Safer Sex zu den „professionellen" Standards eines Sexarbeiters gehört und integrieren ihn deshalb in das sexuelle Skript, das in der Interaktion mit Freiern aktualisiert wird. Es muss betont werden, dass eine „professionelle" Orientierung sich unter Umständen nur im transaktionalen Kontakt positiv auf das HIV-Schutzverhalten auswirkt. Einige Befragte, die in diesem Kontext ihre „professionellen" Standards betonen, verzichten gemäß ihren Angaben bei nicht transaktionalen Sexualkontakten öfter auf Safer Sex, da in den Frames für diesen Kontext ganz andere Oberziele maßgebend sind und deshalb auch andere sexuelle Skripte gewählt werden.

Im Frame „Verdienstmöglichkeit" kann das Oberziel – Sicherung der Existenz mittels Sexarbeit – unter gewissen Umständen zu einer ungünstigen Skriptwahl führen und sich beim transaktionalen Sex negativ auf das HIV-Schutzverhalten auswirken: Unsafe Sex mit Freiern kann akzeptiert werden, wenn diese dafür mehr zahlen. Der Grund für Unsafe Sex steht in direktem Zusammenhang mit dem Oberziel des Frames, der Sicherung der eigenen Existenz mittels Sexarbeit. Es muss jedoch betont werden, dass sich der Frame „Verdienstmöglichkeit" nicht in jedem Fall ungünstig auf das HIV-Schutzverhalten auswirkt. Befragte, die Sexarbeit nur als vorübergehende Phase betrachten und sich eine Zukunft jenseits dieser Tätigkeit vorstellen, berichten von einem konsequenteren Schutzverhalten beim transaktionalen Sex als die Sexarbeiter, die sich in einer ausweglosen Situation sehen und deshalb keine Zukunftsperspektiven entwickeln können. Eine Zukunftsorientierung bzw. das Betrachten der Sexarbeit als vorübergehende Phase wirkt sich beim transaktionalen Sex positiv auf das HIV-Schutzverhalten aus. Dies lässt sich nicht nur im Frame „gute Verdienstmöglichkeit", sondern auch im Frame „Verdienstmöglichkeit" nachweisen.

In unserem Sample zeigt sich weiter, dass auch die Rahmung der Sexarbeit als „angenehme Verdienstmöglichkeit" im Hinblick auf das HIV-Schutzverhalten in gewissen Fällen problematisch ist. Insbesondere bei denjenigen Befragten, die Sexarbeit als eine Möglichkeit sehen, neben finanziellen auch sexuelle Gewinne zu erzielen, oder bei denen Sex gar einen Suchtcharakter annimmt, besteht die Gefahr, dass sie in der Sexarbeit Unsafe Sex praktizieren. Unsafe Sex ist in dieser Rahmung in eine andere Logik eingebunden als wenn Sexarbeit als „Verdienst-möglichkeit" gerahmt wird. Im Frame „angenehme Verdienstmöglichkeit" wird Unsafe Sex nicht praktiziert, um mehr zu verdienen und sich finanziell besser ab-sichern zu können. Als Beweggrund für Unsafe Sex in der Sexarbeit erweist sich vielmehr das eigene sexuelle Erleben bzw. der Grad der Intensität, mit der die se-xuelle Lust mit einem Freier befriedigt werden kann.

Festzuhalten ist, dass jene Befragten, die ein Berufsethos als Sexarbeiter ha-ben, trotz des übergeordneten Ziels der Befriedigung finanzieller und sexueller Bedürfnisse gemäß ihren Angaben im transaktionalen Kontext Safer Sex prakti-zieren. Dies verdeutlicht die Relevanz einer „professionellen" Orientierung, die of-fensichtlich nicht nur diejenigen Befragten vor Unsafe Sex schützt, die Sexarbeit primär als „qualifizierte Dienstleistungserbringung" rahmen, sondern auch diejeni-gen, die das Dienstleistungsethos mit dem Oberziel einer finanziellen und se-xuellen Befriedigung verbinden.

Das HIV-Schutzverhalten beim nicht transaktionalen Sex erweist sich in den Frames „Sex mit Gelegenheitspartnern oder -partnerinnen" und „Sex mit festem Freund/fester Freundin" als brüchig, denn hier werden sexuelle Skripts gewählt, die Unsafe Sex zulassen. Kommt es mit Gelegenheitspartnern/-partnerinnen zu Unsafe Sex, richtet sich seine Logik ganz nach dem Oberziel dieses Frames, der Befriedigung sexueller Lust. Es wird jedoch auch deutlich, dass insbesondere bei sexuellen Kontakten mit Gelegenheitspartner*innen* übergeordnete Orientierun-gen („gender bias") in die Entscheidung für oder gegen Safer Sex hineinspielen.

Bei einigen Befragten kommt es beim Sex mit männlichen Gelegenheitspart-nern zu Unsafe Sex, z. B. dann, wenn diese die sexuelle Lust der Befragten beson-ders gut befriedigen können.

Bei hetero- und bisexuell orientierten Befragten stellen sich insbesondere die Kontakte zu Gelegenheitspartnerinnen als potenzielles HIV-Infektionsrisiko her-aus. Frauen werden als sexuell wenig aktiv und als treu eingeschätzt, während Männern, vor allem schwulen Männern, ein starker Sexualtrieb und wenig Treue attestiert werden. In der Wahrnehmung dieser Befragten geht der Sex mit schwu-len Männern mit einem entsprechend höheren HIV-Risiko einher, weshalb sie sich beim Kontakt mit Männern auch konsequenter schützen.

Auch im Frame „Sex mit festem Freund/fester Freundin" werden Probleme mit dem Schutzverhalten deutlich. Unsafe Sex hat hier aber nicht ausschließlich sexuelle Befriedigung als Motiv, sondern bewegt sich in der Logik des Oberziels dieses Frames und gründet damit vielmehr in der Suche nach Nähe und Beziehung.

Im Weiteren zeigt sich, dass viele Befragte gemäß ihren Angaben ihrem Partner/ihrer Partnerin vertrauen und ohne Kondom Sex haben. Sowohl die Befragten als auch ihre Partner/innen sind nicht bereit, sich auf HIV testen zu lassen, bevor sie auf Maßnahmen zum Schutz vor einer HIV-Infektion verzichten (z. B. Kondomgebrauch). Einige wägen das von ihrem Partner ausgehende HIV-Infektionsrisiko ab.

Reframing und HIV-Schutzverhalten

Bei den Sexarbeitern im Sample sind Reframings sowohl vom transaktionalen zum nicht transaktionalen Sex als auch innerhalb des transaktionalen Sex festzustellen. Es zeigt sich, dass einige Reframings eine Veränderung der sexuellen Praktiken und/oder des HIV-Schutzverhaltens mit sich bringen. Das Oberziel im neuen Frame lässt die Wahl neuer sexueller Skripte zu, in deren Rahmen mehr sexuelle Praktiken angeboten werden und/oder auch ungeschützter Sex möglich ist. Diese Reframings sind besonders interessant, was das HIV-Schutzverhalten angeht.

Bisher wurde deutlich, dass ein konsequentes HIV-Schutzverhalten vor allem beim nicht transaktionalen Sex oft schwer durchzusetzen ist. Infolgedessen bergen gerade Umdefinitionen der Sexarbeit aus einem Frame für Sex gegen Geld/Güter in einen Frame für nicht transaktionalen Sex einige Risiken hinsichtlich des HIV-Schutzverhaltens. Wenn Freier, weil der Sex mit ihnen so viel Lust bereitet, zu „privaten Liebhabern" umdefiniert werden und der Sex mit ihnen folglich in den Frame „Sex mit Gelegenheitspartnern/-partnerinnen" mit dem dazugehörigen Oberziel versetzt wird, kann sich die Tendenz zu Unsafe Sex verstärken. Solche Umdefinitionen nehmen nicht nur Befragte vor, bei denen die Sexarbeit bereits einen Frame hat, der neben dem finanziellen Aspekt der Sexarbeit auch die Befriedigung sexueller Bedürfnisse enthält (Sexarbeit als „angenehme Verdienstmöglichkeit"). Auch Männer, die transaktionale Kontakte als „qualifizierte Dienstleistungserbringung" rahmen, können die Sexarbeit in einen Frame für nicht transaktionalen Sex überführen und ihre Freier zu „privaten Liebhabern" umdefinieren, wie in den verbalen Daten deutlich wird. Mit einem solchen Wechsel verändert sich das Oberziel radikal. Ging es im Frame für transaktionalen Sex noch um die Verwirklichung bzw. das Durchsetzen eines „professionellen" Ethos, gilt im neuen Frame „Sex mit Gelegenheitspartnern/-partnerinnen" vor allem das Oberziel der sexuellen Befriedigung. Ob im neuen Frame mit dem jetzt privaten

Liebhaber Safer Sex praktiziert wird, unterliegt nicht mehr einer „professionellen" Norm, sondern muss erst ausgehandelt werden. Wie sich im Material zeigt, kann es beim Sex im nicht transaktionalen Rahmen eher zu Unsafe Sex kommen als im Frame „qualifizierte Dienstleistungserbringung", in dem die selbst gesetzten „professionellen" Normen Safer Sex strikt vorsehen.

Limitationen

Wie jede wissenschaftliche Arbeit unterliegt diese Untersuchung gewissen Limitationen. Trotz aufwendiger Rekrutierung konnten Sexarbeiter unter 18 Jahren weder durch die Ansprache vor Ort (Bar, Sexkino, Straße) noch über Internetprofile erreicht werden. Die geringe Beteiligung sehr junger Sexarbeiter liegt einerseits daran, dass diese vor Ort, aber auch im Internet wenig präsent waren. Andererseits lehnten sie auch deutlich häufiger ein Interview ab als ihre älteren Kollegen. Eine weitere Schwierigkeit war die Rekrutierung von Sexarbeitern, die auf der Straße anschaffen. Es konnte lediglich ein Interview mit einem Sexarbeiter geführt werden, der zum Befragungszeitpunkt Freier dort ansprach. Drogen konsumierende Sexarbeiter haben an der Studie nicht teilgenommen. Migranten aus unterschiedlichen Ländern und Kulturräumen konnten hingegen erreicht werden, insbesondere solche, die über ein gutes kulturelles und ökonomisches Kapital verfügen. In künftigen Studien müssten also vor allem noch Mittel und Wege gefunden werden, um ausländische Sexarbeiter mit wenig kulturellem und ökonomischem Kapital für die Teilnahme an einer Studie gewinnen zu können.

Strukturelle Prävention mit Sexarbeitern

Mit Blick auf die Definitionsversuche für „strukturelle Prävention" von Drewes u. a. (S. 13 ff. in diesem Band) kann dieses Konzept im Wesentlichen als ein Konglomerat von programmatischen Grundsätzen verstanden werden, mit denen Prävention auf eine ganzheitliche und umfassende Anlage hin orientiert wird. Prävention, die dieser Orientierung folgt, bündelt gleich in mehreren Hinsichten unterschiedliche An- und Einsatzpunkte von Prävention und kombiniert diese mit dem Lebensweisenansatz sowie mit Arbeitsprinzipien, die im Rahmen der Sozialen Arbeit mit Benachteiligten entwickelt wurden. Strukturelle Prävention sieht vor, Elemente miteinander zu verbinden, die sonst – bewusst oder auch unbewusst – voneinander abgegrenzt werden. Das Konzept fordert die „Einheit von Verhaltens- und Verhältnisprävention" genauso wie die „Einheit von Primär-, Sekundär- und Tertiärprävention" (Ketterer 1998). Prävention wird so auf den Respekt vor den Lebensweisen und Milieus der Zielgruppen verpflichtet. Sie wird auf Herangehensweisen verwiesen, die auf eine Emanzipation vulnerabler Individuen und Gruppen von benachteiligenden Strukturen zielen, wobei mit dem Arbeitsprinzip „Selbsthilfe" offenbar „agency" – also Selbstbestimmung, Eigenaktivität und Verantwortungsübernahme der Zielgruppen – gefördert werden soll. Damit unterscheidet sich „Strukturelle Prävention", wie sie von der Deutschen AIDS-Hilfe ausgearbeitet wurde, markant davon, was im internationalen Diskurs etwa unter „structural approaches" der Prävention verstanden wird (Rao Gupta u. a. 2008).[7]

Das Konzept formuliert damit Maximen, denen bei der Zielformulierung, der Festlegung der Ansatzpunkte und der methodischen Ausgestaltung von Präventionsangeboten Rechnung getragen werden soll. Die konkreten Ansatzpunkte für eine jeweils aktuell angemessene Prävention[8], die Bestimmung der Ziele der Prävention[9], die konkrete Herangehensweise[10] und die Ausgestaltung der Angebote[11] bleiben mit der Vorgabe abstrakter Verfahrensprogrammatiken und der Forderung nach einer Einheit von Verhaltens- und Verhältnisprävention wie auch Primär-, Sekundär- und Tertiärprävention jedoch weitestgehend unbestimmt. So wenig die Bestimmung der Zielgruppe der Prävention (Mit wem soll gearbeitet werden?) aus dem Konzept der strukturellen Prävention an sich hervorgeht, so wenig können die anschließenden Fragen, die in der Vorbereitung professionellen Handelns geklärt sein müssen, aus dem Konzept selbst beantwortet werden. Die Bestimmung der Zielgruppe, die Festlegung der Ansatzpunkte, die Formulierung des Zielhorizonts eines Angebots wie auch dessen Ausgestaltung vor Ort leiten sich vielmehr aus Ergebnissen empirischer Untersuchungen ab:

>> einerseits aus gesicherten Erkenntnissen dazu, welche Umstände, Prozesse und Dynamiken das Schutzverhalten gegen HIV und andere sexuell übertragbare Krankheiten begünstigen, erschweren oder verhindern, in welche subkulturellen Kontexte und Lebensweisen das Verhalten eingebettet ist und in welcher Lebenslage (als Ausdruck von Strukturen und Partizipationsmöglichkeiten) sich die Zielgruppe befindet,

>> andererseits aus Erkenntnissen der Wirkungsforschung zu einzelnen Präventionsverfahren oder der Evaluation von Präventionsstrategien und -angeboten, was im angelsächsischen Raum unter dem Begriff „evidence-based practice" diskutiert wird.

234

7   Unter „structural approaches" der HIV-Prävention fassen Rao Gupta u. a. jene Vorgehensweisen, die nicht auf individuelle Verhaltensveränderung zielen, sondern auf die Veränderung von strukturellen (sozialen, ökonomischen, politischen) Faktoren und Umweltbedingungen, die das HIV-Schutz- und -Risikoverhalten der Adressatinnen und Adressaten beeinflussen (vgl. Rao Gupta 2008, 54).
8   Welche Strukturelemente der Lebenslage und welche Einstellungen, Haltungen, Wissenslücken usw. der Individuen sind ins Auge zu fassen? Was genau soll verändert oder zumindest in Bewegung gebracht werden?
9   Was soll in den einzelnen Zieldimensionen erreicht werden?
10 Welche Verfahrenweisen sollen eingesetzt werden, wer soll angesprochen werden, wem macht man welches Angebot?
11 In welchen Modalitäten muss das Angebot erbracht werden?

Mithin ist das Konzept der „strukturellen Prävention" in unserem Verständnis auf einer Metaebene angesiedelt und kann deshalb nur in Verbindung mit Ergebnissen empirischer Forschung wirksam werden. Damit soll nicht bestritten werden, dass das Konzept in der forschungsbasierten Interventions- bzw. Angebotsentwicklung seinen Platz hat. Es stellt aber nur einen – wenn auch gewichtigen – Bezugspunkt im komplexen Prozess der Entwicklung, Planung und Umsetzung von Präventionsangeboten dar. In einer Interventionsentwicklung sind nämlich in einem komplexen Prozess unterschiedliche Wissensformen (Erklärungs-, Handlungs-, Kontext- und Organisationswissen) mit der Reflexion zu Zielen und ethischen Aspekten zu handlungsleitendem Wissen zu verschmelzen, und zwar in gemeinsamer Arbeit von Praktikern/Praktikerinnen und Forschenden (Gredig 2005; Gredig/Sommerfeld 2008; Nideröst/Gredig/Baur 2007). Von diesem Verständnis getragen werden im Folgenden die Erkenntnisse, die sich aus dem vorgestellten Forschungsprojekt ergeben, systematisch auf die zentralen Elemente des Konzepts der strukturellen Prävention bezogen, und es wird dargelegt, welche Punkte bei einer Angebotsentwicklung zu berücksichtigen wären.

Schlussfolgerungen für die Angebotsentwicklung

Zunächst belegen die Ergebnisse erneut die Heterogenität der Zielgruppe „Sexarbeiter". Mithin erinnern sie daran, dass Annahmen über die Lebenslage einer einzelnen (Unter-)Gruppe von Sexarbeitern, ihre Arbeitsbedingungen und die daraus hervorgehende Vulnerabilität für eine HIV-Infektion (und andere sexuell übertragbare Krankheiten) nicht einfach auf alle Sexarbeiter verallgemeinert werden dürfen. Auf der Basis der skizzierten Untersuchung können zwei Gruppen in einer besonders vulnerablen Situation erkannt werden: zum einen Sexarbeiter mit geringen Ressourcen, die transaktionalen Sex als Verdienstmöglichkeit betrachten und zur Sicherung ihrer Existenz einsetzen, zum anderen Sexarbeiter ohne prekäre und zum Teil mit sogar guter Ressourcenausstattung, die Sex gegen Geld oder Güter als eine angenehme Verdienstmöglichkeit verstehen. Fazit für die Angebotsentwicklung:

>> Die HIV-Prävention sollte auf diese zwei Gruppen von Sexarbeitern fokussieren. Die Untersuchung zeigt auf, welche Bedeutung dem Verständnis beizumessen ist, das die Sexarbeiter von ihrer Tätigkeit haben. Sie zeigt insbesondere die Bedeutung ihrer Situationsdefinitionen beim transaktionalen Sex und arbeitet heraus, wie sich Umdefinitionen von Sex aus einem transaktionalen Frame in einen nicht transaktionalen Frame auf das Schutzverhalten auswirken können. Fazit für die Angebotsentwicklung:

>> Sexarbeiter sollten als Akteure und Mitgestalter von transaktionalem Sex wahrgenommen werden, auch wenn die Bedeutung der Lebenslage und der

Machtverhältnisse nicht zu unterschätzen ist und einen Ansatzpunkt für die Prävention bilden. Die Anerkennung ihres Status als Akteure bietet der Prävention einen individuumsbezogenen Ansatzpunkt – und damit auch die Chance, Verhältnisprävention mit einer Verhaltensprävention zu verbinden, die der Lebenslage angemessen ist und von Respekt für die Entscheidung für die Sexarbeit getragen wird. Die Sexarbeiter befinden sich in diversen Lebenslagen und konstruieren Sexarbeit unterschiedlich – und sollten dementsprechend auch auf unterschiedliche Dynamiken hin und in unterschiedlicher Weise angesprochen werden. HIV-Prävention hat zudem darauf zu achten, nicht von stabilen Verhältnissen auszugehen.

>> Die Sexarbeiter verfügen über transaktionale wie auch nicht transaktionale Frames von Sex. Dies erinnert daran, dass Sexarbeiter nicht auf ihre Berufsrolle reduziert, also quasi „halbiert" betrachtet werden sollten und Prävention mit Vorteil nicht nur auf die Vulnerabilität fokussiert, die ihnen aus der (neben-)beruflichen Tätigkeit im Sexgewerbe erwächst. Vielmehr ist der Tatsache Rechnung zu tragen, dass diese Männer auch in anderen Kontexten Sex haben. Auch dort sollten sie wie jede andere sexuell aktive Person darin unterstützt werden, Risiken zu erkennen und diesen angemessen zu begegnen. In diesem Sinne ist ein ganzheitlicher Ansatz zu wählen.

Die Ergebnisse dieser Arbeit entstanden in einem bestimmten Kontext, der nicht aus den Augen verloren werden darf: In der Schweiz ist Sexarbeit von Männern für Männer grundsätzlich legal – nicht nur für Schweizer Staatsangehörige. Wer allerdings als Tourist in die Schweiz einreist, darf keiner Arbeit nachgehen. Die Gefahr der Illegalisierung von Migranten im Sexgewerbe ergibt sich deshalb nicht aus der Sexarbeit, sondern aus ihrem Status als Migranten ohne Arbeitserlaubnis. Eine Aufenthaltsgenehmigung mit Arbeitserlaubnis, wie sie an Migrantinnen vergeben wird, die im Sexgewerbe als „Tänzerinnen" tätig sein wollen, setzt ein Anstellungsverhältnis voraus und verbindet sich nach dem Buchstaben des Gesetzes mit dem Verbot, sich zu prostituieren. Dieser Aufenthaltsstatus ist mithin für Sexarbeiter kaum eine Option. Fazit für die Angebotsentwicklung:

>> Die Gefahr der Illegalisierung aufgrund von Einwanderung ist im Sinne der Verhältnisprävention aufzugreifen. Zusammen mit Kräften, die sich für eine Minderung der Illegalisierung von Migration allgemein einsetzen, sollte mit Politikern/Politikerinnen wie auch den Migrationsämern/Ausländerbehörden der Dialog über die Entwicklungsmöglichkeiten der Rechtsbestimmungen und die ausländerrechtliche Behandlung von migrierenden Sexarbeitern und Sexarbeiterinnen aufgenommen werden. Die Entkriminalisierung von Sexarbeitern ist somit anwaltschaftlich im Sinne einer Förderung ihrer Emanzipation voranzutreiben.

Die Untersuchung zeigt, dass die sexuelle Orientierung der Sexarbeiter andere Situationsdefinitionen mit sich bringen kann und unterschiedlichen Dynamiken den Weg ebnet. Insbesondere der Vulnerabilität, die sich aus Umdefinitionen von transaktionalem Sex in nicht transaktionalen Sex oder durch das Reframing von transaktionalem Sex in eine „angenehme Verdienstmöglichkeit" ergeben, sehen sich heterosexuell orientierte Sexarbeiter weniger ausgesetzt. Fazit für die Angebotsentwicklung:

>> Sexuell unterschiedlich orientierte Gruppen müssen entsprechend differenziert angesprochen werden. Dabei sind jeweils unterschiedliche Phänomene zu thematisieren: Mit schwulen Sexarbeitern sind die entscheidenden Situationen, die zu Reframings führen, zu enttabuisieren, ohne die Bereitschaft zu Reframings selbst wiederum zu einem Mythos („unbeherrschte, triebgesteuerte Homosexuelle") werden zu lassen, der sich gegen sie wendet, oder die Pathologisierung von Sexarbeitern zu bestärken („traumatisierte Opfer", „nymphomane Persönlichkeit"). Mit heterosexuellen Sexarbeitern ist darauf hinzuarbeiten, dass sie sich allfälliger stereotyper Gesundheitsüberzeugungen und der damit verbundenen Risiken – für sie wie für ihre Partnerinnen – bewusst werden.

>> Voraussetzung für die Arbeit mit beiden Gruppen ist eine hohe Sensibilität und große Sorgfalt in der Wahrnehmung ihrer aktuellen Lebenslagen (als Ausdruck von Strukturen und Partizipation) und unterschiedlichen Lebensentwürfe. In diesem Zusammenhang bietet es sich an, Sexarbeiter beider Gruppen an der Konzeption und Implementierung von Präventionsangeboten zu beteiligen. Ihre Partizipation verspricht, die Angemessenheit wie auch die Akzeptanz der Angebote zu erhöhen und die Emanzipation der Nutzer zu fördern (Braye 2000). Damit wird zumindest in Ansätzen auch dem Prinzip zur Selbsthilfe gefolgt, wie es im Rahmen der strukturellen Prävention gefordert ist.

Sexarbeiter sind nicht nur als von HIV gefährdete, sondern auch von HIV betroffene Personen zu thematisieren. Fazit für die Angebotsentwicklung:

>> Im Sinne einer Einheit von Primär- und Sekundärprävention wäre es für Sexarbeiter wichtig, ihren Serostatus zu kennen und gegebenenfalls so informiert zu werden, dass sie Entscheidungen über einen Therapiestart treffen können. Betroffene, deren Infektion spät erkannt wird, können weniger von den Effekten der antiretroviralen Kombinationstherapie profitieren und haben eine schlechtere Prognose (Mounier-Jack u. a. 2007). Außerdem wurde in den Interviews festgestellt, dass sich einige Sexarbeiter eher auf den Schutz ihrer eigenen Gesundheit konzentrieren und weniger bereit sind, darüber hinaus Verantwortung dafür mit zu übernehmen, was ihr Verhalten für ihre Freier bedeuten kann. So sind sie z. B. bereit, Freiern in den Mund zu ejakulieren. Untersuchungen zeigen, dass HIV-infizierte Personen, die um ihren Serostatus wis-

sen, sich anders verhalten als jene, die nicht darum wissen (Marks u. a. 2005). Dies ist bislang zwar noch nicht an Populationen von Sexarbeitern erforscht worden – es gibt aber zunächst keinen Grund, bei HIV-positiven Sexarbeitern, die um ihren Status wissen, von einer anderen Reaktion auszugehen.

>> Auch in der Arbeit mit Sexarbeitern sollte der HIV-Test vermehrt angesprochen werden. Es gilt, ihnen den Weg zu Teststellen zu ebnen, die Beratung und Tests auf freiwilliger Basis (voluntary counselling and testing) sowie anonym und/ oder auch kostenlos anbieten. Im Sinne einer Kopplung dieser verhaltensbezogenen Maßnahme mit einer eher verhältnispräventiven Herangehensweise wäre zudem darauf zu achten, dass Beratung und Tests szenennah angeboten oder vorhandene Angebote daraufhin geprüft werden, ob sie den Bedürfnissen und Lebenslagen von Sexarbeitern gerecht werden.

Sexarbeiter sind in die laufenden Diskurse über HIV und Aids eingebunden, wie die stereotypen Gesundheitsüberzeugungen einiger Befragter eindrücklich zeigen. Wie jede andere Person werden sie von den aktuellen Diskussionen beeinflusst, die Verschiebungen in der Wahrnehmung der Schwere einer HIV-Infektion bewirken können. Sie werden mit Aussagen konfrontiert, wonach erfolgreich behandelte HIV-infizierte Personen das Virus nicht mehr übertragen könnten und erhalten Informationen über unterschiedliche Strategien der Risikoreduktion, die als Alternativen zu Safer Sex präsentiert werden. Fazit für die Angebotsentwicklung:

>> Eine Präventionsarbeit, die sich einer angemessenen Wahrnehmung der Lebensweisen ihrer Zielgruppen verpflichtet, berücksichtigt, dass die Lebenslage von Sexarbeitern in den weiteren gesellschaftlichen Kontext eingebettet und insbesondere in die Lebensweisen von MSM generell eingebunden ist. Die Prävention mit Sexarbeitern ist insofern nicht von der Prävention mit MSM abzukoppeln. Auch bei Sexarbeitern sind daher alle Themen anzusprechen, die zurzeit mit MSM diskutiert werden – gerade auch deshalb, weil sie nicht nur transaktionalen Sex haben.

Schließlich wäre HIV-Prävention – nun weniger vom empirischen Material als vom Konzept der strukturellen Prävention her induziert – mit Elementen der Gesundheitsförderung zu verbinden und mithin anzuregen, dass in der Arbeit mit Sexarbeitern nicht allein auf das HIV-Schutzverhalten fokussiert werden sollte. Das bedeutet, auch andere problematische Dimensionen ihrer Lebenslage zu thematisieren, ihr Bewusstsein für ihren Körper und seine Bedürfnisse zu wecken und sie in der Wertschätzung des eigenen Körpers zu unterstützen. Hierbei sollte man allerdings nicht davon ausgehen, dass alle Männer, was ihren Körper angeht, das Gleiche für richtig und wichtig empfinden. Von einer Haltung des „one fits all" ist – dem alten sozialarbeiterischen Prinzip der Individualisierung (Salmonon 1926) folgend – bewusst Abstand zu nehmen und den unterschiedlichen somatischen Kulturen von Männern Rechnung zu tragen (Boltanski 1976; Gredig/Nideröst/Parpan-Blaser 2007; Gredig/ Nideröst/Parpan 2002). Die Bedeutung somatischer Kulturen von Männern, die Sex mit Männern haben, ist bisher noch nicht betrachtet worden. Hier besteht weiterer Forschungsbedarf.

Schlussbetrachtung

Wie am Beispiel der Zusammenführung des Konzepts der strukturellen Prävention mit den Ergebnissen einer qualitativen Untersuchung zu Sexarbeitern aufgezeigt wurde, erweist sich das Konzept der „strukturellen Prävention" als eine wertvolle Heuristik für die Formulierung von Zielen und Ansatzpunkten der Präventionsarbeit für und mit Sexarbeitern. Diese Ziele und Ansatzpunkte stellen im Rahmen einer forschungsbasierten Angebotsentwicklung einen wichtigen Zwischenschritt dar und sind deshalb wertvoll. Das Konzept schärft den Blick für Einseitigkeiten in der Entwicklung von Angeboten der HIV-Prävention und kann, wenn es im Sinne einer Orientierungshilfe benutzt wird, dazu beitragen, unangemessene Verkürzungen in der Entwicklung und Implementierung von Angeboten zu verhindern. Angesichts seiner Weite bietet es Anlass, in der Identifikation von Ansatzpunkten der Prävention über die (am nächsten liegenden) Ergebnisse eines einzelnen Projekts, aber auch über die Erkenntnisse von stark fokussierten Metaanalysen und systematischen Übersichten hinauszugehen und deren Befunde mit Erkenntnissen aus anderen Diskursen in Verbindung zu bringen.

Nebst diesen produktiven Aspekten ist aber auch zu sehen, dass ein so umfassendes und einen hohen Grad an Komplexität einforderndes Konzept Gefahr läuft, die Akteure der Prävention zu überfordern. Mithin ist nicht auszuschließen, dass „strukturelle Prävention" mit der Zeit zu einer inhaltsleeren Formel mit Schlagwortcharakter verkommt, die eine Auseinandersetzung darüber ersetzt, mit welchen konkreten Inhalten ihre Maximen zu verbinden sind (für eine bestimmte Zielgruppe, zu einem bestimmten Zeitpunkt, in einem immer wieder neu zu rekonstruierenden Kontext).

Die produktive Kraft wird dem Konzept erhalten bleiben, solange es immer wieder mit neuen Erkenntnissen der empirischen Forschung zu den Bedingungen von HIV-Schutzverhalten, den Lebenslagen und -weisen der Zielgruppen und den darin angelegten Faktoren, die das Schutzverhalten begünstigen oder beeinträchtigen, zusammengeführt wird. „Strukturelle Prävention" ist in unserem Verständnis ein Konzept, das dazu dient, die Anlage und die Handlungsmaximen der Prävention in einem bestimmten Bereich zu bestimmen – es ist ein Konstrukt auf der Ebene von Zielhorizonten und Maximen. Es steckt die Eckpunkte einer Konzeption von Prävention ab. Es ist aber nicht mit einem Verfahren zu verwechseln, mit dem die Präventionsakteure zu konkreten Maßnahmen und Interventionen gelangen. Hierfür sollte vielmehr ein Prozess der forschungsbasierten Interventionsentwicklung (Gredig/Sommerfeld 2008) durchlaufen werden; erst in einen solchen methodisch kontrollierten Prozess integriert kann das abstrakt als „Kompass" wirkende Konzept bei der Ausgestaltung von Angeboten wirksam werden. Die produktive Kraft, die das Konzept der „strukturellen Prävention" im Rahmen einer forschungsbasierten Interventionsentwicklung erreicht, darf aber nicht davon abhalten, es immer wieder einer kritischen Reflexion zu unterziehen und zu prüfen, inwieweit seine Grundannahmen in der aktuellen Präventionsarbeit Geltung haben dürfen. Ein Maßstab dafür ist zunächst der jeweils aktuelle Wissensstand zu den biomedizinischen Aspekten von HIV, zur Entwicklung der Epidemie und zu den Möglichkeiten ihrer Bekämpfung. Den wichtigsten Maßstab liefert allerdings die Evaluation von Angeboten der strukturellen Prävention.

Literatur

Aids-Hilfe Schweiz 2006
Aids-Hilfe Schweiz: Das Projekt Male Sex Work. Im Internet unter http://aids.ch/d/ahs/msw.php, 19.10.2006

Bimbi 2007
Bimbi, D. S.: Male Prostitution: Pathology, Paradigms and Progress in Research. In: *Journal of Homosexuality*, 53(1/2), 7–35

Bloor/McKeganey/Barnard 1990
Bloor, M. J./McKeganey, N. P./Barnard, M.: An ethnographic study of HIV-related risk practices among Glasgow rent boys and their clients: report of a pilot study. In: *Aids Care*, 2(1), 17–24

Bloor u. a. 1992
Bloor, M. J./McKeganey, N. P./Finlay, A./Bernard, M. A.: The inappropriateness of psycho-social models of risk behaviour for understanding HIV-related risk practices among Glasgow male prostitutes. In: *Aids Care*, 4(2), 131–137

Boltanski 1976
Boltanski, L.: Die soziale Verwendung des Körpers. In: Kamper, D./Rittner, V. (Hg.): *Zur Geschichte des Körpers*. München: Carl Hanser 1976, 138–177

Bourdieu 1983
Bourdieu, P.: Ökonomisches Kapital, kulturelles Kapital, soziales Kapital. In: Kreckel, R. (Hg.): *Soziale Ungleichheiten. Soziale Welt*, Sonderband 2. Göttingen 1983, 183–198

Braye 2000
Braye, S.: Participation and Involvement in Social Care. An Overview. In: Kemshall, H./Littlechild, R. (Ed.): User Involvement and Participation in Social Care. Research Informing Practice. London, Philadelphia: Jessica Kingsley, 9–28

Browne/Minichiello 1995
Browne, J./Minichiello, V.: The social meanings behind male sex work: implications for sexual interactions. In: *British Journal of Sociology*, 46(1), 598–622

Browne/Minichiello 1996a
Browne, J./Minichiello, V.: Research Directions in Male Sex Work. In: *Journal of Homosexuality*, 31(4), 29–56

Browne/Minichiello 1996b
Browne, J./Minichiello, V.: The social and work context of commercial sex between men: a research note. In: *Australian and New Zealand Journal of Sociology*, 32(1), 86–92

Bundesamt für Gesundheit 2008
Bundesamt für Gesundheit: HIV-Epidemie in der Schweiz 2007: Trends bestätigt. In: *Bulletin*, 6, 84–87

Bundesamt für Gesundheit 2010
Bundesamt für Gesundheit: HIV-Quartalszahlen per 31. März 2010. In: *Bulletin*, 18, 480–483

Da Silva 1999
Da Silva, L. L.: Gigolos: Male Sex Work and HIV Prevention in France. In: Aggleton, P. (Ed.): *Men Who Sell Sex: International Perspectives on Male Prostitution and HIV/AIDS*. Philadelphia: Temple University Press 1999, 341–360

Davies/Feldman 1999
Davies, P./Feldman, R.: Selling Sex in Cardiff and London. In: Aggleton, P. (Ed.): *Men Who Sell Sex: International Perspectives on Male Prostitution and HIV/AIDS*. Philadelphia: Temple University Press 1999, 1–22

De Graaf u. a. 1994
De Graaf, R./Vanwesenbeeck, I./Van Zessen, G./Straver, C. J./Visser, J. H.: Male prostitutes and safe sex: different settings, different risks. In: *AIDS Care*, 6(3), 277–288

Esser 1996
Esser, H.: Die Definition der Situation. In: *Kölner Zeitschrift für Soziologie und Sozialpsychologie*, 48(1), 1–34

Esser 2001
Esser, H.: Soziologie. Spezielle Grundlagen. Band 6: Sinn und Kultur. Frankfurt/New York: Campus 2001

Esser 2002
Esser, H.: In guten wie in schlechten Zeiten. Das Framing der Ehe und das Risiko zur Scheidung. Eine Anwendung und ein Test des Modells der Frame-Selektion. In: *Kölner Zeitschrift für Soziologie und Sozialpsychologie*, 54(1), 27–63

EuroHIV 2006
EuroHIV: HIV/AIDS Surveillance in Europe. End-year report 2005 (No. 73). Saint-Maurice: Institut de veille sanitaire 2006

EuroHIV 2007
EuroHIV: HIV/AIDS Surveillance in Europe. End-year report 2006. Saint-Maurice: Institut de veille sanitaire 2007

Flick 1995
Flick, U.: Qualitative Forschung. Theorie, Methoden, Anwendung in Psychologie und Sozialwissenschaften. Reinbek bei Hamburg: Rowohlt 1995

Glaser/Strauss 1979
Glaser, B. G./Strauss, A. L.: The Discovery of Grounded Theory: Strategies for Qualitative Research. (10 ed.). Chicago 1979

Gredig 2005
Gredig, D.: The Co-Evolution of Knowledge Production and Transfer. Evidence-based Intervention Development as an approach to improve the impact of evidence on social work practice. In: Sommerfeld, P. (Ed.): *Evidence-based Social Work – Towards a New Professionalism?* Bern: Peter Lang 2005, 175–200

Gredig/Nideröst/Parpan 2002
Gredig, D./Nideröst, S./Parpan, A.: Somatische Kultur und HIV-Schutzstrategien heterosexueller Männer. In: *Sozial- und Präventiv-Medizin. International Journal of Public Health*, 47(6), 366–377

Gredig/Nideröst/Parpan-Blaser 2007
Gredig, D./Nideröst, S./Parpan-Blaser, A.: Explaining the condom use of heterosexual men in a high-income country: adding somatic culture to the theory of planned behaviour. In: *Journal of Public Health*, 15(2), 129–140

Gredig/Sommerfeld 2008
Gredig, D./Sommerfeld, P.: Neue Entwürfe zur Erzeugung und Nutzung lösungsorientierten Wissens. In: Otto, H.-U./Polutta, A./Ziegler, H. (Hg.): *What Works – Welches Wissen braucht die Soziale Arbeit? Zum Konzept evidenzbasierter Praxis*. Opladen, Farmington Hills: Barbara Budrich 2008 (in Druck)

Joffe/Dockrell 1995
Joffe, H./Dockrell, J.: Safer Sex Lessons from the Male Sex Industry. In: *Journal of Community & Applied Social Psychology*, 5, 333–346

Kelle/Kluge 1999
Kelle, U./Kluge, S.: Vom Einzelfall zum Typus. Opladen: Leske und Budrich 1999

Ketterer 1998
Ketterer, A.: Strukturelle Prävention im theoretischen Kontext und als Spiegel der Zeit: Vorbilder, Einflüsse, Abgrenzungen, Merkmale. In: D.A.H.(Hg.): *Strukturelle Prävention. Ansichten zum Konzept der Deutschen AIDS-Hilfe*. Berlin 1998, 39–55

Marks u. a. 2005
Marks, G./Crepaz, N./Senterfitt, J. W./Janssen, R. S.: Meta-Analysis of High-Risk Sexual Behavior in Persons Aware und Unaware They are Infected With HIV in the United States. Implications for HIV Prevention programs. In: *Journal of Acquired Immune Deficiency Syndromes*, 39(4), 446–453

Meystre-Agustoni 2004
Meystre-Agustoni, G.: Populations particulières et prévention du VIH/sida. Les travailleurs du sexe: revue de littérature. Lausanne: Institut universitaire de médecine sociale et préventive 2004

Minichiello u. a. 1999
Minichiello, V./Marino, R./Browne, J./Peterson, K./Reuter, B./Robinson, K.: A profile of the clients of male sex workers in three Australian cities. In: *Australian and New Zealand Journal of Public Health*, 23(5), 511–518

Morse/Simon/Burchfiel 1999
Morse, E. V./Simon, P. M./Burchfiel, K. E.: Social Environment and Male Sex Work in the United States. In: Aggleton, P. (Ed.): *Men Who Sell Sex: International Perspectives on Male Prostitution and HIV/AIDS*. Philadelphia: Temple University Press 1999, 83–102

Morse u. a. 1991
Morse, E. V./Simon, P. M./Osofsky, H. J./Balson, P. M./Gaumer, R. H.: The Male Street Prostitute: A Vector for Transmission of HIV Infection into the Heterosexual World. In: *Social Science and Medicine*, 32(5), 535–539

Mounier-Jack u. a. 2007
Mounier-Jack, S./Adler, A./de Sa, J./Coker, R.: Testing Times: Unmet need in testing, treatment and care for HIV/AIDS in EUROPE (Draft Report), 2007

Nideröst/Gredig/Baur 2007
Nideröst, S./Gredig, D./Baur, R.: Forschungsbasierte Interventionsentwicklung zu HIV/Aids-Prävention. Entwicklung und Implementation eines Handlungskonzepts zur Präventionsarbeit mit Männern. In: Sommerfeld P./Hüttemann M. (Hg.): *Evidenzbasierte Soziale Arbeit. Nutzung von Forschung in der Praxis*. Baltmannsweiler: Schneider Hohengehren 2007, 116–132

Pfister u. a. 2008
Pfister, A./Parpan-Blaser, A./Nideröst, S./Gredig, D.: Mann-männliche Prostitution und HIV/Aids. Der Einfluss des Framings auf das HIV-Schutzverhalten von Sexarbeitern. In: *Zeitschrift für Sexualforschung*, 21(2), 105–123

Pleak/Meyer-Bahlburg 1990
Pleak, R. R./Meyer-Bahlburg, H. F. L.: Sexual Behavior and AIDS Knowledge of Young Male Prostitutes in Manhattan. In: *The Journal of Sex Research*, 27(4), 557–587

Rao Gupta u. a. 2008
Rao Gupta, G./Parkhurst, J. O./Ogden, J. A./Aggleton, P./Mahal, A.: Structural approaches to HIV prevention. In: *The Lancet*, 372(9640), 764–775

Salomon 1926
Salomon, A.: Soziale Diagnose. Berlin: Carl Heymanns Verlag 1926

Strauss/Corbin 1996
Strauss, A./Corbin, J.: Grounded Theory: Grundlagen Qualitativer Sozialforschung. Weinheim: Beltz 1996

Uy u. a. 2004
Uy, J. M./Parsons, J. T./Bimbi, D. S./Koken, J. A./Halkitis, P. N.: Gay and Bisexual Male Escorts Who Advertise on the Internet: Understanding Reasons for and Effects of Involvement in Commercial Sex. In: *International Journal of Men's Health*, 3(1), 11–26

Weber u.a. 2001
Weber, A. E./Craib, K. J./Chan, K./Martindale, S./Miller, M. L./Schechter, M. T./Hogg, R. S.: Sex trade involvement and rates of human immunodeficiency virus positivity among young gay and bisexual men. In: *International Journal of Epidemiology*, 30(6), 1449–1454

Weinberg/Worth/Williams 2001
Weinberg, M. S./Worth, H./Williams, C. J.: Men Sex Workers and Other Men Who Have Sex With men: How Do Their HIV Risks Compare in New Zealand? In: *Archives of Sexual Behavior*, 30(3), 273–286

Witzel 1985
Witzel, A.: Das problemzentrierte Interview. In: Jütteman, G. (Hg.): *Qualitative Forschung in der Psychologie. Grundfragen, Verfahrensweisen, Anwendungsfelder*. Weinheim, Basel: Asanger 1985, 227–255

Zuilhof 1999
Zuilhof, W.: Sex for Money between Men and Boys in the Netherlands. Implications for HIV Prevention and HIV/AIDS. In: Aggleton, P. (Ed.): *Men Who Sell Sex: International Perspectives on Male Prostitution and HIV/AIDS*. Philadelphia: Temple University Press 1999, 23–40

Positive Prävention: Wohl oder Wehe?*

Christopher Knoll

Das Thema „HIV-Prävention mit schwulen Männern" erzeugt sicherlich bei den meisten von uns als Erstes Bilder von (primär-)präventiven Aktionen, mit denen man schwule Männer dazu anhalten möchte, Schutzverhalten zu entwickeln oder beizubehalten. Klassischerweise wären nicht oder negativ getestete Männer die Zielpersonen. Ich möchte hier die Frage aufwerfen, ob die Einbindung von HIV-Positiven in die Prävention förderliche Effekte haben könnte, und beziehe mich bei den weiteren Ausführungen auf Männer, die Sex mit Männern haben (MSM). Dabei lasse ich auch die Sekundärprävention außen vor, denn im Gegensatz zur Primärprävention wird in diesem Bereich die Mitwirkung von HIV-Positiven nicht in Frage gestellt. Hier geht es im Wesentlichen darum, das Kollektiv und den Einzelnen zu befähigen, als Positiver gesund, selbstbewusst und selbstbestimmt zu leben. Ein im Wortsinne positives Selbstbild als Mensch mit HIV oder Aids ist nicht nur für die persönliche Zufriedenheit, sondern auch für die Gesundheitsprognose, die Zuverlässigkeit der Therapietreue, den Erhalt oder Ausbau von sozialen Netzen und viele weitere Gesichtspunkte eine wichtige Voraussetzung.

* *fertiggestellt 2008*

Primärprävention in der Schwulenszene

Primärprävention heißt für uns Präventionisten, dass die Zielgruppe unterstützt werden soll, möglichst gesund alt zu werden. Dabei gehen wir von der Annahme aus, dass „gesund sein" und „alt werden" Werte sind, die erhalten oder erreicht werden sollten. Dass dies nicht alle so sehen, macht einen Teil der Schwierigkeiten der Prävention in der Schwulenszene aus. Die Grenze zwischen „gesund" und „krank" scheint in der Wahrnehmung mancher willkürlich oder zwischen Verantwortung und Lust gezogen zu sein, denn für viele schwule Männer gibt es ein Gut, das im Alltag oft schwerer wiegt als die Gesundheit: die lustvolle und frei ausgelebte Sexualität. Bei vielen vermag ein aktives, ungehemmtes Sexualleben und die oft damit verbundene narzisstische Gratifikation den Selbstwert wesentlich mehr zu stabilisieren als „Gesundheit". Wir Präventionisten sehen in verschiedenen Bereichen der Schwulenszene genügend Männer, die ihren Status als Ungetestete bewusst aufrechterhalten. Für sie hat die Sichtweise, man riskiere lediglich die eigene Gesundheit, eine wichtige Funktion. Sowohl ein negatives als auch ein positives Testergebnis würde diese Illusion brüchig machen und die Gesundheits- vor die Lustförderung setzen.

Und das Altwerden? In manchen Bereichen der Schwulenszene ist man weit davon entfernt, dies als Wert zu sehen. Auch hier scheint ein durch Krankheit begrenztes Alter akzeptabel zu sein – man erspart sich das „Verwelken".

Die Frage ist, ob vor diesem Hintergrund die Einbeziehung von HIV-positiven Männern in die Primärprävention eine wünschenswerte Wirkung haben kann. Grundsätzlich können sie dabei sowohl Absender als auch Empfänger von primärpräventiven Botschaften sein.

Positive als Absender von Präventionsbotschaften

Zielpersonen der Primärprävention sind HIV-Negative und Ungetestete. Die meisten primärpräventiven Medien beschreiben entweder die Vor- und Nachteile bestimmter Verhaltensoptionen (z. B. Safer-Sex-Regeln) oder nutzen „Testimonials", also Aussagen von Personen, mit denen sich die Kernzielgruppe identifizieren kann oder möchte. Diese „Rollenmodelle" sind z. B. Szenegrößen, Barkeeper, Promis, begehrenswert aussehende Personen, aber auch Menschen, die „Ich bin so wie du" signalisieren. Sie werden in der Regel als HIV-negativ dargestellt und äußern sich zu ihrem Schutzverhalten oder allgemein zu diesem Thema. Die Hoffnung ist, dass die Adressaten sich mit Aussagen wie „Bei mir kommt nur Safer Sex in die Tüte" identifizieren und sich entsprechend verhalten.

In diesem Sinne können HIV-positive Männer nicht als Rollenmodelle auftreten, denn ihr wesentliches Merkmal – das Positivsein – ist ja genau das, was die

Zielgruppe nicht anstreben soll. Sie als negative Beispiele hinzustellen, verbieten nicht nur Respekt und Menschenwürde, sondern würde werblich auch gar nicht funktionieren. Das war Anfang der 1990er Jahre anders, als z. B. auf einem Plakat der niederländischen Schorerstichting ein leicht bekleideter junger und gut aussehender, aber mit Kaposi übersäter Mann in die Kamera lächelte und den Betrachter fragte: „Darf ich dich zu Safer Sex verführen?" Die allgemeine Not angesichts des Leidens und Sterbens an den Folgen von Aids erlaubte diese Darstellung, die heute als zynisch erlebt werden würde.[1] Mit Botschaften wie z. B. „Safer Sex ist für mich als HIV-positiver Mann eine Selbstverständlichkeit" könnten sich zwar HIV-Positive identifizieren. Bei Negativen könnten sie jedoch die irrige Sichtweise verstärken, in erster Linie seien die HIV-positiv getesteten Männer für die Einhaltung von Safer Sex verantwortlich.

Die Einbeziehung von HIV-Positiven in die Primärprävention hat jedoch auch wünschenswerte Effekte: Sie macht Positive sichtbar und gibt HIV dadurch ein Gesicht. Zugleicht ermöglicht sie es, ein realistisches Bild vom heutigen Leben mit HIV in seiner Vielfalt zu zeigen. Eine Kampagne der Münchner Aids-Hilfe und des Projekts Prävention im Sub – Schwules Kommunikations- und Kulturzentrum München e. V. versucht, diese doppelte Funktion nutzbar zu machen mit einem Plakat, auf dem das Rollenmodell sagt: „Ich kann mit HIV alt werden … aber schöner wäre es ohne."

Präventionsbotschaften dieser Art führen HIV-positiven Männern allerdings schmerzlich vor Augen, dass ihre Lebensqualität oder Lebensquantität in gewissem Maße eingeschränkt ist. Das heißt, Positive als Absender von primärpräventiv zu verstehenden Botschaften können für andere Positive eine Konfrontation mit Verlust bedeuten. Was sie mitteilen, kann kaum anders als im Sinne einer Warnung ankommen, was Menschen mit HIV als diskriminierend erleben können. Das Dilemma dabei: Um negative Effekte für Positive so gering wie möglich zu halten, wird eine – böse gesprochen – Konsensprävention gemacht. Dabei dürfen die negativen Seiten des Positivseins nur gering dosiert erwähnt werden – die sattsam bekannten Medikamentennebenwirkungen fungieren dabei nur als Platzhalter für alles andere. Sinn und Zweck von Prävention ist nicht, niemandem weh zu tun. Sie darf allerdings niemandem den Respekt verwehren.

Die Teilnehmer eines Workshops der Veranstaltung „Positive Begegnungen" 2006 in Leipzig hatten als gemeinsamen Nenner für Negative und Positive folgende Präventionsbotschaft formuliert: „Für das gute Gefühl danach". Auch wenn es einem nicht unbedingt in jedem Fall ein gutes Gefühl gibt, sich sicher verhalten zu haben: Die Botschaft vermeidet es, Ängste – welcher Art auch immer – auszulösen.

---

1 *Andererseits blickt da ein Positiver sehr selbstbewusst in die Kamera und lädt ganz selbstverständlich zum (Safer) Sex ein. Damit stellte das Plakat klar, dass auch Positive ein Recht auf Sex haben – und das war im ersten Jahrzehnt der Aids-Ära alles andere als selbstverständlich.*

Positive als Empfänger von Präventionsbotschaften

Vor etwa 15 Jahren gab es einen Entwurf einer Werbeagentur für eine Kampagne der Deutschen AIDS-Hilfe, der sich mir ins Gedächtnis eingebrannt hat. Darauf war ein Lederkerl zu sehen, der den Betrachter auffordernd ansah und ihn sinngemäß fragte: „Na, am Wochenende wieder mal im Dunkelraum ein paar Negative belichtet?" Auch wenn für dieses Motiv ein gewisser Sprachwitz Pate gestanden haben mag – das Ergebnis ist für den Betrachter schockierend, impliziert es doch die wissentliche, wenn nicht gar willentliche Gefährdung von HIV-Negativen.

Denkbar ist auch eine andere Variante: auf die Anwesenheit von HIV-Positiven hinzuweisen, ohne sie zu zeigen oder zu Wort kommen zu lassen. Folgende Idee entstammt einem Gespräch mit Roger Staub und betrifft ein (sinngemäß wiedergegebenes) Schild, das vor einem Darkroom angebracht sein könnte: „Denk daran: Wer hier ungeschützt fickt, ist wahrscheinlich positiv." Der Hinweis auf die Anwesenheit ungeschützt fickender, wissentlich oder unwissentlich infizierter Männer im Darkroom kann von Negativen durchaus als bedrohlich empfunden werden, auch wenn er sehr wohl den Tatsachen entsprechen kann. Zudem kann eine Schuldzuweisung herausgelesen werden: Wenn die im Darkroom ungeschützt ficken, dann sind sie ja wohl selbst schuld... Positive Männer wiederum könnten diese Aussage als entlastend empfinden und die Schutzverantwortung dann einseitig an die Negativen delegieren: Wer sich schützen will, soll es tun... Dass ein Schild dieser Art jenseits der kurz skizzierten Risiken wahrscheinlich dennoch primärpräventiv wirksam sein könnte, darin liegt die Tragik der Primärprävention.

HIV-Therapie als Prävention

In Folge der Anfang 2008 viel diskutierten Empfehlungen der Eidgenössischen Kommission für Aids-Fragen (EKAF) hinsichtlich der (Nicht-)Infektiosität von HIV-Positiven mit supprimierter Virämie ergibt sich noch ein weiteres Feld für Überlegungen. Aus primärpräventiver Sicht wäre es natürlich von Vorteil, wenn alle Positiven, die ungeschützte Sexkontakte mit Personen haben, deren Serostatus sie nicht kennen, eine Viruslast unter der Nachweisgrenze hätten. Andererseits kann man die antiretrovirale Therapie nicht einfach nur aus primärpräventiven Gründen empfehlen. Die Informationen sind jedoch schon weit in die Schwulenszenen gedrungen, und die Frage nach einem Therapiebeginn (auch) aus präventiven Gründen ist bereits alltägliche Praxis geworden. Auch wenn diese Informationen diverse Schwierigkeiten verursachen können – eine der größten ist die mögliche Verwirrung der gesamten Szene, ob jetzt alle Safer-Sex-Regeln nicht mehr gelten –, müssen wir sie dennoch in unsere Arbeit aufnehmen. Da in Deutschland ähnlich klare Richtlinien wie in der Schweiz aber noch fehlen, lässt sich dieses Thema massenmedial momentan nicht eindeutig bearbeiten.[a]

---

a Siehe dazu aber das Anfang 2009 veröffentlichte DAH-Positionspapier „HIV-Therapie und Prävention"

Positive als Sender und Empfänger von Präventionsbotschaften

Dabei handelt es sich um Kampagnen, in denen positive Rollenmodelle andere Positive für schützendes Verhalten gewinnen möchten. Auf diese Weise wird versucht, Safer Sex auch als Norm für HIV-Positive stärker zu etablieren. Die Darstellung von reflektierten, verantwortungsbereiten Positiven kann bei Negativen wie Ungetesteten jedoch die möglicherweise vorhandene Einstellung festigen, dass die Positiven schon aufpassen werden – ein Mann, der Sex ungeschützt anbietet, wäre daher unbedenklich. Die viel diskutierte amerikanische Kampagne „Aids stops with me" präsentiert Positive als „virologische Sackgasse" und suggeriert, jeder Positive sei Endpunkt einer Infektionskette. Man erhofft sich, dass die Adressaten zu der Sichtweise gelangen, das Risiko müsse wohl von den nicht wissentlich Positiven ausgehen – was epidemiologisch gesehen durchaus richtig ist (folgerichtig wird in der Kampagne der Test empfohlen). Nur: die Kampagne kann auch anders verstanden werden: Die Gefahr liegt bei den Positiven, deshalb bestehen sie auf Safer Sex. Damit ist klar, wer die Verantwortung für den Schutz trägt. Hier sieht man, dass bei einer Kampagne je nach Empfänger unterschiedliche Botschaften wahrgenommen werden können. Zum Tragen kommt hier etwas ganz Menschliches: Jeder möchte es so angenehm wie möglich haben und Verantwortung, Schutz, Mühe, Einschränkung etc. gerne dem anderen aufbürden. Und da ist die Bereitschaft hoch, Botschaften so zu lesen, dass sie der persönlichen Entlastung dienen.

Man ist in einem grundsätzlichen Dilemma: Positiven wird die HIV-Infektion als behandelbare Erkrankung präsentiert, Negativen als schweres Schicksal, das es zu vermeiden gilt. Beim medialen Einsatz Positiver mit primärpräventiven Botschaften kommt es zu einer verwirrenden Vermischung diese beiden „Welten". Aber vielleicht ist es auch wichtig, sie nicht immer so rigide zu trennen. Die HIV-Infektion scheint für Positive und Negative jedenfalls nicht gleich schlimm zu sein: Das macht es so schwierig, mit beiden Seiten gleichzeitig darüber zu sprechen.

Ich denke, dass man Positive in der Prävention einsetzen kann – als Sender wie als Empfänger von Botschaften, so wie bisher auch Negative. Dass Prävention für verschiedene Zielgruppen Unterschiedliches aussagt, kann kaum vermieden werden. Wir haben die Chance, Positiven und Negativen die Realität des Lebens mit HIV zu zeigen – was nicht allen gefallen wird. Und wir haben die Chance, bei Positiven und Negativen für den Schutz vor HIV zu werben – auch das wird nicht allen gefallen. Vielleicht ist ab 2008 gute Prävention nicht immer nette Prävention. Aber hoffentlich gilt für die Präventionisten: „Ich weiß, was ich tu".[b]

---

b   Im Herbst 2008 startete die Deutsche AIDS-Hilfe unter dem Motto „ICH WEISS WAS ICH TU" ihre bundesweite Präventionskampagne für Männer, die Sex mit Männern haben. Bei dieser Kampagne sind sowohl ungetestete und negativ getestete als auch HIV-positive MSM als Rollenmodelle im Einsatz.

248

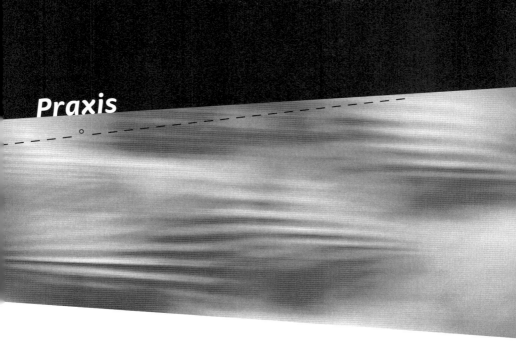

Praxis

Präventionsvereinbarungen[*]

Felix Laue

Die Deutsche AIDS-Hilfe (DAH) entwickelte in den Jahren 2003/2004 eine Präventionsvereinbarung, durch die Betreiber von Einrichtungen, in denen Männer an Ort und Stelle Sex mit anderen Männern haben können, in die Verantwortung genommen werden sollten (DAH 2006, 17). Als Vorlage dienten ähnliche Papiere aus der Schweiz und Frankreich sowie die 1997 verfasste „Präventionsvereinbarung zur HIV-Prävention und Gesundheitsförderung in Gaststätten und Saunen im schwulen Bereich" des Arbeitskreises AIDS Köln e. V.[1] (AK AIDS Köln 1997). Mittlerweile gibt es in der Bundesrepublik viele verschiedene Präventionsvereinbarungen und Selbstverpflichtungen, die auf der Grundlage des DAH-Entwurfs erarbeitet wurden.

Präventionsvereinbarungen stellen einen auch von der Bundesregierung anerkannten Baustein der HIV-Primärprävention dar. So heißt es im „Aktionsplan zur Umsetzung der HIV/AIDS-Bekämpfungsstrategie der Bundesregierung":

„In Deutschland gibt es eine vielfältige Szene von kommerziellen Einrichtungen, die sexuelle Begegnungen ermöglichen. Mit einigen Inhabern und Betreibern sol-

---

[*] *fertiggestellt 2008*
[1] *Die Kölner Präventionsvereinbarung wurde von den dortigen Trägern der HIV/Aids-Prävention, den beteiligten schwulen Wirten und der Aids-Koordination des Gesundheitsamtes als Reaktion auf die Schließung eines Fetisch-Clubs abgeschlossen und kann als Vorläufer des heutigen „Safe-Environment"-Ansatzes gesehen werden.*

cher Betriebe, die sich primär an Männer, die mit Männern Sex haben, wenden, konnte die DAH bereits Präventionsvereinbarungen auf freiwilliger Basis treffen. Seit dem Urteil des Bundesverwaltungsgerichts vom 20. November 2002[2] erleichtert es die Rechtslage, einen Safer-Environment-Ansatz zu verfolgen. Bei diesem Ansatz geht es um Beschaffung und Vorhalten von Schutzmitteln (Kondomen) und Aufklärungsmaterialien, zu denen Betreiber von kommerziellen Einrichtungen, in denen Sex stattfindet, verpflichtet werden. Dabei bleibt zwar die Verantwortung für den Schutz beim Gast, doch die Einrichtungen fördern präventives Verhalten, indem sie ihren Gästen die Präventionsmittel kostenlos zur Verfügung stellen. Eine vom Bundesministerium für Gesundheit geförderte Studie untersucht Ansätze von Safer Environment in verschiedenen Städten Deutschlands und im benachbarten Europa. Die Erkenntnisse sollen zur Entwicklung eines Leitfadens führen".

(BMG 2007)

Die hier genannte Studie wird von den Aids-Koordinatoren des Kölner Gesundheitsamtes durchgeführt. Ihr Ziel ist es, das Konzept „Safe Environment"[3] als bundeseinheitlichen Standard einzuführen. Weiter heißt es im Aktionsplan: „Über verbindliche Regelungen bei Betriebsbewilligungen und Kontrollen ihrer Einhaltung wird entschieden, wenn die Studie zeigt, wie sich die Umsetzung des Safer-Environment-Ansatzes regeln lässt" (BMG 2007, 18). Dem kann man entnehmen, dass Präventionsvereinbarungen auf freiwilliger Basis lediglich als „Vorläufermodell" für noch zu erarbeitende verbindliche Regelungen gesehen werden. Der Schritt von einer freiwilligen Präventionsvereinbarung hin zu einer möglicherweise „verbindlichen Regelung" zeigt, dass diese Vereinbarungen eben auch Reaktionen auf politische Forderungen nach ordnungsrechtlichen Maßnahmen darstellen. Auf Sitzungen von Gremien des DAH-Verbandes wird denn auch hinter der vorgehaltenen Hand geäußert, man wolle damit Schlimmeres verhindern, nämlich eine politische Einflussnahme auf das Präventionsgeschehen. Aus diesem Grund müssen Präventionsvereinbarungen, so sinnvoll sie auch sein mögen, immer auch kritisch hinterfragt werden.

Safety4Free und Safe Environment: zwei Beispiele für Standards

Präventionsvereinbarungen im Sinne des 2002 von der DAH erarbeiteten Konzepts „Selbstverpflichtung zur Prävention von HIV und anderen sexuell übertragbaren Infektionen bei schwulen Männern" (DAH 2006, 17) sind gemeinsam mit

---

2 *Das Bundesverwaltungsgericht hatte entschieden, „dass die kommerzielle Ausnutzung sexueller Bedürfnisse oder Interessen nicht grundsätzlich als sittenwidrig angesehen werde" (BMG 2007).*
3 *Die Autoren haben bewusst den Namen „Safe Environment" und nicht „Safer Environment" gewählt. Der Ansatz zielt darauf, in schwulen Sexbetrieben ein sicheres („safe") Umfeld zu schaffen. Safe Environment bedeutet in diesem Zusammenhang: Die Gäste finden dort stets alles, was sie benötigen, um sich eigenverantwortlich vor einer HIV-Übertragung zu schützen.*

Betreibern von Schwulenlokalen entwickelte Standards, die sowohl innerhalb der Kommunen als auch bundesweit vergleichbare Bedingungen schaffen. Die Betreiber verpflichten sich dabei, kostenlose Präventionsmittel wie Kondome, Gleitmittel und Latexhandschuhe sowie Informationsmaterialien auszulegen und Einrichtungen, die HIV-Primärprävention leisten, Vor-Ort-Aktionen zu ermöglichen. Zu den Standards gehört ebenso, dass die mitwirkenden Träger der Präventionsarbeit regelmäßig Schulungen für das Personal zu HIV/Aids und anderen sexuell übertragbaren Infektionen anbieten. Veränderungen der Präventionsvereinbarungen sollen gemeinsam mit allen Beteiligten diskutiert und beschlossen werden. Wer die jeweiligen Ansprechpartner sind, ist allerdings nur dann klar, wenn eine Präventionsvereinbarung auch tatsächlich mit einem schwulen Präventionsprojekt vor Ort abgeschlossen wurde.

Das Projekt „Safe Environment" in Köln geht noch einige Schritte weiter. Hier ist beispielsweise auch die Abgabe von Kondomen und Gleitgel genau geregelt; so sollen in den Lokalen in allen Ecken und Nischen, in denen Sex stattfinden kann, röhrenartige Kondomspender bereitgestellt werden. Die Präventionsvereinbarung wird mit dem Arbeitskreis AIDS Köln e. V. abgeschlossen, dem alle freien Träger der HIV/Aids-Prävention angehören. Geführt wird der Arbeitskreis durch die Aids-Koordination beim Gesundheitsamt der Stadt Köln. Problematisch dabei ist, dass für die beteiligten Wirte nicht immer eindeutig ist, wer als Ansprechpartner zur Verfügung steht. Da durch die Aids-Koordination zugleich auch das Gesundheitsamt vertreten ist, kann ein Diskurs auf „gleicher Augenhöhe" nicht immer erreicht werden.

Die Rolle der Träger

Die Unterschiede zwischen verschiedenen Ansätzen werden im Folgenden anhand von „Safety4Free" in Berlin und „Safe Environment" in Köln aufgezeigt. Träger der HIV- und STI-Prävention bei Safety4Free ist das Präventionsprojekt ManCheck, das seine Rolle folgendermaßen definiert: ManCheck

>> versorgt Wirte, Betreiber und Partyveranstalter regelmäßig mit Informationsmaterialien und bei Bedarf mit Cruising-Packs[4] zum Selbstkostenpreis

>> bildet das Personal der beteiligten Betriebe fort

>> führt nach Möglichkeit Präventionsaktionen in den Betrieben durch

>> unterstützt die Betriebe bei der Umsetzung der Selbstverpflichtung und bietet regelmäßige Treffen an (Mancheck).

Versteht sich ManCheck vor allem als Unterstützer der zusammen mit den Wirten entwickelten und auf die Situation in Berlin zugeschnittenen Selbstverpflichtung, so gehen die Träger von Safe Environment deutlich weiter, indem den Aidshilfen als Experten der Situation vor Ort eine Kontrollfunktion zugesprochen wird (Ehrle/Engel 2008). Zur Etablierung der Safe-Environment-Standards heißt

---

4 *Cruising-Packs enthalten Kondome und Gleitmittel.*

es weiter, Selbstverpflichtungen bedürften einer Kontrolle und einer „Public-Private-Partnership", also einer Kooperation freier Träger mit der öffentlichen Hand (a. a. O.).

Die Rolle der beteiligten Wirte und Betreiber

Die Wirte und Betreiber von Lokalen, in denen sexuelle Kontakte ermöglicht werden, sollen sich als gleichberechtigte Partner ihrer Verantwortung in der HIV-Prävention stellen. Im Projekt „Safety4Free" verpflichten sie sich daher freiwillig,

>> Kondome, Gleitmittel und gegebenenfalls Latexhandschuhe kostenlos abzugeben und bei Bedarf mit Schildern auf die Risiken von unsafe Sex hinzuweisen

>> Informationen über HIV und andere STIs kostenlos und gut sichtbar bereitzuhalten

>> Aufklärungsaktionen von ManCheck zu ermöglichen und dabei zu unterstützen

>> ihre Mitarbeiter an den kostenlosen Schulungen von ManCheck zum Thema „Männer, Sex, Gesundheit" teilnehmen zu lassen (ManCheck o. J.).

Diese explizit freiwillige Selbstverpflichtung versteht sich als eine Serviceleistung für die Gäste und wird zugleich dem DAH-Konzept der „strukturellen Prävention" gerecht, indem sie die Wirte und Betreiber außerdem verpflichtet, ihre „Gäste zuvorkommend zu behandeln sowie Toleranz und Akzeptanz ihnen gegenüber zu fördern" (ManCheck o. J.). In den Präventionsstandards von Safe Environment wird der Aspekt der Freiwilligkeit dagegen nicht erwähnt – der Grund dafür ist, dass es bei der ersten Kölner Präventionsvereinbarung den Wirten und Betreibern teilweise schwerfiel, ihren Part zu erfüllen. So gab es immer wieder Diskussionen z. B. darüber, dass die Bereitstellung von Kondomen zu teuer sei. Solche Diskussionen mögen den Mitarbeitern der Präventionsprojekte zwar müßig erscheinen, man sollte sich ihnen jedoch stellen. Dies ist ja auch ein Ausdruck dafür, dass man seine Kooperationspartner wertschätzt, und trägt außerdem dazu bei, dass die Wirte ihrer Multiplikatorenrolle gerecht werden können. Dass die Aids-Koordinatoren des Gesundheitsamtes an der Erstellung der Präventionsvereinbarung mitgewirkt und zugleich deren Einhaltung überprüft haben (unter anderem auch bei Besuchen vor Ort), dürfte solche Diskussionen nicht gerade erleichtert haben.

Die Präventionsstandards von Safe Environment sehen Folgendes vor:

>> kostenlose Kondome und Gleitgel in standardisierten Spendern an den Orten des sexuellen Geschehens

>> gegebenenfalls Latexhandschuhe

>> Aufklärungsmaterialien zu HIV/Aids und anderen STIs

>> Papierhandtücher und Papierkörbe

>> Fortbildung für die Betreiber und das Personal (Ehrle/Engel 2008).

Auf den Umgang mit den schwulen Gästen und die Förderung von Akzeptanz gegenüber diesen Männern wird hier allerdings nicht eingegangen. Dadurch, dass diese Prinzipien der strukturellen Prävention außen vor bleiben, wird die geforderte „Public-Private-Partnership" für die am Projekt beteiligten Träger der HIV-Prävention zu einer ziemlich heiklen Angelegenheit.

Wissenschaftlich begründet wird das Projekt Safe Environment mit der im Jahr 2005 von D. A. Cohen veröffentlichten Studie „Maximizing the Benefit" (Cohen 2005). Diese Studie untersuchte flächendeckende Interventionen der HIV-Prävention und ihre potenziellen Effekte. Prof. Dr. Elisabeth Pott, Direktorin der Bundeszentrale für gesundheitliche Aufklärung, fasst die Ergebnisse der Studie folgendermaßen zusammen: „Die Studie bestätigt, dass die größte Wirkung der AIDS-Prävention durch die Kombination von breiter, bevölkerungsweiter Ansprache bei flächendeckend gutem Zugang mit einer vertiefenden, intensiven Ansprache der im Hinblick auf die Ansteckungszahlen besonders relevanten Gruppen erzielt werden. Deshalb gilt es, auf jeden Fall die Strategie der massenkommunikativen Ansprache in der Bevölkerung mit möglichst vielfältigen Medien zu intensivieren und die personalkommunikative Ansprache durch Beratungs- und Selbsthilfeangebote deutlich zu stärken" (Pott 2007, 429). Die flächendeckende Verbreitung von „Präventionswissen", die flächendeckende Verfügbarkeit von Präventionsmaterialien und -mitteln sowie den personalkommunikativen Ansatz kann man folglich zu den wichtigsten Voraussetzungen für eine erfolgreiche HIV-Prävention zählen. „Flächendeckend" bedeutet dabei aber nicht unbedingt, dass Kondome an allen Orten, an denen möglicherweise Sex stattfindet, zugänglich sein müssen, sondern z. B. in Apotheken und Drogerien, durch Präventionsmitarbeiter oder eben durch Wirte erhältlich sind.

Konsequenzen

Präventionsvereinbarungen haben dann ihren Sinn, wenn sie gemeinsam mit allen Beteiligten ausgehandelt werden. Die Verantwortung sowie die Aufgaben der Wirte und der Träger der HIV/STI-Prävention sollen klar formuliert und für beide Seiten bindend sein. Im Sinne einer freiwilligen Verpflichtung sollten die Wirte – und nicht die Träger! – selbst kontrollieren, ob sie ihren Teil der Vereinbarungen erfüllen. Eine Beteiligung der öffentlichen Hand oder gar gesetzliche Regelungen sind im Rahmen einer Präventionsarbeit, die auf Lebensstilakzeptanz, Partizipation der von HIV betroffenen Gruppen und auf Eigenverantwortung setzt, kontraproduktiv. Bei einer „Public-Private-Partnership" besteht für die freien Träger der HIV-Primärprävention die Gefahr, dass sie sich in ein Abhängigkeitsverhältnis begeben, durch das sie unglaubwürdig werden.

In vielen Präventionsvereinbarungen heißt es, die Kondomabgabe solle möglichst niedrigschwellig erfolgen. Eine Abgabe am Tresen sei zu hochschwellig und könne dazu führen, dass auf Safer Sex verzichtet werde. Wer allerdings Orte sexueller Begegnungen aufsucht oder auf eine Sexparty geht, tut dies meist bewusst und hat sich dann vielleicht schon vorher für oder gegen Safer Sex entschieden. Da personalkommunikative Angebote bei der Förderung präventiver Verhaltensweisen eine zentrale Rolle spielen, erscheint es durchaus sinnvoll, in einer Präventionsvereinbarung festzuhalten, dass Kondome und Gleitgel persönlich am Einlass oder am Tresen abgegeben werden sollten: Das Personal kann dann Erinnerungsimpulse setzen und so möglicherweise erreichen, dass der eine oder andere Mann dann doch lieber Safer Sex praktiziert, als sich ungeschützt in ein Sexabenteuer zu stürzen. Betrachtet man die Wirte und das Tresenpersonal als Multiplikatoren, ist das Aushändigen von Präventionsmitteln im besten Fall in Kommunikation eingebunden.

Präventionsvereinbarungen und Projekte wie Safe Environment appellieren freilich nur bedingt an die Eigenverantwortung schwuler Männer, die Sex suchen, und werden – wenn überhaupt – nur an diesen Orten wirken, wo das „Massengut Kondom" mehr oder weniger allgegenwärtig ist. Ob sie über diese Orte hinaus wirken und Safer Sex also auch noch für sexuelle Kontakte in den eigenen vier Wänden eine Handlungsalternative darstellt, ist mehr als fraglich.

Ein weiterer Aspekt ist die zunehmende Individualisierung des Risikomanagements; so beobachtete etwa der Sozialwissenschaftler Michael Bochow, dass häufig „bei vermuteter (nicht bestätigter) Serostatuskonkordanz innerhalb und außerhalb fester Beziehungen" vom Kondomgebrauch abgesehen wird (Bochow 2005, 66). Das bedeutet, dass die Bereitschaft, sich zu schützen, bei den meisten schwulen Männern zwar hoch ist, ihre individuellen Strategien und Risikoabschätzungen aber je nach Partner und Situation anders ausfallen. Ob das Bereitstellen von Kondomen – beispielsweise in einer Ecke im Darkroom – eine „sicherere" Entscheidung bewirken kann, scheint vor diesem Hintergrund zweifelhaft. Bochow stellt dazu fest: „Strategien der Risikobegrenzung verdrängen Strategien der Risikovermeidung. Ein Präventionskonzept, das diese Veränderungen im präventiven Verhalten schwuler Männer nicht zur Kenntnis nehmen will, ist zum Scheitern verurteilt" (a. a. O., 67). Eine flächendeckende Kondomisierung – also auch an Orten, an denen Sex stattfindet – ist folglich nur dann sinnvoll, wenn diese Veränderungen wahrgenommen und berücksichtigt werden.

Wirte und Betreiber von Lokalitäten, in denen Sex ermöglicht wird, haben als Teil der Schwulenszene selbstverständlich eine Verpflichtung, sich an der HIV-Prävention zu beteiligen. Freiwillige Selbstverpflichtungen können hierbei förderlich und eine sinnvolle Ergänzung der Präventionsarbeit sein – vorausgesetzt, aktuelle Präventionsthemen werden bedürfnisorientiert, wertfrei und zielgruppengerecht besprochen. Der Ansatz des Safe Environment hingegen kann diese Voraussetzungen nicht erfüllen. Im Gegenteil: Durch ihn wird die Prävention in Schwulenszenen zu etwas Bedrohlichem, das an seuchenrechtliche Maßnahmen erinnert.

Fazit

Präventionsvereinbarungen im Sinne freiwilliger Selbstverpflichtungen unterstützen die HIV/Aids-Prävention, wenn sie folgende Kriterien erfüllen:

>> Kondome und Gleitgel werden kostenlos an gut zugänglichen Orten (an der Theke, beim Einlass) und am besten persönlich abgegeben (statt „inflationär" in standardisierter Form). Nur so ist es möglich, Erinnerungsimpulse zu setzen und an die Eigenverantwortlichkeit zu appellieren.

>> Die Entscheidungen der Wirte und Betreiber von Schwulenlokalen werden weitestgehend respektiert.

>> Einrichtungen des öffentlichen Gesundheitswesens sind nicht beteiligt (eine „Public-Private-Partnership" sollte zumindest für Aidshilfen ausgeschlossen sein).

Präventionsvereinbarungen sind lediglich einer der Bausteine der Vor-Ort-Arbeit. Aber allein schon dadurch, dass sie ein gemeinsames, sinnstiftendes Ziel zum Ausdruck bringen, können sie die Zusammenarbeit der Präventionsakteure mit den Wirten und Betreibern der kommerziellen Schwulenszene bereichern.**

** Anm. d. Hg.: In einem Antrag vom 29.11. 2006 forderten mehrere Bundestagsabgeordnete die Bundesregierung auf, „[g]emeinsam mit den Ländern und Verbänden bundesweit im Rahmen einer Selbstverpflichtung der Anbieter von Orten sexueller Begegnung auf Präventionsmaßnahmen hinzuwirken, die u. a. das kostenlose Bereitstellen von Kondomen und Gleitmitteln, das Vorhalten von Safer-Sex-Informationen und den vollständigen Verzicht auf Werbung und Unterstützung für ungeschützten Geschlechtsverkehr beinhalten sollte" und nach zwei Jahren über den Stand der Umsetzung zu berichten sowie ggf. Vorschläge für eine rechtliche Regelung zu unterbreiten (Drucksache 16/3615). In diesem Bericht wird die Bundesregierung nach DAH-Informationen auf fehlende bundesgesetzliche Grundlagen und auf die Zuständigkeit der Länder sowie der lokalen Ebene verweisen; zusammenfassend heißt es dazu in der DAH vorliegenden Berichtsentwurf: „Nach Auffassung der Bundesregierung existiert im geltenden Recht keine bundesgesetzliche Grundlage dafür, Betreiber von Orten der sexuellen Begegnung generell dazu zu verpflichten, Präventionsmittel zur Verhinderung der Übertragung von HIV kostenlos vorzuhalten. Eine entsprechende Befugnisnorm könnte derzeit auf Bundesebene auch nicht geschaffen werden. Auf Länder- und kommunaler Ebene sollte der Safe Environment-Ansatz mit Nachdruck und flächendeckend umgesetzt werden. Die Aktivitäten einzelner Gesundheitsämter (z. B. Köln) sowie der regionalen Aidshilfen (u. a. in NRW, Berlin, Hamburg, Niedersachsen und Bayern) zeigen, dass durch eine intensivere Bewerbung und Kommunikation mit den Betreibern der Safe Environment-Ansatz deutlich ausgebaut werden kann."

Literatur

AK Aids Köln 1997
AK Aids Köln e. V.: Präventionsvereinbarung zur HIV-Prävention und Gesundheitsförderung in Gaststätten und Saunen. Köln 1997 (im Internet unter http://www.ak-aids-koeln.de)

Bochow 2005
Bochow, M.: HIV und Homosexualität – alles ganz normal? In: Lemmen u. a. (Hg.): *Sexualität wohin? Hinblicke, Einblicke, Ausblicke* (AIDS-FORUM DAH, Band 49). Berlin: Deutsche AIDS-Hilfe e. V. 2005

BMG 2007
Bundesministerium für Gesundheit (BMG): Aktionsplan zur Umsetzung der HIV/AIDS-Bekämpfungsstrategie der Bundesregierung. Berlin 2007 (im Internet unter http://www.bmg.bund.de/SharedDocs/Standardartikel/DE/AZ/A/Glossar-AIDS-HIV/Aktionsplan-HIV-AIDS.html)

Cohen 2005
Cohen, D. A.: Maximizing the benefit. In: *Health Affairs*, 24(4), S. 915–926

Dannecker 2005
Dannecker, M.: Sexualität im Wandel. In: Lemmen u. a. (Hg.): *Sexualität wohin? Hinblicke, Einblicke, Ausblicke* (AIDS-FORUM DAH, Band 49). Berlin: Deutsche AIDS-Hilfe 2005

DAH 2006
Deutsche AIDS-Hilfe e. V.: Jahresbericht 2005. Berlin 2006

Ehrle/Engel 2008
Ehrle, F.-J./Engel, H.: Vortrag beim Landesgesundheitsamt Baden-Württemberg am 15. April 2008

Mancheck o. J.
Mancheck: Wirteselbstverpflichtung Safety4free, unter http://www.mancheck-berlin.de/m_arbeitsbereiche/safety4free.shtml

Marcus 2007
Marcus, U.: Präventionsstrategien zur Eindämmung der HIV-Epidemie. Erfolge, Probleme und Perspektiven. In: *Bundesgesundheitsblatt*, Band 50, Berlin 2007, S. 412 ff.

Pott 2007
Pott, E.: AIDS-Prävention in Deutschland. In: *Bundesgesundheitsblatt*, Band 50, Berlin 2007, S. 422 ff.

Rosenbrock 2007
Rosenbrock, R.: AIDS-Prävention – ein Erfolgsmodell in der Krise. In: *Bundesgesundheitsblatt*, Band 50, Berlin 2007, S. 432 ff.

Subway – ein Projekt für junge männliche Prostituierte*

Markus Klein

Seit 1994 arbeitet das Projekt „subway" von SUB/WAY berlin e. V. mit „Jungs, die unterwegs sind und anschaffen". Jedes Jahr erreichen die Mitarbeiterinnen und Mitarbeiter von subway ungefähr 1.200 Stricher in Berlin. Langjährige Erfahrungen in diesem Feld sowie die intensive inhaltliche Auseinandersetzung mit den speziellen Problemlagen von Strichern bilden die Basis dieses Beitrags.

Jungen, die der Prostitution nachgehen, stellen eine sehr heterogene Gruppe dar. Den typischen Stricher gibt es nicht. Sie unterscheiden sich u. a. durch Nationalität, Alter, sexuelle Identität, durch die Einstiegsgründe und die Motivation ihrer Tätigkeit. Unterschiedlich sind auch die Orte, an denen sie anschaffen: Bahnhöfe und Straßen, Kneipen und Bars, Sexkinos, Parks, Saunen, Appartements, Clubs und Bordelle. Geschäfte werden außerdem über Zeitungen, Zeitschriften und die neueren Medien wie z. B. das Internet angebahnt.

Das Projekt unterteilt diese Jungen und jungen Männer in zwei Gruppen: Auf der einen Seite stehen die Callboys oder Escorts, die älter sind, professioneller arbeiten und in besser gesicherten Verhältnissen leben. Auf der anderen Seite gibt es die von den subway-Mitarbeitern wertneutral als „Jungs" bezeichneten

---

* *fertiggestellt 2008, durchgesehen 2010*

Stricher. Die Jungs selbst empfinden die Bezeichnung „Stricher" als hochgradig stigmatisierend und abwertend. Die konzeptionelle Einteilung in diese beiden Gruppen ist aber sinnvoll, da sich die Arbeit sehr verschieden gestaltet und unterschiedlichen Ansprüchen genügen muss. Für die Escorts bzw. Callboys hat subway das Projekt „querstrich" eingerichtet. Ein ehemaliger Callboy vertritt dabei im Rahmen von Lobbyarbeit Callboys bei Treffen und Arbeitskreisen und berät vor allem andere Kollegen zu allen Fragen rund um die Themen Anschaffen, Gesundheit und Ausstieg aus der Prostitution.

Die Lebenswelt der Stricher ...

... ist vor allem geprägt durch finanzielle, soziale, psychische und physische Probleme. Materielle Not, Obdachlosigkeit, Beziehungsabbrüche, Gewalterfahrungen, Süchte, HIV/Aids und andere sexuell übertragbare Infektionen (STIs), ungesicherte Zukunftsperspektiven, Probleme bei der sexuellen Identitätsfindung, ungesicherte Aufenthalts- und Arbeitserlaubnis und erschwerter Zugang zum Hilfesystem sind typische Problemkonstellationen in der Arbeit von subway. Die Gründe, warum Jungs sich prostituieren, sind sehr vielfältig, z. B. existenzielle Not, der Wunsch nach Zuwendung und Anerkennung, der Wunsch, (Homo-)Sexualität auszuprobieren bzw. auszuleben oder Erfahrungen mit (sexueller) Gewalt in der Kindheit. Es fehlt Strichern oft sowohl an Möglichkeiten als auch an Motivation, ihren Alltag anders zu gestalten, ein Leben ohne Gesundheitsrisiken zu führen, an ihre Zukunft zu denken und ein gesichertes Leben anzustreben. Die Gründe hierfür sind auf defizitäre Sozialisationsbedingungen im Elternhaus, in Ersatzfamilien, Heimen und anderen Institutionen zurückzuführen, die den Jungs keine adäquaten Lebenskonzepte vermitteln konnten.

Das primäre Ziel von subway ...

... ist es, die Lebensbedingungen der Stricher zu verbessern. Dabei arbeiten die Mitarbeiterinnen und Mitarbeiter sowohl sozialpädagogisch als auch gesundheitsfördernd und präventiv (im Hinblick auf HIV/Aids und STIs sowie andere gesundheitliche Schäden). Die von der World Health Organisation (WHO) definierten Maßnahmen der Gesundheitsförderung (WHO 1987), die auf den Erhalt bzw. die Verbesserung des Gesundheitzustandes ausgerichtet sind, liegen der Arbeit von subway zugrunde. Die Stricher werden darin unterstützt, selbstbestimmt und eigenverantwortlich leben zu können. Das in den meisten Fällen verloren gegangene Grundvertrauen der Jungs soll durch eine Stärkung ihres Selbstbewusstseins wiederhergestellt werden. Dies bildet die Basis dafür, dass sie sich gegen die alltägliche sexuelle Ausbeutung und Gewalt wehren können. Durch schnelle praktische Hilfen soll außerdem die Lebenssituation der Jungs verbessert werden. Die Mitarbeiterinnen und Mitarbeiter von subway verfolgen dabei einen akzeptierenden Ansatz, das heißt, die Einzelschicksale, Lebensumstände und Motivationen fürs Anschaffen werden akzeptiert. Die Ausübung der Prostitution selbst wird in der Regel als nicht förderlich für die Entwicklung von Jungen und jungen Männern betrachtet und in jedem Einzelfall infrage gestellt. Dahinter steckt die Intention, den Jungs ein Leben ohne Zwang zur Prostitution zu ermöglichen.

Maßnahmen der Stricherarbeit

Die Ziele der Einzelfallarbeit werden gemeinsam mit dem Stricher entwickelt. Auf diese Weise können die jeweils erforderlichen Maßnahmen genau auf den Einzelnen abgestimmt werden. Im Rahmen dieser personalkommunikativen Arbeit treten in der Regel folgende Beratungsschwerpunkte in den Vordergrund, die von den Mitarbeiterinnen und Mitarbeitern aufgegriffen und zusammen mit den Jungs bearbeitet werden:

>> Obdachlosigkeit- und Wohnungslosigkeit
>> Erfahrungen mit sexueller, psychischer und physischer Gewalt
>> Probleme ausländischer Stricher (Ausländerrecht, medizinische Versorgung etc.)
>> sexuell übertragbare Infektionen
>> Hilfe bei der Suche der sexuellen Identität (Coming-out etc.)
>> Ausbildungs- und Arbeitsmöglichkeiten
>> HIV/STI-Beratung.

Um die jeweils angestrebten Ziele zu erreichen, sind außerdem strukturelle Maßnahmen unerlässlich. Im Folgenden sollen strukturelle Veränderungen im Lebensumfeld der Stricher dargestellt werden, die subway im Laufe der Jahre geschaffen hat.

Ermöglichung von Kommunikation

Mann-männliche Prostitution ist nach wie vor ein tabuisiertes Thema. Die weibliche Prostitution dagegen wird in der Gesellschaft tendenziell immer mehr akzeptiert, und Homosexuelle werden zumindest in bestimmten Bezirken der Großstädte kaum noch stigmatisiert. Vermutlich ist es die Kombination von Prostitution und schwulem Sex, die dazu führt, dass Stricher und auch ihre Freier von der Gesellschaft ausgegrenzt werden. Aus diesem Grund gehen Stricher (und Freier) in der Regel nicht offen mit diesem Thema um oder leugnen sogar ihre Tätigkeit (Schröder 2007). Die jahrelange kontinuierliche Vor-Ort-Arbeit von subway bildet die Basis für ein vertrauensvolles und offenes Gespräch. Die Kontaktaufnahme der subway-Mitarbeiter/innen mit den Jungs geht in der Regel allmählich in ein Vertrauensverhältnis über, sodass persönliche Probleme und die in der Prostitution gemachten Erfahrungen offen angesprochen werden können. Für viele Stricher sind die Mitarbeiterinnen und Mitarbeiter von subway die ersten Ansprechpartner, die sie nicht aufgrund ihrer Tätigkeit diskriminieren und moralisch verurteilen. Präventionsbotschaften lassen sich erst vermitteln, wenn sich ein gewisses Maß an Vertrauen entwickelt hat: nur dann kommen sie auch an und können somit nachhaltig wirken.

Bereitstellung von Präventionsmitteln

40 Stunden pro Woche sind die Mitarbeiterinnen und Mitarbeiter von subway vor Ort unterwegs. Dabei werden unverbindliche Erstkontakte zu den Jungs hergestellt. Des Weiteren versucht subway, einen detaillierten Einblick in die Strukturen der Stricherszene zu bekommen. Nur so ist es möglich, die erforderlichen Informationen über die tatsächlichen Bedürfnisse der Stricher zu erhalten.

Ziel von subway ist es, dass Stricher jederzeit Zugang zu Präventionsmitteln haben. Daher werden während der Präsenz der Mitarbeiter/innen vor Ort nicht nur Erstkontakte zu den Jungs geknüpft und ihre Lebenswelt beobachtet, sondern auch Kondome und Gleitmittel verteilt. Dieses Angebot wird von den Jungs sehr gut angenommen und bildet oftmals eine zusätzliche Möglichkeit, mit ihnen in Kontakt zu kommen.

Des Weiteren werden für die Jungs in den Kneipen und Bars der Szene große Gläser mit Kondomen und Gleitmittel vorgehalten. So sind sie auch in den Zeiten ausreichend mit Präventionsmitteln versorgt, in denen kein subway-Mitarbeiter vor Ort anzutreffen ist. Dies ist natürlich nur möglich, wenn der Betreiber damit einverstanden ist. In den einschlägigen Lokalen stellt dies in der Regel kein Problem dar. Anders gestaltet sich die Situation an Orten, wo die Prostitution nicht im Vordergrund steht, wie z. B. Pornokinos und Saunen. Die Betreiber sind in der Regel nicht gewillt, offiziell Kontakt mit subway aufzunehmen, was sie tun müssten, damit subway Kondomgläser und Flyer bereitstellen kann. In der Regel wird die Präventionsarbeit an diesen Orten „geduldet", das heißt, die Mitarbeiterinnen und Mitarbeiter von subway *dürfen* sich dort aufhalten, Erstkontakte knüpfen, beraten und Kondome verteilen – die Bedingung ist äußerste Diskretion. Die Betreiber und ihre Mitarbeiter werden von subway als Multiplikatoren geschult und sind dann auch dafür verantwortlich, dass die Präventionsmittel vor Ort sind.

Einbeziehung von Multiplikatoren

Im Rahmen einer guten Präventionsarbeit müssen alle Akteure, auch Freier und weitere Personengruppen, einbezogen werden – den Strichern soll schließlich nicht die ganze „Last" der Prävention aufgebürdet werden. Freier können viel dazu beitragen, dass die HIV/STI-Prävention erfolgreich ist. Wenn auch sie den

Wunsch haben, sich zu schützen, ist es für die Jungs nicht mehr schwierig, Safer Sex durchzusetzen. Auf der anderen Seite vermitteln Freier immer wieder Jungs an subway, weil sie wissen, dass sie dort Hilfe bekommen. Durch den Kontakt der Mitarbeiter/innen zu den Freiern wird den Strichern einmal mehr verdeutlicht, dass ihre Lebenswelten und damit auch Freier als wichtige Bestandteile derselben akzeptiert werden. „Die Stricher fühlen sich dadurch nicht abgewertet, sondern ernst genommen. Die Mitarbeiterinnen und Mitarbeiter der Strichereinrichtungen müssen sich aber beim Einbeziehen der Freier als Multiplikatoren bewusst darüber sein, dass sie eine eindeutige ‚Parteilichkeit‘ gegenüber den Strichern vertreten" (AKSD 2007, 46). Die Betreiber und Mitarbeiter der Stricherkneipen haben in der Regel ein Interesse daran, dass sich Stricher in ihren Bars aufhalten – und auch gesund sind. Daher sind sie als Partner in der Prävention von großer Bedeutung. Sie sind immer anwesend und haben somit wesentlich häufiger Kontakt zu den Strichern als die Mitarbeiter von subway. Sie geben den Jungs Safer-Sex-Tipps, händigen ihnen Broschüren aus und verteilen Kondome sowie Gleitmittel. Des Weiteren unterstützen sie Mitarbeiterinnen und Mitarbeiter von subway mit Informationen über die Szene und helfen, Kontakte zu neuen Jungs aufzubauen.

Angebote zur Befriedigung primärer Bedürfnisse

Viele der Jungs in der Stricherszene leben auf der Straße, haben also keinen eigenen Wohnraum, der ihnen als Rückzugs- bzw. Ruhebereich dient. Außerdem ist es für sie in der Regel schwierig, ihre primären Bedürfnisse – Schlafen[1], Essen, Trinken, Ausruhen, Körperhygiene – und den Wunsch nach unverbindlicher Kommunikation zu befriedigen. Subway bietet ihnen daher eine niedrigschwellige Anlaufstelle, die in erster Linie die Aufgabe hat, die genannten Bedürfnisse zu befriedigen und auf diese Weise eine Grundversorgung sicherzustellen. Die Wahrnehmung dieses Angebots fördert bei den Jungs das Körper- und Gesundheitsbewusstsein. Es stellt somit einen wichtigen Baustein in der Stabilisierung ihrer Lebenssituation und die Grundlage für eine erfolgreiche Prävention dar.

Des Weiteren ist die Anlaufstelle „ein Schutz- und Ruheraum […], der individuell sowie kollektiv genutzt werden kann: für ein geschütztes Gespräch mit den Mitarbeiterinnen und Mitarbeitern, für ein Gespräch untereinander, für Spiele oder einfach für die Möglichkeit, sich auszuruhen. Die Schaffung eines stress- und konkurrenzfreien Raumes stärkt gleichzeitig das Selbsthilfepotenzial der Stricher, da viele von ihnen durch die gesellschaftliche Isolation sonst kaum die Möglichkeit haben, über ihre Probleme, Wünsche und Bedürfnisse offen zu sprechen" (a. a. O., 47).

Damit die Anlaufstelle leicht erreichbar und somit „niedrigschwellig" ist, ist es notwendig, dass sie sich in der Nähe der Stricherszene befindet. Viele der Jungs sind neu in Berlin, sprechen kein Deutsch, können kaum lesen und schreiben und

---

1 Subway bietet z. B. auch Tagesruhebetten an, in denen die Jungs ihr Schlafdefizit ausgleichen können.

finden sich daher kaum zurecht. Ein kurzer Fußweg zur Anlaufstelle bedeutet da für sie schon eine Hürde weniger.

Die Anlaufstelle ist oftmals der Ausgangspunkt für weiterführende Hilfen, die auf den Ansätzen „Empowerment" und „Hilfe zur Selbsthilfe" basieren. Die Leitlinien für die soziale Arbeit mit Strichern, die der Arbeitskreis der deutschsprachigen Stricherprojekte in Kooperation mit Michael T. Wright entwickelt hat, benennen u. a. folgende Kriterien, die in der Beratung zu berücksichtigen sind:

>> Akzeptanz und Wertschätzung des Strichers
>> Aktivierung seiner Selbsthilfepotenziale
>> Einzelfall-bezogenes Arbeiten
>> Wahrung der Schweigepflicht
>> Aufzeigen der Möglichkeiten und Grenzen der Beratung (a. a. O., 51).

Im Rahmen der sozialpädagogischen Arbeit mit den Strichern folgt auf eine Clearingphase in der Regel die Vermittlung an andere Organisationen, Ämter und Behörden.

Ärztliche Versorgung

Aufgrund der Tatsache, dass fast keiner der Stricher Zugang zum Gesundheitssystem hat, gehört die Schaffung eines Angebotes für die medizinische Versorgung zu den wichtigsten strukturellen Maßnahmen in diesem Arbeitsfeld. Hier sind die subway-Mitarbeiter/innen ständig gezwungen, nach Behandlungsmöglichkeiten zu suchen. Trotz entsprechender EU-Abkommen sind ausländische Stricher in Deutschland in der Regel nicht krankenversichert. Dies liegt daran, dass sie aufgrund von begrenzten oder gar fehlenden Möglichkeiten über keinen Versicherungsschutz im Heimatland verfügen.

Einmal die Woche können die Jungs und jungen Männer in der Anlaufstelle von einer Ärztin bzw. einem Arzt medizinisch beraten und behandelt werden. Ein eigener Behandlungsraum ermöglicht die Anamnese-Erstellung, körperliche Untersuchungen, Diagnostik und gegebenenfalls die medizinische Behandlung. Trotz des niedrigschwelligen Angebots muss subway immer wieder feststellen, dass gerade diejenigen, die es am dringendsten benötigen, nicht den – sehr kurzen – Weg in die Anlaufstelle finden. Aus diesem Grund bietet subway seit einigen Jahren eine ärztliche Sprechstunde vor Ort an. Im sogenannten Arztmobil, das sich direkt in der Szene befindet, steht ein interdisziplinäres Team (Sprachmittler, kulturelle Mediatoren, Arzt, Krankenschwester) für die medizinische Beratung und Behandlung bereit.

Ein Schwerpunkt der ärztlichen Ambulanz ist die Beratung zu STIs und Hepatitis (z. B. zu den Ansteckungswegen und Schutzmöglichkeiten), die Diagnostik und Behandlung dieser Infektionen sowie die Durchführung von Impfungen gegen Hepatitis A und B. Da ein Großteil der Jungs über ein niedriges Bildungsniveau und geringe soziale Kompetenzen verfügt, ist es wichtig, dass diese Angebote in den jeweiligen Muttersprachen erfolgen und dass dabei auf einfache und unkomplizierte Formulierungen geachtet wird.

Die Ärztinnen und Ärzte arbeiten in der Sprechstunde vor Ort und in der Anlaufstelle eng mit der STI/HIV-Beratungsstelle des Gesundheitsamtes zusammen. Diese Vernetzung ermöglicht es, das medizinische Angebot um Syphilis-Tests, das Anlegen von Gonokokken-Kulturen und die Durchführung einer Chlamydien-PCR zu erweitern. Aufgrund der schnellen und unbürokratischen Diagnostik und Therapie vor Ort – ohne Überweisung und Wartezeit – müssen keine weiteren Hürden bewältigt werden. Die Schaffung von Möglichkeiten zur Behandlung von Erkrankungen, die nicht unmittelbar mit sexuell übertragbaren Infektionen im Zusammenhang stehen, stellen für subway immer wieder eine neue, vor allem finanzielle Herausforderung dar.

Austausch und Beratung im Internet

Seit Jahren beobachten die Stricherprojekte in Deutschland eine Verlagerung der Prostitution von der realen Szene in die virtuelle Welt. Die Deutsche AIDS-Hilfe (DAH) hat hierzu eine Studie in Auftrag gegeben, in der die Struktur der mann-männlichen Prostitution im Internet untersucht wurde (Wright/Noweski 2006). Dabei wurde ein hoher Beratungs- und Hilfebedarf bei Jungs festgestellt, die im Netz unterwegs sind und anschaffen. Die Gefahr, Opfer von Gewalt zu werden, ist bei Sexkontakten, die im Internet angebahnt werden, größer als in der realen Welt. Außerdem ist es im virtuellen Raum schwieriger, die Jungs mit Safer-Sex-Botschaften zu erreichen.

Um diesem Problem zu begegnen, ist eine gute Aufklärung dieser Zielgruppe unentbehrlich (ebd.). Dieser Aufgabe haben sich fünf Stricherprojekte in Deutschland („BASIS" in Hamburg, „Café Strichpunkt" in Stuttgart, „Marikas" in München, „Looks" in Köln und „KISS" in Frankfurt) gestellt und am 1. Dezember 2006 unter http://www.info4escorts.de und http://www.info4tschengeldjungs.de eine virtuelle Plattform für Stricher eröffnet. Auf dieser Seite können sich Jungs miteinander austauschen, und im Chat sind immer zwei Mitarbeiter/innen der Stricherprojekte anwesend, die gegebenenfalls moderieren oder Fragen beantworten. Diese Gruppenchats werden von Montag bis Freitag an sieben Terminen pro Woche angeboten. Zusätzlich können Termine für Einzelchats und E-Mail-Beratungen gebucht werden. Durch den Zusammenschluss der Stricherprojekte ist es möglich, diese tägliche Präsenz zu gewährleisten.

Kommunikation über die Szene hinaus

Im Januar 2002 ist das „Gesetz zur Regelung der Rechtsverhältnisse der Prostituierten" (ProstG) in Kraft getreten, das die Prostitution zumindest in Teilen als eine

Dienstleistung wie andere auch anerkennt. Seither ist die Akzeptanz der Prostituierten und ihrer Kunden in der Bevölkerung gestiegen. Leider ist dieser Prozess nur in der weiblichen Prostitution zu beobachten. Was die mann-männliche Sexarbeit angeht, herrschen weiterhin Intoleranz und Ignoranz vor. Vermutlich liegt das, wie oben bereits erwähnt, an der Kombination der beiden (früheren) Tabuthemen Prostitution und schwuler Sex. Dieses Phänomen kann nicht nur in der Allgemeinbevölkerung beobachtet werden, sondern ebenso in der Schwulenszene und bedauerlicherweise auch im sozialpädagogischen und sozialarbeiterischen Fachkollegium. Die Mitarbeiterinnen und Mitarbeiter der Jugendhilfe haben in ihrem beruflichen Alltag selten Themen wie sexuelle Gewalt an Jungen oder mann-männliche Prostitution im Kopf, weshalb es gilt, sie entsprechend zu sensibilisieren. Manche Verhaltensmuster der besonders schwer zugänglichen Jungs lassen sich besser erklären, wenn diese Themen „mitgedacht" und gegebenenfalls zur Sprache gebracht werden. Auf dieser Basis können dann Hilfen besser auf die Bedürfnisse der Jungs zugeschnitten werden.

Mit Hilfe einer gezielten Öffentlichkeitsarbeit können mehr Jungs noch effektiver erreicht werden. Um die Hilfesysteme für das Thema „mann-männliche Prostitution" zu sensibilisieren, ist subway in mehreren regionalen, nationalen und internationalen Arbeitskreisen vertreten. Des Weiteren organisiert und moderiert subway den „Arbeitskreis Stricher", der Mitarbeiterinnen und Mitarbeitern anderer Einrichtungen und Projekte die Möglichkeit bietet, ihre Arbeit zu reflektieren und sich über spezifische Problemlagen von Strichern zu informieren.

Wesentlich für die Verbesserung der strukturellen Bedingungen für männliche Prostituierte ist die Kooperation von subway mit der Polizei. Generell muss klar sein, dass die Polizei keine soziale Arbeit macht und umgekehrt die Polizei nicht erwarten darf, dass die Mitarbeiterinnen und Mitarbeiter von subway Ermittlungshilfe leisten. In der Zusammenarbeit mit der Polizei nimmt subway immer Partei für die Stricher und fungiert in Einzelfällen auch als Sprachrohr für Jungs, die nicht in der Lage sind, ihre Belange gegenüber der Polizei angemessen zum Ausdruck zu bringen.

Fazit

Die bisherigen Erfahrungen von subway haben gezeigt, dass das gesundheitsbezogene Verhalten von Strichern nur veränderbar ist, wenn auch strukturelle Bedingungen verändert werden. Ein obdachloser Junge beispielsweise wird sich eher um eine kurzfristige Verbesserung seiner momentanen Situation bemühen und nicht überlegen, was langfristig gesund für ihn ist. Im Zweifelsfall wird er sich für einen warmen Schlafplatz bei einem Freier entscheiden – unter Umständen für den Preis von unsafe Sex. Diesen Schlafplatz abzulehnen und an den Erhalt der eigenen Gesundheit zu denken, liegt aufgrund der strukturellen Bedingungen schlicht und ergreifend außerhalb seiner Möglichkeiten. Ebenso ist es kaum möglich, den Jungs Präventionsinhalte nachhaltig zu vermitteln, wenn die (Vertrauens-)Basis dafür fehlt. Schwierige Themen wie Prostitution, schwuler Sex, sexuelle Ausbeutung/Gewalt, Sucht etc. überhaupt ansprechen zu können, erfordert eine stabile Grundlage. Sie wird vor allem auch dann gebraucht, wenn ein Junge oder junger Mann heterosexuell ist oder noch keine sexuelle Identität entwickelt hat, sehr schamhaft oder durch eine defizitäre Sozialisation in seiner Männlichkeit stark verunsichert ist.

Festzuhalten ist, dass die Arbeit im Bereich der mann-männlichen Prostitution auch in Zukunft sehr differenziert erfolgen muss und sich den jeweils aktuellen Anforderungen flexibel anzupassen hat.

Literatur

AKSD 2007
Fachkreis für Stricherarbeit im deutschsprachigen Raum (AKSD): Leitlinien für die pädagogische Arbeit mit Strichern. Berlin: Deutsche AIDS-Hilfe e. V. (Hg.) 2007

Schröder 2007
Schröder, C.: Männliche Prostitution: Sie nennen sich Jungs. In: *sul serio*, Nr. 13 (07/08): *Ware Lust macht Arbeit*

WHO 1987
World Health Organization (WHO): Ottawa-Konferenz zur Gesundheitsförderung – auf dem Weg zu einem neuen Verständnis von öffentlicher Gesundheit. In: *Sozial- und Präventivmedizin*, 32(4/5), 269–274

Wright/Noweski 2006
Wright, M.T./Noweski, M.: Internetstricher. Eine Bestandsaufnahme der mann-männlichen Prostitution im Internet. Veröffentlichungsreihe der Forschungsgruppe Public Health, Schwerpunkt Arbeit, Sozialstruktur und Sozialstaat. Berlin: Wissenschaftszentrum Berlin für Sozialforschung (WZB) 2006

Interkulturelle Mediation durch Gesundheitsdolmetscher *

Rainer Schultz

Ab den späten 1990er Jahren erlebten Aidshilfen – und hier gerade die hauptamtlichen Beratungsteams – einen Anstieg der Beratungs- und Unterstützungsanfragen von Migrant(inn)en mit HIV und Aids. Damit stellten sich im Arbeitsalltag der Aidshilfen neue Fragen, auf die es passende Antworten zu finden galt. Die Mitarbeiterinnen und Mitarbeiter der AIDS-Hilfe Kassel, einer mittelgroßen Beratungsstelle, erlebten im Kontakt mit Ratsuchenden mit Migrationshintergrund selbst die „Sprachlosigkeit" zwischen den Kulturen. Diese zu überwinden, ist ein langer und zuweilen auch beschwerlicher Weg (Mathai 2005). Die AIDS-Hilfe Kassel konzipierte in diesem Zusammenhang das Projekt „Gesundheitsdolmetscher: Peer-Involvement in der Primär- und Sekundärprävention", das dann im Zeitraum Herbst 2004/Frühjahr 2005 durchgeführt wurde. Das Ziel war, die Präventionsarbeit in diesem Feld durch die Einbeziehung von Migrant(inn)en zu stärken.

Die AIDS-Hilfe Kassel setzte das Projekt in enger Kooperation mit dem Kulturzentrum Schlachthof um, einem Träger der Migrantenarbeit in Kassel. Im Rahmen des Peer-Involvement wurden Migrantinnen durch eine Schulung auf ihre Funk-

* fertiggestellt 2008, durchgesehen 2010

tion als Gesundheitsdolmetscherinnen vorbereitet. Im Anschluss daran führten sie in ihren Communities Präventionsveranstaltungen durch, in denen sie kulturell geprägte Sichtweisen, Erfahrungen und Einstellungen im Hinblick auf HIV/Aids zum Thema machten und als Mediator(inn)en wie auch Multiplikator(inn)en fungierten.

Dieser Beitrag beschreibt die in diesem Projekt gesammelten Erfahrungen und verortet die Arbeit mit Migrant(inn)en im Konzept der strukturellen Prävention.

Bedingungen struktureller Prävention in der Arbeit mit Migrant(inn)en

Es fällt nicht schwer, das Konzept der strukturellen Prävention als Erfolgsmodell der HIV/Aids-Prävention in Deutschland zu sehen. Es wurde Ende der 1980er Jahre als Klammer für die bis dato spontan entwickelten Arbeitsansätze und Strukturen der Aidshilfen in Deutschland formuliert und fasste die zentralen Aspekte ihres Selbstverständnisses zusammen:

>> Verhaltens- und Verhältnisprävention sind zwei Seiten einer Medaille und lassen sich nicht voneinander trennen.
>> Daher gehört zur Prävention immer auch die Emanzipation der daran beteiligten Menschen.
>> Gesundheitsförderung ist untrennbar mit Selbsthilfe verbunden.
>> Primär-, Sekundär- und Tertiärprävention müssen ineinandergreifen.

Damit stand ein Konzept der Gesundheitsförderung mit breiter gesellschaftlicher Relevanz zur Verfügung. 1986 hatte die Ottawa-Charta eine Umorientierung der Gesundheitspolitik und -systeme weg von der Konzentration auf die Vermeidung von Krankheiten hin zur Förderung von Gesundheit postuliert. „Die Ottawa-Charta bündelte die bis dahin artikulierte Kritik an den Defiziten und Grenzen des individuell-kurativen Umgangs mit Gesundheit/Krankheit und versah sie mit einer Handlungsperspektive, auf die sich die allermeisten Kritiker und Aktivisten verständigen konnten" (Rosenbrock 1998, 7 f.).

Dass die HIV/Aids-Prävention zu einem Vorzeigemodell dieses neuen Public-Health-Ansatzes wurde, ist freilich auch dem Umstand geschuldet, dass gerade bei HIV und Aids gesundheitliche Fragen an Bürgerrechtsfragen gekoppelt sind (a. a. O., 16). Darin liegt allerdings auch die Widersprüchlichkeit des Konzepts der strukturellen Prävention: Das Selbstbewusstsein, mit dem die Teilhabe der von HIV/Aids betroffenen Gruppen an der Gesundheitsvorsorge eingefordert wurde, verbarg nur allzu häufig die Kluften zwischen diesen und auch innerhalb dieser Gruppen. HIV/Aids betrifft schließlich Menschen ganz unterschiedlicher sozialer und kultureller Herkunft, deren kleinster gemeinsamer Nenner eben das Virus ist.

Solche Widersprüche traten einmal mehr zutage, als Aidshilfen ihre Angebote für Migrant(inn)en zu öffnen begannen (siehe S. 195 ff.). Auf die Veränderungen in der Zusammensetzung der Klientel hatte z. B. die lokale Aidshilfe in Kassel mit einer Reihe konkreter Schritte reagiert, um die interkulturelle Kompetenz der Organisation zu entwickeln. Durch den Aufbau von Kontakten zu Beratungs- und Kultureinrichtungen, die in der Region zum Thema Migration arbeiten, wurden erste Impulse gewonnen. Diese mündeten in eine zweitägige Fortbildung des hauptamtlichen Teams zu interkultureller Kommunikation, durchgeführt von Mitarbeiter(inne)n eines Migrantenzentrums. In der Beratungsstelle konnte der Anteil von Migrant(inn)en unter den Klient(inn)en mit HIV und Aids daraufhin innerhalb von drei Jahren von weniger als 10 % auf 20 % gesteigert werden.

Auf der anderen Seite waren Schwierigkeiten in der Praxis nicht zu übersehen. So gab es beispielsweise Diskussionen, welche Plakate im Eingangsbereich der Aidshilfe akzeptabel seien und welche nicht. Oder: Bei einer Präventionsveranstaltung wurde ein schwuler Mitarbeiter von einer Gruppe junger osteuropäischer Männer angefeindet; dem lag aber die tiefer gehende Frage zugrunde, ob der in den Aidshilfen vertraute Gesundheitsbegriff von Migrantinnen und Migranten überhaupt geteilt wird oder ob sie ganz andere Vorstellungen damit verbinden. Die Lebensrealitäten der Betroffenen in den Mittelpunkt des Handelns zu stellen, wie ein Prinzip der Aidshilfe-Arbeit lautet, mochte ein erster Ansatzpunkt für die Entwicklung einer Kommunikation zwischen den Kulturen sein. Deutlich wurde jedoch, dass das Konzept der strukturellen Prävention in der Zusammenarbeit mit Migrant(inn)en häufig auf tönernen Füßen stand. Hier nämlich mangelte es den allermeisten Aidshilfen an „Betroffenenkompetenz", einem zentralen Element des Konzepts: Migrant(inn)en erschienen mehr oder weniger als unbekannte Wesen mit fremden Erfahrungen und Wertvorstellungen.

Ziele und Verlauf des Projekts

Wie bereits erwähnt, zielte das Projekt „Gesundheitsdolmetscher" auf die Überwindung kulturell bedingter Kommunikationsschwierigkeiten beim Thema HIV/Aids. Dabei galt es, die Lebensrealitäten und Sichtweisen von Migrant(inn)en in das Projekt einzubinden, um tragfähige Präventionskonzepte entwickeln zu können. Die Migrationserfahrung, zu der oftmals auch Diskriminierung gehört, kann nicht nur den Zugang zur medizinischen Regelversorgung, sondern auch zu den Angeboten von Aidshilfen erschweren. Die wichtigsten Ziele des Projekts waren

>> die Förderung eines interkulturellen Dialogs, um den Zugang zu Migrant(inn)en und das Wissen über ihr Verständnis von Gesundheit und Krankheit zu verbessern,

>> die Stärkung der Primär- und Sekundärprävention für und mit Migrant(inn)en

>> die Entwicklung allgemein verwertbarer Aussagen zur Arbeit mit einem Gesundheitsbegriff, der die kulturellen Unterschiede der Beteiligten anerkennt.

Erste Phase: Vernetzung und Werbung

Entscheidend in der Vorbereitungsphase war die enge Vernetzung mit verschiedenen Trägern der Migrationsarbeit in Kassel. Wir stellten ihnen unser Projekt vor und luden sie und weitere Organisationen zur Mitarbeit ein. Besonders eng kooperierten wir mit dem Kulturzentrum Schlachthof, mit dem wir schon vor diesem Projekt wiederholt zusammengearbeitet hatten. Der Schlachthof ist ein Zentrum interkultureller Arbeit und ein von Menschen vieler Nationalitäten genutzter Treffpunkt. Seine Aktivitäten konzentrieren sich auf die Bereiche interkulturelle Veranstaltungen, interkulturelle Bildung und Beratung.

Um Teilnehmerinnen und Teilnehmer für das Projekt zu gewinnen, wurden an Kasseler Institutionen und Anlaufstellen für Menschen mit Migrationshintergrund entsprechende Informationen verteilt. Als Voraussetzungen für eine Anmeldung nannten wir gute Kenntnisse sowohl der deutschen als auch der Muttersprache sowie Offenheit und Bereitschaft, sich mit dem Thema HIV und Aids auseinanderzusetzen. Darüber hinaus setzten wir auch auf den persönlichen Kontakt und sprachen verschiedene Organisationen, Vereine und Einzelpersonen direkt an – und wie sich zeigte, konnten vor allem auf diesem Weg Teilnehmerinnen gewonnen werden. Bemerkenswert ist, dass sich keine Männer für das Projekt beworben haben.

Interessierte Frauen luden wir zu einem persönlichen Vorstellungsgespräch ein, um sie kennenzulernen und so diejenigen auswählen zu können, die uns für eine Mitwirkung am Projekt geeignet schienen. Grundlage hierfür waren folgende Kriterien: Bereitschaft, mit der Thematik HIV/Aids umzugehen, Sensibilität gegenüber den Betroffenen, allgemeines Selbstbewusstsein, Sprachkenntnisse, die Fähigkeit, sich in einem öffentlichen oder halböffentlichen Rahmen auszudrücken, und nicht zuletzt Motivation für eine Mitarbeit.

Zweite Phase: Das Training

In den Räumen der AIDS-Hilfe Kassel fand an zwei aufeinanderfolgenden Tagen ein Vorbereitungskurs von insgesamt 12 Zeitstunden statt. Den Kurs führten zwei Aidshilfe-Mitarbeiterinnen und eine Kollegin des Kulturzentrums Schlachthof durch. Von den zwölf Frauen, die am Vorstellungsgespräch teilgenommen hatten, besuchten acht den gesamten Vorbereitungskurs. Zwei stammten aus der Türkei, zwei aus Russland und jeweils eine aus Polen, Afghanistan, Mazedonien und Eritrea.

Das Training bestand aus zwei Themenblöcken: Im ersten wurde Grundwissen zu HIV und Aids vermittelt und die Arbeit der AIDS-Hilfe Kassel vorgestellt.

Im zweiten Block setzten sich die Teilnehmerinnen mit kulturspezifischen Auffassungen von Sexualität und Gesundheit auseinander und erörterten die Frage, welche Methoden für die Aufklärung in den jeweiligen Communities geeignet sind und welche nicht. Im Anschluss daran entwickelten sie mit Unterstützung der Kursleitung Konzepte für Aufklärungsveranstaltungen in den von ihnen gewählten Zielgruppen.

Der Kurs war dialogisch angelegt und stellte die Erfahrungen der Teilnehmerinnen in den Vordergrund. Eine zentrale Rolle spielte der Umgang mit HIV/Aids in den Herkunftskulturen und in den Migranten-Communities vor Ort. Das Training verdeutlichte, wie sehr Tabuisierung und Diskriminierung über Kulturgrenzen hinweg zum Alltag gehören. Positiv bewerteten die Teilnehmerinnen und Trainerinnen die vertrauensvolle Atmosphäre, die eine offene Auseinandersetzung mit Tabus und Ängsten ermöglichte. Im Folgenden einige Beispiele zu den Überlegungen, Bedenken und Befürchtungen der Kursteilnehmerinnen.

>> *Wie offen kann man über Sexualität sprechen?*

„Diese Dinge und Wörter zu übersetzen und in der Muttersprache zu nennen, das ist schwierig", meinte die Kursteilnehmerin aus Eritrea zu der Frage, wie man mit Menschen aus der eigenen Community über Sexualität sprechen sollte, und fügte hinzu: *„Man kann vielleicht eine solche Sprache unter gleichaltrigen Frauen benutzen, aber mit Männern oder Kindern kann man nicht so reden. Wir erzählen solche Dinge unseren Kindern nicht. So offen reden wir nicht über Sexualität mit unseren Kindern"* (Mathai 2005, 21). Eine der Frauen türkischer Herkunft kommentierte Piktogramme zu Sexualpraktiken mit den Worten: *„Diese Bilder kann man vielleicht bei jüngeren Männern verwenden, besonders solchen, die hier aufgewachsen sind. Aber weil bei Frauen viel Wert auf Jungfräulichkeit gelegt wird, kann man schlecht solche Bilder zeigen, ohne dass einem vorgeworfen wird, dass man den Mädchen zu viel von Dingen erzählt, die sie nicht unbedingt wissen müssen. Vielleicht kann man bestimmte Sachen beschreiben, ohne diese konkret zu benennen und ohne solche Bilder zu zeigen"* (ebd.). Auch eine Frau aus Russland rechnete bei zu viel Offenheit mit Schwierigkeiten: *„Man muss vorher sehr gut überlegen, wie man mit Sexualität als Thema umgeht. Vielleicht ist es besser, sich mehr auf die Krankheit zu konzentrieren und dabei nicht so explizit auf das Sexualverhalten einzugehen. Ich weiß nicht, wie die Leute reagieren werden, wenn ich Homosexualität anspreche. Wenn man mit Russen über Schwule spricht, sagen die Männer, dass Schwule keine Männer sind und dass man sie erschießen soll."* (ebd.).

>> *Umgang mit Schamgefühlen*

Das Respektieren von Scham war für die angehenden Gesundheitsdolmetscherinnen ein wichtiger Aspekt ihrer künftigen Aufgabe. In der Vorbereitung darauf galt es aber auch, anhand der Frage „In welchen Situationen schäme ich mich?" die eigenen Gefühle zu reflektieren. Für einige Kursteilnehmerinnen waren vor allem gemischtgeschlechtliche Gruppen ein Problem. So meinte z. B. die Frau aus Eritrea: *„Es ist schwierig, über Sexualität zu sprechen. Ich schäme mich, besonders in gemischtgeschlechtlichen Gruppen. Ich befürchte, als schamlose Frau bezeichnet zu werden und dabei meinem Status in der Community zu schaden. Vor meinen Kindern würde ich mich auch schämen. Wir reden nicht über Sexualität. Ich kann mir das nicht vorstellen. Genau wie ich mir es nicht vorstellen kann, mit meinen Eltern über Sexualität zu reden."* (a. a. O., 22). Ähnlich argumentierte die Teilnehmerin aus Afghanistan, die sich als „selbstbewusst" bezeichnete: *„Ich kann über vieles reden, aber in differenzierten Gruppen. So würde ich mich wohler im Umgang mit dem Thema fühlen. Meine Landsleute sind sehr von ihrer Kultur und Religion geprägt, und man muss sich richtig vorbereiten. Die Leute könnten schon sagen, dass ich mich schamlos verhalte, aber das Thema ist wichtig, um irgendjemand muss doch darüber reden."* (a. a. O., 23). Die Frau aus Polen schließlich *„würde es schwierig finden, in einer gemischtgeschlechtlichen Gruppe mit Kondomen zu üben".* Doch mit ihren Eltern war Sexualität *„nie ein heikles Thema. Meine Mutter hat mir vieles erzählt. Ich würde meine Eltern auch zu einer Veranstaltung einladen. Trotzdem ist es für mich schwierig einzuschätzen, wie viel man mit ihnen reden kann, ohne ihr Schamgefühl zu verletzen."* (ebd.).

Am Ende dieses Trainingsabschnitts waren sich die Frauen einig: Allen an einer Aufklärungsveranstaltung Beteiligten müsse ermöglicht werden, ihr Gesicht zu wahren. Als Gesundheitsdolmetscherin brauche man aber viel Selbstbewusstsein, um sich nicht als schamlos zu empfinden. Das Tabu, über Sexualität zu sprechen, müsse in jedem Fall gebrochen werden.

Dritte Phase: Einsatz der Gesundheitsdolmetscherinnen

In den darauf folgenden Monaten führten fünf der acht Frauen, die am Training teilgenommen hatten, insgesamt sieben Gruppenveranstaltungen mit Angehörigen ihrer Community durch, darunter auch eine mit jungen russischen Strafgefangenen. Ein Einsatz der Gesundheitsdolmetscherinnen in der Sekundärprävention konnte trotz großer Anstrengungen nicht realisiert werden. Als größtes Hindernis erwies sich dabei, dass keine HIV-positiven Interessent(inn)en gefunden werden konnten. In der relativ kurzen dritten Phase des Projekts bestand aus Sicht der Aidshilfe-Mitarbeiter/innen bei keinem/keiner ihrer Klient(inn)en mit Migrationshintergrund der Bedarf oder die Möglichkeit, dieses Angebot zu nutzen.

Die Veranstaltungen zeichneten sich durch eine besondere Niedrigschwelligkeit aus und wurden zumeist in informelle Netzwerke der Communities integriert. Sie fanden an deren Treffpunkten statt, in einem Fall auch in einer Privatwohnung. Die Moderation übernahmen die Migrantinnen, während die Aidshilfe-Mitarbeiter/innen nur ergänzend als Ansprechpartner bei Nachfragen anwesend waren. Auf diese Weise wurde eine hohe Authentizität der Inhalte sichergestellt.

Erfahrungen der Gesundheitsdolmetscherinnen

Über ihre in der praktischen Arbeit gemachten Erfahrungen tauschten sich die Gesundheitsdolmetscherinnen auf einem Evaluationstreffen aus. So berichtete z. B. eine der beiden türkischsprachigen Frauen, die acht Freundinnen ihrer Schwester in die Aidshilfe gebeten hatte: *„Über ein solches Thema in der Muttersprache zu sprechen, ist etwas ganz anderes. Als ich einmal etwas erst auf Deutsch sagte und dann auf Türkisch wiederholte, merkte ich an der Mimik und Körpersprache, dass es anders wahrgenommen wurde, obwohl die Frauen beide Sprachen beherrschen."* Die aus Eritrea stammende Frau war überrascht, dass alle Frauen, die sie angesprochen hatte, gekommen waren: *„Sie waren begeistert, weil sie vorher keine Ahnung von Aids hatten. Manche hatten noch nie Kondome gesehen. Sie haben viele Fragen gestellt und über manche Dinge auch sehr gelacht. Zuerst hatte ich etwas Angst, aber nachdem ich angefangen hatte, war die Angst weg. Ich kannte die Frauen, und es war in meiner Sprache. Ich konnte fließend reden."* Eine der Frauen hatte ihre Veranstaltung in der Schule angeboten, an der sie beschäftigt ist. Ihre Zielgruppe waren russischsprachige Jugendliche beiderlei Geschlechts: *„Die Schüler zeigten großes Interesse, und ich hatte das Gefühl, dass ich etwas Wichtiges tue und mir meine Aufgabe gelungen ist. Die Schüler haben sich bedankt und mich gelobt, dass ich so offen in meiner Darstellung war und mich nicht geschämt habe. Die Schulleiterin hat mich gebeten, auch in andere Klassen zu gehen."* Die Gesundheitsdolmetscherin polnischer Herkunft hatte Männer und Frauen aus ihrer Community in die Aidshilfe eingeladen. Sieben waren gekommen, darunter ihre Eltern: *„Ich war anfangs gehemmt, aber meine Eltern waren sehr locker und haben mit den anderen diskutiert. Als sie mit den Kondomen herumspielten, dachte ich, ‚oh Gott'. Es war das erste Mal, dass ich sie so erlebte. Angst hatte ich vor allem wegen meinem Vater, weil ich mit ihm noch nie über Sexualität gesprochen hatte. Meine Angst war überflüssig."*

Für alle fünf Frauen war der Einsatz als Gesundheitsdolmetscherin eine große Herausforderung. Dass es ihnen gelungen war, über ihren eigenen Schatten zu springen, stärkte ihr Selbstvertrauen, und alle beteuerten ihre Bereitschaft, weitere Veranstaltungen anzubieten.

Ein erfolgreicher Ansatz und seine Grenzen

Dass einige der Frauen neben ihrer „offiziellen" Aufgabe auch informell im Freundes- und Bekanntenkreis in Sachen HIV/Aids tätig waren, ist ein Beleg dafür, dass sich die aktive Einbeziehung von Zielgruppenzugehörigen mittels „Peer-Education" auch in der Präventionsarbeit mit Migrant(inn)en lohnt: Der Ansatz erweitert das Spektrum an Multiplikatoren um Menschen, die genau wissen, wie sie die Botschaft vermitteln müssen, damit sie verstanden und angenommen wird. Damit trägt er indirekt zum Abbau von Berührungsängsten gegenüber HIV-positiven Community-Mitgliedern bei. Außerdem bringt er Migranten-Communities und Aidshilfen näher zusammen und fördert so die interkulturelle Kommunikation in der Präventionsarbeit, von der alle Beteiligten profitieren. Der geschützte Rahmen ermöglicht es zugleich, die mit tabuisierten Themen wie (Homo-)Sexualität oder Drogengebrauch verbundenen Ängste und Schamgefühle zu überwinden. In jedem Fall ist dabei Sensibilität gefragt, um mit Migrant(inn)en über solche Themen ins Gespräch zu kommen. Dabei gilt es, die Sichtweisen und Perspektiven der Migrant(inn)en aufzugreifen, auch wenn diese nicht mit unseren Ansichten oder Überzeugungen übereinstimmen. Der Einsatz von Personen, die die Muttersprache der jeweiligen Communities beherrschen, erleichterte es in vielen Fällen, einen Zugang zu den Migrant(inn)en zu finden.

Die Sozialisation der deutschen Aidshilfe-Mitarbeiter/innen unterscheidet sich zum Teil jedoch erheblich von der vieler Migrant(inn)en, was auch und gerade beim Thema (Homo-)Sexualität offensichtlich wird. Organisationen mit einem stark individualistischen Menschenbild müssen sich z. B. damit auseinandersetzen, dass die biologische Familie bei Migrant(inn)en oftmals im Mittelpunkt ihres Denkens und Handelns steht. Dieser Sachverhalt wurde allerdings auch von Projektteilnehmerinnen durchaus ambivalent gesehen. Durch Tabus, so der Tenor, könne die Kommunikation in der Familie erheblich erschwert werden, gleichzeitig sei sie aber auch der Ort, der für den Umgang mit der eigenen Gesundheit zentrale Bedeutung habe. Menschen aus den jeweiligen Communities – und hier vor allem Männer – für eine längerfristige Mitarbeit in der Aidshilfe zu gewinnen, kann daher schwierig sein. Um Migrant(inn)en einzubinden, empfiehlt es sich aber in jedem Fall, die Initiative zu ergreifen und auf die einzelnen Communities zuzugehen. Das allerdings wird bei den Aidshilfen angesichts immer knapper werdender Ressourcen für die Präventionsarbeit immer schwieriger. Das war auch der Grund, weshalb die AIDS-Hilfe Kassel das Projekt „Gesundheitsdolmetscher" nur in Form einiger weniger Veranstaltungen fortführen konnte. Das Projekt hat aber auf jeden Fall etwas bewegt; eine seiner nachhaltigen Wirkungen ist eine erhöhte Sensibilität aller Mitarbeiter/innen unserer Aidshilfe gegenüber den Fragen, Problemen und Bedürfnissen von Migrant(inn)en mit HIV und Aids.

Wie tragfähig ist das Konzept „strukturelle Prävention"?

Modellprojekte wie „Gesundheitsdolmetscher" bieten Ansätze zur Überwindung von Kommunikationsschwierigkeiten zwischen Aidshilfen und Migrant(inn)en. Sie können jedoch nur ein erster Schritt sein, denn von einer „Betroffenenkompetenz" im eigentlichen Sinne, die die aktive Mitwirkung von Angehörigen der jeweiligen „Betroffenengruppe" auf allen Ebenen der HIV/Aids-Prävention voraussetzt, sind die Aidshilfen noch weit entfernt.

Wenig ergiebig erscheinen Diskussionen, ob Migrant(inn)en nun eine eigene Zielgruppe (mit Untergruppen) darstellen oder ob die Arbeit in diesem Bereich doch eher eine Querschnittsaufgabe sei. Die statistischen Daten, die uns neben dem Augenschein der Praxis vor Ort heute zur Verfügung stehen, sind auch nach Einschätzung des Robert Koch-Instituts unzureichend (RKI 2007, 6). Migrantengruppen unterscheiden sich von den „klassischen" Zielgruppen von Aidshilfe vor allem durch ihre Migrationserfahrung und Sozialisation, die in der Präventionsarbeit für und mit diesen Gruppen berücksichtigt werden muss. Fraglich ist freilich, ob die Aidshilfen in diesem Feld die Hauptakteure werden können. Realistischer erscheint eine Partnerschaft mit anderen Strukturen und Trägern der Migrationsarbeit, doch solche Bündnisse entstehen nicht über Nacht und ohne Zutun. Zugleich müssen auch in den einzelnen Aidshilfen Strukturen geschaffen werden, die Migrant(inn)en zur Kooperation einladen.

Verhängnisvoll wäre es, dieses Aufgabenfeld als eines „anderer Akteure" zu begreifen. Vielmehr sollten sich die Aidshilfen dafür einsetzen, dass Migrant(inn)en ihre gesundheitlichen Belange zum Ausdruck bringen und die sie betreffende Gesundheitsfürsorge mitbestimmen können, und zwar auch dann, wenn ihre Wertvorstellungen uns „fremd" erscheinen. Unsere Solidarität muss immer den Schwächsten der Gesellschaft gelten – die Aidshilfen und ihr Dachverband müssen sich angesichts der oftmals fremdenfeindlichen politischen und gesellschaftlichen Rahmenbedingungen für Migrant(inn)en noch deutlicher als bisher positionieren. Als Beispiel sei etwa die für Asylbewerber/innen geltende Residenzpflicht genannt, die die soziale Teilhabe und medizinische Versorgung dieser Menschen erheblich erschwert.

Als ein übergreifendes Modell zur Gesundheitsförderung kann die Ottawa-Charta nur Anhaltspunkte für die Gestaltung entsprechender Interventionen auf örtlicher, regionaler und nationaler Ebene geben. Die Aidshilfen haben dieses Modell in einigen Arbeitsbereichen mit Leben füllen können. Zum 15-jährigen Jubiläum der Deutschen AIDS-Hilfe (DAH) merkte Hans Peter Hauschild (Mitglied des DAH-Vorstands von 1989 bis 1993) allerdings an, dass bereits die „strukturelle Solidarität" der bürgerlichen Schwulen „mit den Junkies und deren Interessen" immer halbherzig gewesen sei; bei Migrant(inn)en stelle sich die Frage der „Zugehörigkeit" und damit die Frage nach der Lebensweisenakzeptanz für die Aids-hilfe einmal mehr (Hauschild 1998, 70). Inwieweit wird es also gelingen, dieses Grundprinzip der Aidshilfe-Arbeit im Hinblick auf Migrant(inn)en mit Leben zu füllen? Halbherzigkeit wäre jedenfalls problematisch, wird doch die Lebensweisenakzeptanz seitens der Sozial- und Gesundheitspolitik und in den betreffenden öffentlichen Institutionen immer wieder mal in Frage gestellt. Migrant(inn)en stellen damit einen weiteren Prüfstein für die Tragfähigkeit des Konzepts der strukturellen Prävention im Aidshilfe-Verband dar. Die Stärkung der Einzelnen und ihrer Communities ist ein zentraler Aspekt unserer Arbeit. Für die Aidshilfen gilt es daher, die Bündnisse der von HIV betroffenen Gruppen auch über kulturelle Grenzen hinweg weiterzuentwickeln.

Literatur

Hauschild 1998
Hauschild, H. P.: Noch zehn Jahre strukturelle Prävention? In: Deutsche AIDS-Hilfe (Hg.): *Strukturelle Prävention – Ansichten zum Konzept der Deutschen AIDS-Hilfe*. AIDS-FORUM DAH, Band 33. Berlin: Deutsche AIDS-Hilfe 1998

Mathai 2005
Mathai, M.: Gesundheitsdolmetscher/innen: „Peer-Involvement" in der Primär- und Sekundärprävention. Ein Projekt der AIDS-Hilfe Kassel in Zusammenarbeit mit der Deutschen AIDS-Hilfe. Berlin: Deutsche AIDS-Hilfe 2005

RKI 2007
Robert Koch-Institut: HIV-Halbjahresbericht I/2007, Epidemiologisches Bulletin Sonderausgabe B/2007. Berlin: Robert Koch-Institut 2007

Rosenbrock 1998
Rosenbrock, R.: Die Umsetzung der Ottawa Charta in Deutschland. Prävention und Gesundheitsförderung im gesellschaftlichen Umgang mit Gesundheit und Krankheit. Berlin: Wissenschaftszentrum Berlin 1998. Im Internet unter: http://skylla.wz-berlin.de/pdf/1998/p98-201.pdf

Präventionsarbeit mit Sextouristen am Beispiel KARO e.V.[*]

Cathrin Schauer

Vorbemerkung

Bereits Anfang der 1990er Jahre etablierten sich in den deutsch-tschechischen Grenzregionen Prostitutionsszenen in Form von Straßenstrichbereichen und bordellähnlichen Einrichtungen. Starke Einkommensunterschiede zwischen West- und Osteuropa begünstigen ein für Sextouristen[1] enorm attraktives Preis-Leistungs-Verhältnis. Die im grenznahen Raum der Tschechischen Republik angebotenen sexuellen Dienstleistungen wurden und werden überwiegend von Männern aus Sachsen und Bayern nachgefragt, jedoch auch von Männern aus anderen Regionen Deutschlands und dem westeuropäischen Ausland. Fundierte Zahlen über das Ausmaß der Prostitution gibt es nicht, ebenso wenig ist bekannt, wie viele Frauen in dieser Region der Prostitution nachgehen. Die Freie Presse berichtete am 15. Januar 2008: „Nach Recherchen der tschechischen Tageszeitungen ,Chebsky Deník' und ,Mlada Frontá Dnes' aus dem vergangenen Jahr gibt

---

* fertiggestellt 2008, durchgesehen 2010
1 Als „Sextourismus" werden nationale wie auch internationale Reisen bezeichnet, die zum Zweck sexueller Kontakte mit einheimischen oder aus anderen Ländern stammenden Prostituierten beiderlei Geschlechts und jeden Alters unternommen werden.

es allein in Eger [Anm. d. Aut.: Cheb, Tschechische Republik] ca. 1.200 Prostituierte".[2] Wie viele Minderjährige sich darunter befinden, bleibt unklar. Im Rahmen der Recherche für das Buch „Kinder auf dem Strich – Bericht von der deutschtschechischen Grenze"[3] wurden im Zeitraum 1996 bis Mitte 2003 in den Straßenstrichbereichen der Regionen um As, Cheb, Kynsperk, Sokolov, Karlovy Vary und Jachimov insgesamt 500 Kinder und Jugendliche gesehen, die als Prostituierte angeboten wurden.

Keine der Prostituierten, die in der grenzüberschreitenden Sozialarbeit bisher kontaktiert wurden, hat angegeben, sie würde freiwillig in der Prostitution arbeiten. Alle haben Zuhälter/innen, an welche die Einnahmen aus der Prostitution entweder ganz oder in großen Teilen abgegeben werden müssen. Die Frauen, Kinder[4] und Jugendlichen unterliegen einer strengen Kontrolle und sind der psychischen und physischen Gewalt der Zuhälter/innen ausgesetzt. Sie leben in ökonomisch und sozial benachteiligten Verhältnissen. In ihren Herkunftsfamilien haben sie zumeist Gewalt und sexuellen Missbrauch erfahren. Zärtlichkeiten und körperliche Nähe haben sie oft nur in Zusammenhang mit sexuellen Handlungen kennengelernt, und die wenigsten von ihnen wurden sexuell aufgeklärt. Diese Erlebnisse haben dazu geführt, dass sie ihren Körper größtenteils von sich abgespalten haben und häufig zu Autoaggressionen neigen. Die Risikofaktoren für eine Ansteckung mit HIV oder anderen sexuell übertragbaren Infektionen (STIs) sind unter diesen Umständen besonders komplex. Die Frauen, Kinder und Jugendlichen sind gezwungen, ohne Rücksicht auf ihr Alter sowie ihre physische und psychische Verfassung für ihre Zuhälter/innen so viel Geld wie möglich zu erwirtschaften. Die Drogenkonsument(inn)en unter ihnen konzentrieren sich darauf, an illegale Drogen zu gelangen, und nehmen dabei Infektionsrisiken in Kauf. Unter Drogeneinfluss kommt es häufig zu einem Kontrollverlust, zu einer Situation also, in der sie gewalttätigen Sextouristen hilflos ausgeliefert sind.

KARO e. V.

Am 28.04. 2004 wurde KARO e. V. gegründet, um die grenzüberschreitende Sozialarbeit der seit 1994 bestehenden Projekte in den deutsch-tschechischen Grenzregionen in Form eines gemeinnützigen Vereins fortzuführen.

Ziele und Aufgaben

Der Verein setzt sich gegen Zwangsprostitution, sexuelle Ausbeutung von Kindern sowie Frauen- und Kinderhandel unter besonderer Berücksichtigung der Gesund-

---

2 Meisel, T./Sommer, E.: Auf dem Straßenstrich blüht weiter das Geschäft. In: Freie Presse, 15. Januar 2008, 14
3 Schauer, C.: Kinder auf dem Strich: Bericht von der deutsch-tschechischen Grenze. Unkel am Rhein: Horlemann 2003
4 Zur kommerziellen sexuellen Ausbeutung von Kindern siehe die Beiträge anlässlich des 1996 in Stockholm veranstalteten Weltkongresses zum Thema unter www.ecpat.de [letzter Zugriff: 17.6. 2010].

heitsvorsorge ein. Zugleich sieht er seine Aufgabe darin, Projekte aufzubauen und zu unterstützen, die dem Schutz, der Unterstützung sowie der psychologischen und sozialen Beratung von Frauen, Jugendlichen und Kindern dienen, die von physischer, psychischer und/oder sexueller Gewalt betroffen oder bedroht sind. Seine Ziele und Aufgaben sind dabei insbesondere:

>> Beratung, Betreuung und Begleitung sowie Vermittlung in weiterführende Hilfen für
  – Opfer von Zwangsprostitution, Gewalt, sexuellem Missbrauch, Kinder- und Frauenhandel
  – Prostituierte aller Nationalitäten, die in den deutsch-tschechischen Grenzregionen in Straßenstrichbereichen und bordellähnlichen Einrichtungen arbeiten
>> Hilfe bei der Wiedereingliederung durch Vermittlung in entsprechende Maßnahmen bzw. Rückführung der Opfer in soziale Strukturen in den Herkunftsländern
>> Präventionsarbeit zur Eindämmung von HIV/Aids und anderen sexuell übertragbaren Infektionen in den Prostituiertenszenen an der deutsch-tschechischen Grenze
>> Kooperation mit Regierungs- und Nichtregierungsorganisationen, Behörden und Institutionen auf nationaler und internationaler Ebene im Hinblick auf Maßnahmen zum Schutz misshandelter Frauen, Jugendlicher und Kinder
>> Öffentlichkeits- und Lobbyarbeit
>> politisches Engagement zur
  – Stärkung der Rechte von Opfern psychischer, physischer und sexueller Gewalt
  – Bekämpfung rassistischer und sexistischer Diskriminierung
  – Verwirklichung der Menschen- und Kinderrechte.

Einsatzgebiet

Der Verein ist länderübergreifend in den deutsch-tschechischen Grenzregionen zu Sachsen und Bayern tätig. Der Bereich, in dem Straßenprostitution stattfindet und die Mitarbeiter/innen von KARO e.V. Streetwork leisten, zieht sich zum einen von den Städten As und Cheb nach Süden entlang der Staatsgrenze westlich der Städte Mariánské Lázně, Bor und Tachov, zum anderen entlang eines Gebietes nördlich von Sokolov, Karlovy Vary und Chomutov, Dubi, Teplice, Varnsdorf und Rumburk.

Die Arbeit von KARO e. V. mit Sextouristen

Die Mitarbeiter/innen von KARO e. V. sind seit 1994 kontinuierlich in der deutsch-tschechischen Grenzregion tätig. Sie verfügen daher über einen reichen Erfahrungsschatz und detaillierte Sachkenntnis über die Prostitutionsszenen in diesen Gebieten. Ihre in der Arbeit vor Ort gesammelten Erfahrungen bilden auch die Grundlage für diesen Bericht.

Sextouristen als Zielgruppe der Präventionsarbeit

In den Grenzregionen der Tschechischen Republik werden sexuelle Dienstleistungen tagtäglich rund um die Uhr von Sextouristen in Anspruch genommen. Viele Sextouristen fragen nach ungeschütztem Sex, und nicht wenige wollen Sex mit Kindern und Jugendlichen. Ihre Wünsche sind in den letzten Jahren tabuloser und brutaler geworden, wie die Aussagen der Prostituierten und auch die einschlägigen Internetforen deutlich machen. Ungeschützter Sex birgt hohe Ansteckungsrisiken im Hinblick auf HIV und andere STIs für alle Beteiligten – und damit indirekt auch für ihre weiteren Sexpartner/innen. Die Forderung „Sex ohne Kondom" wird zum Teil auch mit Gewalt durchgesetzt, wobei das Machtgefälle vom Sextouristen zur Prostituierten bewusst ausgenutzt wird. Die Annahme, dass die Frauen für Geld alles machen (müssen), unterstützt dieses Dominanzverhalten. Allein schon durch den Umstand, dass die meisten Prostituierten die Sprache der Sextouristen nicht verstehen, befinden sie sich in einer schwächeren Position. Darüber hinaus sind zahlreiche gewalttätige Übergriffe psychischer, physischer und sexueller Art auf Prostituierte dokumentiert. Die betreffenden Männer sind beratungsresistent und werden von den KARO-Mitarbeiter(inne)n nur in Einzelfällen erreicht.

Zum Teil mangelt es den Sextouristen an fundiertem Wissen zu HIV/Aids und sexuell übertragbaren Infektionen. Sie argumentieren nicht selten, dass Geschlechtskrankheiten kaum noch auftreten, HIV/Aids in den ehemaligen Ostblockländern nur vereinzelt vorkomme und Aids bald heilbar oder aufgrund neuer Medikamente keine tödliche Krankheit mehr sei. Viele unterliegen auch dem Trugschluss, minderjährige Prostituierte könnten noch keine HIV- oder andere sexuell übertragbare Infektion haben. Internetrecherchen in diversen Foren, in denen sich Sextouristen austauschen, bestätigen diese Erfahrung. Doch selbst aufgeklärte Männer verweigern häufig beim Besuch von Prostituierten strikt die Benutzung von Kondomen; sie verdrängen dabei die Infektionsrisiken oder nehmen diese bewusst in Kauf. Beziehungen von Sextouristen zu sogenannten Stammprostituierten werden oft in den Rang einer Traumbeziehung erhoben oder als Liebesideal glorifiziert. Der gesellschaftlich negativ bewertete bezahlte Sexualakt wird auf diese Weise zum Mythos des „Traumprinzen für die arme Hure" stilisiert. Auch hier werden HIV- und STI-Übertragungsrisiken verdrängt: Der

Sextourist ist nur noch auf sein sexuelles Erleben oder seine Beschützer- und Retterrolle konzentriert und nimmt die Zwangslage der Frau zum Teil bewusst hin.

Die von den KARO-Mitarbeiter(inne)n erreichten Männer haben einen erheblichen Bedarf an Informationen, Aufklärung und Austausch hinsichtlich der Themen (Zwangs-)Prostitution, Frauenhandel, kommerzielle sexuelle Ausbeutung von Kindern und geschlechtsspezifische Rollenvorstellungen im Kontext von Sexualität. In unserer Arbeit wird immer wieder deutlich, dass ein Großteil der Sextouristen bei Problemen, die mit dem Prostitutionsgeschehen in Zusammenhang stehen, große Schwellenängste haben, Angebote z. B. der Gesundheitsämter in Anspruch zu nehmen. Aufgrund der Besonderheit der Prostitutionsszenen ist es unverzichtbar, die Männer als Nutzer sexueller Dienstleistungen und als potenzielle Überträger von sexuell übertragbaren Infektionen in die Präventionsarbeit einzubeziehen.

Durch eine auf diese Zielgruppe ausgerichtete Aufklärung, die auch das spezifische Verhältnis zwischen Prostituierten und Sextouristen berücksichtigt, sollen Sextouristen zu selbstverantwortlichem Handeln, das heißt zur Praktizierung von Safer Sex mit Prostituierten motiviert werden, um das HIV- und STI-Übertragungsrisiko zu minimieren. Doch auch in den anderen Arbeitsfeldern von KARO e. V. gibt es Berührungspunkte mit Sextouristen. So vermitteln wir ihnen gezielt Wissen über Zwangsprostitution, Menschenhandel und kommerzielle sexuelle Ausbeutung von Kindern, um sie zu befähigen, in bordellähnlichen Einrichtungen quasi eine Wächterfunktion zu übernehmen und so zu einer Verbesserung der Situation der Prostituierten beizutragen. Wir ermöglichen es ihnen, Zwangslagen zu identifizieren und zur Aufdeckung von Straftaten beizutragen. Sextouristen, die diesbezüglich etwas in Erfahrung gebracht haben und helfen möchten, zeigen wir entsprechende Möglichkeiten auf. Ebenso motivieren wir sie, bei Verdacht auf sexuelle Ausbeutung von Kindern und Jugendlichen uns Hinweise zu geben. Durch die Motivation der Sextouristen, Zivilcourage zu zeigen, kann es gelingen, einen menschenwürdigeren Umgang mit den Prostituierten zu erreichen. Die Arbeit mit Sextouristen ist für KARO e. V. somit wichtig, um die oben genannten Ziele zu erreichen. Ein vorurteilsfreier, akzeptierender und sachbezogener Zugang zu den Männern ist dabei eine Grundvoraussetzung, um darauf hinzuwirken, dass sie sich als Prostitutionskunden ihrer Verantwortung für sich selbst und für die Frauen bewusst werden. Präventions- und Sensibilisierungsarbeit leistet KARO e. V. nicht zuletzt auch in Settings, in denen überwiegend männliche Jugendliche oder Männer vertreten sind, wie etwa Berufsschulklassen oder Männervereine, um auch hier potenzielle Sextouristen zu erreichen.

Eine weitere Grundvoraussetzung unserer Arbeit mit Sextouristen ist die Wahrung ihrer Anonymität, um ihr Vertrauen zu gewinnen. KARO e. V. kann dadurch als Brücke zu höherschwelligen Angeboten fungieren. Durch unser niedrigschwelliges Angebot in Form von persönlicher Ansprache, telefonischer Auskunft und den Internetauftritt unseres Vereins können sich Sextouristen grundlegende Informationen zu HIV/Aids und anderen sexuell übertragbaren Infektionen beschaffen und sich mit allen Begleitaspekten der Prostitutionsszenen auseinandersetzen. Dies erleichtert es, sich bei Bedarf im Gesundheitsamt, einer Aidshilfe oder anderen Einrichtung beraten zu lassen.

Durch Öffentlichkeitsarbeit macht KARO e. V. in den sächsischen und in weiteren Grenzregionen auf seine Angebote aufmerksam, um ein breiteres Bewusstsein für dieses Thema zu schaffen. Unsere Vernetzung und Kooperation mit verschieden Einrichtungen und Organisationen, die mit Sextouristen in Kontakt kommen oder Berührungspunkte zum Bereich des Sextourismus haben, ermöglicht deren Mitarbeiter(inne)n einen sachlich angemessenen Umgang mit diesen Männern. Zugleich entstehen auf diese Weise Netzwerke der Präventionsarbeit. Ziel ist es, ein sachsenweites Kooperationsnetz zu schaffen. Ein daraus resultierendes Konzept „Case Management mit Sextouristen" könnte als Modell für andere Grenzregionen dienen.

Eine Präventionsarbeit, die nachhaltige Verhaltensänderungen bei Sextouristen bewirken soll, erfordert verschiedene, aufeinander abgestimmte Angebote. Dazu gehört zunächst die Vermittlung von Informationen über HIV/Aids und andere sexuell übertragbare Infektionen, wobei es uns zugleich wichtig ist, den Männern auch Einblicke in die Strukturen von Zwangsprostitution, Frauenhandel und kommerzieller sexueller Ausbeutung von Kindern zu gewähren. Außerdem organisieren wir monatlich in szenenah gelegenen Gaststätten unseres oben umrissenen Einsatzgebietes einen „Stammtisch" für Sextouristen, wo wir über die Angebote von KARO e. V. informieren. Wo diese Veranstaltung jeweils stattfindet, geben wir in den Internetforen für Sextouristen bekannt. Bei diesen Treffen können die Männer selbst Themen einbringen oder Probleme ansprechen, für die wir dann gemeinsam Lösungen suchen. Diese Form des Austauschs wird von den Sextouristen gut angenommen. Zu unseren Angeboten gehört außerdem die Verteilung von Kondomen und Gleitgel sowie die Einweisung in die Handhabung dieser Präventionsmittel. Nicht zuletzt können Sextouristen jederzeit per E-Mail, Telefon oder direkt mit den KARO-Mitarbeiter(inne)n in Kontakt treten. Diese können auch während ihrer Streetwork-Einsätze jederzeit angesprochen werden.

Das Gentleman-Projekt

Ein gutes Beispiel für die Arbeit mit Sextouristen ist das „Gentleman-Projekt", das vom August bis zum Jahresende 2004 mit einer Vollzeit-Personalstelle durchgeführt wurde. Die Projektleitung erfolgte durch KARO e. V. Im „Gentleman-Projekt" wurden alle Männer, die sich im und um das Prostitutions- und Drogenmilieu des Einsatzgebietes von KARO e. V. bewegen, als Zielgruppen angesehen. Als Zielgruppe definiert wurden ebenso Kooperationspartner/innen sowie Mitarbeiter/innen von Institutionen, Einrichtungen und Nichtregierungsorganisationen, die direkt oder indirekt mit Sextourismus und den davon tangierten Problemfeldern zu tun haben.

Das Gentlemen-Projekt umfasste die Elemente Streetwork, den Einsatz eines Streetmobils, Beratung in einer Beratungsstelle, am Telefon, in einem Internetforum und im Rahmen eines Stammtischs für Sextouristen. Auch hier lag das Hauptaugenmerk auf den Themen HIV/Aids und STIs, Frauenhandel, Zwangsprostitution und kommerzielle sexuelle Ausbeutung von Kindern, auf der Identifizierung weiterer szenentypischer Probleme, der Aufklärung zu Sexualität und Drogenmissbrauch und der Vergabe von Präventionsmitteln wie Kondomen und Gleitgel.

Die Streetwork diente zur Bekanntmachung der Projektangebote bei Sextouristen in den Straßenstrichbereichen und/oder bordellähnlichen Einrichtungen auf der tschechischen Seite. Dabei wurden Präventionsmittel verteilt und Beratungen angeboten. In der Projektlaufzeit erfolgten 17 Streetworkeinsätze, bei denen insgesamt 140 Sextouristen kontaktiert und 93 Informationsgespräche zu HIV/Aids sowie 94 Gespräche zu den oben genannten Problemfeldern geführt wurden. Das Streetmobil fuhr auf einer per Internet bekanntgegebenen Route szenerelevante Treffpunkte an, wie z. B. Parkplätze und Tankstellen in der Tschechischen Republik. Den Sextouristen wurde es auf diese Weise ermöglicht, anonym Kontakt zu unserem Projektmitarbeiter aufzunehmen, Präventionsmittel entgegenzunehmen und das Beratungsangebot zu nutzen. Bei den insgesamt 16 Streetmobil-Einsätzen wurden 59 Sextouristen kontaktiert.

Die Beratung erfolgte zu festen Zeiten in der Kontakt- und Anlaufstelle Plauen sowie telefonisch. Im Projektzeitraum kam es zu 32 Face-to-Face-Gesprächen in der KARO-Beratungsstelle in Plauen und zu 72 telefonischen Beratungen. Der in der tschechischen Stadt Cheb angebotene Stammtisch des Gentleman-Projekts war genauso angelegt wie die oben skizzierten Veranstaltungen dieser Art und fand sechsmal mit insgesamt 16 Sextouristen statt.

In verschiedenen Internetforen für Sextouristen wurden Anzeigen zum Projekt geschaltet und die genannten Themen angesprochen. Zahlreiche Sextouristen sandten daraufhin – teils auch anonym – Anfragen an die Mailadresse des Gentleman-Projekts. Der für die Zielgruppe entworfene Flyer wurde in den Grenzregionen um As, Cheb, Kynsperk, Ostrov, Jachimov und Chmutov verteilt. Des Weiteren wurde das Projekt in verschiedenen sächsischen Gesundheitsämtern und auf nationalen Konferenzen vorgestellt und diskutiert. Teilnehmer/innen aus Fachkreisen wiesen dabei immer wieder auf die Dringlichkeit der Arbeit mit Sextouristen hin und erachteten es als besonders wichtig, die Erfahrungen der KARO-Mitarbeiter/innen in diesem Feld für die Beratungsarbeit anderer Vereine und Institutionen zu nutzen.

Präventionsveranstaltungen in Bildungsstätten, Schulen und Männervereinen waren weitere Projektschwerpunkte. In regionalen Medien wurde mehrfach über das „Gentleman-Projekt" berichtet.

Perspektiven

Die oben beschriebenen Präventionsmaßnahem sind seit Januar 2005 nur noch begrenzt möglich, da unserem Verein dafür keine finanziellen Mittel mehr zur Verfügung gestellt werden.

Besonders wichtig und sinnvoll ist unseres Erachtens die Weiterentwicklung und der Ausbau der anonymen Beratung in den Sextouristenforen. Da Sextouristen erfahrungsgemäß anonyme Beratungs- und Informationsmöglichkeiten bevorzugen, ist der Aufbau einer speziellen Internetplattform für Sextouristen, die Kontakt mit Opfern von Frauenhandel haben oder hatten, ein weiteres Ziel von KARO e.V. Hier bestünde die Möglichkeit, entsprechende Hinweise anonym weiterzugeben und so den Frauen zu helfen. Sextouristen sind oftmals die einzigen, die von den Zuhälter(inne)n zu den Zwangsprostituierten vorgelassen werden; daher sollten gerade für sie weitere Angebote entwickelt werden, die sie in die Lage versetzen, diesen Frauen effektiv zu helfen. Eine Beratung, die Sextouristen auf Wunsch anonym und kostenlos in Anspruch nehmen können, wäre hier am sinnvollsten, so etwa in Form einer wöchentlichen Telefonsprechstunde und einer Face-to-Face-Beratung, die z. B. alle 14 Tage speziell zu diesem Thema in den Beratungsstellen angeboten wird. Darüber hinaus gilt es, die Präventionsmaterialien für Sextouristen immer wieder zu überarbeiten und dabei die Veränderungen im Prostitutionsbereich zu berücksichtigen.

Zusammenfassend ist festzustellen, dass die Arbeit mit Sextouristen oder „Prostitutionskunden", wie sie auch genannt werden, ein wichtiger Ansatz geworden ist, um Frauenhandel, Zwangsprostitution und die sexuelle Ausbeutung von Kindern zu bekämpfen und nicht zuletzt, um sexuell übertragbare Infektionen einzudämmen. Diese Männer müssen Verantwortung übernehmen. Unsere Erfahrungen zeigen, dass Sextouristen, die durch die KARO-Mitarbeiter/innen für die Problemfelder im Prostitutionsbereich sensibilisiert wurden, die richtigen Schritte einleiten können, damit den betroffenen Frauen und Kindern die notwendige Hilfe zuteil werden kann. Außerdem sind sie dadurch in der Lage, einen wertvollen Beitrag zur HIV- und STI-Prävention zu leisten.

„Sind 24 Aidskranke wichtiger als 50 gesunde Jöllenbecker Familien?"[1] Eine Zwischenbilanz des Sozialprojekts „Tierpension" in Bielefeld[*]

Peter Struck

Im Januar 2008 waren 3.659.000 Menschen in Deutschland erwerbslos gemeldet. Das entspricht einer Arbeitslosenquote von 8,7 %. Sozialversicherungspflichtige Beschäftigung ist ein knappes Gut, um das viele konkurrieren. Menschen mit gesundheitlichen Einschränkungen, mit Brüchen in der Berufsbiografie, ohne Schulabschluss und Berufsausbildung, mit Migrationshintergrund usw. sind auf dem Arbeitsmarkt benachteiligt. Darunter befinden sich ebenso Menschen mit HIV/Aids.

Arbeit und Beschäftigung dienen der Sicherung des Lebensunterhalts und ermöglichen finanzielle Unabhängigkeit. Die berufliche Position wiederum markiert die gesellschaftliche Stellung und das soziale Ansehen. Arbeit hat daher Einfluss auf das Selbstwertgefühl sowie die physische und psychische Gesundheit. Sie stiftet Sinn, strukturiert den Tag und schafft soziale Bezüge, hat aber auch ne-

---

[1] Zwischenruf einer Tierpensionsgegnerin während einer Sitzung der Bezirksvertretung Jöllenbeck
[*] fertiggestellt 2008, durchgesehen 2010

gative Seiten wie Stress, Leistungsdruck, Mobbing, Monotonie, Burn-out oder die Angst vor dem Verlust des Arbeitsplatzes.

Der gesellschaftliche Diskurs über Arbeit und Beschäftigung ist geprägt von Schlagworten wie z. B. Ökonomisierung aller Lebensbereiche, Ausweitung des Niedriglohnsektors, Auslagerung von Betriebsteilen und Arbeitsplätzen ins Ausland, Globalisierung und nicht zuletzt von der Verunglimpfung derer, die Leistungen des Sozialstaats beziehen, als „Sozialschmarotzer" („Die wollen gar nicht arbeiten").

Arbeit und Beschäftigung: ein Thema für Menschen mit HIV/Aids

Im ersten Jahrzehnt der Aids-Ära entschieden sich viele Betroffene aufgrund schwerer Erkrankungen für eine frühe Rente. Angesichts fehlender Behandlungsmöglichkeiten spielte eine regelmäßige Erwerbstätigkeit oder berufliche Karriere oft keine Rolle mehr. Mit der Einführung der antiretroviralen Kombinationstherapie Mitte der 1990er hat sich die Situation geändert. Sie bewirken bei vielen eine längerfristige Verbesserung des Gesundheitszustandes und eine Steigerung der Lebensqualität. Berufliche Perspektiven gewinnen wieder an Bedeutung. Die meisten HIV-Positiven wollen trotz gesundheitlicher Einschränkungen und Angst vor Diskriminierung am Erwerbsleben teilhaben.

Bedarfserhebungen von Aidshilfe-Einrichtungen in Berlin, Frankfurt, Köln und Düsseldorf weisen darauf hin, dass sich die Mehrzahl der Befragten eine dauerhafte oder gelegentliche Beschäftigung wünscht. Etwa die Hälfte der nicht Erwerbstätigen möchte sich wieder in den Arbeitsprozess eingliedern. Für sie ist es wichtig, dass ihre körperlichen und psychischen Behinderungen am Arbeitsplatz berücksichtigt werden, dass man sie nicht diskriminiert und dass ihr Einkommen sich nicht verringert. Etwa die Hälfte der Befragten wünscht eine Teilzeitbeschäftigung. Viele fragen nach einem geschützten Arbeitsplatz in einer Beschäftigungsgesellschaft und nach Angeboten zur beruflichen Qualifizierung. Zusammenfassend ist festzustellen, dass die Chronifizierung der HIV-Infektion die Bedarfe von Menschen mit HIV und Aids verändert hat:

>> Für die meisten stehen der Erhalt ihres Arbeitsplatzes trotz gesundheitlicher Einschränkungen und ein entsprechender Umgang mit ihrer Erkrankung im Vordergrund.

>> Für viele Langzeitarbeitslose ist die Mitarbeit in einem Qualifizierungs- und Beschäftigungsprojekt von Interesse, um die eigene Beschäftigungsfähigkeit zu überprüfen, sich beruflich zu qualifizieren, sich psychosozial zu stabilisieren und somit die eigenen Chancen auf dem ersten Arbeitsmarkt zu erhöhen.

>> Für andere ist aufgrund ihrer fortgeschrittenen Erkrankung ein sozialverträgliches Ausscheiden aus dem Arbeitsprozess von Bedeutung.

Qualifizierung und Beschäftigung im Sozialprojekt „Tierpension"

Das Sozialprojekt „Tierpension" der Bielefelder AIDS-Hilfe startete im Juli 2005 als Teilprojekt der Entwicklungspartnerschaft LINK-UP im Rahmen von EQUAL II, einem Förderprogramm des Europäischen Sozialfonds der Europäischen Union. LINK-UP zielte darauf ab, die Teilhabe von Menschen mit HIV/Aids und anderen benachteiligten Gruppen am Erwerbsleben zu verbessern, und wurde im Dezember 2007 erfolgreich abgeschlossen. Die Koordination der Entwicklungspartnerschaft lag bei der Deutschen AIDS-Hilfe e. V., dem Bundesverband der regionalen Aidshilfen. Beteiligt waren Teilprojekte in Berlin, Bielefeld, Dresden, Essen, Köln und München.

Seit Juli 2005 qualifiziert die Aidshilfe im Sozialprojekt „Tierpension" durchschnittlich 40 Langzeitarbeitslose pro Jahr in der Tierpflege. Bei diesen Frauen und Männern handelt es sich zu einem großen Teil um ehemalige Drogenabhängige und Substituierte mit HIV oder anderen gesundheitlichen Einschränkungen. Für die Qualifizierung bietet sich die Arbeit mit Tieren besonders an: Viele Frauen und Männer aus der Zielgruppe halten selbst Tiere, zu denen sie in der Regel eine sehr enge emotionale Beziehung haben. Das fördert die Identifikation mit der Arbeit und die Motivation, die Ausbildung abzuschließen.

In der Grundausbildung werden Basiskenntnisse und -fertigkeiten in den Bereichen artgerechte Tierhaltung und Tierpflege, Kundenservice und Bürokommunikation vermittelt. Dies geschieht in Kleingruppen, um das jeweils unterschiedliche Vorwissen und Lerntempo besser berücksichtigen zu können. Außerdem werden soziale Kompetenzen trainiert, so etwa, wie man mit der Kundschaft spricht oder mit Diskriminierung am Arbeitsplatz umgeht. Psychosozial begleitet werden die Teilnehmer/innen von einem Sozialarbeiter. Die praktische Ausbildung erfolgt durch einen Tierpfleger. Hier wird gelernt, wie ein verantwortungsvoller Umgang mit Tieren aussieht und worauf es bei der Arbeit im Team ankommt (z. B. Absprachen zu treffen und diese auch einzuhalten). Wie wichtig Verantwortung und Verbindlichkeit im Erwerbsleben sind, wird für die Auszubildenden direkt erfahrbar: Futterausgabe, Stallputzen und Gassi-Führen sind schließlich regelmäßige Aufgaben, die sich nicht aufschieben lassen.

Nach Abschluss der Grundausbildung werden die Teilnehmer/innen je nach Fähigkeiten und Leistungsvermögen als angeleitete Mitarbeiter/innen in der Tierpflege eingesetzt. Die praktische Ausbildung fand zunächst im Tierheim Vlotho statt, denn der Aufbau einer eigenen Tierpension, in der die theoretische und praktische Schulung sowie die psychosoziale Beratung miteinander verknüpft sind, konnte erst 2009 verwirklicht werden.

„Wir kämpfen bis zur letzten Patrone" – Widerstand gegen das Sozialprojekt

Die Suche nach einem geeigneten Standort für das Sozialprojekt „Tierpension" erwies sich als sehr schwierig. Nach intensiven Bemühungen mietete die AIDS-Hilfe Bielefeld im November 2005 ein städtisches Gebäude nebst Gelände in Bielefeld-Oldentrup und stellte einen Bauantrag. Aufgrund des erbitterten Widerstands des einzigen Nachbarn konnten die Gebäude zwar für die Schulung der Teilnehmerinnen, aber nicht als Tierpension genutzt werden: Er befürchtete, die Hunde würden Lärm machen, und lehnte eine Nachbarschaft mit HIV-Positiven und ehemals Drogenabhängigen vehement ab. Mit Unterstützung der Presse inszenierte sich die Familie gekonnt als Opfer von Lärmimmission, Behördenwillkür und „gefährlichen" Nachbarn. Sie gründete beispielsweise den Verein „Naturnahes Spielen" und erklärte die angrenzende Wiese zum Kinderspielplatz. Gegen das Projekt führte sie an, die spielenden Kinder würden durch die Pensionshunde gesundheitlich gefährdet und in Angst und Schrecken versetzt, zumal die meisten von ihnen durch Hundebisse traumatisiert seien. Außerdem habe die Familie anonyme Drohbriefe erhalten, und auf ihren Hund sei ein Giftanschlag verübt worden. Der Verdacht fiel – wie hätte es anders sein können! – auf die Projekt-Teilnehmer/innen. Der Streit eskalierte bis hin zu einem Brandanschlag auf die für die Tierpension vorgesehenen Gebäude. Die Täter wurden nie gefasst.

Neuer Standort Bielefeld-Jöllenbeck

Das Sozialprojekt „Tierpension" wurde dann an einem neuen Standort in Bielefeld-Jöllenbeck aufgebaut. Aber auch hier setzten sich die Nachbarn vehement dagegen zur Wehr. Sie nahmen sich den erfolgreichen Widerstand der Nachbarn in Oldentrup zum Vorbild und verfolgten die gleiche Strategie, um das Projekt zu verhindern: keine Verhandlungen und keine Kompromisse. „Wir kämpfen bis zur letzten Patrone", formulierte ein Gegner seine Haltung in einer Sitzung der Bezirksvertretung Jöllenbeck. Die Gegner spannten Transparente mit Parolen wie „Tierpension – nein danke!" entlang der Straße, organisierten Infostände, initiierten eine Unterschriftensammlung und verteilten Flugblätter.

Um die Tierpension zu verhindern, erhob ein Nachbar Klage gegen die Erteilung der Baugenehmigung vor dem Verwaltungsgericht Minden. Ein anderer Nachbar erwirkte eine einstweilige Verfügung des Amtsgerichts Bielefeld gegen die Stadt Bielefeld, weil ein kleiner Teil seines von der Stadt gemieteten Grundstücks durch den Ausbau der Tierpension überbaut werden sollte.

Ein attraktives Qualifizierungsangebot

Trotz aller Proteste der Nachbarn nahmen in der Zeit vom 1. Juli 2005 bis zum 31.12. 2007 insgesamt 78 Personen an der Maßnahme teil. Sechzehn brachen sie ab. Dreizehn haben einen Job auf dem ersten Arbeitsmarkt gefunden, 28 bestanden die Prüfung zum Erwerb des Sachkundenachweises nach dem Landeshundegesetz NRW. Im Bereich soziale Kompetenzen wurden die Module „Telefontraining" und „Gesprächsführung mit Kund(inn)en", im Bereich EDV die Module „Einführung ins Internet" (34 Personen) und „Internetrecherche" (62 Personen), „Internetführerschein"(24 Personen), „Einführung in Word" (34 Personen) und „Tastaturschreiben" (21 Personen) erfolgreich absolviert.

Die überwiegende Mehrheit der Teilnehmer/innen hat von der Mitarbeit im Projekt profitiert, wobei sich der Erfolg nicht unbedingt an der Zahl der Vermittlungen in den ersten Arbeitsmarkt messen lässt. Die meisten haben es genossen, etwas Neues zu lernen, die eigene Leistungsfähigkeit auszuloten und im Team zu lernen und zu arbeiten. Einige haben sich an den Sozialarbeiter gewandt, um ihre Schulden zu regeln, Beziehungsprobleme zu klären oder ihr Suchtverhalten besser in den Griff zu bekommen. Als problematisch erwies sich jedoch für etliche Teilnehmer/innen, dass sie trotz erfolgreicher Qualifizierung und trotz großer Anstrengungen keinen Job auf dem ersten Arbeitsmarkt finden konnten. Hier ist sowohl die Sozialpolitik als auch die Wirtschafts- und Arbeitsmarktpolitik gefragt, neue Formen unbefristeter Beschäftigung zu entwickeln. Das Programm JobPerspektive nach § 16 e SGB II ist sicherlich ein Schritt in die richtige Richtung. Job-Perspektive fördert für zwei Jahre die Beschäftigung von schwer vermittelbaren Langzeitarbeitslosen, wobei die Option einer Weiterbeschäftigung in sozialen Einrichtungen und in der freien Wirtschaft besteht.

Leider droht dieser Fördermaßnahme aufgrund neuer Schwerpunkte in der Arbeitsmarktpolitik das Aus.

Erfolge trotz aller Irrungen und Wirrungen

Das rege Interesse der Zielgruppe und die guten Erfahrungen in der Qualifizierung haben die AIDS-Hilfe Bielefeld bewogen, ihr Projekt auch nach dem Auslaufen der EU-Förderung weiterzuführen und den Aufbau der Tierpension voranzutreiben. Die Grundfinanzierung des Projekts ist aus Mitteln der Arbeitsmarktförderung durch *Arbeitplus in Bielefeld GmbH* (ARGE) und die für kommunale Beschäftigungsförderung zuständige *REGE mbH* für die nächsten Jahre gesichert.

Auch vor Gericht hatte das Sozialprojekt Erfolg. Die Klage der Tierpensionsgegner vor dem Verwaltungsgericht Minden wurde abgewiesen. Die Kläger haben dagegen jedoch Widerspruch beim Oberverwaltungsgericht Münster eingelegt.

Die einstweilige Verfügung des Amtsgerichts Bielefeld wurde zurückgezogen, da sich die Stadt mit dem Nachbarn außergerichtlich geeinigt hat. Dem Um- und Ausbau der Tierpension im geplanten Umfang stand damit nichts mehr im Wege. Im Januar 2009 konnten wir das Hundehaus der Tierpension in der Spenger Straße 113 in Jöllenbeck in Betrieb nehmen, wo seither rund um die Uhr Hunde artgerecht versorgt und betreut werden, wenn ihre Besitzer im Urlaub oder im Krankenhaus sind. Das durch den Brandanschlag schwer beschädigte Gebäude in der Spenger Straße 109 für die Unterbringung von Katzen, Kaninchen, Meerschweinchen, Vögel und Kleintiere aller Art wird zurzeit wieder hergestellt und kann voraussichtlich Ende 2010 in Betrieb genommen werden.

Einerseits Ablehnung, andererseits Unterstützung

Die konfliktreiche Auseinandersetzung um den Standort der Tierpension hat Widersprüche in der gesellschaftlichen Akzeptanz von Menschen mit HIV und Aids offenbart, die nicht nur in der ostwestfälischen Provinz existieren. Einerseits wurde deutlich,

>> dass HIV-Positive, vor allem, wenn sie drogenabhängig und arm sind, trotz aller Sensibilisierungskampagnen auch heute noch von Ausgrenzung und Diskriminierung bedroht sind. Die Vorstellung, sie könnten sich in größerer Zahl in der Nachbarschaft einquartieren, löst bei vielen Menschen offenbar massive Ängste vor einer Verwahrlosung und Deklassierung ihres Wohnumfelds durch Kriminalität, Prostitution und herumliegende gebrauchte Spritzen aus. Mit ähnlichen Problemen haben Drogenberatungsstellen zu kämpfen, wenn sie Standorte für ihre niedrigschwelligen Angebote suchen.

>> dass in einer emotional aufgeheizten Stimmung irrationale Infektionsängste mobilisiert werden. So haben z. B. besorgte Jöllenbecker bei der Stadtverwaltung angefragt, ob ihnen Gefahr drohe, wenn die durch HIV-positive Mitarbeiter angesteckten Pensionshunde die Hunde in der Nachbarschaft anstecken. Diese könnten dann ja die Jöllenbecker Bürger infizieren …

>> dass Vorurteile genutzt werden, um eigene Interessen durchzusetzen. Dies zeigt eine bizarre Argumentationsfigur des Gegengutachtens zur Lärmimmission der Tierpensionsgegner. Ein Düsseldorfer Ingenieursbüro behauptet darin pauschal, die Zielgruppe der Maßnahme könne bei den Hunden keine sicheren Rangverhältnisse herstellen, weil ihnen die dazu nötige Autorität fehle. Der Lärm durch die Hunde würde sich dadurch eher verstärken. Weiter heißt es, die Projektteilnehmer seien körperlich nicht in der Lage, als Tierpfleger zu arbeiten, und auch nicht fähig, das Verhalten der Tiere richtig zu beurteilen und entsprechend auf sie einzuwirken. Das Verwaltungsgericht Minden und das Oberverwaltungsgericht Münster haben sich dieser diskriminierenden Argumentation jedoch nicht angeschlossen.

Andererseits hat sich gezeigt, dass der Widerstand der Nachbarn sehr viel Unter-stützung für unser Sozialprojekt mobilisiert hat:

>> Dadurch hat sich die vertrauensvolle Kooperation mit Arbeitplus in Bielefeld (ARGE) und REGE mbH noch gestärkt.

>> Die kommunale Politik und Verwaltung haben sich für die Umsetzung des Pro-jekts und für die gesellschaftliche Teilhabe sozial benachteiligter Bürgerinnen und Bürger stark gemacht. So sprachen sich beispielsweise die Vertreter/innen aller politischen Fraktionen im Sozial- und Gesundheitsausschuss und in der Bezirksvertretung Jöllenbeck einstimmig für die Maßnahme aus und betonten deren gesellschaftliche Bedeutung.

>> Der Paritätische, die AIDS-Hilfe NRW, die Arbeitsgemeinschaft der Bielefelder Beschäftigungsinitiativen, die pädagogische Fakultät der Universität Bielefeld, das Tierheim Vlotho, die Kundschaft der Tierpension und viele Vereine und Verbände zeigten sich solidarisch.

Die kontroverse Debatte sorgte bei den Teilnehmerinnen und Teilnehmern des Projekts für Empörung und regte eine lebhafte Auseinandersetzung darüber an, welche Formen der Diskriminierung sie schon erlebt hätten und wie der eigene Handlungsspielraum im Umgang mit Diskriminierung und Ausgrenzung produk-tiv erweitert werden könne. Darüber hinaus befürchteten viele, durch ihre Teil-nehme am Projekt als HIV-Infizierte stigmatisiert zu werden – unabhängig davon, ob sie das Virus hatten oder nicht. Insgesamt gesehen hat die Kontroverse jedoch eher zu einer stärkeren Identifikation mit der Qualifizierungsmaßnahme geführt.

Durch die öffentliche Debatte ist das Sozialprojekt „Tierpension" sicherlich zur bekanntesten Beschäftigungsmaßnahme der Stadt geworden. Das hat sich nicht zuletzt als werbewirksam erwiesen. Wir haben inzwischen viele regelmäßige Kundinnen und Kunden, und immer wieder fragen auch neue Interessenten an, ob sie ihre Katzen oder Hunde in unserer Tierpension unterbringen können.

Ansätze struktureller HIV/Aids-Prävention in Vietnam: ein Praxisbeispiel*

Joyce Dreezens-Fuhrke

Vietnam wird als nächster „hot spot" der HIV/Aids-Epidemie in Südostasien hervorgehoben. Während die geschätzte Prävalenz für 2006 bei 0,53 % lag (MoH 2005), liegt sie für 2010 mit 0,29 % relativ niedrig (MoH 2009).[1] Betroffen sind in erster Linie junge Männer mit riskanten Sexualkontakten und/oder intravenösem Drogenkonsum. Im Jahr 2007 waren dreimal so viele Männer infiziert wie Frauen. Allerdings wird mit einem Anstieg der Neuinfektionen unter Frauen gerechnet. Die Gesamtzahl der HIV-Infizierten soll von geschätzten 220.000 im Jahr 2007 auf 254.000 Personen im Jahr 2010 und 280.000 im Jahr 2012 ansteigen. Die Inzidenz lag 2007 bei 39 Fällen pro 100.000 Einwohnern (MoH 2009). HIV-Fälle werden aus allen 64 Provinzen Vietnams gemeldet (Coleman 2006).

Vietnams Ziel, die Prävalenzrate bis 2010 auf 0,3 % zu reduzieren (N. N. 2006), scheint somit erreicht. Im Vergleich zu anderen asiatischen Ländern ist die staatliche Haltung gegenüber der HIV-Prävention weniger ablehnend, und es gibt kei-

---

* fertiggestellt 2008, durchgesehen 2010
1 MoH zufolge hatte die Vietnam Technical Working Group (TWG) in 2003 Surveillance-Daten von geringerer Qualität zur Verfügung als in 2007. Die Daten von 2007 wurden mit ausgereifteren technischen Möglichkeiten erhoben und ausgewertet sowie hinsichtlich der Surveillance-Daten angepasst (MoH-Vietnam Administration of HIV/AIDS Control 2009, 15).

ne religiösen Widerstände. Interessant ist die Frage, welche Akteure in diesem Feld tätig sind und inwieweit Präventionsansätze vorhanden sind, die sich dem Konzept der strukturellen Prävention (DAH 1998) zuordnen lassen. Anhand der Entwicklung und des Engagements einer Selbsthilfegruppe soll exemplarisch ein Ansatz der strukturellen Prävention vorgestellt werden. Zugleich wird aufgezeigt, wo seine Möglichkeiten wie auch Grenzen und Probleme liegen.

Staatliche Akteure und Strategien

Im Rahmen der 2004 installierten Nationalen Strategie zur HIV/Aids-Prävention und Kontrolle beschäftigen sich alle Führungsebenen der kommunistischen Einheitspartei der Sozialistischen Volksrepublik sowie sämtliche Behörden und Massenorganisationen mit HIV/Aids-Prävention.[2] In der präventionspolitischen Debatte wird erkannt, dass die Bekämpfung von HIV/Aids einen breiten Präventionsansatz erfordert, der die sozialen, ökonomischen, politischen und auch kulturellen Aspekte dieses Problems berücksichtigt. Dennoch gibt es Auseinandersetzungen um die richtige Präventionsstrategie. Einerseits herrscht eine gegen „soziale Übel" gerichtete Politik, die starken Rückhalt in der Bevölkerung findet (Oanh 2007). Gegen die „Bedrohung durch Drogen, Prostitution und HIV/Aids werden Anstrengungen von politischen, sozialen Organisationen und deren persönlichen Führern" eingefordert (N. N. 2007c), wobei Verbote und Strafen im Vordergrund stehen. Folgerichtig sind Drogenkonsum und Prostitution illegal (Oanh 2007). Aus der Perspektive des *National Drugs, Prostitution and HIV/Aids Control and Prevention Committee* wird „die effektive Kontrolle" der „sozialen Laster" als eine dringende Notwendigkeit für die nachhaltige Entwicklung und Sicherheit der Republik mit 85 Millionen Einwohnern betrachtet (ebd.) und mittels Kampagnen angegangen (Jönsson 2006).

Andererseits wird die Politik gegen „soziale Übel" in der präventionspolitischen Arena problematisiert und sogar verworfen. So sind gegen die als größte Hemmfaktoren in der Prävention identifizierte Diskriminierung und Stigmatisierung von HIV-Infizierten bereits Programme gestartet worden (Jönsson 2006). Der Vizevorsitzende der Sektion Justiz und Verwaltung des Justizministeriums plädiert dafür, die Verwendung des Begriffs „soziales Übel" in juristischen Dokumenten zu „überdenken" und HIV/Aids von „Prostitution" und „Drogensucht" zu trennen. In diesem Kontext befürwortet er eine klare Vorschrift, nach der Individuen und Institutionen, die HIV-positive Menschen diskriminieren, bestraft werden sollten (N. N. 2007a; Jönsson 2006, 15f., Khuat Thu Hong u. a. 2004; Templer 1998, 241).

Auch der Gesundheitsminister hebt Schwachstellen in der HIV/Aids-Präventionspolitik hervor und kritisiert Defizite auf Gesetzesebene sowie den Dissens

292

2 Das United Nations Development Programme (UNDP) unterstützt die Implementierung durch Capacity-Building und Leadership-Building in der Regierung (Coleman 2006).

im Hinblick auf die Implementierung von Kondomvergabe- und Spritzenum-tauschprogrammen (Jönsson 2006, 16). Zwar ist es gesetzlich verboten, HIV-infizierten Personen die medizinische Behandlung zu verweigern (Khuat Thu Hong u. a. 2004, 6), in der Praxis jedoch wird, wie ich selbst beobachtet habe, immer wieder gegen diese Regelung verstoßen. Außerdem funktionieren die Bereiche Pflege und Behandlung nicht so, wie sie es tun sollten (Jönsson 2006, 16). Trotz erheblicher Mängel bei der Umsetzung von Präventionsstrategien macht die Präventionspolitik auf Gesetzesebene Fortschritte. Im Juni 2006 wurde das *Law on HIV/Aids Prevention and Control* verabschiedet und ein gesetzlicher Rahmen zur Unterstützung der Präventionsaktivitäten geschaffen. Diese bestehen meist in Maßnahmen zur Verhaltensänderung.

Massenorganisationen als Präventionsakteure

Als zentrale Akteure in der präventionspolitischen Arena kämpfen auch die Massenorganisationen gegen die Diskriminierung HIV-infizierter Menschen und setzen hierbei auf die Ressourcen und die Mitarbeit der Familie und Gemeinschaft. Die Abteilung „Kommunikation über HIV/Aids und soziale Übel" des vietnamesischen Arbeiterbundes fordert eine komplette Veränderung der gesellschaftlichen Einstellung, insbesondere zu „sozialen Übeln" (N. N. 2007a). Die familienfreundliche nationale Frauenunion appelliert an die Verantwortung der Familie und der Gesellschaft gegenüber Menschen mit HIV.[3] Als eine der größten Massenorganisationen des Landes engagierte sie sich in der vergangenen Dekade sowohl in der primären, sekundären als auch tertiären HIV/Aids-Prävention. „Involving people living with HIV/Aids and their families is the key to address this epidemic in Viet Nam", so die Vizepräsidentin der Frauenunion, Madame Truonh Khi (UN Volunteers 2006), die damit auf einen strukturellen Ansatz in ihrer Präventionspolitik verwies. Auf Gemeindeebene kooperiert die Frauenunion mit sogenannten Propaganda-Teams, mit lokalen Führungskräften wie etwa Parteikadern und mit internationalen NGOs, die sich um Aufklärung und Bewusstseinsbildung bei Arbeitsmigranten und betroffenen Familien bemühen (ICCO/ VICOMC 2006, 7). Auch unter Beteiligung religiöser Gruppen – Buddhisten und katholische Nonnen – wurden in Mittelvietnam erste Erfolge mit einer gemeindegestützten HIV-Präventionskampagne erreicht (N. N. 2008b).

In enger Kooperation mit dem multilateralen Aids-Akteur UNAIDS[4] wurden acht *United Nations Volunteers* aus Vietnam für die Primär- und Sekundärprävention rekrutiert. Sie arbeiten als Organisatoren und *peer educators* in Hanoi, Haiphong, Quang Ninh und Ho Chi Minh City und verbinden HIV/Aids-Aktivitäten mit Gemeindearbeit (UN Volunteers 2006).

3   *Die Frauenunion ist eine 1930 gegründete Massenorganisation mit 11 Millionen Mitgliedern. Sie berät die Regierung und hat ihr eigenes Netzwerk bis in die Kommunen hinein (Boltze 2006).*
4   *UNAIDS: United Nations Programme on HIV/AIDS*

Drogenpolitik und HIV/Aids-Prävention

Aufgrund der Tatsache, dass rund 60 % der HIV-Infektionen in Vietnam auf inji-zierende Drogengebraucher – meist Heroinkonsumenten – zurückgehen (Jönsson 2006, 15), rücken diese als Zielgruppe der HIV/Aids-Prävention in den Vordergrund. Der gemeinsame Gebrauch nicht steriler Spritzbestecke ist der Hauptgrund für die extrem hohe HIV-Prävalenzrate unter den landesweit 138.000 registrierten IDUs (Injecting Drug Users) (MoLISA 2007). Die offiziellen Schätzungen liegen zwi-schen 29 und 34 % mit wesentlich höheren Prävalenzen in den Städten Ho Chi Minh City (55 %), Quang Ninh (56 %)und Haiphong (65 %) (Jacka 2008; MoH 2005, MoH 2009).[5]

In der 100 Kilometer von Hanoi entfernten Industrie- und Hafenstadt Hai-phong werden Drogenabhängigkeit, Beschaffungsprostitution und das damit verbundene HIV-Problem als Hauptbedrohung der Stadt betrachtet. Offizielle Schätzungen der HIV-Prävalenzrate liegen für die Gesamtbevölkerung zwischen 1,1 und 1,2 % (MoH 2005) und für IDUs bei 65 % (MoH 2009). Studien zufolge sind fast 40 % der Sexworkerinnen in Haiphong intravenös Drogen Gebrauchende (MAP 2005).[6]

Im August 2006 waren 5.351 IDUs in Haiphong gemeldet (N. N. 2007c). Ziel der Stadtverwaltung Haiphongs ist es, die Zahl der Drogenabhängigen auf 20 bis 30 % zu reduzieren. Von staatlicher Seite wird dazu aufgefordert, mehr Arbeitsmög-lichkeiten für ehemalige Drogengebraucher nach ihrer Rehabilitation zu schaffen (N. N. 2007c).[7] Zwar ist die Zahl der HIV-Infizierten, die Unterstützung und profes-sionelle Beratung erhalten, gestiegen (MAP 2005), das Drogenproblem ist jedoch schwer in den Griff zu bekommen.

Für eine effektive HIV-Prävention bei IDUs sind die gesundheitspolitischen Vo-raussetzungen noch nicht gegeben. Angesichts einer tendenziell repressiven Dro-genpolitik tragen fehlende Jobs und Ausbildungsmöglichkeiten und damit ver-bundene Armutsprobleme zu Drogenmissbrauch und somit zum HIV-Risiko bei. Hinzu kommt, dass es kein Drogenhilfesystem mit akzeptierendem Ansatz gibt, das mit dem in Deutschland bestehenden vergleichbar wäre (Jacka 2008; Michels 2007, 10).[8] Ansätze auf der Ebene der Verhaltensprävention im Sinne von *Harm Reduction* machen allerdings in Zusammenarbeit mit internationalen NGOs zö-gerliche Fortschritte, und es gibt einige wenige Spritzentauschprogramme. Die

---

5 Mit einer Prävalenzrate von 9 % liegen die weiblichen Sexworker an zweiter Stelle (MoH 2009).
6 In Hanoi sind 17 % der weiblichen Sexworkerinnen IDUs und in Ho Chi Minh City 8 % (MAP 2005).
7 Verschiedenen Berichten zufolge werden in den Rehabilitationseinrichtungen für Drogengebraucher eher (Zwangs-)Behandlungen mit einer kurzzeitigen Entzugsbehandlung und einem Rehaprogramm durchgeführt, das aus psychologischen Komponenten und Beschäftigung besteht (Jacka 2008, Michels 2007). Die Rückfallquoten werden hier selbst von vietnamesischen Behörden auf 70 bis 80 % geschätzt (Michels 2007).
8 Die sogenannten 96 Clubs in Hanoi sind für die Weiterbetreuung von Klienten vorgesehen, die aus den so-genannten Rehacamps entlassen werden. Die Mitarbeiter sind jedoch im Allgemeinen für diese Aufgabe kaum qualifiziert, und die Zielgruppe wird durch solche Maßnahmen kaum erreicht (Michels 2007, 10).

medikamentengestützte Behandlung von Drogengebrauchern stellt in Vietnam ein relativ neues (Präventions-)Gebiet dar. Die Implementierung von Substitutionsprogrammen mit Methadon und Buprenorphin gestaltet sich äußerst schwierig, doch starteten noch im 1. Halbjahr 2008 Pilotprojekte mit Unterstützung der WHO (Jacka 2008).[9]

AIDS-Aktivistin im Kampf gegen Diskriminierung und Stigmatisierung

Wie viele (Ehe-)Partnerinnen von Drogengebrauchern in Haiphong erfuhr die Aids-Aktivistin Hue erst bei der Geburt ihres Sohnes von ihrer HIV-Infektion und wurde sofort vom medizinischen Personal in Quarantäne gesteckt. Die Nachricht von ihrer Infektion verbreitete sich alsbald in der Nachbarschaft, woraufhin die Aufträge für ihre Schneiderei drastisch zurückgingen und ihre Familie von der Gemeinschaft gemieden wurde. Selbst ihre eigenen Eltern forderten sie und ihren Ehemann wegen dieser „schrecklichen Krankheit" auf, aus dem Elternhaus auszuziehen. Wie Hue ergeht es vielen infizierten Frauen[10] in Vietnam. Denn anders als bei betroffenen Männern werde Frauen mit HIV kein Verständnis entgegengebracht – es handle sich um eine Sache von Sitte und Moral, deshalb sei es schwierig, ihnen zu vergeben, so die Vizevorsitzende des Instituts für Forschung und soziale Entwicklung (N. N. 2007a). „Die Leute denken, wenn man sich mit HIV infiziert hat, habe man irgendeine Sünde, einen Fehler begangen und sei deshalb schuldig", berichtet Hue (N. N. 2007b).

Trotz ihrer Schuld- und Schamgefühle outete sich die ehemalige Schneiderin bei einem HIV/Aids-Training[11] – und schockierte und verängstigte damit die Öffentlichkeit. Sie setzte sich im Fernsehen und auf Konferenzen für die Rechte von Menschen mit HIV/Aids ein und wurde schließlich vom *Time Magazine* als eine von 20 „Heldinnen Asiens unter 40 Jahren" ausgezeichnet. Hue ist inzwischen die Stimme der HIV-positiven Menschen in Vietnam (Coleman 2006), und die UN beförderte die Aktivistin 2005 zum *United Nations Volunteer*. Als solche engagiert sie sich seitdem für das Prinzip des *Greater Involvement of People Living with HIV/Aids (GIPA)*, der stärkeren Einbeziehung von Menschen mit HIV/Aids auf allen Ebenen (Planung, Entwicklung, Durchführung und Auswertung) der HIV/Aids-Prävention. Um die Verhältnisse zu ändern und gesellschaftliche Strukturen zu beeinflussen, hat sich Hue eine Lobby geschaffen. In Kooperation mit

---

9   *Zwar erhält Vietnam auch bilaterale Unterstützung durch den vom ehemaligen US-Präsidenten Bush initiierten U.S. President's Emergency Plan for AIDS Relief (PEPFAR), doch hier ist ausdrücklich definiert, dass aus diesem Fond keine Spritzentauschprogramme und keine Verteilung von Kondomen finanziert werden sollen (Jacka 2008).*

10 *Die Zahl der infizierten Frauen steigt im Vergleich zur Zahl der infizierten Männer überdurchschnittlich an (UN Vietnam 2006).*

11 *Das HIV-Training bildet Multiplikatoren aus, die in verschiedenen Bereichen der Aids-Arbeit – Primär-, Sekundär- und Tertiärprävention – eingesetzt werden.*

einer norwegischen NGO und dem *People's Committee*[12] hat sie in ihrer Nachbarschaft zur Unterstützung von HIV-positiven Menschen zunächst die Gruppe *Mothers and Wives* ins Leben gerufen (N. N. 2007b). Im Jahr 2003 führte ihre gemeinsam mit fünf anderen HIV-positiven Frauen geleistete Arbeit zur Gründung der Selbsthilfegruppe *Hoa Phuong Do* („farbenprächtige Blumen"; N. N. 2007b; Coleman 2006). Für das Profil und die Etablierung der Selbsthilfe in Vietnam sind Aids-Aktivistinnen wie Hue von entscheidender Bedeutung.

Selbsthilfegruppe Hoa Phuong Do – ein Ansatz der strukturellen Prävention

Sekundär- und Tertiärprävention

Aus eigener Betroffenheit heraus hat sich die Selbsthilfegruppe *Hoa Phuong Do* zum Ziel gesetzt, Menschen mit HIV/Aids in Haiphong emotional und finanziell zu unterstützen. Sie wird derzeit von acht Frauen geführt, die sich alle durch ihre Ehemänner infiziert haben (N. N. 2007b). Einige der 68 HIV-positiven und -negativen Mitglieder im Durchschnittsalter von 25 Jahren sind miteinander verwandt (DED 2007a). Von ihnen erhalten 20 eine antiretrovirale Therapie (N. N. 2007b).

Von ihrem kleinen Büro aus führt die Selbsthilfegruppe zahlreiche Aktivitäten auf allen Ebenen der Prävention durch. Die Aufgaben reichen von Interessenvertretung über Aufklärung, Beratung und Kinderbetreuung bis hin zu Pflege und Sterbebegleitung. Als integraler Teil der HIV-Community und ihrer Angehörigen leistet *Hoa Phuong Do* psychosoziale und finanzielle Unterstützung im Rahmen von Hausbesuchen, bei denen z. B. Kleidung und Nahrungsmittel für die ökonomisch Schwachen der Gruppe bereitgestellt werden. Etliche wurden wegen ihrer HIV-Infektion von der Familie vor die Tür gesetzt und leben auf der Straße. Seit Juli 2004 wird die Gruppe von der englischen *Care International*[13] und einem Programm der dänischen Botschaft mit Grundnahrungsmitteln wie Reis, Milch und Dingen für den Alltag unterstützt.

Die Gruppe bietet ebenso Face-to-face- und telefonische Beratung zu Gesundheit, HIV-Übertragung und medizinischer Therapie an. Doch die psychosoziale Komponente der Community-Arbeit steht, wie Hue betont, im Mittelpunkt: „Wir kommen zusammen, um uns gegenseitig zu unterstützen. Wenn wir krank sind, brauchen wir die Ermutigung und den Trost von Menschen, die unsere Situation verstehen und unser Glück und unsere Traurigkeit mit uns teilen wollen, besonders dringend" (N. N. 2007b).[14] Aufgrund der begrenzten Kapazitäten geht die tertiärpräventive Arbeit oft zu Lasten der primärpräventiven Aktivitäten. Die Gruppe

12 Politische Verwaltungseinheit. Das Volkskomitee ist ein zentraler politischer Akteur in der HIV/Aids-
    Prävention. Ohne seine (zumindest „passive" Beteiligung) ist keine Präventionsmaßnahme möglich.
13 englische NGO
14 Während des Projektmonitoring im Januar 2008 wurden Interviews mit der Aids-Aktivistin Hue und
    anderen Mitgliedern der Selbsthilfegruppe geführt, die ich mit Schneiderin A, B und C bezeichne.

engagiert sich stark in der Pflege aidskranker Mitglieder. Viele Menschen mit HIV/ Aids sterben auf der Straße; wenn sich keine Angehörigen finden, kümmern sich *Hoa Phuong Do*-Mitglieder um die Toten, wickeln diese nach buddhistischer Tradition in Tücher ein und arrangieren die Beerdigung. Inzwischen gehören der Gruppe auch Männer an, früher jedoch nicht, sodass männliche Freiwillige für den Leichentransport rekrutiert werden mussten (N. N. 2007b).

Die finanzielle Förderung der sekundärpräventiven Maßnahmen durch internationale NGOs verringert zwar die Armut, doch Diskriminierung, Stigmatisierung und Isolierung bleiben, wie Hues Aussage verdeutlicht: „Normalerweise kommen nur Mitglieder unserer Gruppe zu den Begräbnissen" (N. N. 2007b).

Betroffene Kinder

HIV-Infektionen betreffen in Schwellenländern wie Vietnam in hohem Maße auch Kinder. Angesichts von 1.398 gemeldeten infizierten Kindern im Jahr 2007[15] und einer wachsenden Anzahl von Aidswaisen stimmte der Staat einem Aktionsplan für Kinder mit HIV und Aids zu (*Plan of Action for Children with HIV/Aids*, siehe N. N. 2008a).

Zur Selbsthilfegruppe *Hoa Phuong Do* gehören 80 bis 90 infizierte und nicht infizierte Kinder.[16] Die Entwicklung von Strukturen für ihre angemessene Versorgung sollte eine zentrale Komponente der Verhältnisprävention darstellen. Häufig werden Kinder wegen ihrer Infektion oder der Infektion ihrer Eltern von der Schule in der Nachbarschaft nicht aufgenommen. Mitglieder der Selbsthilfegruppe versuchen in solchen Fällen, die Kinder selbst zu unterrichten. Hues Sohn, obwohl HIV-negativ, muss aufgrund von Stigmatisierung jeden Morgen von seinem Onkel in eine weit von seinem Wohnort entfernte Schule gebracht werden.[17] Auch die Schulgebühren können oft nicht aufgebracht werden. Einige Kinder haben zwar einen Platz in der kostenlosen Abendschule der Wohlfahrt erhalten, der Unterricht ist hier jedoch von schlechter Qualität.

Bei der Versorgung der Kinder spielt das soziale Netzwerk Familie eine zentrale Rolle. Manche Kinder können auf funktionierende Familienstrukturen zurückgreifen und werden bei Krankheit oder Tod ihrer Eltern von Großeltern oder anderen Verwandten betreut. Im Zusammenhang mit einer HIV-Infektion funktioniert dieses Netzwerk jedoch oft nicht mehr. Internationale Organisationen versuchen dann, diese Lücke zu schließen. Im Rahmen eines Entwicklungsprogramms von DANIDA[18] beispielsweise werden 50 Kinder von *Hoa Phuong Do* mit zehn Kilogramm Reis im Monat unterstützt (N. N. 2007b).

---

15 *Geschätzt wurde die Zahl der infizierten Kinder auf 3.750 im Jahr 2007 (MoH 2009).*
16 *Allein in Haiphong gibt es schätzungsweise 450 Kinder, in Vietnam 300.000 Kinder, die selbst oder durch ihre Eltern von Aids betroffen sind (N. N. 2007b, N. N. 2008a).*
17 *Ihre Antidiskriminierungsarbeit hat zumindest in Hues engerem Familienkreis zu einer akzeptierenden Einstellung von Angehörigen mit HIV/Aids geführt, und sie darf wieder mit ihrem Sohn und ihrem Mann bei ihren Eltern leben.*
18 *Danish Development Assistence; staatliche Entwicklungsorganisation*

Primärprävention

Auf der Ebene der Primärprävention engagiert sich *Hoa Phuong Do* sowohl im Umkreis von Haiphong als auch im südlichen Mekong-Delta und in Ho Chi Minh City. Einige Mitglieder erhielten ein Training zum HIV-Präventionisten und leisten Aufklärungsarbeit in Wohnvierteln, Schulen und Unternehmen. Mit der Wissensvermittlung und Bewusstseinsbildung in Schulen hat man gute Erfahrungen gemacht, weshalb nun auch Präventionsveranstaltungen in Hochschulen geplant werden. Auch HIV/Aids-Aufklärung am Arbeitsplatz ist inzwischen ein wesentlicher Bestandteil der primärpräventiven Arbeit. Zielgruppe sind Mitarbeiter in Zementfabriken, Textilfabriken, Brauereien und Lederschuhfabriken wie ADIDAS. In den Brauereien sind Hostessen der Verkaufsabteilung eine Zielgruppe, da sie die Brücke zu den Bierkonsumenten und zur einheimischen Sexindustrie darstellen. Für bestimmte Anlässe und Szenen werden passende Aktionsformen entwickelt. Durch einen monatlichen Gehaltszuschuss in Höhe von 800.000 VND, den die internationale Organisation DANIDA für acht Präventionisten von *Hoa Phuong Do* zur Verfügung stellt, werden sogenannte *roadshows* ermöglicht. Aufklärungsmaterialien werden ebenfalls von internationalen NGOs gesponsert.

Ideelle und finanzielle Hilfe von staatlicher Seite für Maßnahmen der Verhaltensprävention zu erhalten, ist meist schwierig, vor allem dann, wenn sie gesellschaftliche Tabus berühren. Dies ist wahrscheinlich auch ein Grund, weshalb die Aufklärungsarbeit in den Drogen-Rehabilitationszentren in Haiphong und Mittelvietnam weniger erfolgreich ist (N. N. 2007b).

Außer *Hoa Phuong Do* gibt es in Vietnam noch weitere Selbsthilfegruppen oder Gruppen mit Selbsthilfecharakter. Oft bezeichnen sie sich auch als „Clubs". Einige von ihnen engagieren sich auf Gemeindeebene in Zusammenarbeit mit der lokalen Regierung in der „Propagandaarbeit" gegen Diskriminierung von HIV-Infizierten. Zurzeit bilden sich immer häufiger kleine Netzwerke heraus (ICCO-VICMC 2006).

Projekt für Einkommen schaffende Maßnahmen

Durch Diskriminierung und Stigmatisierung bedingte Armut bildet eines der größten Probleme der Menschen mit HIV im wirtschaftlich aufsteigenden Vietnam. Auf nationaler Ebene gibt es kaum Bemühungen, die Lebensverhältnisse dieser Gruppe strukturell zu verbessern. Einkommen schaffende Maßnahmen stehen allerdings auch nicht im Fokus internationaler Geber.

Laut Gesetz darf niemand wegen seiner HIV-Infektion entlassen werden (N. N. 2007a). In der Praxis jedoch verlieren viele Menschen genau aus diesem Grund ihre Arbeit. Der Arbeitsbereich *Public Private Partnership* Süd (PPP-Süd) des Deutschen Entwicklungsdienstes (DED) hat daher zusammen mit den Kernmitgliedern von *Hoa Phuong Do* im Jahr 2007 drei Kleinunternehmen aufgebaut. An diesem Projekt nehmen insgesamt 22 Menschen teil, davon sind 70 % Frauen. Der DED stellte Mittel für Arbeitsmaterialien und Ausstattung bereit, und die Gruppe sammelte für die restliche Finanzierung der Kleinunternehmen Geld bei ihren Familien. Für Gruppenleiter bietet das Projekt zusätzlich berufsbildende Trainings, Kurse zum Management von Kleinunternehmen und zur Kundenpflege an. Mit Unterstützung des DED wurden seit Projektbeginn 16 Mitglieder von *Hoa Phuong Do* ausgebildet.

Die neun weiblichen und ein männlicher Beschäftigter der im Juli 2007 in Haiphong eröffneten Schneiderei erhielten im humanitären Zentrum der Stadt ein kostenloses Training *on the job*. Die Arbeitsbedingungen sind extrem hart. Da es manchmal nur nachts Strom gibt, wird oft eine Nachtschicht eingelegt, um die Aufträge pünktlich abliefern zu können. Im heißen Sommer sorgen nur zwei Wandventilatoren für etwas kühle Luft. Im Winter nähen die Schneiderinnen ohne Heizung in dem offenen Raum, eingepackt in dicke Mäntel und Stiefel. Bei einem Acht-Stunden-Tag beträgt der durchschnittliche Monatsverdienst 800.000 bis 1.200.000 VND[19] (DED 2007b; DED 2008; Reporter X 2007).

Die Lebenssituation der HIV-positiven Frauen aus den Arbeitsprojekten unterscheidet sich nicht wesentlich voneinander. Viele sind Witwen und Mütter ohne finanzielle Absicherung. Schneiderin A., auch Managerin der Selbsthilfegruppe: *„Ich habe von meiner Infektion bei der Geburt meines Kindes erfahren und war früher sehr pessimistisch. Mein Mann ist bereits verstorben. Dann habe ich über Hue in der Zeitung gelesen und bin dadurch zur Selbsthilfegruppe gestoßen"* (DED 2008). Schneiderin B. ist bereits seit fünf Jahren infiziert. Seit dem Tod ihres Mannes vor zwei Jahren wohnen sie und ihre ebenfalls infizierte fünfjährige Tochter mit zwei anderen Frauen der Selbsthilfegruppe zusammen. Mutter und Tochter werden beide antiretroviral behandelt. Die 32-jährige Schneiderin C. berichtet: *„Mein Mann ist noch am Leben, aber unser Geld braucht er für seinen Drogenkonsum, und das ist sehr kostspielig. Außerdem muss ich noch unser vierjähriges Kind versorgen, das zum Glück nicht infiziert ist"* (DED 2008).

Ähnlich hart wie in der Schneiderei sind die Arbeitsbedingungen in der Motorradwäscherei in Haiphong, wo sich auch das bescheidene Büro von *Hoa Phuong Do* befindet. Die sechs Männer, die ebenfalls eine kostenlose Ausbildung im humanitären Zentrum Haiphong erhalten hatten, arbeiten hier nur halbtags. Ihr durchschnittliches Monatseinkommen beträgt 700.000 VND (DED 2008). Als drittes Kleinunternehmen wurde im Juli 2007 auf der Insel Cat Ba[20] eine Muschelzucht gestartet. Da die Projektarbeiter – vier Männer und zwei Frauen – ohnehin in der Muschelzucht erfahren sind, ist das Unternehmen sehr erfolgversprechend (DED 2008), und man erwartet eine Einnahme von 150 Millionen VND. In der Überbrückungszeit werden die Gehälter aus der DED-Kofinanzierung gezahlt (500.000 VND pro Monat).

---

19 *100.000 Vietnamesische Dong waren Anfang 2008 etwa 5,00 Euro wert.*
20 *Die Insel Cat Ba liegt mit dem Boot eine Stunde von Haiphong entfernt.*

Der familiäre Charakter der Selbsthilfegruppe spiegelt sich auch im Arbeitskontext und in der gegenseitigen Unterstützung der Projektteilnehmer wider. Unter den Mitarbeitern der Muschelzucht beispielsweise befinden sich zwei Ehepaare, und der achtjährige Sohn des verwitweten Managers (gleichzeitig Manager der Motorradwäscherei) wird, wie die zwei Kinder der beiden Ehepaare, von den Großeltern betreut.

Der Verdienst der Projektteilnehmer ist freilich gering und reicht im Krankheitsfalle bei Weitem nicht aus, um die Behandlungskosten zu bezahlen. Das Pro-Kopf-Einkommen beträgt 15.000 VND pro Tag, das sind weniger als 1 US-Dollar täglich (DED 2007b; Reporter X 2007)[21]. Die Mitglieder von *Hoa Phuong Do* sind weder krankenversichert, noch kommen sie für die *Health Card for the Poor*[22] – die „Gesundheitskarte für Arme" – in Frage. Die antiretrovirale Behandlung ist zwar gratis, doch andere Medikamente müssen selbst bezahlt werden. Viele Vietnamesen mit HIV/Aids sterben, weil sie kein Geld für Medikamente haben.

Um mehr HIV-infizierten Menschen Arbeit zu ermöglichen, wünscht *Hoa Phuong Do* einen Ausbau der Projekte. Bis zu 20 weitere Frauen – teilweise qualifizierte Schneiderinnen – würden gerne in der Schneiderei arbeiten. Doch für den Ausbau fehlen noch die finanziellen Mittel. Der DED hat der Selbsthilfegruppe vorgeschlagen, Unternehmen zu suchen, die in Kooperation mit dem DED, im Rahmen einer *private public partnership* also, zur Projektausweitung beitragen könnten. Dank der Anschubfinanzierung des DED konnte die Projektarbeit anderen internationalen Geldgebern vorgestellt werden (DED 2007b; Reporter X 2007), was die Aufmerksamkeit und die Unterstützung für die Projekte erhöht hat.

Die Zukunftswünsche der Frauen verdeutlichen die zentralen strukturellen Probleme im Zusammenhang mit der HIV-Infektion. An erster Stelle nannten sie die Bildung ihrer Kinder, gefolgt von der Existenzsicherung durch einen gesicherten Arbeitsplatz und einem Leben ohne Diskriminierung. Gewünscht wurden außerdem Schlafplätze für Aidswaisen, die wegen der Infektionsängste ihrer Verwandten auf der Straße schlafen müssen; dafür vorgesehen ist bereits der Nebenraum der Waschanlage (DED 2008).

Das DED-Projekt trägt zum entwicklungspolitischen Ziel der Armutsminderung bei und insbesondere zur Verbesserung der Lebenssituation von Menschen, die mit HIV leben. Ferner wird mit diesen strukturellen Maßnahmen versucht, der Stigmatisierung dieser Bevölkerungsgruppe entgegenzuwirken (DED 2007a).

---

21 *Die Weltbank hat 2008 die Definition von Armut um den Begriff der „absoluten Armut" erweitert. In dieser Definition werden alle Menschen erfasst, die weniger als 1,25 US-Dollar pro Tag an lokaler Kaufkraft zur Verfügung haben. Bei den Millenniumszielen steht vor allem der Kampf gegen die absolute Armut im Mittelpunkt (Millennium Development Goals Report 2008 Addendum; im Internet unter http://mdgs.un.org/unsd/mdg/Resources/Static/Products/Progress2008/MDG_Report_2008_Addendum).*

22 *Bevölkerungsgruppen, die nach staatlichen Kriterien als arm definiert werden, erhalten von der Regierung eine Health Card, mit der die Behandlung bestimmter Krankheiten abgedeckt wird. HIV-Infizierte, die in einem Haushalt leben, der den Armutskriterien der Regierung entspricht, und zudem auch arbeitsunfähig sind, haben ebenfalls Anrecht auf eine Health Card (Government 2007).*

Zusammenfassung und Ausblick

Das Bestreben, auf nationaler Ebene ein Verständnis für Menschen mit HIV/Aids zu erreichen, HIV-Positive in die Primär- und Sekundärprävention einzubeziehen sowie Strategien gegen Diskriminierung und Stigmatisierung auf den Weg zu bringen, kann als ein struktureller Ansatz der HIV/Aids-Präventionspolitik gewertet werden. Die Politik gegen „soziale Übel" wirkt dabei allerdings kontraproduktiv.

Während HIV/Aids einerseits nur in Verbindung mit gesellschaftlichen Randgruppen wie Drogengebrauchern und Prostituierten gesehen wird, richtet sich andererseits ein beachtlicher Teil der Präventionsmaßnahmen an Zielgruppen der „Normalbevölkerung" wie z. B. Kinder oder Arbeitsmigranten.

In Hinblick auf eine effektive HIV/Aids-Prävention bei den Hauptbetroffenengruppen wie etwa Drogengebrauchern wird der Aspekt der Vulnerabilität zu wenig beachtet. Die Entwicklung von Maßnahmen zur Änderung der Verhältnisse für diese Zielgruppe ist vor allem auch durch die prohibitive Drogenpolitik Vietnams erschwert.

Als Reaktion auf Diskriminierung, Stigmatisierung und die hiermit verbundene sozialrechtliche Benachteiligung wurden Selbsthilfepotenziale geweckt, für deren Erhalt und Förderung jedoch weitgehend internationale Akteure sorgen müssen. Die Selbsthilfe als eine Säule der strukturellen Prävention (Beraus 1998; DAH 1998; Etgeton 1998) steht in Vietnam noch am Anfang ihrer Entwicklung; eine gesetzliche Grundlage zur Förderung der Selbsthilfe existiert bisher noch nicht. Andererseits verfügen die internationalen Organisationen – staatliche wie auch NGOs – über mehr finanzielle Mittel und bieten auch mehr Spielraum für die Ausgestaltung der HIV/Aids-Prävention. Maßnahmen, die auf eine Veränderung von Verhältnissen zielen, lassen sich daher leichter mit ihnen als mit nationalen Akteuren umsetzen.

Am Beispiel der Selbsthilfegruppe *Hoa Phuong Do* wird der Zusammenhang zwischen HIV/Aids und Armut deutlich und damit auch die entwicklungspolitische Dimension dieser Infektionskrankheit. Um den zukünftigen präventiven Erfordernissen im Staat gerecht zu werden, müssen die dafür notwendigen Voraussetzungen geschaffen werden. Dabei kommt es auf eine engere Verknüpfung der Verhaltens- mit der Verhältnisprävention an, worauf sowohl die staatliche Aids-Politik als auch die internationalen Akteure fokussieren sollten. Die Armutsminderung durch Einkommen schaffende Maßnahmen muss in einem Schwellenland wie Vietnam dabei einen hohen Stellenwert haben.

Angesichts der präventionspolitischen Situation in Vietnam scheint die Förderung und Umsetzung von Ansätzen der strukturellen Prävention durch die Kooperation und Koordination unterschiedlicher Akteure – nationale und internationale NGOs, Regierungsorganisationen, Vereinte Nationen – derzeit die beste Lösung zu sein. Hierbei stellen landesspezifische Ressourcen, das heißt politische Kader und Massenorganisationen sowie Familienstrukturen förderliche Faktoren dar. Das auf gesellschaftspolitische Veränderungen zielende Selbsthilfeengagement erhält dabei auch im sozialistischen Staatssystem einen immer höheren Stellenwert.

Literatur

Beraus 1998
Beraus, C.: Der Stellenwert von Selbsthilfe und Gesundsheitsförderung im öffentlichen Gesundheitswesen. In: DAH 1998, 173–177

Boltze 2006
Boltze, I.: Vietnams Frauen auf dem Weg zu mehr Basisdemokratie. In: e.velop – das entwicklungsmagazin, 11 (46)

Coleman 2006
Coleman, M.: Pham Thi Hue: The making of a not so ordinary hero (www.undp.org.vn/undp-Live/System/Outreach/Newsroom, 04.12.2007)

DAH 1998
Deutsche AIDS-Hilfe: Strukturelle Prävention. Ansichten zum Konzept der Deutschen AIDS-Hilfe. Berlin 1998

DED 2007a
Deutscher Entwicklungsdienst (DED): Süd-PPP Vietnam, Project description, Juni 2007, Hanoi

DED 2007b
Deutscher Entwicklungsdienst (DED): Süd-PPP Vietnam. Bericht zum Projektmonitoring. Hanoi, Oktober 2007

DED 2008
Deutscher Entwicklungsdienst (DED): Süd-PPP Vietnam. Projektmonitoring. Haiphong, Januar 2008

Etgeton 1998
Etgeton, S.: Strukturelle Prävention als Konzept kritischer Gesundheitsförderung. In: DAH 1998, 71–79

Government 2007
Decree No. 67/ND-CP of April 13, 2007 on Support Policies for Social Protection Beneficiaries. In: Official Gazette, Issue NOS 11–12/April 2007

ICCO-VICOMC 2006
Vietnamesisches Zentrum für die gemeinschaftliche Mobilisierung der HIV/Aids-Prävention (ICCO-VICOMC): Konfrontation mit HIV/Aids. Spezialausgabe August 2006 (in Vietnamesisch)

Jacka 2008
Jacka, D. (WHO-Berater für Harm Reduction): persönliche Mitteilungen, Febr. 2008

Jönsson 2006
Jönsson, K.: Issues without Boundaries: HIV/Aids in Southeast Asia. Working Paper No 19. Centre for East and South-East Asien Studies, Lund University, Sweden 2006

Khuat Thu Hong u. a. 2004
Khuat Thu Hong/Nguyen Thi Van Anh/Ogden, J.: Understanding HIV/Aids-related Stigma and Discrimination in Vietnam. International Center for Research on Women (ICRW) 2004

MAP 2005
MAP Report: Sex Work and HIV/Aids in Asia, 2005

Michels 2007
Michels, I. I.: Bericht aus Vietnam. Über die Entwicklung und Implementierung eines Projektes „Harm Reduction, Capacity Building and Advocacy in Cao Bang and Son La Provinces, Vietnam". 2007

MoH 2005
Ministry of Health: HIV/Aids Estimates and Projections 2005–2010, Ha Noi 2005

MoH 2009
Ministry of Health, Viet Nam Administration of HIV/AIDS Control: Viet Nam Estimates and Projections 2007–2012, Ha Noi 2009

MoLISA 2007
Ministry of Labour, Invalides and Social Affairs: Report Dezember 2007, Hanoi 2007

N. N. 2006
N. N.: Vietnam reiterates HIV/AIDS pledges. In: Nhan Dan News (http://www.nhandan.com. vn/english/news/050606/domestic_vn.htm, 06.01.2008)

N. N. 2007a
N. N.: Những chuyện buồn chưa hồi kết. In: Gia Đình, 7.12.2007, 6

N. N. 2007b
N. N.: Pham, Thi Hue. (http://www.younggloballe-aders.org, 10.12. 2007)

N. N. 2007c
N. N.: Combined effort needed to defeat drugs, vice: Deputy PM. In: *Viet Nam News, The National Language Daily*, 20.12.07, 3

N. N. 2008a
N. N.: Hard life of children with HIV. In: *Viet Nam News, The National Language Daily*, 22.01.08, 1 f.

N. N. 2008b
N. N.: Leaders, People, Religious Agencies. All Join in HIV/Aids Prevention. In: *Phap Luat Vietnam (Vietnam Law)*, 26.02. 2008, 8 f.

Oanh 2007
Oanh, K.T.H.: HIV/AIDS Policy in Vietnam. A Civil Society Perspective. Institute for Social Development Studies. In: *Public Health Watch, Open Society Institute, Public Health Program:* A Civil Society Perspective. A series of reports on HIV/AIDS policy in Nicaragua, Senegal, Ukraine, the United States, and Vietnam 2007

Reporter X 2007
Reporter X: Final Report: Pilot project of income generation for HIV infected people in Haiphong, Nov. 2007. Haiphong 2007

Templer 1998
Templer, R.: Shadows and Wind. A View of Modern Vietnam. Great Britain: Brown and Company 1998

UN Volunteers 2006
UN Volunteers: Viet Nam – Women's Union and United Nations Launch Project to Involve People Living with HIV/AIDS in HIV Programmes. Press Release (www.un.org.vn/unv/en/ news/ mr/060221.htm, 2.5. 2007)

UN Vietnam 2006
UN Vietnam: Summary of the Epidemic in Viet Nam – Official HIV/Aids Estimates and projections for Viet Nam, 2005–2010 and Viet Nam's Second UNGASS (United Nations General Assembly Special Session) Report. 2006

Zabriskie 2004
Zabriskie, P.: Pham Thi Hue (http://www.time.com/time/magazine/article/0,9171,709184,00.html)

Strukturelle HIV-Prävention in der deutschen Entwicklungszusammenarbeit am Beispiel ausgewählter Interventionsansätze der GTZ[*]

Cornelius Oepen und Michael Beyer

Hintergrund

Aids ist weltweit eines der größten Hindernisse für die soziale und wirtschaftliche Entwicklung von Millionen von Menschen. Die Pandemie belastet insbesondere einkommensschwache Länder und jene Bevölkerungsgruppen, die aufgrund ihrer besonderen Vulnerabilität einem höheren Infektionsrisiko ausgesetzt sind. Nach Schätzungen von UNAIDS, dem gemeinsamen HIV/Aids-Programm der Vereinten Nationen, lebten Ende 2008 etwa 33,4 Mio. Menschen mit dem HI-Virus – davon über zwei Drittel in Ländern Afrikas südlich der Sahara. In dieser Region ist über die Hälfte der Infizierten weiblich, 2008 wurden dort mehr als drei Viertel aller aidsbedingten Todesfälle weltweit verzeichnet. Aber auch in den einkommensschwachen Regionen Asiens und Osteuropas stellt Aids weiterhin eine Bedrohung für die gesellschaftliche Entwicklung dar. Hier besteht die größte He-

* fertiggestellt 2008, durchgesehen 2010

rausforderung vor allem in der rasanten Ausbreitung der Epidemie. So hat sich beispielsweise in der Ukraine die Zahl der Menschen, die mit HIV leben, zwischen 1996 und 2006 mehr als verdreifacht; die Prävalenzrate liegt bei etwa 1,6 % der erwachsenen Bevölkerung und ist damit die höchste in ganz Europa (UNAIDS 2008; 2009).

Bisher sind weltweit über 25 Millionen Menschen an aidsbedingten Krankheiten gestorben, 2008 allein um die zwei Millionen. Zusätzlich sind viele als Angehörige und Freunde von der Epidemie betroffen. Die Folgen sind für die Bevölkerung der am stärksten betroffenen Länder zerstörerisch: Aids und Armut stehen seit Beginn der Epidemie in einer verheerenden Wechselbeziehung – sie bedingen sich gegenseitig. Da gerade in der arbeitenden und Einkommen erwirtschaftenden Bevölkerungsschicht viele Menschen an Aids sterben, fehlen den Familien die Hauptverdiener/innen und sie verarmen. In Ländern mit hohen Prävalenzraten hat Aids mit dem systematischen Ausfall von Arbeitskräften auch direkte volkswirtschaftliche Auswirkungen. Im Gesundheitssektor spricht man angesichts der sinkenden Zahl zur Verfügung stehender Fachkräfte von einer „Human Resource Crisis", die in Entwicklungsländern zu einem immer dringlicheren Problem wird (WHO World Health Report 2007, S. 22). Auch personelle Ausfälle im Bildungssektor haben nachhaltig schwerwiegende Folgen, da Bildung und der Zugang zu ihr nicht nur hinsichtlich der Erwerbstätigkeit, sondern auch für eine effektive HIV-Prävention unabdingbar sind.

Auf dem UN-Millenniumsgipfel im September 2000 in New York verpflichteten sich die Staats- und Regierungschefs unter anderem dazu, den Anteil der in extremer Armut lebenden Bevölkerung weltweit bis zum Jahr 2015 zu halbieren und HIV/Aids, Malaria sowie andere Infektionskrankheiten zu bekämpfen. Die Bundesregierung leitete aus den sogenannten Millenniumsentwicklungszielen den deutschen Beitrag in Form des Aktionsprogramms 2015 ab (BMZ 2001); auch die HIV/AIDS-Bekämpfungsstrategie der Bundesregierung und ein entsprechender Aktionsplan zu deren Umsetzung wurden auf Grundlage der Millenniumsziele erarbeitet und verabschiedet (Bundesregierung 2005, 2007). Im Jahr 2007 hatte Deutschland sowohl den G8-Vorsitz als auch die EU-Ratspräsidentschaft inne und bekräftigte seine internationalen Verpflichtungen, indem die Bundesregierung die Bekämpfung von HIV/Aids und anderer Infektionskrankheiten zu einem Kernthema der deutschen Doppelpräsidentschaft machte. Im Ergebnis haben sich beispielsweise die G8-Staaten verpflichtet, in den kommenden Jahren zur Bekämpfung von Aids, Tuberkulose und Malaria 60 Milliarden US-Dollar zur Verfügung zu stellen, von deutscher Seite sind vier Milliarden Euro für die Jahre 2008 bis 2015 vorgesehen.

Die praktische Umsetzung dieser Verpflichtungen erfolgt über eine Reihe von Durchführungsorganisationen, die im Auftrag des Bundesministeriums für wirtschaftliche Zusammenarbeit und Entwicklung (BMZ) die deutsche Entwicklungszusammenarbeit vor Ort gestalten. Eine dieser Organisationen ist die gemeinnützige Deutsche Gesellschaft für Technische Zusammenarbeit (GTZ) GmbH. Die GTZ ist ein weltweit tätiges Bundesunternehmen der internationalen Zusammenarbeit für nachhaltige Entwicklung, das neben dem BMZ auch andere Bundesressorts, Regierungen anderer Länder, internationale Organisationen wie die Europäische Kommission, die Vereinten Nationen oder die Weltbank sowie Unternehmen der privaten Wirtschaft zu seinen Auftraggebern zählt. Sie verfügt über mehr als 20 Jahre Erfahrung in der Bekämpfung von HIV und Aids und unterstützt Ministerien, Organisationen und private Firmen in Partnerländern bei der Umsetzung von Programmen zur Eindämmung der HIV-Ausbreitung, zur Versorgung von Erkrankten und zur Minderung der negativen Auswirkungen auf Staat und Gesellschaft. Bei dieser Arbeit setzt die GTZ u. a. auf langjährige, kontinuierliche und sektorübergreifende Präventionsmaßnahmen unter Beteiligung aller von HIV und Aids Betroffenen. Die GTZ war zudem eines der ersten Unternehmen, die dem Thema HIV und Aids am Arbeitsplatz große Bedeutung schenkten, und hat sowohl eine eigene HIV/Aids-Arbeitsplatz-Richtlinie als auch ein eigenes HIV/Aids-Arbeitsplatzprogramm für im In- und Ausland beschäftigte Mitarbeiter/innen entwickelt und eingeführt (GTZ 2003; aktualisiert 2009).

Strukturelle HIV-Prävention im Kontext der Entwicklungszusammenarbeit – Theorie und Praxis

Für die HIV-Prävention relevant sind Faktoren, die direkt oder indirekt die Fähigkeit eines Menschen beeinflussen, den Kontakt mit HIV bzw. die Übertragung des Virus zu vermeiden (vgl. Sumartojo 2000, S. 3–10) – also sowohl solche Faktoren, die Hürden für präventives Verhalten darstellen, als auch solche, die Schutzverhalten fördern. Will man strukturelle Faktoren als Ansatzpunkte für Präventionsmaßnahmen heranziehen, muss man bezüglich ihrer Auswirkungen auf die Vulnerabilität zwei Ebenen unterscheiden: Auf der übergeordneten Ebene wird die Vulnerabilität von Umständen bestimmt, die sich außerhalb des individuellen Handlungsspielraums befinden; dazu gehören politische und gesellschaftliche Rahmenbedingungen wie die Achtung oder Missachtung der Menschenrechte, Diskriminierung oder soziale und ökonomische Ungleichheiten. Auf persönlicher Ebene spielen vor allem solche Umstände eine Rolle, die sich direkt auf das individuelle Präventionsverhalten auswirken, zum Beispiel die Verfügbarkeit von und der Zugang zu Gesundheitsdiensten oder Präventionsartikeln.

Strukturelle Faktoren der HIV-Vulnerabilität in Entwicklungsländern

Im Jahr 2008 infizierten sich weltweit etwa 2,7 Millionen Menschen mit HIV, davon allein etwa 1,9 Millionen in den afrikanischen Staaten südlich der Sahara (UNAIDS 2009). Betrachtet man die bisherigen Forschungsergebnisse zur besonderen Vulnerabilität von Menschen in Entwicklungsländern, erkennt man eine Reihe struktureller Faktoren, die HIV-Übertragungen begünstigen. Parker u. a. unterteilen diese Faktoren in drei unterschiedliche, aber zusammenhängende Gruppen:

1. wirtschaftliche (Unter-)Entwicklung und Armut,
2. Mobilität inklusive Migration, Saisonarbeit, soziale Zerrüttung aufgrund von Krieg oder politischer Instabilität und
3. Geschlechterungleichheiten.

Unbestritten gibt es daneben eine Vielzahl weiterer, (auch) in Entwicklungsländern relevanter struktureller Faktoren wie zum Beispiel Stigmatisierung und Diskriminierung; die Mehrheit dieser Faktoren lässt sich jedoch einer der aufgezählten drei Kategorien zuordnen. Insgesamt besteht Einigkeit darüber, dass Armut die wichtigste treibende sozioökonomische Kraft der HIV-Pandemie ist – sie nährt das Wachstum sozialer Ungleichheiten und führt zu gesellschaftlicher Instabilität. Die bewusste Armutsorientierung der deutschen und internationalen Entwicklungszusammenarbeit verweist auf die Bedeutung dieses Faktors über den Bereich der Bekämpfung von HIV und Aids hinaus. Neuere Studien betonen allerdings, dass Aids weniger durch Armut an sich bedingt ist als vielmehr durch soziale und ökonomische Ungleichheit (Piot u. a. 2007). Da die Auswirkungen solcher Ungleichheiten auf die Gesundheitschancen und Krankheitsrisiken – auch jenseits von HIV und Aids – bereits vielfach beschrieben worden sind, konzentrieren wir uns im Folgenden auf die strukturellen Faktoren „Politische Gestaltungsprozesse", „Geschlechterungleichheiten" sowie „Arbeitswelt", die für die HIV-Prävention eine besondere Rolle spielen.

Struktureller Faktor „Politische Gestaltungsprozesse"

In vielen Ländern begannen die ersten Aktivitäten zur Bekämpfung von Aids auf kommunaler Ebene, weil sich die Epidemie dort, in den Familien, auszubreiten begann und so ein Gesicht bekam. Hierin unterscheiden sich die entwickelte und die sich entwickelnde Welt nicht wesentlich voneinander. Rasch setzten dann allerdings vor allem in Westeuropa staatliche Bemühungen zur Bekämpfung von HIV ein, da Aids durch gesellschaftlichen Druck und Lobbyarbeit zu einer Frage der nationalen und später internationalen Politik wurde. In vielen Entwicklungsländern dagegen wurde das Thema lange Zeit von der Politik tabuisiert und ignoriert, auch aus ideologischer Starrheit. Eine nicht vorhandene oder kontraproduktive Aidspolitik aber stellt ein schwerwiegendes Hemmnis für die Aidsbekämpfung dar und wirkt sich auf große Bevölkerungsgruppen aus. Eine schlechte Aidspolitik kann viele Gesichter haben, von prinzipieller Verleugnung des Problems über diskriminierende Gesetzgebung und mangelnde *Leadership* bis hin zu unbedachtem Aktionismus. Aus diesem Grund stellt die direkte Beratung von Regierungen in Partnerländern zu Fragen von HIV und Aids seit vielen Jahren eine wichtige Säule des deutschen Beitrags zur globalen Eindämmung der Epidemie dar.

Eine weitere Säule ist die Förderung und Unterstützung von HIV-/Aids-Projekten. Ein Beispiel dafür ist das von der GTZ unterstütze „Gateway"-Projekt im afrikanischen Königreich Lesotho, wo fast jeder dritte Erwachsene HIV-infiziert ist. Das Projekt soll die HIV-negative Mehrheit der Bevölkerung in die Lage versetzen, sich vor der Infektion zu schützen, HIV-positiven Menschen ein möglichst gutes und langes Leben mit Zugang zu Behandlung, Pflege und Unterstützung sichern und letztlich alle Bürgerinnen und Bürger „HIV-kompetent" machen. Ein wesentliches Element dieses ganzheitlichen Ansatzes ist also die Primärprävention, und zwar in allen Bereichen der Gesellschaft; Hintergrund sind hier unter anderem die erhebliche Arbeitsmigration sowie falsche Vorstellungen über die Übertragungswege und Behandlungsmöglichkeiten von HIV. Im Rahmen des Gateway-Projekts werden lokale Politikerinnen und Politiker (z. B. Gemeinderäte, Stadtverordnete und Kreisabgeordnete) mit dem Wissen ausgestattet, wie sie konkret umfassende HIV-Prävention unterstützen, aber auch selbst als Multiplikatorinnen und Multiplikatoren zur Verbreitung von Wissen über die Zusammenhänge von Aids, Armut, Migration und Sexualverhalten beitragen können. Nach dem Subsidiaritätsprinzip sollen sie die Zivilbevölkerung und den Privatsektor sowie die verschiedenen Behörden und Strukturen der staatlichen Verwaltung zur Übernahme von Verantwortung anleiten; sie dienen damit als Schnittstelle (*gateway* = Tor, Zugang) und tragen so zu einem umfassenden gesellschaftsgetragenen Ansatz in der Bekämpfung von Aids und der durch die Krankheit bedingten gesellschaftlichen Folgen bei. Ziel ist, im gesellschaftlichen Einvernehmen die Angst vor der Krankheit und die Stigmatisierung und Diskriminierung der Betroffenen und oft auch ihrer Familien zu mindern. So sollen etwa mehr Menschen ihren HIV-Status kennenlernen, um ihr Leben entsprechend bewusst zu gestalten – indem sie als HIV-negative Bürger/innen eine Infektion vermeiden und als HIV-positive Bürger/innen die Infektion nicht weiterverbreiten und ihre Gesundheit und Arbeitsfähigkeit durch einen bewussten Umgang mit ihrer Krankheit und einen gesunden Lebensstil bestmöglich pflegen.

Ein anderes Beispiel ist der von der GTZ unterstützte und begleitete Aufbau der *Association guinéenne de personnes vivant avec le VIH* (AGUIP+), des ersten Positiven-Selbsthilfevereins in Guinea. AGUIP+ dient als Vorbild für weitere Vereine und zivilgesellschaftliche Netzwerke im Land, die konstituierende Mitglieder des nationalen Koordinationsgremiums CCM sind, welches wiederum für Projektvorschläge an den „Globalen Fonds zur Bekämpfung von AIDS, Tuberkulose und Malaria" und deren begleitende Evaluierung verantwortlich ist. Der Globale Fonds ist eine UNO-nahe Organisation, die auf Antrag Mittel zur Finanzierung von nationalen Gesundheitsprogrammen in Entwicklungsländern bereitstellt. Da die Menschen im Umgang mit internationalen Politikprozessen und Finanzierungssystemen nicht geschult sind, brauchen sie institutionelle und organisatorische Unterstützung, um solche Aufgaben neben ihrem eigenen Beruf und der täglichen Lebensgestaltung verantwortlich wahrnehmen zu können.

Als dritte Intervention sei die Unterstützung der GTZ für die *Asociación para la Salud Integral y Ciudadanía en América Latina* (ASICAL) genannt, ein 20 Länder Lateinamerikas und der Karibik umfassendes Netzwerk von Schwulen- und Transsexuellen-Gruppen. Die Gruppen dieses Netzwerks erhielten zum einen Beratung in Organisation und strategischer Planung, zur spezifischen Ausrichtung ihrer Präventionsaktivitäten und zur aktiven Vertretung ihrer Interessen *(advocacy)* und wurden zum anderen durch die Schaffung von Möglichkeiten zum Erfahrungsaustausch und zu gegenseitigen Besuchen gestärkt. Dadurch wurde die Wirkung der bestehenden nationalen Netzwerke verbessert, neue Initiativen konnten entstehen, und einige Initiativen konnten sich erfolgreich für die Übernahme von Projektverantwortung bei der Umsetzung der vom Globalen Fonds finanzierten Programme bewerben. ASICAL hat so dazu beigetragen, dass in einigen der 20 Länder die diskriminierende Gesetzgebung geändert wurde und Politiker/innen darin gestärkt wurden, die Homosexuellen- und Transsexuellen-Debatte in ihren Ländern auf einer sachlichen Ebene zu führen.

Struktureller Faktor „Geschlechterungleichheiten"

Geschlechterungleichheiten sind ein weiterer struktureller Faktor, der erheblich zur HIV-Ausbreitung beiträgt. Weltweit sind fast 50 Prozent aller Menschen, die mit dem Virus leben, Frauen – in den afrikanischen Ländern südlich der Sahara waren es Ende 2007 fast 61 Prozent, das Infektionsrisiko für junge Frauen zwischen 15 und 24 Jahren war dort dreimal so hoch wie für Männer (UNAIDS 2007). Der strukturelle Faktor Geschlecht *(gender)*, der Frauen besonders vulnerabel für eine HIV-Infektion macht, hat mehrere Dimensionen. Dazu muss zunächst erwähnt werden, dass sich mehr als vier Fünftel aller Frauen in der Ehe oder in langjährigen Beziehungen mit dem primären Sexualpartner infizieren. In Entwicklungsländern, vor allem im afrikanischen Raum, sind viele Frauen ökonomisch von ihren Männern abhängig, die zudem häufig Gewalt ausüben. Unter solchen Umständen ist die sexuelle Selbstbestimmung der Frauen eingeschränkt oder überhaupt nicht gegeben – die Entscheidung für oder gegen Schutzmaßnahmen (z. B. die Kondomverwendung) liegt nicht bei ihnen, und schon gar nicht können sie sich gegen Geschlechtsverkehr mit ihrem Mann entscheiden. Frauen sind daher – neben ihrer ohnehin physiologisch größeren Vulnerabilität – einem immens hohen Infektionsrisiko ausgesetzt. Diese Abhängigkeit wird dabei nicht nur von den festen Partnern, sondern oft auch von anderen Männern aus dem Lebensumfeld der Frauen ausgenutzt, z. B. von Hausfreunden, Ordnungskräften oder wohlhabenden Kaufleuten, die als Gegenleistung für Vergünstigungen Sex von ihnen verlangen. Hinzu kommen als verstärkende Faktoren die kulturellen Erwartungen an den Mann bezüglich „männlichen" Verhaltens wie Promiskuität und/oder Drogengebrauch.

Zementiert werden Geschlechterungleichheiten durch soziokulturelle, politische und gesetzliche Normen, Abläufe und Strukturen. In vielen Ländern ist nicht einmal die Wahrung der Grundrechte von Frauen sichergestellt, was hieße, sie vor sexueller und häuslicher Gewalt zu schützen, ihnen ein Erbrecht einzuräumen oder Mädchen eine Grundbildung zuzusichern. Für Präventionsmaßnahmen – nicht nur in Entwicklungsländern – folgt daraus, dass die Berücksichtigung von Geschlechterungleichheiten systematisch auf allen Ebenen verankert werden muss. Abbauen lassen sich solche Ungleichheiten dabei nur im jeweiligen nationalen Kontext, bedeutet dies doch in den meisten Fällen, Frauen und Mädchen die gleichen Rechte wie der männlichen Bevölkerung zuzugestehen. Die GTZ berät weltweit Partnerländer dabei, eine nationale Genderpolitik zu entwickeln und umzusetzen und Genderaspekte in das Handeln öffentlicher Institutionen zu integrieren, zum Beispiel durch die Förderung von Frauenrechten bei juristischen Reformen oder auch die Förderung von Ansätzen zur Bekämpfung geschlechtsspezifischer Gewalt.

Unterstützt und beschleunigt werden können solche nationalen Anstrengungen durch internationale Rahmenbedingungen, Politiken und Maßnahmen. Beispiele hierfür sind das GTZ-Projekt „Bevölkerungsdynamik, sexuelle und reproduktive Gesundheit und Rechte", das Konzepte, Strategien und Arbeitshilfen für Programme und Projekte der deutschen Entwicklungszusammenarbeit entwickeln wird, und das Vorhaben „Förderung von Initiativen zur Überwindung der weiblichen Genitalverstümmelung", das erfolgversprechende Ansätze der Bewusstseins- und Verhaltensänderung identifizieren und verbreiten will. Dabei spielt die innovative Methode des Generationendialogs eine große Rolle: Sie ermöglicht es jungen und alten Menschen – Frauen wie Männern –, ihre jeweiligen Werte, Traditionen und Erwartungen zu reflektieren und abzuwägen, in welchem Zeitrahmen, unter welchen Bedingungen und auf welche Art und Weise es Veränderungen geben soll. Der Generationendialog schafft einen geschützten Raum, um verdeckte Konflikte und Dilemmata zu erkennen, zu diskutieren und gemeinsame Lösungen zu finden. Speziell dafür geschulte lokale Moderatoren und Moderatorinnen stellen sicher, dass sich alle Generationen einbringen können und eine respektvolle und konstruktive Annäherung stattfindet. So wird eine Kommunikation über sensible und tabuisierte Themen wie Geschlechterbeziehungen,

Sexualmoral und weibliche Genitalverstümmelung über die Grenzen von Alter und Geschlecht hinweg möglich. Mit sprachlichen und kulturellen Anpassungen an die jeweilige Umgebung kann der Dialogansatz auch für Themen wie HIV/Aids eingesetzt werden. Der Generationendialog verändert nicht nur die Kommunikation in den Familien, sondern durch die Integration traditioneller Meinungsführer/innen in den Dialogprozess ganze Gemeinden – das nützt auch der Diskussion über Aids, die Folgen der Krankheit und die Prävention.

Um Mädchen und Frauen stärker als bisher von den international für die Aids-Bekämpfung bereitgestellten Mitteln profitieren zu lassen, hat das Bundesministerium für wirtschaftliche Zusammenarbeit die GTZ mit der Umsetzung der BACKUP-Initiative beauftragt. BACKUP steht für Building Alliances – Creating Knowledge – Updating Partners – der Anklang an die allgemeine Bedeutung des Begriffs „Backup" (Unterstützung, Sicherung, Beistand) ist gewollt – und dient dazu, erfolgversprechende Beispiele in Partnerländern zu unterstützen. Auch der Globale Fonds wurde Ende 2007 in die Pflicht genommen, seine Vorgaben für Projektanträge und die Zusammensetzung der nationalen Koordinationsgremien auf die Bekämpfung der Geschlechterungleichheit auszurichten.

Struktureller Faktor „Arbeitswelt"

„Neun von zehn Menschen, die mit HIV leben, gehen morgens zur Arbeit", formulierte die Internationale Arbeitsorganisation ILO im Jahr 2001 (ILO 2001). Somit ist der Arbeitsplatz in Betrieben und Unternehmen, aber auch im informellen Sektor ein wichtiger „Ort" für die Bekämpfung von Aids.

In Ländern mit einer hohen HIV-Rate müssen sich viele Arbeitnehmerinnen und Arbeitnehmer um an Aids erkrankte Familienangehörige oder Freunde kümmern, fällt HIV-positives Personal durch Krankheit immer häufiger aus, verursachen Trauerfeiern für Kolleg(inn)en oder im Freundes- und Familienkreis Fehlzeiten, verlieren viele Arbeitskräfte infolge von Diskriminierung und Stigmatisierung ihre Jobs – Aids ist nicht nur eine schwere Belastung der Betroffenen, sondern auch eine schwere wirtschaftliche Bürde für die Unternehmen. Hier setzen die von der GTZ entwickelten Arbeitsplatzprogramme an. Grundlage war der 2001 veröffentlichte Leitfaden der Internationalen Arbeitsorganisation zu HIV/Aids in der Welt der Arbeit (ILO 2001). Dieser Leitfaden soll „... dazu beitragen, die Ausbreitung der Epidemie zu verhindern, ihre Auswirkungen auf Arbeitnehmer und ihre Familien zu mildern und sozialen Schutz zu bieten, der helfen kann, der Krankheit zu begegnen. Er formuliert die grundlegenden Prinzipien, auf denen das Vorgehen gegen die Epidemie am Arbeitsplatz beruhen sollte: die Anerkennung von HIV/Aids als Arbeitsplatzproblem, Nichtdiskriminierung bei der Einstellung, Gleichstellung der Geschlechter, Untersuchungen und Vertraulichkeit, sozialer Dialog, Prävention, Betreuung und Unterstützung" (a. a. O., iii).

HIV/Aids-Arbeitsplatzprogramme dienen dazu, die Produktivität durch die Reduzierung von Fehlzeiten bzw. die Förderung gut ausgebildeter Fachkräfte zu steigern. Sie erreichen in erster Linie Mitarbeiter/innen im privaten und öffentlichen Sektor sowie deren Angehörige, von ihnen profitieren aber auch Menschen in den umliegenden Wohngebieten und Gemeinden bzw. den Interventionsgebieten von Ministerien. Mit einem erfolgreichen HIV/Aids-Arbeitsplatzprogramm demonstriert ein Unternehmen zudem, dass es sich für das Gemeinwohl engagiert. Dies stärkt das Image bei Mitarbeitern, Geschäftspartnern und Kunden. Im öffentlichen Sektor wird die häufig geringe Motivation der Mitarbeiter/innen gestärkt und das Vertrauen der Bevölkerung in staatliche Institutionen verbessert. Eine funktionsfähige öffentliche Verwaltung ist die Grundlage für gute Regierungsführung und erbringt effiziente Dienstleistungen für die Bevölkerung. Die Verringerung der Infektionsraten und die Milderung der Auswirkungen von Aids führen zu einem besseren Investitions- und Wirtschaftsklima.

Die GTZ hat hier eine Vorbildfunktion übernommen, indem sie ein eigenes HIV/Aids-Arbeitsplatzprogramm (GTZ 2003) etabliert und so ihre Fürsorgepflicht als Arbeitgeberin wahrgenommen und ihre Glaubwürdigkeit als Unternehmen unterstrichen hat. Das Programm hat zum Ziel, dass

>> die GTZ-Mitarbeiter/innen über die Risiken, über geeignete Präventionsmaßnahmen und die Auswirkungen der Epidemie informiert sind,

>> das GTZ-Arbeitsumfeld und -klima frei ist von Vorurteilen und Diskriminierung aufgrund von aidsbedingten Erkrankungen,

>> das nationale Personal und dessen nächste Angehörige in besonderer Weise solidarisch unterstützt werden.

Die GTZ erkennt mit diesen Richtlinien die besondere Wichtigkeit und Komplexität des Themas HIV/Aids am Arbeitsplatz an. Aufgrund der extremen Stigmatisierung und Diskriminierung der Betroffenen in vielen Partnerländern werden bei HIV-bedingten Erkrankungen institutionelle Maßnahmen ergriffen, um so den Ansprüchen eines international tätigen Unternehmens zu genügen. So sind beispielsweise alle Vorgesetzten und Mitarbeiter/innen verpflichtet, Diskriminierung aufgrund einer angenommenen oder tatsächlichen HIV/Aids-Erkrankung zu unterbinden. Die Offenlegung des HIV-Status eines Mitarbeiters oder einer Mitarbeiterin wird weder als Einstellungsvoraussetzung noch als Bedingung für die Fortsetzung des Arbeitsverhältnisses bzw. einer Beförderung verlangt. Informationen, die Mitarbeiter/innen freiwillig über ihren HIV-Status zur Verfügung stellen, werden separat von den Personalakten aufbewahrt, jede derartige Information wird mit absoluter Vertraulichkeit behandelt.

Fazit

Die komplexen und in alle Bereiche der Gesellschaft reichenden Aspekte der Aids-Pandemie stellen eine außerordentliche Herausforderung (nicht nur) für die Politik dar. Diese exceptionality of Aids, wie der frühere UNAIDS-Exekutivdirektor Peter Piot dies nannte (Piot 2006; Piot u. a. 2007), ist Anlass und Berechtigung für den immensen Aufwand und die vielfältigen Ansätze zur Aids-Bekämpfung. Wir wissen freilich, dass all die mit Milliardenbeträgen geförderten Anstrengungen der heutigen Zeit bei Weitem nicht ausreichen, um die Pandemie zu stoppen – schon gar nicht, solange die Anzahl der Neuinfektionen weltweit höher ist als die Zahl der Behandelten und der an Aids Verstorbenen. Daher muss die Prävention unablässig und verstärkt gefördert werden – nicht zuletzt, weil dies auch zu sozialen und kulturellen Veränderungen in den betroffenen Gesellschaften führt. Hier setzt strukturelle Prävention den richtigen Akzent.

Weitere Informationen/Kontakt: aids@gtz.de

Literatur

BMZ 2001
Bundesministerium für wirtschaftliche Zusammenarbeit und Entwicklung (BMZ): Armutsbekämpfung – eine globale Aufgabe. Aktionsprogramm 2015. Der Beitrag der Bundesregierung zur weltweiten Halbierung extremer Armut (http://www.gtz.de/de/dokumente/de-armutsbekaempfung-aktionsprogramm.pdf; letzter Abruf: Mai 2010)

Bundesregierung 2005
HIV/AIDS-Bekämpfungsstrategie der Bundesregierung. Berlin/Bonn: Bundesministerium für Gesundheit und Soziale Sicherung/Bundesministerium für wirtschaftliche Zusammenarbeit und Entwicklung 2005 (im Internet z. B. unter http://www.aids-kampagne.de/fileadmin/Downloads/Deutschlands_Engagement/aidsstrategie_brjuli2005.pdf; letzter Abruf: Mai 2010)

Bundesregierung 2007
Bundesministerium für Gesundheit/Bundesministerium für Bildung und Forschung/Bundesministerium für wirtschaftliche Zusammenarbeit und Entwicklung: Aktionsplan zur Umsetzung der HIV/AIDS-Bekämpfungsstrategie der Bundesregierung. Bonn/Berlin: BMG/BMBF/BMZ 2007 (im Internet unter http://www.bmg.bund.de/SharedDocs/Standardartikel/DE/AZ/A/Glossar-AIDS-HIV/Aktionsplan-HIV-AIDS.html; letzter Abruf: Mai 2010)

GTZ 2003
Gesellschaft für Technische Zusammenarbeit (BMZ): HIV/AIDS-Arbeitsplatzprogramm für Nationales Personal (Informationen im Internet unter http://www.infoline-gesundheitsfoerderung.de/global/show_document.asp?id=aaaaaaaaaaagohj; letzter Abruf: Mai 2010)

ILO 2001
International Labour Organization: An ILO code of practice on HIV/AIDS and the world of work. Genf: ILO 2001 (im Internet unter http://www.ilo.org/wcmsp5/groups/public/---ed_protect/---protrav/---ilo_aids/documents/publication/wcms_113783.pdf; letzter Abruf: Mai 2010); hier in deutscher Übersetzung: „Ein praxisorientierter Leitfaden der IAO zu HIV/Aids in der Welt der Arbeit", Genf 2006; im Internet unter http://www.arbeitsinspektion.gv.at/NR/rdonlyres/FDDF0E3E-30F2-4532-9FA0-710BCE6E666E/0/hivaids_leitfaden.pdf; letzter Abruf: Mai 2010)

Parker u. a. 2000
Parker, R. G./Easton, D./Klein, C.: Structural barriers and facilitators in HIV prevention: A review of international research. In: *AIDS*, 14(Suppl. 1), 22–32

Piot 2006
Piot, P.: AIDS – from crisis management to sustained strategic response. In: *Lancet*, 368, 526–530

Piot u. a. 2007
Piot, P./ Russell, S./ Larson, H.: Good Politics, Bad Politics: The Experience of AIDS. Vol 97, No. 11. In: *American Journal of Public Health*, 97(11), 1934–1936

Sumartojo 2000
Sumartojo, E.: Structural factors in HIV prevention: Concepts, examples, and implications for research. In: *AIDS*, 14(Suppl. 1), 3–10

UNAIDS 2008
UNAIDS: Epidemiological Fact Sheet on HIV and AIDS. Core data on epidemiology and response. Ukraine. 2008 update (im Internet unter http://apps.who.int/globalatlas/predefinedReports/EFS2008/full/EFS2008_UA.pdf; letzter Abruf: Mai 2010)

UNAIDS 2009
UNAIDS: Epidemic Update 2009 (http://data.unaids.org/pub/Report/2009/jc1700_epi_update_2009_en.pdf; letzter Abruf: Mai 2010)

WHO 2007
World Health Organisation: The World Health Report 2007. A safer future: global public health security in the 21st century (im Internet unter http://www.who.int/whr/2007/en/index.html; letzter Abruf: Mai 2010)

Wolf/von Roenne 2007
Wolf, A./von Roenne, A.: Medical Dialogue: How to kick-start a joint AIDS response by health workers and traditional healers. Eschborn: GTZ 2007 (im Internet unter http://www.german-practice-collection.org/en/download-centre/doc_download/496-medical-dialogue-how-to-kick-start-a-joint-aids-response-by-health-workers-and-traditional-healers-short-english; letzter Abruf: Mai 2010)

314

Die Menschen dort abholen, wo sie stehen: HIV-Prävention im Setting Autobahnparkplätze*

Rainer Schilling

Die Deutsche AIDS-Hilfe und ihre Mitgliedsorganisationen orientieren sich bei ihrer Arbeit laut ihrem Leitbild[1] „an den Lebensweisen der Menschen aus [ihren] Zielgruppen", also „an den von HIV/Aids, Hepatitis und von anderen sexuell und beim Drogenkonsum übertragbaren Krankheiten besonders bedrohten und betroffenen Individuen und Gruppen". Hierzu gehören an vorderster Stelle Männer, die Sex mit Männern haben (MSM) – neben Männern, die sich als schwul, homosexuell oder bisexuell definieren, auch solche, die sich ihre Homosexualität oder ihre homosexuellen Anteile aus kulturellen, religiösen oder familiären Gründen nicht eingestehen, geschweige denn öffentlich mit ihnen umgehen können.

Ein wesentlicher Baustein der HIV-Prävention (nicht nur) mit und für MSM ist dabei die aufsuchende Arbeit, sei es in Form der „realen" Arbeit vor Ort (z. B. in schwulen Bars, Kneipen, Saunen und anderen Einrichtungen, in denen Sex-

---

* *fertiggestellt 2008, durchgesehen 2010*
1 *Gemeinsam gegen Aids – gemeinsam für Menschen mit HIV. Das Leitbild der DAH. Berlin: Deutsche AIDS-Hilfe e. V. 2007 (im Internet unter www.aidsfilfe.de zu finden).*

kontakte angebahnt werden oder stattfinden) oder in Form der virtuellen Vor-Ort-Arbeit im Internet. In diesen Settings[2] intervenieren die Vor-Ort-Arbeiter der Aidshilfen als fachkundige, szenezugehörige Berater und halten durch ihre Anwesenheit zugleich die Themen „sexuelle Gesundheit" und „respektvoller Umgang miteinander" präsent. Diese aufsuchende Arbeit ist inbesondere für jene wichtig, die aufgrund der oft tief verwurzelten Angst vor dem Bekanntwerden ihrer homosexuellen Neigungen bzw. gleichgeschlechtlichen Sexkontakte Beratungsstellen wie die Aidshilfen als „zu öffentlich" ansehen und „schwule Kneipen" oder Gruppen nicht – oder jedenfalls nicht in nüchternem Zustand – aufsuchen. Informationen über sexuell übertragbare Infektionen einschließlich HIV und die Möglichkeiten zur Risikominimierung erreichen solche Männer daher häufig nicht: In der Regel werden entsprechende Beiträge oder Materialien wie Broschüren, Postkarten oder Plakate über schwule Medien und Kneipen und die gelegentlichen Informationsstände der Aidshilfen verbreitet, und Männer, die Sex mit Männern haben, ohne ein „schwules Selbstverständnis" zu besitzen, haben häufig Hemmungen, nach solchen Materialien zu fragen. Hinzu kommt, dass die Fähigkeiten, über sexuelle Wünsche und Safer Sex zu kommunizieren, oft sehr gering ausgeprägt sind und die oft fehlende Selbstakzeptanz einen achtsamen, verantwortlichen Umgang mit sich und den Partnern erschwert.

316

Wie solche Vor-Ort-Arbeit, die Information und Aufklärung „an den Mann bringt", praktisch aussehen kann, sei im Folgenden am Beispiel der Präventionsarbeit auf Autobahnparkplätzen rings um Offenbach dargestellt. Ausgangspunkt war laut Aussage eines (ehrenamtlich tätigen) „Parkplatz-Arbeiters" der ersten Stunde Kritik an der Aidshilfe Offenbach: „Eines Sonntags beim Brunch der Aidshilfe Frankfurt wurde gemeckert, die Offenbacher täten nichts für Prävention. Das wurde Thema im monatlichen Plenum, und da kam dann auf, ich sei doch ohnehin häufig auf dem Autobahnparkplatz, dem einzigen nennenswerten Cruisinggebiet[3] der Stadt. Ob ich nicht gelegentlich einfach mal die Seiten vom Nutzer zum Anbieter wechseln könnte?"

Bei dem erwähnten Cruisinggebiet handelt es sich um ein ausgedehntes Waldstück am Autobahnparkplatz Buchrain in der Nähe von Offenbach. Es ist auch mit öffentlichen Verkehrsmitteln oder dem Fahrrad erreichbar und wird rund um die Uhr zur Anbahnung sexueller Kontakte und für sexuelle Handlungen an Ort und Stelle genutzt. Einige Nutzer kommen regelmäßig, andere sind auf der

---

2 Settings: „Soziale Systeme oder Lebenswelten für gesundheitliches Handeln. Settings sind Orte oder soziale Zusammenhänge, in denen sich der Alltag von Menschen abspielt und die einen wichtigen Einfluss auf ihre Gesundheit haben. Dazu gehören zum Beispiel Arbeitsplatz, Wohnumfeld, Schule oder Freizeiteinrichtungen. Moderne Gesundheitsförderung berücksichtigt immer auch die Settings, in denen sich Zielgruppen bewegen und legt Interventionen und Maßnahmen für bestimmte Settings fest. Die Ottawa Charta fordert die Schaffung von gesundheitsfördernden Lebenswelten als eines ihrer Handlungsfelder." (Quelle: Fonds Gesundes Österreich, http://www.fgoe.org/gesundheitsfoerderung/glossar/setting; letzter Abruf im Mai 2010)

3 Als Cruising (aus der englischen Seefahrersprache: mit dem Schiff kreuzen, herumfahren) wird (vor allem im Kontext schwuler Sexualität) die bewusste, aktive und gewöhnlich mobile Suche nach einem Sexualpartner bezeichnet (nach http://de.wikipedia.org/wiki/Cruising; letzter Abruf: Mai 2010).

Durchreise, manche suchen die schnelle anonyme sexuelle Befriedigung, andere verabreden sich dort gezielt – im Internet gibt es eigene Datingclubs für einzelne Cruisinggebiete. Für viele scheint der Autobahnparkplatz Kneipenersatz ohne Verzehrzwang zu sein: an den Kreuzungen der Waldwege treffen sich immer wieder Gruppen im vertrauten Gespräch. Ein Teil der Nutzer scheint heterosexuell zu sein und das Cruisinggebiet zu nutzen, um „Ehefrust" loszuwerden oder sich unkompliziert und vor allem kostenfrei Oralsex zu organisieren.

Die Aidshilfe Offenbach griff den Vorschlag auf, „Parkplatz-Prävention" zu betreiben, und konzipierte ein entsprechendes Angebot für MSM unabhängig von Alter, Nationalität, Identität und Bildungsstand. Besonderes Augenmerk wurde dabei auf die durch HIV und andere sexuell übertragbare Infektionen besonders Gefährdeten gelegt, die einen Großteil der Nutzer dieser Orte darstellen, z. B. verheiratete Männer oder Migranten, die ihre sexuellen Wünsche im Alltag meist ausblenden (müssen). Besonders gefährdet sind sie unter anderem dadurch, dass sie, wie oben dargestellt, über eindeutig „schwule" Kommunikationskanäle eher nicht erreicht werden und so kaum Zugang zu Informationen haben, die für das Risikomanagement wichtig sind. Vor diesem Hintergrund bieten Autobahnparkplätze und andere Cruisingorte eine große Chance für die Prävention und Gesundheitsförderung, stellen sie doch gerade für MSM, die sich nicht als schwul oder bisexuell definieren, oft die einzigen sozialen Orte dar, an denen sie zu ihren Wünschen stehen können.

Ein- bis zweimal im Monat besuchen seither ehrenamtliche Mitarbeiter der Aidshilfe Offenbach die Parkplätze Buchrain und im Sommer zusammen mit Mitarbeitern der Aidshilfe Hanau zusätzlich den Parkplatz Kinzigtal (bei Hanau). Die „Parkplatz-Präventionisten" bauen dann für einige Stunden einen Stand auf, an dem sie Informationsmaterialien, Kondome und Gleitmittel sowie alkoholfreie Getränke ausgeben und für Gespräche bereitstehen; gelegentlich gesellen sich auch hauptamtliche Aidshilfe-Mitarbeiter hinzu. Um auch Nutzer zu erreichen, die den direkten Kontakt am Infotisch scheuen, werden zusätzlich am Eingang des Cruisinggebietes Stühle mit Informationsbroschüren, Kondomen und Gleitmittel aufgestellt – der „Absatz" von Broschüren, Kondomen und Gleitmittel ist an den drei anonymen „Nebenstellen" höher als am Stand selbst (solange nicht zu viel Material ausgelegt wird: bei überschaubarem Angebot wird mehr mitgenommen).

Das Spektrum der Männer, die Gespräche mit den Präventionisten führen, reicht vom Familienvater bis zum „Lederkerl", vom Kondombenutzer bis zum „Barebacker"[4], vom Deutschen bis zum Migranten (die Aidshilfe-Mitarbeiter schätzen, dass etwa drei Viertel der Gesprächspartner deutscher Abstammung sind), vom Mann Anfang zwanzig bis zum Mann Mitte fünfzig. Dementsprechend

4   Barebacking: wörtlich (engl.) Reiten ohne Sattel; vor allem unter homosexuellen Männern übliche Bezeichnung für sexuelle Praktiken unter bewusstem Verzicht auf Safer Sex

ist es hilfreich, wenn auch die am Stand anwesenden Mitarbeiter unterschiedliche Typen repräsentieren.

Regelmäßige Cruiser kommen teilweise erst beim zweiten oder dritten Mal zum Gespräch und schauen dann immer wieder mal am Stand vorbei. In den Gesprächen steht die sexuelle Gesundheit im Vordergrund – da geht es um Hepatitis-Impfungen, Syphilis- und HIV-Tests, den Schutz der „Restgesundheit" von HIV-Positiven und um sexuell übertragbare Infektionen (wobei hier oft mangelnde oder überhaupt keine Kenntnisse über Übertragungswege, Symptome, Schutzmöglichkeiten und Behandlung bestehen). Erschreckend ist, dass Risiken oft völlig falsch bewertet werden – HIV-Positive werden als „gefährlich" wahrgenommen und gemieden, anstatt das Risiko in den sexuellen Handlungen zu verorten und sich dementsprechend zu schützen. Das spiegelt sich auch in den Gesprächen mit HIV-infizierten Männern wider: Sie plagen sich selbst bei erfolgreicher Behandlung (und damit deutlich gesenkter Infektiosität, also Ansteckungsgefahr für andere) häufig mit Gewissensbissen herum – allemal dann, wenn sie nach Offenlegung ihres HIV-Status immer wieder Ablehnung erfahren und es deswegen aufgegeben haben, offen mit ihren Sexualpartnern zu reden. Manchem MSM mit HIV kann in solchen Gesprächen (sie finden meist im Rahmen eines kleinen Spaziergangs unter vier Augen statt) der Weg in die Aidshilfe-Angebote für Positive eröffnet werden.

Weitere Gesprächsthemen sind Fragen der sexuellen Identität, Beziehungsschwierigkeiten, Doppelleben, Ausgrenzung in der schwulen Szene, Risikomanagement oder das Zusammenleben von HIV-positiven und HIV-negativen Partnern. Auch mit bekennenden Barebackern führte man intensive Gespräche, in denen man ihnen riet, sich wenigstens gegen Hepatitis A und B impfen und sich regelmäßig auf Syphilis und andere sexuell übertragbare Infektionen untersuchen zu lassen. Dabei reagierten die Männer häufig überrascht und erleichtert, dass sie nicht verurteilt wurden, sondern dass man versuchte, mit ihnen in grundsätzlicher Akzeptanz ihres augenblicklichen Lebensstils über Maßnahmen zur Risikosenkung nachzudenken. Für die Mitarbeiter wiederum ist das Engagement ein Weg, eigene Positionen zu klären, und manche „verarbeiten" so auch ihre eigene HIV-Infektion.

Voraussetzung für das Gelingen des Angebots sind bestimmte Kompetenzen der Präventionisten. Die Aidshilfe Offenbach beurteilt die „Bewerber" daher nach folgenden Gesichtspunkten:

>> Können die Kompetenzen und Erfahrungen aus dem eigenen Privatleben im Kontakt mit Cruisern mit der nötigen Reflektiertheit und Distanz eingesetzt werden?

>> Liegen die nötige Sensibilität und die Fähigkeit zum respektvollen Umgang entsprechend den ungeschriebenen „Regeln" des Ortes vor?

>> Existieren die für Kontaktaufnahmen und Gespräche nötige minimale Empathie, Reflexions- und Kommunikationsfähigkeit?

Schlussbetrachtung

Die Präventionisten vermitteln durch die ausgelegten Materialien, durch ihre Anwesenheit und Gesprächsbereitschaft und in jedem geführten Gespräch, dass man auch „an solchen Orten" über sexuelle Fragen und Schwierigkeiten reden kann, dass Cruisingparkplätze als soziale Orte wahrgenommen und wertgeschätzt werden, dass der Lebensstil der Männer, die hierher kommen, respektiert und akzeptiert wird, und dass die Aidshilfe sich als szeneverbundener, solidarischer Partner versteht. Durch die Präsenz der Vor-Ort-Arbeiter wird also nicht nur ein Beitrag zu Aufklärung und Information geleistet, sondern auch die Hemmschwelle für die Nutzung von Aidshilfe-Angeboten gesenkt; einer der Vor-Ort-Arbeiter beschrieb das in einem Interview wie folgt: „Es wird der Aidshilfe positiv angerechnet, dass sie vor Ort nicht moralisierend für die Leute ansprechbar ist. Da sind viele Verheiratete drunter, die heilfroh sind, endlich mal mit jemandem ihre Probleme besprechen zu können. In schwule Lokale trauen sie sich nicht, Beratungsstellen sind mit zu hohen Hürden verbunden." Und nicht zuletzt wird durch die Parkplatzarbeit so etwas wie eine Community gebildet bzw. stabilisiert. Das zeigt sich unter anderem bei den zweimal jährlich von Mitarbeitern der Aidshilfe Offenbach durchgeführten großen Aufräumaktionen auf den Cruisingplätzen: Regelmäßig schließen sich unaufgefordert zufällig anwesende Nutzer an.

Epilog: Prävention auf Parkplätzen – nicht förderungswürdig?

Ein Antrag der Aidshilfe Offenbach an die AOK Hessen auf Förderung der Parkplatzarbeit gemäß § 20 SGB V (Prävention und Selbsthilfe) Absatz 1 (Leistungen zur primären Prävention zur Verbesserung des allgemeinen Gesundheitszustands und zur Verminderung sozial bedingter Ungleichheit von Gesundheitschancen) wurde abgelehnt, da angeblich kein Settingansatz vorliege. Gegen diese Ablehnung strengte die Aidshilfe Offenbach einen Prozess vor dem Sozialgericht Frankfurt an. Hintergrund der AOK-Haltung ist wohl, dass der Begriff Setting im „klassischen" Settingansatz, wie er auch von der Weltgesundheitsorganisation vertreten wird (vgl. z. B. das „Gesunde-Städte-Netzwerk" oder die Global School Health Initiative der WHO), Lebensräume bezeichnet, in denen Menschen einen großen Teil ihrer Zeit verbringen – das sind zum Beispiel, aber eben nicht ausschließlich, Kommunen/Stadtteile, Kindergärten, Schulen, Einrichtungen der Altenhilfe und Betriebe.

Die hessische AOK führte in ihrer Ablehnung des Antrags völlig zu Recht Folgendes aus: „Der Settingansatz der Primärprävention zielt auf die Verhinderung von Krankheitsrisiken ab. Hierbei werden solche Zielgruppen erfasst, die sozial bedingt ungünstigere Gesundheitschancen aufweisen und über die für individuelle Angebote üblicherweise genutzten Zugangswege nur schwer zu erreichen sind." Sie verkannte aber offensichtlich die oben dargelegte soziale (und gesundheitliche) Bedeutung von Cruisinggebieten – Setting bezeichnet in der Gesundheitswissenschaft alle Orte, an denen eine durch bestimmte Kriterien definierte Menschengruppe nicht nur zufällig anzutreffen ist und die daher eine Chance auf regelmäßige gesundheitsfördernde Interventionen bieten.

Sieben Thesen zur Strukturellen Prävention[1*]

Phil C. Langer

Es gibt im Leben Augenblicke, da die Frage, ob man anders denken kann, als man denkt, und anders wahrnehmen kann, als man sieht, zum Weiterschauen und Weiterdenken unentbehrlich ist.

(Foucault 1986, S. 15)

1. Das Konzept der strukturellen Prävention befindet sich in einer Krise

Im Konzept der strukturellen Prävention fanden die Herausforderungen der beginnenden HIV-Pandemie der achtziger Jahre eine paradigmatische Antwort (Rosenbrock/Schaeffer 2002, DAH 1998). Statt auf Repression durch sozialen Ausschluss von Infizierten und die Identifizierung und Eingrenzung von Risikogruppen zu setzen („Old Public Health"), erhob es im Anschluss an die Ottawa-Charta für Gesundheitsförderung (WHO 1986) Forderungen nach einer emanzipa-

1 Mein Dank gilt zum einen Jochen Drewes für seine Geduld mit meiner Arbeit an diesem Beitrag und die vielfältigen wichtigen Anregungen, zum anderen Perry N. Halkitis, der mir den letzten Denkanstoß gegeben und die Leichtigkeit des US-amerikanischen Diskurses vermittelt hat.
* fertiggestellt 2009

torischen und partizipativen Gesundheitsförderung. Getragen wurde das Konzept von der Hoffnung, dass gesamtgesellschaftliche Aufklärung zu einem rationalen und reflektierten Umgang mit der Krankheit führen und die individuellen Handlungskompetenzen erweitern werde. Kennzeichnend war dabei die Überlegung, dass die präventiven Ansätze zur Verhaltensänderung mit der Schaffung von Verhältnissen, die dieses Verhalten zulassen und fördern, einhergehen müssten, ein gelingendes individuelles Risikomanagement also nur innerhalb eines schützenden gesellschaftlichen Rahmens zu erwarten sei, was schlagwortartig als „Einheit von Verhaltens- und Verhältnisprävention" gefasst werden kann (vgl. z. B. Etgeton 1998, S. 71 f.). Als unverzichtbar dafür wurde die enge Kooperation staatlicher Institutionen mit Selbsthilfeorganisationen und den sie tragenden Communities angesehen. Insofern ist die Etablierung des präventiven Feldes als wesentlicher Schritt zur Konstitution des „Aids-Dispositivs" zu begreifen, wobei Dispositiv im Foucaultschen Sinn eine „entschieden heterogene Gesamtheit, bestehend aus Diskursen, Institutionen, architektonischen Einrichtungen, reglementierenden Entscheidungen, Gesetzen, administrativen Maßnahmen, wissenschaftlichen Aussagen, philosophischen, moralischen und philanthropischen Lehrsätzen" bezeichnet, die „zu einem historisch gegebenen Zeitpunkt vor allem die Funktion hat, einer dringlichen Anforderung nachzukommen" (Foucault 2003, S. 392 ff.).[2]

Nimmt man die Zahl der HIV-Infektionen als Maß der Effektivität von Präventionsmaßnahmen, so war der Erfolg der strukturellen Prävention empirisch schnell zu fassen. Die Horrorszenarien einer unaufhaltsamen Aids-Epidemie (vgl. Wießner 2003, Weingart 2002) haben sich zumindest in Deutschland nicht bewahrheitet. Nach dem rasanten Anstieg der Neudiagnosen Anfang der achtziger Jahre zeigte sich bereits wenige Jahre später ein deutlicher Rückgang der HIV-Inzidenz, die bis Mitte 2001 auf einem im Vergleich zu anderen westlichen Industriestaaten relativ niedrigen Niveau konstant blieb. Zurückzuführen ist dies auf eine in dieser Geschwindigkeit und in diesem Umfang beispiellose Änderung sexueller Verhaltensweisen, das heißt die Reduktion sexuellen Risikoverhaltens (McKusick u. a. 1985, Winkelstein u. a. 1988).

Der Wiederanstieg der HIV-Neuinfektionen/-diagnosen[3] seit Mitte des Jahres 2001 hat rasch dazu geführt, die bisherige Praxis der Prävention in Frage zu

2 Die Wahrnehmung von Aids als einer „dringlichen Anforderung", auf die innerhalb des bestehenden Gesundheitssystems keine adäquate (medizinische, präventive, soziale) Antwort gegeben werden konnte, führte zur Schaffung, Institutionalisierung und Vernetzung neuer Wissensfelder, neuer Akteure und neuer gesellschaftlicher Praktiken. Das Dispositiv schafft die Bedingungen für die Akzeptanz bestimmter Aussagen als wahr bzw. falsch, für die Akzeptanz eines bestimmten Wissens, das es den Individuen ermöglicht, sich auf eine bestimmte Weise zu sich selbst und zur Welt zu verhalten (vgl. Foucault 1978). Die dispositivanalytische Betrachtung der HIV-Prävention in Deutschland erlaubt es, das komplexe Zusammenspiel von gesellschaftlichen Veränderungsprozessen, institutionellen Praktiken, der Konstruktion theoretischen Wissens und von individuellen Handlungsoptionen zu erkennen und den Blick für die Machtbeziehungen zu schärfen, die dabei im Spiel sind und sich unweigerlich ins Subjekt einschreiben. Dabei wird deutlich, dass die HIV-Prävention ihr eigenes (ihr nicht vorgängiges) Wissensfeld begründet (hat) und die Verschiebungen in diesem Wissensfeld Ausdruck strategischer Operationen der daran beteiligten Akteure sind, die es zu bestimmen gilt.

3 Zur Differenzierung von Neudiagnose- und (geschätzten) Neuinfektionszahlen siehe z. B. RKI 2008, S. 1ff.

stellen – in den Medien geäußerte Zweifel an ihrer Wirksamkeit (vgl. z. B. Schmitt 2008), die Suche nach neuen Wegen in der Präventionsarbeit (z. B. Müller/Staub 2006) oder Debatten über (straf-)rechtliche Interventionsmöglichkeiten (vgl. z. B. Deutscher Bundestag 2006; Dennin u. a. 2007) signalisieren eine tief greifende Krise des Konzepts der strukturellen Prävention. So merkt Rosenbrock an: „Der Erfolg dieser Innovation [der strukturellen Prävention; PCL] beginnt zu bröckeln: Seit der zweiten Hälfte der 90er Jahre deuten alle verfügbaren Indikatoren darauf hin, dass *safer sex* und *safe use* nachlassen, Ersteres auch und besonders in der hauptsächlich betroffenen Gruppe der homo- und bisexuellen Männer. Die Anzahl der neuen HIV-Infektionen, aber auch die anderer sexuell übertragbarer Krankheiten steigt, der Kondomabsatz stagniert" (Rosenbrock 2005, S. 4). Angesichts dieser Herausforderungen hält er nur eines für sicher: „[M]it einer bloßen Fortschreibung bisheriger Botschaften, Formen und Medien der Aids-Prävention dürfte dem perspektivisch auch epidemiologisch bedrohlichen Abbröckeln präventiven Verhaltens nicht beizukommen sein, wohl auch nicht mit dem Rezept ‚mehr von demselben'" (a. a. O., S. 6).

Auffällig sind die Vehemenz und oft starken Emotionen in den Debatten, die sich nicht zuletzt an Themen wie „Barebacking" oder „Pozzing" festmachen.[4] Stellvertretend sei ein Leserkommentar zu dem angeführten präventionskritischen Artikel von Schmitt (2008) zitiert: „Das mag jetzt hart klingen, aber die Frage muss erlaubt sein, ob die Allgemeinheit, bei sowieso immer weiter steigenden Kosten, auch noch Therapiekosten tragen soll oder muss, die sich Menschen aufgrund eigener Dummheit und Ignoranz freiwillig einhandeln. Denn jeder, der auch nur einen Hauch Interesse zeigt, kann wissen, welche Gefahr HIV noch immer darstellt und wie (einfach) man sich schützen kann! [...] Problem ist nur, die wenigen unschuldigen Opfer von den vielen, vielen Idioten zu trennen."[5] Das aktuelle HIV-Infektionsgeschehen wird hier mit der Frage nach der individuellen Schuld und den gesamtgesellschaftlichen Kosten der Infektionsfolgen verknüpft. Insofern lässt sich vermuten, dass im (deutschen?) Sexualitäts- und Präventionsdiskurs aktuelle politische und gesellschaftliche Fragen verhandelt werden, die auf den ersten Blick wenig mit Sexualität oder HIV zu tun haben (vgl. Herzog 2005, Weingart 2002, S. 103 ff.). Als These formuliert: Sowohl die Neudiagnosezahlen als auch die Rede von einer Krise der Prävention könnten als Symptome von Entwicklungen gesehen werden, die teilweise HIV-spezifisch sind, teilweise aber weitere gesell-

---

4 „Barebacking" (ursprünglich „Reiten ohne Sattel") steht in der Regel für gewollten ungeschützten Analverkehr unabhängig vom HIV-Status der Beteiligten, „Pozzing" im Sinne von „positiv machen" bezeichnet eine gewollte HIV-Übertragung auf einen bislang HIV-negativen Partner. Als Beispiel sei auf den Artikel „Ich liebe dicn zu Tode" (Stuff 2007) verwiesen. Die sich daran festmachende Erregung erscheint aufschlussreich, da sie die Grenzen des präventiven Diskurses – was gesagt werden kann und was nicht – deutlich macht (vgl. Foucault 1977). Sozialwissenschaftlich auseinandergesetzt mit „Pozzing" haben sich z. B. Greydon 2007, Moskowitz/Roloff 2007 sowie insbesondere Tomso 2004 und Tomso 2008.

5 Leserkommentar von Moritz Liedtke (Folko) vom 18.7. 2008 (http://www.faz.net/s/Rub8E1390D-3396F422B869A49268EE3F15C/Doc~E82BD18DCCED6405A821CDF94CB65F55F~ATpl~Ekom~SKom~Ak~E159129.html; aufgerufen am 10.8. 2008)

schaftliche Diskurse reflektieren. Mit anderen Worten: Das Konzept der strukturellen Prävention ist vielleicht nicht deshalb in der Krise, weil es den gegenwärtigen Bedürfnissen seiner Adressaten nicht mehr angemessen wäre (was sich in steigenden Neudiagnosezahlen zeigte). Vielmehr bedingen und befördern bestimmte Entwicklungen, die im Folgenden identifiziert werden sollen, die Zunahme von sexuellem Risikoverhalten und laufen so den Präventionsbemühungen zuwider.

2. Die Krise der strukturellen Prävention erhält ihre Bedeutung vor dem Hintergrund der weitgehenden Biomedikalisierung des Aids-Dispositivs

Der Begriff Medikalisierung beschreibt einen Prozess, in dem nichtmedizinische Probleme als medizinische Probleme definiert und behandelt werden (Conrad 2007, S. 4 [6]). Die Ausweitung der medizinischen Deutungs- und Handlungsmacht auf psychosoziale Phänomene und die Neuformulierung von Normabweichungen innerhalb des biomedizinischen Diskurses, um spezifische Behandlungsoptionen zu lancieren, betrifft weite Lebens- und Erfahrungsbereiche: Zu den oft angeführten Beispielen gehören die diagnostische Konstruktion des Aufmerksamkeitsdefizit-Hyperaktivitäts-Syndroms (ADHS) und dessen extensive medikamentöse Behandlung bei Kindern (Haubl/Liebsch 2008, Haubl 2007; Leuzinger-Bohleber/Brandl/Hüther [Hg.] 2006), die monokausale Erklärung depressiver Störungen durch ein biochemisches Ungleichgewicht im Hirn, wodurch psychotherapeutische Möglichkeiten zu bloßen Begleitverfahren degradiert werden (Lafrance 2007, Gardner 2003), und die neuen Möglichkeiten zur Behebung erektiler Dysfunktion, zu deren Chiffre Viagra® avancierte und die Spekulationen über eine „neosexuelle Revolution" (Sigusch 1998 und 2005) nährte. Auch wenn der Begriff Medikalisierung erst Ende der 1960er Jahre Eingang in den sozialwissenschaftlichen Diskurs fand, wo er – im Kontext der neuen sozialen Bewegungen – dazu diente, die Kritik an der medizinischen Disziplinierung abweichenden Verhaltens zu fundieren, die Implikationen des metaphorischen Gebrauchs des Krankheitsbegriffs in Bezug auf psychische Störungen zu analysieren und Fragen nach sozialer Kontrolle und Machtverhältnissen im medizinischen Feld zu stellen, so lassen sich Tendenzen der Medikalisierung schon im 19. Jahrhundert nachweisen, insbesondere innerhalb des Sexualitätsdiskurses (Foucault 1977) – ein Beispiel hierfür sind Veränderungen in Deutung und Bewertung der Homosexualität (Conrad 2007, S. 97 ff.).[7] Angesichts der aktuellen Bedeutung biotechnischer Verfahren und des pharmaindustriellen Komplexes im Gesundheitsbereich scheint es heute indes präziser zu sein, von Biomedikalisierung zu reden (Clarke u.a. 2003). Ihren aktuellen Ausdruck

324

6 „Original: „a process by which nonmedical problems become defined and treated as medical problems"
7 Spannend erscheinen dabei insbesondere die Tendenzen zu einer Ent-Medikalisierung im Kontext der Schwulenbewegung und der aufklärerisch-emanzipativen Bemühungen im Zuge der HIV-Prävention.

findet sie in der Diskussion um den Einsatz amphetaminhaltiger Medikamente zur Leistungssteigerung ohne medizinische Indikation (Greely u. a. 2008) und offenbart so ihre sozioökonomische Funktionalität im Sinne neoliberal-normativer Gesundheitsvorstellungen.

Eine weitgehende Biomedikalisierung des Aids-Dispositivs festzustellen heißt, vielfältige Einflüsse der Biomedizin in Bereichen zu erkennen, die außerhalb der medizinischen Behandlung der HIV-Infektion und ihrer physischen Folgen liegen – also zum Beispiel in der Psychologie, der Politik, dem Recht – und die Wahrnehmung der Krankheit und das Spektrum an Handlungsmöglichkeiten mitbestimmen (erweitern wie verengen). Die strukturelle Prävention betrifft dies mindestens in zweifacher Hinsicht: durch Reduktion des Infektionsgeschehens auf biomedizinische Faktoren und statistische Modelle sowie durch zunehmende Fokussierung auf biomedizinische Präventionsinstrumente, die die Bedeutung der Verhaltens- und Verhältnisdimension relativieren.[8]

Das Robert Koch-Institut (RKI) als „zentrale Einrichtung des Bundes auf dem Gebiet der anwendungs- und maßnahmenorientierten biomedizinischen Forschung", deren Aufgaben unter anderem „in der wissenschaftlichen Untersuchung, der epidemiologischen und medizinischen Analyse und Bewertung von Krankheiten mit hoher Gefährlichkeit, hohem Verbreitungsgrad oder hoher öffentlicher oder gesundheitspolitischer Bedeutung" liegen (RKI 2007), stellt aus dispositivanalytischer Sicht einen maßgeblichen Akteur der Biomedikalisierung der Prävention dar. So vermerkt das RKI in seinem zweiten Halbjahresbericht 2007 zur HIV-Infektion und Aids-Erkrankung, dass – bei aller Unsicherheit der Datenlage – für eine Zunahme ungeschützter sexueller Kontakte zwischen HIV-diskordanten Partnern und/oder einen Anstieg der Partnerzahlen keine Belege vorlägen (RKI 2008, S. 2). Maßgeblichen Anteil am Anstieg der Diagnose- und Infektionszahlen, so das RKI weiter, habe die seit einigen Jahren verzeichnete Zunahme anderer sexuell übertragbarer Krankheiten (STDs) wie der Syphilis, da STDs die HIV-Übertragungswahrscheinlichkeit bei ungeschützten Sexualkontakten stark erhöhten. Zugleich habe sich – infolge des tendenziell späteren Therapiebeginns gemäß den veränderten Behandlungsrichtlinien der Deutschen AIDS-Gesellschaft – die Zahl der nicht therapierten (und damit für andere ansteckenden) HIV-Infizierten erhöht. Der Anstieg der HIV-Infektionen könne also Resultat einer höheren Wahrscheinlichkeit, auch bei weitgehend unverändertem Risikoverhalten sexuelle Kontakte mit (insbesondere nicht therapierten) Infizierten einzugehen, und einer größeren Übertragungswahrscheinlichkeit aufgrund

---

8 Eine dritte Dimension ist die Re-Diskursivierung der psychosozialen Folgen der Infektion als biophysische Phänomene, was sich z. B. in der zunehmend rein medikamentösen Behandlung HIV-assoziierter Depressionen oder HIV-bezogener Libidostörungen zeigt. Die Behandlung ist angesichts des Zusammenhangs zwischen Depressionen, Therapietreue, Drogenkonsum und Risikoverhalten unbestritten präventionsrelevant und für die Lebensqualität des Einzelnen wichtig. Indes scheinen hier eher die Symptome und immer weniger die Ursachen im Blick zu sein – z. B. das Leiden an gesellschaftlicher Stigmatisierung –, die möglicherweise bereits zur Infektion beigetragen haben und weiter bestehen.

der zunehmenden Verbreitung anderer STDs sein (ebd.). Das RKI stellt sich damit gegen eigene frühere Aussagen und die überwiegende Mehrzahl der empirischen Studien, denen zufolge für den Anstieg der Infektionen die Zunahme sexuellen Risikoverhaltens entscheidend ist – ein deutlicher Ausdruck der Biomedikalisierung des Aids-Dispositivs: Es legitimiert auf diese Weise Forderungen nach umfassenden STD-Screenings und HIV-Testungen gerade in Risikogruppen, leistet einer Erweiterung staatlicher Kontrolle Vorschub und setzt Ärztinnen und Ärzte als neue und zentrale Präventionsakteure ins Recht.[9]

Während allerdings ein großer Teil der im internationalen Kontext diskutierten biomedizinischen Präventionsinstrumente entweder in den nächsten Jahren nicht zur Verfügung stehen wird (Impfstoffe, Mikrobizide) oder aus soziokulturellen und epidemiologischen Gründen für Deutschland nicht sinnvoll erscheint (Beschneidung), haben antiretrovirale Medikamente mittlerweile zahlreiche präventive Anwendungsfelder eröffnet. So heißt es im Bericht zur KABaSTI-Studie des RKI: „Die Rolle, die antiretrovirale Medikamente bei der Prävention von HIV-Infektionen spielen können, muss überprüft und gegebenenfalls neu definiert werden" (Schmidt/Marcus/Hamouda 2007, S. 8). Dabei geht es nicht nur um den Nutzen von Post- oder Prä-Expositions-Prophylaxe, denen auch mediale Aufmerksamkeit zuteil wird (vgl. z. B. Donner 2008), sondern insbesondere um eine Biomedikalisierung der Positivenprävention (vgl. Kalichman [Hg.] 2005). Führt man die obige Argumentation des RKI fort, so wäre ein möglichst früher Therapiebeginn für alle Infizierten eine der effektivsten Optionen zur Senkung der Neuinfektionszahlen: Wenn alle HIV-Infizierten, unabhängig von der medizinischen Notwendigkeit, eine wirksame Therapie erhielten, würde es kaum noch zu neuen Infektionen kommen (können) – zumal durch bislang unbekannte Wirkzusammenhänge möglicherweise auch die Übertragungswahrscheinlichkeit für andere sexuell übertragbare Infektionen (STIs) abnehme (Schmidt/Marcus/Hamouda 2007)[10] und anderen Autoren zufolge nach Therapiebeginn auch weniger Risikosituationen eingegangen werden (Diamond u. a. 2005). Im Statement der Schweizerischen Eidgenössischen Kommission für AIDS-Fragen (EKAF), „[e]ine HIV-infizierte Person ohne andere STD [sei] unter einer antiretroviralen Therapie (ART) mit vollständig supprimierter Virämie ... sexuell nicht infektiös" (Vernazza u. a. 2008), findet diese Position politische und empirische Unterstützung. Dabei geht die zweifellos emanzipatorische und entstigmatisierende Bedeutung dieser Stellungnahme mit der entmündigenden Biomedikalisierung von Sexualität und

326

---

9 In diesem Zusammenhang sei auch das von der Deutschen AIDS-Hilfe geplante Curriculum zur „ärztlichen HIV-Prävention" erwähnt – das (zweifellos wichtige) Projekt ist zugleich als weiterer Schritt der Biomedikalisierung der Prävention interpretierbar.
10 Vgl. dazu folgende Anmerkung in der KABaSTI-Studie (Schmidt/Marcus/Hamouda 2007): „Falls auch in anderen Studien eine solche Assoziation – weniger bakterielle STI unter ART bei gleicher Partnerzahl – festgestellt werden kann, sollte zumindest überprüft werden, ob (und wenn ja welche) antiretrovirale(n) Medikamente [sic!] eine intrinsische antibakterielle Wirkung besitzen oder einen von der Hemmung der HI-Virusreplikation unabhängigen Effekt auf das Immunsystem haben können" (a. a. O., S. 101). Eine antibakterielle Wirkung der ART konnte bislang jedoch nicht belegt werden.

Gesundheit einher. Es ist durchaus legitim, wenn das RKI – als Protagonist einer staatlichen Public-Health-Strategie – möglichst effektive Präventionsmaßnahmen fordert. Bedenklich sind solche Forderungen jedoch, wenn die *Interpretation* der Daten, auf die sie sich stützen, als feststehende *Erkenntnis* ausgegeben wird.

Als Konsequenz der Fokussierung auf antiretrovirale Medikamente als Präventionsinstrument (siehe z. B. auch Granich u. a. 2008) nehmen die Unsicherheiten innerhalb sexueller Interaktionen weiter zu, werden die individuellen Kompetenzen des Aus- und Verhandelns von Sexualität immer wichtiger. Erste Beobachtungen eines *therapy sorting*, das ungeschützten Geschlechtsverkehr bei unterschiedlichem Serostatus „erlaubt", sofern der HIV-positive Partner antiretroviral behandelt wird[11], lassen eine Zunahme von Risikosituationen erwarten (z. B. infolge falscher Zuschreibung des Therapiestatus, mangelnder Therapietreue , des Vorliegens anderer STIs, kurzfristiger Anstiege der Viruslast). Nicht von einer Normalisierung von HIV ist daher gegenwärtig zu sprechen, sondern von einer Normalisierung ungeschützten Sexes (Aguinaldo/Myers 2008). Die im Konzept der strukturellen Prävention zentrale Verhaltensdimension verliert zunehmend an Bedeutung, wenn Vertrauen auf Medikamente die Reflexion des eigenen Verhaltens unnötig erscheinen lässt.[12]

Die fatale Ironie dieser Biomedikalisierung der Prävention ist, dass sie die Probleme, die sie zu beheben vorgibt, erst mit konstruiert, selbst jedoch nicht lösen kann und zugleich die Optionen des strukturellen Präventionsansatzes, die hierzu in der Lage wären, aushebelt.[13]

3. Als Folge der zunehmenden Individualisierung der HIV-Infektion kommt es zu einer Schwächung des sense of community, was Auswirkungen auf die Arbeit der Aidshilfe als einem wesentlichen Akteur der strukturellen Prävention in Deutschland hat

Die Diagnosen „Aids" und „HIV" bedeuteten lange Zeit ein – teilweise recht kurzfristig, auf jeden Fall aber unvermeidlich zu „vollstreckendes" – Todesurteil. Die Wahrnehmung, die Krankheit könne alle betreffen, korrespondierte mit der Gewissheit, dass alle das gleiche „Schicksal" erwartete. Die Unbehandelbarkeit der

11 Siehe dazu Langer u. a. 2010; die möglichen Auswirkungen der EKAF-Stellungnahme auf das präventive Verhalten von risikobereiten HIV-Negativen hatte bereits Dannecker (2007) benannt.

12 Wohl nicht zufällig lassen aktuelle Studien den Schluss zu, dass das Wissen um die Post-Expositions-Prophylaxe bei der Gruppe jener HIV-positiver MSM [Männer, die Sex mit Männern haben] am höchsten ist, die ungeschützten Geschlechtsverkehr auch unabhängig vom Serostatus der Partner haben (vgl. Dodds 2007; Langer u. a. 2010). Die Frage nach dem situationsangemessenen Verhalten geht über in das Handlungswissen, dass Medikamente das Infektionsrisiko nachträglich minimieren können. Das Wissen um die PEP und ihre Durchführung werden im biomedizinischen Diskurs zum Ausweis von „Verantwortung" bzw. Verantwortlichkeit.

13 Diese biomedikalisierungskritische Sicht soll die wichtige Rolle, die etwa die PEP in der HIV-Prävention spielen kann und sollte, nicht in Abrede stellen (vgl. Shoptaw u. a. 2007, Liu u. a. 2008, Langer/Drewes 2009).

Infektion demokratisierte die Betroffenen radikal. Fragen nach der individuellen Schuld an der Infektion erschienen angesichts der zwangsläufigen physischen, vor allem jedoch der nicht minder wirksamen und von allen erfahrenen psychosozialen Konsequenzen – der stigmatisierenden Zuschreibungen und diskriminierenden Praktiken – gegenstandslos. Vor diesem Hintergrund war die Gründung der Aidshilfen in Deutschland nicht nur ein Akt der emanzipierten Selbsthilfe von Menschen mit HIV und Aids, sondern ein programmatisches Zeichen, dass der Kampf gegen die mit der Krankheit verbundenen Stigmatisierungen und Diskriminierungen nur gemeinsam sinnvoll zu führen ist. Die Aidshilfebewegung institutionalisierte in diesem Sinn die lebensnotwendige Hoffnung auf Solidarität und avancierte zum integrativen Träger einer „positiven" Community. Im entstehenden Aids-Dispositiv war diese Community ein wesentlicher Akteur, der die Interessen infizierter Menschen gegenüber Politik, Recht und Medizin vertrat. Der 1988 eingeführte Welt-Aids-Tag mit seinen Trauerritualen, welche die Identifizierung mit dem Kollektiv der von HIV und Aids Betroffenen in Szene setzten, war Ausdruck eines spezifischen *sense of community*.[14]

Als Mitte der 1990er Jahre die antiretrovirale Kombinationstherapie auf breiter Basis eingeführt wurde, verbesserten sich schlagartig die Lebenserwartung und Lebensqualität von Menschen mit HIV und Aids. Heute, 15 Jahre später, ist ein positives Testergebnis zwar immer noch für viele Menschen traumatisierend, jedoch nicht mehr das viel zitierte „Todesurteil". Vielmehr zeigt die Rede von der HIV-Infektion als behandelbarer chronischer Krankheit an, dass für viele wieder die Frage nach einem „guten" oder „normalen" Leben als Positive in den Mittelpunkt gerückt ist. „Normal" ist dabei nicht mehr der (frühe) Tod, sondern die erfolgreiche Therapie, die zumindest die physischen Auswirkungen der Infektion kontrollieren und organisieren sollte. Im biomedizinischen Sinne kann insofern von Individualisierung der Infektion gesprochen werden, als ihre Verläufe und Behandlungen immer spezifischer – individueller – werden: Die eingesetzten Substanzen und Kombinationen unterscheiden sich nicht nur objektiv in Bezug auf Wirksamkeit und Verträglichkeit, sondern auch von Patient zu Patient: Während der eine ein Medikament gut verträgt, hat die andere mit den typischen unerwünschten Wirkungen zu kämpfen. Hinzu kommen weitere Unterschiede bei den Auswirkungen der Infektion auf das Erleben und den Alltag, zum Beispiel je nach Vorliegen medikamentenresistenter HIV-Stämme oder von Co-Erkrankungen, nach Integrierbarkeit der Therapie in den Lebens- und Arbeitsalltag oder nach psychischen Begleit- und Folgeerscheinungen. „HIV" als gemeinsamen psycho-physischen Erfahrungsraum von Krankheit (im Hinblick auf die Hoffnung und die Angst, das

328

---

14 Zum Konzept des „Sense of Community" siehe McMillan/Chavis 1986 sowie McMillan 1996, der ihn definiert als „a spirit of belonging together, a feeling that there is an authority structure that can be trusted, an awareness that trade and mutual benefit come from being together, and a spirit that comes from shared experiences that are preserved as art" (McMillan 1996, S. 315; Hervorhebungen im Original).

Leiden und das Sterben, auf das Trauern) scheint es – jenseits einer öffentlichen „Außenwahrnehmung" – kaum noch zu geben.

Zugleich zerfällt auch der gemeinsame psychosoziale Erfahrungsraum von Stigmatisierung, Diskriminierung und Exklusion. So haben etwa die gesellschaftlichen Entwicklungen der letzten beiden Jahrzehnte zu einer größeren Akzeptanz von Homosexualität geführt, während intravenöser Drogenkonsum weiterhin strafrechtlicher Sanktionierung, Prostitution gesellschaftlicher Stigmatisierung und die Herkunft aus Ländern des südlichen Afrikas rassistischer Diskriminierung ausgesetzt sind. Während – mehr noch: weil – der Einfluss der HIV-Infektion an sich auf die (potenziellen) Lebensperspektiven aufgrund der medizinischen Behandelbarkeit in den Hintergrund tritt, bestimmen verstärkt andere soziodemografische Merkmale die Möglichkeiten des Umgangs mit der Krankheit und damit die (tatsächlichen) Lebenschancen der Betroffenen. So hat etwa ein aus der Mittelschicht kommender dreißigjähriger HIV-infizierter Schwuler ohne Migrationshintergrund, der aufgrund guter Ausbildung einen festen Beruf hat und auf ein tragfähiges soziales Netzwerk in einer deutschen Großstadt mit spezifischen Akzeptanzräumen für positive Schwule zurückgreifen kann, eine realistische Chance auf ein Leben, das sich kaum von dem eines vergleichbaren HIV-Negativen unterscheidet. Demgegenüber wird eine HIV-Infektion das Leben einer illegal in Deutschland lebenden heterosexuellen Frau aus einem Hochprävalenzland, die wenig ökonomisches, soziales oder symbolisches Kapital besitzt, maßgeblich bestimmen: Sie hat nicht nur Schwierigkeiten, an die lebenswichtigen Medikamente zu kommen, sondern kann häufig auch nicht auf soziale Unterstützung zählen, erfährt multiple Stigmatisierung[15] – in ihrem Fall impliziert eine HIV-Diagnose nach wie vor eine Art „sozialen Tod". Die Auswirkungen auf die psychische und physische Gesundheit sind komplex und enorm. Auch wenn das deutsche Gesundheitssystem die Versorgung HIV-Infizierter mit antiretroviralen Medikamenten unabhängig von ihrem sozioökonomischen Status weitgehend gewährleistet, begründet Armut doch nicht selten einen Teufelskreis: Wenn für selbst zu bezahlende Medikamente zur Eindämmung von Nebenwirkungen kein Geld da ist, können Nebenwirkungen zu geringerer Therapietreue, einem unnötigen Voranschreiten der Krankheit und weiterer sozialer Isolation führen.

Dabei soll nicht behauptet werden, dass es nicht schon in den 1980er oder 1990er Jahren massive Chancenunterschiede gegeben hätte; zweifellos existierten von Beginn an sehr unterschiedliche Voraussetzungen für den Umgang mit der Krankheit. Durch die Verfügbarkeit der antiretroviralen Medikamente (und den im Allgemeinen gegebenen Zugang zu ihnen) geht aber HIV selbst als gemeinsamer Bezugspunkt zunehmend verloren, kommen die gesellschaftlichen Differenzen verstärkt zum Tragen, erhält die Frage, was die HIV-Infizierten ver-

---

15 In anderer Weise betrifft dies auch ältere positive Schwule, die sowohl an der Homonormativität der Szene als auch an verinnerlichter Heteronormativität leiden.

bindet, immer seltener eine tragfähige Antwort. Insofern die HIV-Infektion als chronische Krankheit gelten kann, muss sie auch als soziale Krankheit verstanden werden. Individualisierung heißt in diesem, sozialen Sinn, dass sich die Bedingungen des Lebens mit HIV aufgrund des Zusammenhangs zwischen Behandlungsmöglichkeiten und individuellen Lebenskontexten immer weiter ausdifferenzieren. Die Bedeutung der lange durch die für alle Infizierten geltende Todesdrohung und gesellschaftliche Exklusion nivellierten Differenzen – des Geschlechts, der sexuellen Präferenz, des Infektionswegs, der Rasse und Klasse, also der ethnischen und sozioökonomischen Hintergründe, aber auch des Ortes, des Alters usw. – nimmt zu. Ihre Überbrückung, lange Zeit durch die Todesdrohung und die sozialen Konsequenzen der Infektion erzwungen, funktioniert nicht mehr, die gemeinsamen Erfahrungsräume, die ein Zusammenhandeln ermöglicht haben, sind fragmentiert. Was in der sozialwissenschaftlichen Theoriebildung mit Blick auf historisch-gesellschaftliche Entwicklungen als „Janusköpfigkeit der Individualisierung" gefasst wird (Keupp u. a. 1999), scheint auch für den hier beschriebenen Individualisierungsprozess zu gelten: Die Freisetzung von traditionellen Bindungen (an die Community aufgrund eines unausweichlichen Krankheitsverlaufs) geht mit dem Verlust von Orientierung (an einer Community) einher. Die Abschwächung des *sense of community* stellt einen wesentlichen Partner der strukturellen Prävention zur Disposition. Dies betrifft auch die Aidshilfe, die ihre Legitimation als Akteurin im präventiven Feld auch auf ihre Rolle als Repräsentantin der Community stützt.[16]

330

Nun mag die Rede von einem (ehemals vorhandenen) im wahrsten Wortsinne positiven *sense of community* eine allzu romantische retrospektive Projektion sein: Bedeutet die Beschwörung der Community (Heimat, Identität, Zugehörigkeit) nicht immer schon ihren Verlust? Und doch wird darin ein Gefühl der Orientierungslosigkeit erkennbar, das institutionell fassbar ist: Die aktuelle Krise der Aidshilfe-Arbeit ist auch in einem Schwinden von Identifikationspotenzialen begründet, die eine Community konstituieren könnten. Können Gedenk- und Trauerveranstaltungen noch ein Gefühl von Gemeinschaft schaffen, wenn immer mehr Menschen die Erfahrung von Leiden und Tod nicht mehr kennen oder wahrnehmen? Je mehr sich die Aidshilfe anschickt, mit den Entwicklungen des Aids-Dispositivs Schritt zu halten, desto unschärfer wird ihr Vertretungsanspruch und desto stärker verliert sie an innerem Zusammenhalt. Konflikte um die Deutungshoheit, was warum „wirklich" wichtig ist und wie es zu adressieren ist, werden zunehmen – sie sind schon im Spannungsfeld zwischen ihrem Anspruch, die Interessen HIV-Positiver zu vertreten, und ihrer Funktion als Trägerin der Primärprävention angelegt.

---

16 Was hier für die HIV-Community skizziert wurde, trifft in ähnlicher Weise auch auf die „schwule Community" zu. Sie erscheint als imaginäres Konstrukt, das im konzeptionellen Zentrum der zielgruppenspezifischen Prävention steht (Kippax u. a. 1993, Ridge/Minichiello/Plummer 1997), aber kaum der von Schwulen und Bisexuellen gelebten Wirklichkeit entspricht (Langer 2009).

4. Durch die Privatisierung von Gesundheit im Zuge neoliberaler Tendenzen gerät die Verhältnisdimension der Prävention immer stärker aus dem Blick.

Das vielfach funktionalisierte Beispiel „Barebacking" weist ins Zentrum der Präventionskrise. Aus dispositivanalytischer Sicht geht es dabei weniger um die genaue begriffliche Bestimmung[17] und nur mittelbar um die psychosozialen Hintergründe des Phänomens[18], sondern darum, wie das Thema problematisiert wird und welche Funktion es im Aids-Dispositiv hat. Die hohe Emotionalität, die Debatten zu „Barebacking" in der Regel begleitet, ist ein Hinweis darauf, dass hier einiges auf dem Spiel steht: Markiert wird die Grenze der Deutungshoheit und Handlungsmacht der Prävention(isten), was auf die zumeist nicht reflektierten, stark normativen Grundlagen des Gesundheits- und Präventionsdiskurses hinweist, die mit dem emanzipatorischen Ansatz, die Entscheidungs- und Handlungsfreiheit des Subjekts in nichtdirektiver Weise zu stärken, in Konflikt steht. „Der Barebacker", der offenbar von der Prävention nicht mehr erreicht wird, widerspricht dem Postulat des rationalen Akteurs und legt so die Annahme einer „Irrationalität" nahe, die sanktioniert werden müsse: Wie kann ein aufgeklärter HIV-negativer Mann das Risiko einer HIV-Infektion eingehen? Und wie kann ein HIV-positiver Mann nicht nur seine eigene, sondern auch die Gesundheit anderer aufs Spiel setzen? Beide (analytisch zu trennenden) Perspektiven verweisen auf die zunehmende Zuschreibung und Einforderung von („Eigen"-)Verantwortung innerhalb des Gesundheitsdiskurses (Schmidt 2008).

Das Recht darauf, frei über sich (seinen Körper, seine Gesundheit) verfügen zu können, wird mit dem Hinweis darauf eingeschränkt, dass durch das Eingehen von HIV-Risiken auch die Gemeinschaft geschädigt werde (vgl. Hassemer 2008). Die Freiheit, mit sich machen zu können, was man möchte, werde durch die Verantwortung gegenüber der Solidargemeinschaft begrenzt. Der (potenzielle) Schaden erscheint damit berechenbar: als für die lebenslange Behandlung einer HIV-Infektion anfallende Kosten.[19] So verwundert es nicht, dass die Frage, ob bzw. inwieweit Menschen, die „wider besseres Wissen" eine Infektion „in Kauf nehmen", die Kosten für ihre Medikamente selbst übernehmen sollten, Eingang in den öffentlichen Diskurs gefunden hat (z. B. Feddersen 2005). Sind sie nicht selbst an ihrer Infektion schuld (und damit an der Gesellschaft schuldig geworden)?

17 Vgl. z. B. Schilling 2007 sowie Halkitis/Wilton/Galatowitsch 2005.
18 Siehe dazu z. B. Halkitis/Wilton/Drescher (Hg.) 2005 und Shernoff 2006.
19 Vgl. dazu bspw. Schmitt (2008): „Lutz Gürtler, bis vor kurzem Direktor des Friedrich-Loeffler-Instituts für Medizinische Mikrobiologie an der Universität Greifswald, macht eine einfache Rechnung auf: Rund 60.000 Menschen leben schon in Deutschland mit HIV. ,Wir schätzen, dass die Behandlung eines Aidspatienten bis zu seinem Tod mindestens 600.000 Euro kostet.' Wenn weiterhin an die 3.000 Neudiagnosen pro Jahr hinzukommen – Mediziner schätzen, dass bis zu einem Drittel der HIV-Positiven bislang nicht einmal etwas von ihrer Infektion wissen –, lassen sich leicht die Konsequenzen für das deutsche Gesundheitssystem vorhersagen."

In diesem Zusammenhang ist auch die Konjunktur gesundheitsökonomischer Ansätze als Ausdruck umfassenderer neoliberaler Tendenzen zu verstehen.[20] Sie zeichnen sich unter anderem dadurch aus, dass einst gesellschaftlich definierte Bereiche wie Gesundheit/Krankheit in den Zuständigkeitsbereich des Individuums verlagert und zu einem Problem der individuellen Selbstsorge und Eigenverantwortlichkeit gemacht werden. Foucault (2004) hat die Entstehung einer neoliberalen Bio-Politik analysiert; dazu schreibt Lemke (2007, 55): „Das Spezifikum der neoliberalen Rationalität liegt in der anvisierten Kongruenz zwischen einem verantwortlich-moralischen und einem rational-kalkulierenden Subjekt. Sie zielt auf die Konstruktion verantwortlicher Subjekte, deren moralische Qualität sich darüber bestimmt, dass sie die Kosten und Nutzen eines bestimmten Handelns in Abgrenzung zu möglichen Handlungsalternativen rational kalkulieren. Da die Wahl der Handlungsoptionen als Ausdruck eines freien Willens auf der Basis einer selbstbestimmten Entscheidung erscheint, sind die Folgen des Handelns dem Subjekt allein zuzurechnen und von ihm selbst zu verantworten."

Eben dies meint der Begriff der Privatisierung von Gesundheit: Unter dem Primat des Ökonomischen werden gesundheitliche Risiken als individuell zu verantwortende Entscheidungen zurechenbar, womit die gesellschaftlich-strukturelle (Verhältnis-)Dimension des Handelns im präventiven Diskurs an Bedeutung verliert. So wundert es nicht, dass die Frage nach den das Verhalten begründenden sozio-ökonomischen Bedingungen – etwa, inwieweit spezifische Erfahrungen von Stigmatisierung, Diskriminierung, Exklusion, symbolischer wie physisch-realer Gewalt usw. bestimmte Verhaltensmuster nach sich ziehen oder fördern – kaum noch gestellt wird (vgl. Langer 2009).

Paradoxerweise ermöglicht die Zuweisung individueller Handlungsverantwortung es dem Staat aber nicht nur, sich aus seiner Verantwortung zurückzuziehen, sondern eröffnet ihm auch neue strategische Möglichkeiten der Kontrollausübung, was in der Diskussion um die Anwendung des Strafrechts auf mögliche Infektionssituationen erkennbar wird (vgl. Bernard 2008, Williamson 2008). Der HIV-Positive erscheint als „Risikofaktor", den es mithilfe juristischer (oder ökonomischer) Instrumente zu sanktionieren gilt; so hat es etwa rechtskräftige Verurteilungen von HIV-Positiven wegen ungeschützten Geschlechtsverkehrs gegeben – selbst wenn dieser einvernehmlich oder ohne signifikantes Übertragungsrisiko vollzogen worden ist –, und es liegen auch Berichte vor, wonach Krankenkassen versucht haben, (vermeintliche) HIV-Überträger in Regress zu nehmen. Hinzu kommt eine der für die strukturelle Prävention fatalen Folgen der bereits skizzierten Schwächung des sense of community, nämlich die diskursive Differenzierung zwischen „guten" und „schlechten" HIV-Positiven, zwischen denjenigen, die sich „richtig" – also: rational, moralisch, verantwortlich, präventionsgerecht, safe(r) –

---

20 Vgl. auch die Forderung, ökonomische Erwägungen in der Konzeption und Evaluation von Präventionsprojekten zu berücksichtigen (Bertozzi u. a. 2008).

verhalten, und denjenigen, die sich „falsch" – also: den Präventionsnormen widersprechend, unverantwortlich, unmoralisch – verhalten.[21]

Einen Ausdruck findet dieser neue (neoliberal geprägte) Verantwortungsdiskurs auch im Konzept der Positivenprävention (vgl. Wolitski u. a. 2005), das auf HIV-Infizierte als Subjekte/Objekte der Primärprävention fokussiert und von ihnen die Übernahme von Verantwortung fordert, sowie in der zunehmenden Ersetzung des Begriffs Prävention durch den der Gesundheitsförderung, die ja durch Empowerment eigenverantwortliches Handeln fördert – was indes bestimmte Kompetenzen und Ressourcen voraussetzt, die nicht jedem zur Verfügung stehen, und so auch zu Überforderung führen kann.

5. Als Konsequenz dieser Entwicklungen sind sowohl Re- als auch De-Stigmatisierungstendenzen zu beobachten, die maßgeblichen Einfluss auf präventives Verhalten haben können

Dem Konzept der strukturellen Prävention ist das Bemühen um De-Stigmatisierung von HIV/Aids sowie der das HIV-Stigma fortführenden moralisch diskreditierten Verhaltensweisen – Homosexualität, Prostitution, Promiskuität, Drogenkonsum – als Grundlage jeder nachhaltigen Aids-Arbeit eingeschrieben. Die globale HIV-Ausbreitung und die gesellschaftsspezifischen Auswirkungen der HIV-Infektion und Aids-Erkrankung sind ohne die Analyse der vielfältigen Stigmatisierungsprozesse, die die Pandemie seit ihrem Beginn begleitet und befördert haben, nicht angemessen zu begreifen. Die Allgegenwart der mit HIV und Aids einhergehenden Stigmatisierungen stellt eine andauernde Herausforderung sowohl für Bemühungen um effektive Prävention und Gesundheitsförderung sowie medizinische wie psychosoziale Versorgung (vgl. z. B. Chesney/Smith 1999; Fortenberry u. a. 2002; Niang u. a. 2003) als auch für die Erweiterung gesellschaftlicher wie politischer Partizipation der mit HIV und Aids lebenden Menschen (vgl. UNAIDS 2005) dar. Für die Infizierten bedeutet das wahrgenommene (sich in Diskriminierung und Gewalt äußernde) HIV-Stigma nicht selten einen Stressor, der den alltäglichen Umgang mit der Erkrankung erschweren und die soziale Identität beschädigen kann.

Ein wesentlicher Erfolg der Präventionsbemühungen der 1980er und frühen 1990er Jahre bestand zweifellos in der Abnahme von Vorurteilen und Ängsten gegenüber HIV-Positiven (BZgA 2006, S. 20) und der Zunahme der gesellschaftlichen Akzeptanz insbesondere von Homosexualität. Zugleich haben sich durch die an-

---

21 *Eine Tendenz, die auch in Bezug auf Homosexuelle festzustellen ist: Der „gute" Schwule, der den gesellschaftlichen Anforderungen entspricht (und sich an der heteronormativ geprägten Lebensführung orientiert, indem er z. B. eine eingetragene Partnerschaft eingeht), steht dem „bösen" Schwulen gegenüber, der sich dieser Heteronormativität zu entziehen scheint (und etwa durch subkulturelles „Ausleben" oder öffentliches Inszenieren seiner Sexualität selbst schuld an seiner Ausgrenzung sei).*

tiretroviralen Therapiemöglichkeiten nicht nur die biomedizinischen Rahmenbedingungen des Lebens mit HIV grundlegend verändert. Das sichtbare Stigma „Aids" ist zunehmend aus der Öffentlichkeit verschwunden, eine langfristige Lebensplanung wird möglich, die Integration von HIV-Positiven erscheint in vielen Sektoren des Arbeitslebens oft unproblematisch, sodass eine Infektion nicht mehr unbedingt die Chancen auf gesellschaftliche Teilhabe beeinträchtigen muss. Insofern nimmt der Rahmen des Stigma-Managements, insbesondere die Möglichkeit zur aktiven Informationssteuerung, eine Schlüsselfunktion ein: Der durch ein sichtbares Merkmal Gezeichnete hat naturgemäß weniger Handlungsspielraum als der erst durch die Offenlegung eines ansonsten nicht sofort erkennbaren Merkmals Diskreditierbare (vgl. Goffman 1967). Dies ist in Bezug auf HIV insofern relevant, als sich angesichts der Behandelbarkeit der Infektion der Ort des Stigmas verschoben hat: Es wurde im wahrsten Sinne des Wortes internalisiert, erscheint als Angst vor der Entdeckung des Positivseins durch andere und macht, wie die oben angeführten Beispiele zeigen, auf den Akt des Sich-Offenbarens *(disclosure)* als Zeichen an- und wahrgenommener Stigmatisierung aufmerksam. Zugleich gewinnt die Frage nach dem Zeitpunkt für den Beginn einer Therapie, die auf paradoxe und ambivalente Weise die weitere Unsichtbarkeit der Infektion durch die tägliche Einnahme von Medikamenten garantieren soll (was die Infektion ja gerade sichtbar macht), neben der medizinischen an sozialer Bedeutung.

Die Diskussion über Stigmatisierung wird indes durch die Unschärfe des Stigma-Begriffs und das Fehlen eines allgemein akzeptierten Konzeptrahmens deutlich erschwert. „Stigma" unterliegt einer „konzeptionellen Inflation" (Miles 1989) und ist längst zu einem wissenschaftlichen „Plastikwort" (Pörksen 1988) geworden, das Gefahr läuft, mehr zu verdunkeln als zu erhellen (vgl. Prior u. a. 2003).[22] Die begriffliche Unschärfe wird an der verbreiteten Vermischung von Stigma und Diskriminierung deutlich, die beispielsweise in der Verwendung des Begriffs „enacted stigma" (siehe Green/Platt 1997) als „erfahrenes Stigma" aufscheint und tendenziell Ursachen, Funktionen und Effekte der Stigmatisierung vermengt (vgl. z. B. Crocker/Major/Steele 1998).[23] Demgegenüber ist festzuhalten, dass Diskriminierung von HIV-Positiven zwar eine mögliche, in Abhängigkeit von soziopolitischen Rahmenbedingungen in vielen Fällen sogar wahrscheinliche Folge von Stigmatisierung ist, jedoch nicht zwangläufig sein muss: Es lassen sich unterschiedliche Situationen bestimmen, die Stigmatisierung ohne diskriminierende Folgen anzeigen. Für ältere schwule Männer z. B. mag ein positives HIV-Testergebnis im Jahr 2010 trotz der gesellschaftlichen wie medizinischen

---

22 „Stigma has come to mean almost anything people do or say that stands in the way of rational responses to public health campaigns on HIV/AIDS, or that restricts the access of people living with HIV/AIDS to employment, treatment and care, testing and a reasonable quality of life." (Deacon u. a. 2005, ix)
23 „Stigma and discrimination are interrelated, reinforcing and legitimizing each other. Stigma lies at the root of discriminatory actions, leading people to engage in actions or omissions that harm or deny services or entitlements to others. Discrimination can be described as the enactment of stigma. In turn, discrimination encourages and reinforces stigma." (UNAIDS 2005, S. 11)

Normalisierung der HIV-Infektion ein Gefühl tiefer moralischer Diskreditierung reaktivieren, das sie in den frühen 1980er Jahren durch die öffentliche Bezeichnung von Aids als „Schwulenseuche" erlebt haben. Auch die Angst vor Zurückweisung durch einen potenziellen Sexualpartner (ohne dass diese Erfahrung je gemacht worden sein muss), die in vielen Fällen zum Verschweigen des HIV-Status führt, ist als Hinweis auf das wahrgenommene Stigma anzusehen, ebenso die Angst und die Scham, die viele (und gerade schwule) HIV-Positive darin hindert, ihre Familie über die Infektion zu informieren (was nicht selten auf einem als problemreich und verletzend erlebten Coming-out beruht).

Im Rahmen einer Dispositiv-Analyse ließe sich Stigmatisierung als spezifisch diskursive Praxis einer Subjektivierung fassen, die in einem sozialen Zuschreibungsprozess dem Körper des Infizierten einen moralischen Makel einschreibt, der sein Verhalten und seinen Charakter in den Augen der Anderen diskreditiert (oder diskreditieren könnte) und seine Identität „beschädigt".[24]

In der Regel geht man davon aus, dass der medizinische Fortschritt bei der Behandlung der HIV-Infektion und die gesellschaftlichen Veränderungen das Stigmatisierungspotenzial (zumindest in den westlichen Industrieländern) vermindert haben. Wie jedoch haben die oben skizzierten Entwicklungen – Biomedikalisierung, Individualisierung, Privatisierung – diesen stigmatisierenden Diskurs (die Diskreditierbarkeit des Subjekts und seine gesellschaftliche Funktionalisierung) bereits verändert oder werden ihn verändern?

Augenfällig ist der Beitrag, den die Biomedikalisierung der Prävention zur De-Stigmatisierung von HIV-Infizierten leisten kann. Die bereits zitierte Stellungnahme der Schweizerischen Eidgenössischen Kommission für AIDS-Fragen, derzufolge HIV-Infizierte bei effektiver antiretroviraler Therapie (d. h. einer Viruslast unter der Nachweisgrenze) und ohne weitere sexuell übertragbare Krankheit „sexuell nicht infektiös" sind, dürfte zu einer weiteren Auflösung der engen Verbindung zwischen schwulem Sex und Tod führen, die in der Chiffre „Aids" aufscheint. Die möglichen Auswirkungen auf den Strafrechtdiskurs sind derzeit noch nicht abzusehen, da die denkbare Ent-Dramatisierung des ungeschützten Sexes mit möglichen Re-Dramatisierungstendenzen im Zuge der Privatisierung von Gesundheit/Krankheit im Widerstreit steht und unbeabsichtigt diskriminierende Praktiken (z. B. Testung und Behandlung auf nichtfreiwilliger Basis) legitimieren kann.

Für Positive unter wirksamer ART selbst bedeutet das Wissen um die sehr geringe Übertragungswahrscheinlichkeit einen möglichen Abbau von Angstgefühlen vor allem in diskordanten Partnerschaften, in denen ein Partner HIV-positiv, einer HIV-negativ ist. Die bereits erwähnte Beobachtung, dass in bestimmten Szenen *therapy sorting* betrieben wird (also Sexualpartner nach ihrem Therapiestatus ausgesucht werden), erlaubt jedoch die Annahme, dass durch Vervielfältigung der Handlungsunsicherheiten auch die Anzahl der Risikosituationen zunehmen wird und es zu einer „Normalisierung" von ungeschütztem Sex kommt, die zu einer Zunahme anderer sexuell übertragbarer Infektionen beiträgt. Ist diese bereits seit einigen Jahren festzustellende Zunahme von STIs (vom RKI als wesentlicher Faktor für den Anstieg der HIV-Infektionen gehandelt) also als nicht gewollte Nebenfolge der Biomedikalisierung der Prävention zu interpretieren?

Arbeitet der Biomedikalisierungsdiskurs also an der Schaffung jener Zustände mit, die er zu beheben vorgibt? Insofern auch die mit HIV verbundenen psychischen Störungen (Depression, Angststörungen, ...) der zunehmenden Biomedikalisierung unterliegen, erscheint es fatal, dass die oftmals dahinter stehenden Stigmatisierungserfahrungen immer weniger Artikulationsräume finden. Die medikamentöse Behandlung einer Depression im Kontext einer HIV-Infektion kann eine rein symptomatische Intervention sein, während die „Ursachen" – Angst vor sozialem Ausschluss, Gewalterlebnisse (die ihrerseits bereits zum Eingehen sexueller Risiken beigetragen haben können) usw. – jedoch weiterhin bestehen und das Verhalten bestimmen; das Leiden würde in diesem Fall andere Wege des Ausdrucks suchen.

Wird der *Sense of Community* als Möglichkeit verstanden, die Erfahrung oder Wahrnehmung von Stigmatisierung in einem gemeinschaftlichen Bedeutungsraum aufzuheben, so erweist sich die Individualisierung der HIV-Infektion als folgenreich für den Umgang mit HIV-bedingtem Stress. Wenn Erfahrungen nicht mehr mit anderen geteilt werden können, geht eine wichtige Bewältigungsoption verloren. Durch den damit in Zusammenhang stehenden Bedeutungswandel der Aidshilfe, der ihre Repräsentationsfunktion für diese Community abhanden kommt, wird eine positive Umwertung des Stigmas erschwert. Denn die Identifikation mit der stigmatisierten Gruppe erlaubt einen potenziellen Statusgewinn, zum Beispiel als Experte der eigenen Krankheit. Die Geschichte der Aidshilfe kann im Kontext anderer sozialer Bewegungen als Beispiel für erfolgreiche strategische Lobbyarbeit verstanden werden, die ein gesellschaftlich zugeschriebenes „passives" Stigma zu einem politisch einflussreichen „aktiven" Bezugs- und Handlungssystem für die Mitglieder umwertete. Mehr noch: Wenn, wie oben angedeutet, die Differenzen innerhalb der positiven Lebenskontexte immer wichtiger werden, treten die damit verbundenen gesellschaftlichen Stigmatisierungen (von Armut, queerer Sexualität, ethnischer Herkunft, Drogenkonsum oder Prostitution) wieder in den Vordergrund und führen zu stigmatisierenden Praktiken *innerhalb* der Community, die die Möglichkeiten für gemeinsames Handeln einschränken. An dieser Stelle wird auch die Unterscheidung zwischen „guten" und „bösen" Positiven relevant, die im Zuge des (oben unter dem Stichwort Privatisierung beschriebenen) neoliberalen Verantwortungs- und Schulddiskurses zutage tritt: Insofern sie Verhaltensweisen diskreditiert, trägt sie zur weiteren Schwächung des *Sense of Community* und zur sozialen Brandmarkung von Betroffenen bei.

Nun könnte man das bereits erwähnte Phänomen „Barebacking" auch als Ausdruck von Reaktanz (also im Sinne einer Abwehrreaktion gegen eine Einschränkung von Freiheit) deuten und so nicht so sehr das Verhalten selbst, sondern dessen gruppenkonstituierende Funktion thematisieren. Als spezifisches *Ingroup*-Phänomen (innerhalb der Gruppe der Männer, die Sex mit Männern haben = MSM) könnte es dann als im doppelten Wortsinn „positive" Aneignung des Stigmas HIV interpretiert werden. Soziologisch wäre dies als Inklusionsbegehren zu fassen (das heißt als Wunsch, zu einer bestimmten Gruppe dazuzugehören), als Versuch, einen Distinktionsgewinn (Identitätsmehrwert durch Abgrenzung vom gesellschaftlich akzeptierten „normalschwulen" Lebensentwurf) durch Selbststigmatisierung (als von der Safer-Sex-Norm Abweichendem, moralisch/politisch/rechtlich Diskreditiertem) zu erzielen. Dann wäre „Barebacking" nicht das viel beschworene Problem, dem die Prävention hilflos gegenübersteht und dem etwa durch juristische Sanktionen Einhalt geboten werden müsste, sondern würde als Folge der Biomedikalisierungs-, Individualisierungs- und Privatisierungstendenzen innerhalb des Aids-Dispositivs gesehen – auch vor dem Hintergrund des Verlustes der Identifikations- und Repräsentationsfunktion der Aidshilfe.

Unzweifelhaft trägt die Privatisierung jedoch zu einer für die Prävention folgenreichen Re-Tabuisierung von HIV und Aids bei. Sie verstärkt Gefühle der Scham bei HIV-Positiven, die nun – unabhängig vom Geflecht der sozialen Ursachen, das zur Infektion geführt oder beigetragen hat – für ihre Infektion verantwortlich gemacht werden und sich verantwortlich fühlen. Das für die Aushandlung sexueller Aktivitäten zunehmend wichtiger werdende Offenlegen des HIV-Status dürfte so immer selektiver erfolgen und den sexuellen Interaktionsprozess beeinflussen: Gelingendes Risikomanagement wird unwahrscheinlicher, als unkontrollierbar wahrgenommene Risikosituationen nehmen zu. Diese Tabuisierung betrifft nicht zuletzt den Zugang zu sozialer Unterstützung, etwa durch Offenlegung des Status gegenüber Freunden, Arbeitskollegen und der biologischen Familie. Eine Re-Stigmatisierung von HIV/Aids durch Proklamation des für sich selbst verantwortlichen, in seinen Entscheidungen und seinem Handeln autonomen und souveränen Subjekts hat aber auch für viele HIV-Negative weit reichende Folgen, stellt sie doch insbesondere für diejenigen, die aufgrund bestimmter Faktoren für HIV-Risiken besonders anfällig sind, eine Überforderung dar: Die Diskrepanz zwischen der Zuschreibung von Autonomie und der Selbstwahrnehmung als von vielfältigen Faktoren abhängig resultiert in der Regel entweder in zwanghaftem (daher umso zerbrechlicherem) oder höchst riskantem (da als wenig beeinflussbar empfundenem) Sexualverhalten.

6. Die derzeit ablaufenden Veränderungen des Aids-Dispositivs erfordern ein neues Konzept: eine auf dem sozialepidemiologischen Syndemie-Ansatz basierende Kombinationsprävention.

Das Konzept der strukturellen Prävention, das sich in den 1980er und 1990er Jahren als sehr erfolgreiche Antwort auf die Bedrohung durch HIV und Aids in Deutschland erwiesen hat, ist vor dem Hintergrund der dargestellten Veränderungen des Aids-Dispositivs kaum mehr tragfähig. Die Biomedikalisierung der Prävention und die Privatisierung von Gesundheit bedingen einen Zerfall der für die strukturelle Prävention wesentlichen Einheit von Verhaltens- und Verhältnisdimension, genauer gesagt: die tendenzielle Relativierung sozialstruktureller Faktoren in der präventiven Wahrnehmung der HIV-Infektion und eine Fokussierung auf individuelles Verhalten, das sowohl mit der Bedeutung höchster Eigenverantwortlichkeit aufgeladen als auch mit der Perspektive auf biomedizinische Irrelevanz entwertet wird. Zugleich zieht die oben beschriebene Schwächung des *Sense of Community* das Potenzial der Aidshilfe als maßgeblichem Akteur der Prävention in Deutschland in Mitleidenschaft. Nach einer Zeit deutlicher Abnahme von stigmatisierenden Praktiken können Re-Stigmatisierungstendenzen beobachtet werden, die Auswirkungen auf das sexuelle Risiko- und Schutzverhalten der Menschen haben, aber keine Antwort im Rahmen der noch verbleibenden Möglichkeiten der strukturellen Prävention finden. Insofern scheinen die viel zitierte Krise der Prävention und der dafür verantwortlich gemachte Anstieg der HIV-Infektionen gleichursprünglich. Es ist zu befürchten, dass sich die Situation bei fortschreitender Biomedikalisierung, Individualisierung und Privatisierung weiter verschärft.

Diese Veränderungen bestimmten Akteuren als zielgerichtetes Handeln zuzurechnen, wäre indes verfehlt. Legt man Foucaults Dispositiv-Modell zugrunde, erscheinen sie vielmehr als diskursive Operationen in einem strategischen (Macht-) Spiel, an dem sehr unterschiedliche Akteure beteiligt sind. Mit jedem neuen Einsatz – etwa der Konstruktion des Arztes als wesentlichem Akteur der Primärprävention im Zuge der Biomedikalisierung – verschieben sich die möglichen Handlungsoptionen und Positionierungen. Die Veränderungen bilden komplexe – sich teilweise stützende, ineinander greifende, teilweise aber auch widerstreitende, immer auch kontingente und veränderbare, niemals nur kausale – Kräfteverhältnisse. Dies ist im Hinblick auf die abschließende Diskussion der künftigen Rolle der Aidshilfe innerhalb des Aids-Dispositivs wichtig zu bemerken.

Allem Anschein nach sehen wir also gegenwärtig deutliche Verschiebungen im Aids-Dispositiv: Der biomedizinische Diskurs gewinnt an Deutungshoheit, juristische und ökonomische Diskurse nehmen weiter an Bedeutung zu, während zugleich vor allem die Aidshilfe, die ihre Legitimation als Repräsentantin der Community erhält, in eine Krise geraten ist. Die Frage, welche Antwort sie auf die aktuellen Herausforderungen findet, wird entscheidend sein für ihre Möglichkeit, wichtige Positionen in dem sich re-formierenden Aids-Dispositiv zu besetzen.

In der internationalen Diskussion über die Zukunft der Prävention wird in jüngster Zeit die Notwendigkeit einer „combined prevention" (vgl. Merson u. a. 2008; siehe auch die Abbildung) oder „highly active HIV prevention" (Holmes, zit.

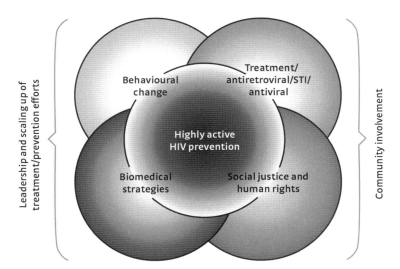

Ausblick / Anschlussfähigkeit

in Vandenbruaene 2007) festgestellt: Prävention, die wie ihr medizinisches Vorbild, die Kombinationstherapie, an unterschiedlichen Stellen ansetzt, um effektiv zu sein – auf der Verhaltensebene, an sozialen und politischen Strukturen, mit biomedizinischen Instrumenten und bei der Versorgung und Behandlung von Infizierten.[25] In einer *Lancet*-Sonderausgabe zum Welt-Aids-Tag 2008 wurde ein solches Konzept wie folgt beschrieben: „Advances in biomedical HIV prevention, as in the case of male circumcision or the potential of antiretroviral therapies for prevention, provide substantial opportunities to re-invigorate behavioural approaches to HIV prevention and challenge us to advance structural approaches so that these advances can get to those who need them most. All these prevention approaches contribute to effective HIV prevention within communities, and thus behavioural strategies need to be used in combination with biomedical and structural approaches that are combined strategically to address local epidemics." (Coates/Richter/Caceres 2008, S. 37). So ambitioniert die Autor(inn)en dieser Lancet-Ausgabe aber eine Zusammenführung der einzelnen Elemente einfordern, so vage bleiben sie vielfach in punkto Umsetzung. Wilson und Halperin etwa (2008, S. 3) delegieren (mit Bezug auf das UNAIDS-Motto „Know your epide-

25 *Die Abbildung ist Coates/Richter/Caceres 2008, S. 37, entnommen.*

mic, know your response") die konkrete Ausgestaltung einer solchen Prävention an die Akteure vor Ort, und auch Merson u. a. (2008, S. 17) betonen, dass es das nötige Wissen in den lokalen Communities gebe.

Wie also könnte eine „Kombinationsprävention" vor dem Hintergrund des aktuellen Infektionsgeschehens in Deutschland aussehen? Skizzieren lässt sich dies am Beispiel der Prävention für MSM, insofern sie in fast allen westlichen Industriestaaten weit überproportional von der HIV-Epidemie betroffen sind. Aus Sicht der Sozialepidemiologie, die soziale Determinanten der unterschiedlichen Verteilungen von Gesundheit, Krankheit und Wohlbefinden erforsche, anstatt sie lediglich als Hintergrund für biomedizinische Phänomene zu betrachten (vgl. Krieger 2001, S. 693), wird deutlich, dass die Konzentration der HIV-Epidemie bei MSM nicht als isoliertes Phänomen zu betrachten ist. Denn zugleich kommen bei schwulen und bisexuellen Männern in Deutschland – wie in den USA und anderen vergleichbaren Ländern – psychische Störungen wie Depressionen, Angststörungen oder Suizidanfälligkeit überproportional häufig vor, befinden sich unter ihnen überdurchschnittlich viele Rauschmittel- und Drogenkonsumenten, sind sie stärker von sexueller Gewalt betroffen. Mehrere Studien haben in den letzten Jahren überzeugend dargelegt, dass diese die physische wie psychische Gesundheit schwuler und bisexueller Männer betreffenden Phänomene im Zusammenhang gesehen werden müssen – nicht als Kausalzusammenhang, sondern in einem komplexen kontextspezifischen Zusammenspiel, in dem sie sich gegenseitig bedingen, stützen, beeinflussen, antreiben. In der gegenwärtigen US-amerikanischen Debatte wird dieses Muster gemeinsam auftretender Bedingungen („co-occurring conditions") als „syndemic" bezeichnet: „Syndemic health problems occur when linked health problems involving 2 or more afflictions interact synergistically and contribute to the excess burden of disease in a population" (Walkup u. a. 2008, S. 15).

Der Begriff „syndemic" bzw. (als deutscher Neologismus) „Syndemie" stellt das synergetische Zusammenspiel von Faktoren in den Mittelpunkt, das bei der Entstehung und Aufrechterhaltung von Epidemien wesentlich ist, während etwa der Begriff „Pandemie" vor allem die globale Ausbreitung einer Epidemie beschreibt. „Syndemie" steht damit sowohl für eine breitere Perspektive als auch eine Fokussierung auf die vielfältigen Interaktionszusammenhänge zwischen einem spezifischen Infektionsgeschehen und verschiedenen gesundheitsbezogenen, oft lebensbedrohlichen Problemen, die sich in bestimmten Populationen zeigen (vgl. Singer u. a. 2006, S. 2011).[26] In den Worten von Merill Singer, der den mittlerweile vom Centers for Disease Control and Prevention (CDC 2008) aufgenommenen Begriff

340

---

26 Zur Unterscheidung vom Begriff der Komorbidität schreiben Mustanski u. a. (2007, S. 38): "The differences between these perspectives are not simply semantic – comorbidity research tends to focus on the nosological issues of boundaries and overlap of diagnoses, while syndemic research focuses on communities experiencing co-occurring epidemics that additively increase negative health consequences. For example, it is possible for two disorders to be comorbid, but not represent a syndemic (i. e. the disorders are not epidemic in the studied population or their cooccurrence is not accompanied by additional adverse health consequences). Beyond the focus on disease clustering and interaction, the term syndemic also implies a focus on health disparities and the social conditions that perpetrate them."

Mitte der neunziger Jahre in den Diskurs eingeführt hat, zielt die Untersuchung der „syndemischen Produktion" darauf ab, „to identify and understand the determinant interconnections among pressing health problems, sufferer and community understandings of the illness(es)/disease(s) in question, the relevant social, political, and economic forces in play, and (in no small measure as a result of these three influences) the environmental conditions that may have contributed to the development of ill health" (Singer/Clair 2004, S. 424). Die sozialwissenschaftliche Analyse der sozialen Bedingungen, die das Zusammenspiel von sexuellem Risikoverhalten, psychischen Problemen, Drogenkonsum usw. bei MSM maßgeblich begründen und auf weit reichende Vulnerabilitätsstrukturen innerhalb schwuler Lebenskontexte verweisen (vgl. Langer u. a. 2010), erlangt so neue Bedeutung für die Prävention: „The lifelong effects of social marginalization or stigma may work to create high occurrence of psychosocial health problems among urban MSM, problems that in turn function in an additive manner to raise levels of high-risk sexual behavior and thus HIV infection itself" (Stall u. a. 2003, S. 942).

Die Konsequenzen für die HIV-Prävention liegen auf der Hand: „In thinking about HIV prevention the term ‚syndemics' talks about how overlapping epidemics of drug abuse, mental health, and HIV sex risk fuel each other, and if you target any one of them, you have to target all of them. It is a much more holistic approach to HIV prevention than this notion that HIV prevention is just about sex. Sex happens with people who have real emotions and who have other behaviors. You have to deal with the totality of the human experience" (Halkitis/Langer 2008). HIV-Prävention macht aus syndemischer Perspektive nur Sinn, wenn sie im Kontext der Adressierung der anderen mit der Epidemie bei MSM verbundenen Gesundheitsprobleme geschieht: „HIV prevention work has tended to proceed on the assumption that HIV/AIDS is the preeminent health problem facing at-risk communities and has generally operated with limited regard to the other health problems facing such communities. However, if it is indeed true that it is the additive effect of interrelated psychosocial health conditions that increases vulnerability to HIV infection, it may be possible to enhance the efficacy of HIV prevention efforts by working to support a broader health movement within vulnerable communities" (Stall u. a. 2003, S. 942).

Für die Konzeption einer Kombinationsprävention heißt das, die verhaltensspezifische Dimension der Prävention auch auf anderes gesundheitliches Risikoverhalten auszuweiten, und anzuerkennen, dass HIV-bezogene biomedizinische Interventionen wie die ART in der Positivenprävention sicherlich keine „Wunderwaffe" darstellen, sondern nur dann sinnvoll und effektiv sind, wenn sie im Zusammenhang mit der Adressierung weiterer psychischer und physischer Probleme und riskanten Verhaltens eine bestimmte funktionale Rolle übernehmen können.

7. Die Chancen, den aktuellen Herausforderungen präventiv gerecht werden zu können, hängen wesentlich von der Fähigkeit der Aidshilfen ab, neue strategische Positionen zu besetzen.

Was bedeutet dies für die Präventionsarbeit der Aidshilfe(n)? Inhaltlich muss es darum gehen, die präventiven Herausforderungen zu thematisieren, die sich aus der syndemischen Perspektive auf das Infektionsgeschehen ergeben: Dass die Biomedikalisierung der Prävention das Infektionsgeschehen eher weitertreibt als es wirkungsvoll angeht; dass die Privatisierung von Gesundheit maßgeblich zu einer Re-Stigmatisierung von HIV beiträgt und damit kontraproduktiv ist; dass es notwendig ist, HIV als einen von mehreren sich gegenseitig beeinflussenden Bestandteilen der Gesundheit schwuler Männer zu adressieren; dass die HIV-Epidemie nur begriffen werden kann, wenn sie im Kontext der gesellschaftlichen Bedingungen gesehen wird, die die Interaktionszusammenhänge begründen. Konzeptionell muss daher von einem „schwachen Subjekt" ausgegangen werden, das eben nicht immer rational und kalkulierend handelt und sich der Bedingungen seiner Handlungen bewusst ist. Damit wird es wichtig, die psychosozialen Kompetenzen zu stärken, die eine Verhandlung der (nicht nur sexuellen) Lebensführung ermöglichen, statt auf eine aufklärerische Durchrationalisierung des zu präventionierenden Subjektes zu setzen. Insofern HIV nicht nur Folge eines sexuellen Risikoverhaltens ist, sondern innerhalb von schwulen und bisexuellen Lebenskontexten einen Faktor darstellt, der das gesamte Gesundheitsverhalten mit beeinflusst, ist weiterhin die Stigmatisierung anzugehen, die mit HIV einhergeht und sich in einer Re-Tabuisierung äußert. Ein Weg könnte sein, im mehrfachen Sinn „positive" Vorbilder in den öffentlichen Diskurs zu bringen, die die Möglichkeiten des Lebens mit HIV heute repräsentieren.

Zentral für die Handlungsfähigkeit der Aidshilfe wird jedoch ihre Fähigkeit sein, eine Community zu bilden (und nicht nur eine imaginierte Community, die immer weniger deutlich ist, zu repräsentieren), die ein Interesse daran hat, sich für die HIV/Aids-Prävention zu engagieren. Trauermärsche (allein) helfen hier nicht weiter, wie neuere Studien zu Gruppenidentität und kollektivem Handeln vermuten lassen (z. B. van Zomeren u. a. 2004). Vielmehr werden instrumentelle Fragen nach der Wirksamkeit von gruppenbezogenem Handeln für die eigene Lebenswelt wichtig: „[I]f raising peoples' subjective group-efficacy beliefs is key to mobilizing particularly those for whom relevance of group identity is less relevant, then persuasive communications targeting these people should focus on their more instrumental and pragmatic concerns" (van Zomeren/Spears/Leach 2008, S. 367). Der syndemische Ansatz bietet aber Möglichkeiten, die Community jenseits des HIV-oder des sozioökonomischen Status anzusprechen, indem der Fokus auf die Lebensbedingungen und Handlungsperspektiven von MSM im Bereich Gesundheit insgesamt und nicht auf ein spezielles sexuelles Risikoverhalten gelegt wird.[27]

Natürlich haben wir alle ein „gemeinsames Interesse" daran, die Zahl der Infektionen zu senken. Ebenso natürlich ist es aber auch, dass die unterschiedlichen Akteure im präventiven Feld des Aids-Dispositivs dieses Interesse in Abhängigkeit von den jeweiligen institutionellen Aufgaben und Funktionen und den damit zusammenhängenden Perspektiven unterschiedlich interpretieren. Die Aidshilfe ist nicht nur ein wichtiger Akteur in diesem komplexen und sich stets verändernden Wettbewerb um Deutungshoheit in der Prävention. Möchte sie gegenüber dem biomedizinischen Drive des RKI und den Privatisierungstendenzen des politischen Diskurses ihre Deutungshoheit wiedergewinnen, muss sie sich fragen, welche Position sie dabei einnehmen möchte und in wessen Namen sie sprechen kann und will.

Literatur

Aguinaldo/Myers 2008
Aguinaldo, J. P./Myers, T.: A Discursive Approach to Disinhibition Theory: The Normalization of Unsafe Sex Among Gay Men. In: *Qualitative Health Research*, 18(2), 2008, S. 167–181

Bernard 2008
Bernard, E. J.: Selective global responses to HIV 'crime' XVII. International AIDS Conference, Abstract Nr. WEPE1084 (http://www.iasociety. org/abstractmaterial/AIDS2008/AbstractPlus/AbsDoc_7133_1.pdf; aufgerufen am 10.12. 2008)

Bertozzi u. a. 2008
Bertozzi, S. M./Laga, M./Bautista-Arredondo, S./Coutinho, A.: Making HIV prevention programmes work. In: *Lancet Series*, HIV Prevention, 2008, S. 64–77

BZgA 2006
Bundeszentrale für gesundheitliche Aufklärung (BZgA): Aids im öffentlichen Bewusstsein der Bundesrepublik Deutschland 2005. Wissen, Einstellungen und Verhalten zum Schutz vor Aids. Köln: BZgA 2006

CDC 2008
Centers for Disease Control and Prevention (CDC): Syndemics Prevention Network (http://www.cdc.gov/syndemics/index.htm; aufgerufen am 3.6. 2008)

Chesney/Smith 1999
Chesney, M. A./Smith, A. W.: Critical delays in HIV testing and care: The potential role of stigma. In: *American Behavioral Scientist*, 42, 1999, S. 1162–1174

Clarke u. a. 2003
Clarke, A. E./Shim, J. K./Mamo, L./Fosket, J. R./Fishman, J. R.: Biomedicalization: Technoscientific transformations of health, illness, and U.S. biomedicine. In: *American Sociological Review*, 68(2), 2003, S. 161–194

Coates/Richter/Caceres 2008
Coates, J. T./Richter, L./Caceres, C.: Behavioural strategies to reduce HIV transmission: how to make them work better. In: *Lancet*, 372(9639), 2008, S. 669–684

Conrad 2007
Conrad, P.: The Medicalization of Society. On the Transformation of Human Conditions into Treatable Disorders. Baltimore: Johns Hopkins University Press 2007

Crocker/Major/Steele 1998
Crocker, J./Major, B./Steele, C.: Social Stigma. In: Gilbert, D./Fiske, S. T./Lindzey, G. (Hg.): *The Handbook of Social Psychology* (4. Auflage, Band 2, S. 504–553). New York: McGraw Hill 1998

---

27 *Natürlich sind auch andere (mögliche) Syndemien zu untersuchen und entsprechend präventiv zu adressieren, etwa mit Blick auf HIV-Risiken von Sexarbeiter(inne)n, Migrant(inn)en oder intravenös Drogen Konsumierenden. Die seit Jahren auf niedrigem Niveau stagnierenden Zahlen von Neuinfektionen etwa bei intravenös Drogen Konsumierenden deuten jedoch darauf hin, dass hier die Präventionsbemühungen nach wie vor wirksam sind.*

Dannecker 2007
Dannecker, M.: HIV-Prävention in der Krise? In: *HIV & more*, Sonderausgabe Welt-Aids-Tag 2007, S. 12–13

Deacon u. a. 2005
Deacon, H. u. a.: Understanding HIV/AIDS Stigma. A theoretical and methodological analysis. Kapstadt: HSRC 2005

Dennin u. a. 2007
Dennin, R. H./Doese, D./Theobald, W./Lafrenz, M.: HIV-Infektion – Grenzen der Präventionskonzepte. Überlegungen zur Verantwortung der Betroffenen, der Politik und der Gesellschaft. In: *Bundesgesundheitsblatt – Gesundheitsforschung – Gesundheitsschutz*, 50(4), 2007, S. 458–464

DAH 1998
Deutsche AIDS-Hilfe (DAH): Strukturelle Prävention. Ansichten zum Konzept der Deutschen AIDS-Hilfe (AIDS-FORUM DAH, Bd. XXXIII). Berlin: DAH 1998

Deutscher Bundestag 2006
Deutscher Bundestag: Antrag „Maßnahmen zur Bekämpfung von HIV/AIDS in Deutschland." (Drucksache 16/3615, 29. November 2006; http://dip21.bundestag.de/dip21/btd/16/036/1603615.pdf, aufgerufen am 15.12.2008)

Diamond u. a. 2005
Diamond, C./Richardson, J./Milam, J./Stoyanoff, S./McCutchan. J. A./Kemper, C. u. a.:Use of and adherence to antiretroviral therapy is associated with decreased sexual risk behavior in HIV clinic patients. In: *Journal of Acquired Immune Deficiency Syndromes*, 39(2), 2005, S. 211–218

Dodds 2007
Dodds, C.: Positive benefits: preventive impact of post-exposure prophylaxis awareness among those with diagnosed HIV. In: *Sexually Transmitted Infections*, 84, 2007, S. 92–93

Donner 2008
Donner, S.: Das sind keine Smarties! In: *Frankfurter Allgemeine Sonntagszeitung* vom 30. November 2008

Etgeton 1998
Etgeton, S.: Strukturelle Prävention als Konzept kritischer Gesundheitsförderung. In: DAH 1998, S. 71–79

Feddersen 2005
Feddersen, J.: Der Tod ist keine Bagatelle. In: tageszeitung vom 6. Oktober 2005, S. 14

Fortenberry u. a. 2002
Fortenberry, J. D. u. a.: Relationships of stigma and shame to gonorrhea and HIV screening. In: *American Journal of Public Health*, 92, 2002, S. 378–381

Foucault 1977
Foucault, M.: Der Wille zum Wissen. Sexualität und Wahrheit 1. Frankfurt/M.: Suhrkamp 1977

Foucault 1978
Foucault, M.: Dispositive der Macht. Berlin: Merve 1978

Foucault 1986
Foucault, M.: Der Gebrauch der Lüste. Sexualität und Wahrheit 2. Frankfurt/M.: Suhrkamp 1986

Foucault 2003
Foucault, M.: Dits et Ecrits. Schriften Band III. Frankfurt/M.: Suhrkamp 2003

Foucault 2004
Foucault, M: Die Geburt der Biopolitik. Geschichte der Gouvernementalität II. Frankfurt/M.: Suhrkamp 2004

Gardner 2003
Gardner, P.: Distorted packaging: Marketing depression as illness, drugs as cure. In: *Journal of Medical Humanities*, 24(1–2), 2003, S. 105–130

Goffman 1967
Goffman, E.: Stigma. Über Techniken der Bewältigung beschädigter Identität. Frankurt/M.: Suhrkamp 1967

Granich u. a. 2008
Granich, R. M./Gilks, C. F./Dye, D./De Cock, K. M./Williams, B. G.: Universal voluntary HIV testing with immediate antiretroviral therapy as a strategy for elimination of HIV transmission: a mathematical model. In: *Lancet Online* vom 26. November 2008

Greely u. a. 2008
Greely, H./Sahakian, B./Harris, J./Kessler, R. C./Gazzaniga, M./Campbell, P/Farah, M. J.: Towards responsible use of cognitive-enhancing drugs by the healthy. In: *Nature*, online veröffentlicht am 7.12.2008 (doi:10.1038/456702a)

Green/Platt 1997
Green, G./Platt, S.: Fear and loathing in health care settings reported by people with HIV. In: *Sociology of Health and Illness*, 19(1), 1997, S. 70–92

Halkitis/Langer 2008
Halkitis, P. N./Langer, P. C.: "You have to deal with the totality of the human experience." On current challenges and perspectives of HIV prevention. (Interview; http://www.psy.lmu.de/sps-rs/mitarbeiter-innen/langer.html; aufgerufen am 15.12.2008)

Halkitis/Wilton/Drescher (Hg.) 2005
Halkitis, P. N./Wilton, L./Drescher, J. (Hg.): Barebacking. Psychosocial and Public Health Approaches. Binghamtom: Haworth Medical Press 2005

Halkitis/Wilton/Galatowitsch 2005
Halkitis, P. N./Wilton, L./Galatowitsch, P.: What's in a Term? How Gay and Bisexual Men Understand Barebacking. In: Halkitis/Wilton/Drescher (Hg.) 2005, S. 35–48

Hassemer 2008
Hassemer, W.: Was darf der Mensch mit sich? Rede in der Frankfurter Paulskirche zum Welt-Aids-Tag (1.12.) 2008 (http://www.frankfurt-aidshilfe.de/pdf/WAT_2008/Reden/2008_Rede_Hassemer.pdf, aufgerufen am 3.2.2009)

Haubl 2007
Haubl, R.: Krankheiten, die Karriere machen: Zur Medizinalisierung und Medikalisierung sozialer Probleme. In: Warrlich, C./Reinke, E. (Hrsg.): *Auf der Suche. Psychoanalytische Betrachtungen zum AD(H)S*. Gießen: Psychosozial-Verlag 2007, S. 159–186

Haubl/Liebsch 2008
Haubl, R./Liebsch, K.: Mit Ritalin leben. Zur Bedeutung der AD[H]S-Medikation für die betroffenen Kinder. In: *Psyche*, 62, 2008, S. 673–692

Herzog 2005
Herzog, D.: Die Politisierung der Lust. Sexualität in der deutschen Geschichte des 20. Jahrhunderts. München: Siedler 205

Kalichman (Hg.) 2005
Kalichman, S. C. (Hg.): Positive Prevention. Reducing HIV Transmission among People Living with HIV/AIDS. New York: Kluwer Academics/Plenum Publishers 2005

Keupp u. a. 1999
Keupp, H. u. a.: Identitätskonstruktionen. Das Patchwork der Identitäten in der Spätmoderne. Reinbek: Rowohlt 1999

Kippax u. a. 1993
Kippax, S./Connell, R.W./Dowsett, G.W./Crawford, J.: Sustaining safe sex: gay communities respond to AIDS. London: Falmer 1993

Krieger 2001
Krieger, N.: A glossary for social epidemiology, In: *Journal of Epidemiology and Community Health*, 55, 2001, S. 693–700

Lafrance 2007
Lafrance, M. N.: A bitter pill: A discursive analysis of women's medicalized accounts of depression. In: *Journal of Health Psychology*, 12(1), 2007, S. 127–140

Langer 2009
Langer, P. C.: Beschädigte Identität. Dynamiken des sexuellen Risikoverhaltens schwuler und bisexueller Männer. Wiesbaden: VS-Verlag 2009

Langer/Drewes 2009
Langer, P. C./Drewes, J.: Zur Rolle der Postexpositions-Prophylaxe (PEP) in der HIV-Prävention mit MSM. Ergebnisse einer Befragung von HIV-Schwerpunktzentren. Berlin: Freie Universität 2009

Langer u. a. 2010
Langer, P. C./Drewes, J./Möser, C./Hübner, S./Kühner, A.: Positives Begehren. Psychosoziale Faktoren und Dynamiken des HIV-Risikoverhaltens homosexuell lebender Männer in Deutschland (unveröffentlichter Bericht zur gleichnamigen Studie, die im Auftrag der Bundeszentrale für gesundheitliche Aufklärung und des Kompetenznetzes HIV/AIDS mit Unterstützung durch den Verband der Privaten Krankenversicherung e. V. und das Pharmaunternehmen GlaxoSmithKline von November 2006 bis Oktober 2008 durchgeführt wurde; dargestellt werden die Ergebnisse dieser Studie in Langer 2009, S. 25 ff.)

Lemke 2007
Lemke, T.: Gouvernementalität und Biopolitik. Wiesbaden: Verlag für Sozialwissenschaften 2007

Leuzinger-Bohleber/Brandl/Hüther (Hg.) 2006
Leuzinger-Bohleber, M./Brandl, Y./Hüther, G. (Hg.): ADHS – Frühprävention statt Medikalisierung. Theorie, Forschung, Kontroversen (Schriften des Sigmund-Freud-Instituts; Reihe 2: Psychoanalyse im interdisziplinären Dialog, Band 4). Göttingen: Vandenhoeck und Ruprecht 2006

Liu u. a. 2008
Liu, A. Y./Kittredge, P. V./Vitinghoff, E./Raymond, H. F./Ahrens, K./Matheson, T./Hecht, J./Klausner, J. D./Buchbinder, S. P.: Limited Knowledge and Use of HIV Post- and Pre-Exposure Prophylaxis Among Gay and Bisexual Men. In: *Journal of Acquired Immune Deficiency Syndromes*, 47(2), 2008, S. 241–247

McKusick u. a. 1985
McKusick, L./Wiley, J. A./Coates, T. J./Stall, R./
Saika, G./Morin, S. u. a.: Reported changes in
the sexual behavior of men at risk for AIDS, San
Francisco, 1982–84: the AIDS Behavioral Research
Project. In: *Public Health Report*, 100, 1985,
S. 622–629

McMillan 1996
McMillan, D. W.: Sense of Community. In: *Journal
of Community Psychology*, 24(4), 1996, S. 315–325

McMillan/Chavis 1986
McMillan, D. W./Chavis, D. M.: Sense of Com-
munity: a definition and theory. In: *Journal of
Community Psychology*, 14(1), 1986, S. 6–23

Merson u. a. 2008
Merson, M. H./O'Malley, J./Serwadda, D./
Apisuk, C.: The history and challenge of HIV
prevention. In: *Lancet*, 372(9639), 2008, S. 7–20

Miles 1989
Miles, R.: Racism. London: Routledge 1989

Moskowitz/Roloff 2007
Moskowitz, D. A./Roloff, M. E.: The existence of
a bug chasing subculture. In: *Culture, Health &
Sexuality*, 9(4), 2007, S. 347–357

Müller/Staub 2006
Müller, W./Staub, R.: Allzeithoch von HIV-Infektionen bei schwulen Männern in Deutschland
und der Schweiz – braucht es und gibt es neue
Wege in der Prävention? In: Hoffmann, C./Jäger,
H. (Hg.): AIDS 2006. *Wunschwelt Heilung. Evidenz
für Fortschritt oder Stillstand?* Landsberg/L.: mic
2006, S. 227–229

Mustanski u. a. 2007
Mustanski, B./Garofalo, R./Herrick, A./Donen-
berg, G.: Psychosocial health problems increase
risk for HIV among urban young men who have
sex with men: preliminary evidence of a syndemic in need of attention. In: *Annals of Behavorial
Medicine*, 34(1), 2007, S. 37–45

Niang u. a. 2003
Niang, C. I. u. a.: "It's raining stones": stigma,
violence and HIV vulnerability among men who
have sex with men in Dakar, Senegal. In: *Culture,
Health & Sexuality*, 5(6), 2003, S. 499–512

Parker u. a. 2002
Parker, R./Aggleton, P./Attawell, K./Pulerwits, J./
Brown, L.: HIV/AIDS-related stigma and discri-
mination: A conceptual framework and an
agenda for action. Washington: Horizons Report,
Horizons Project 2002

Pörksen 1988
Pörksen, U.: Plastikwörter. Die Sprache einer
internationalen Diktatur. Stuttgart: Klett-Cotta
1988

Prior u. a. 2003
Prior, L./Wood, F./Lewis, G./Pill, R.: Stigma revisited, disclosure of emotional problems in primary
care consultations in Wales. In: *Social science &
medicine, 56(10), 2003*, S. 2191–2200

Ridge/Minichiello/Plummer 1997
Ridge, D./Minichiello, V./Plummer, D.: Queer
Connections: Community, "the Scene", and an
Epidemic. In: *Journal of Contemporary Ethnogra-
phy*, 26, 1997, S. 146–181

RKI 2007
Robert Koch-Institut (RKI): Aufgaben und gesetzliche Grundlagen des Robert Koch-Instituts
(http://www.rki.de/cln_100/nn_205760/DE/Con-
tent/Institut/institut__node.html?__nnn=true,
Stand 2007; abgerufen am 3.6. 2008)

RKI 2008
Robert Koch-Institut (RKI): HIV-Infektionen und
AIDS-Erkrankungen in Deutschland. In: *Epidemio-
logisches Bulletin*, Sonderausgabe A, 2008

Rosenbrock 2005
Rosenbrock, R.: Aids-Prävention – eine Innovation in der Krise (Forum Gesundheitspolitik
2005; http://www.forum-gesundheitspolitik.de/
dossier/PDF/Rosenbrock-AIDS.pdf, aufgerufen
am 3.9. 2008)

Rosenbrock/Schaeffer 2002
Rosenbrock, R./Schaeffer, D.: Die Normalisierung
von Aids. Politik – Prävention – Krankenversorgung. Berlin: Verlag Rainer Bohn (Edition Sigma)
2002

Schilling 2007
Schilling, R.: „Barebacking". In: *position!*, Nr. 30,
Februar 2007, S. 24–27

Schmidt/Marcus/Hamouda 2007
Schmidt, A./Marcus, U./Hamouda, O.: KAB|a|STI-
Studie. Wissen, Einstellungen und Verhalten bzgl.
sexuell übertragbarer Krankheiten bei Männern
mit gleichgeschlechtlichem Sex. Berlin: Robert
Koch-Institut 2007

Schmidt 2008
Schmidt, B.: Eigenverantwortung haben immer
die Anderen. Der Verantwortungsdiskurs im
Gesundheitswesen. Bern: Huber 2008

Schmitt 2008
Schmitt, P.-P.: Mit Feige und Kondom. In: *Frankfurter Allgemeine Sonntagszeitung* vom 18. Juli 2008, S. 37

Shernoff 2006
Shernoff, M.: Without Condoms. Unprotected sex, gay men & barebacking. New York: Routledge 2006

Shoptaw u. a. 2007
Shoptaw, S./Rotheram-Fuller, E./Landovitz, R. J./Wang, J./Moe, A./Kanouse, D. E./Reback, C.: Non-occupational post exposure prophylaxis as a biobehavioral HIV-prevention intervention. In: *Aids Care*, 1–6, 2007 (http://dx.doi.org/10.1080/09540120701660353, aufgerufen am 3.7. 2008)

Sigusch 1998
Sigusch, V.: The Neosexual Revolution. In: *Archives of Sexual Behavior*, 27(4), 1998, S. 331–359

Sigusch 2005
Sigusch, V.: Neosexualitäten. Über den kulturellen Wandel von Liebe und Perversion. Fankfurt am Main/New York: Campus Verlag 2005

Singer/Clair 2004
Singer, M./Clair, S.: Syndemics and Public Health: Reconceptualizing Disease in Bio-Social Context. In: *Medical Anthropology Quarterly*, 17(4), 2004, S. 423–441

Singer u. a. 2006
Singer, M. C./Erickson, P. I./Badiane, L./Diaz, R./Ortiz, D./Abraham, T./Nicolaysen, A. M.: Syndemics, sex and the city: Understanding sexually transmitted diseases in social and cultural context. In: *Social Science & Medicine*, 63, 2006, S. 2010–2021

Stall u. a. 2003
Stall, R./Mills, T. C./Williamson, J./Hart, T./Greenwood, G./Paul, J./Pollack, L./Binson, D./Osmond, D./Catania, J. A.: Association of Co-Occurring Psychosocial Health Problems and Increased Vulnerability to HIV/AIDS Among Urban Men Who Have Sex With Men. In: *American Journal of Public Health*, 93(6), 2003, S. 939–942

Stuff 2007
Stuff, B.: Ich liebe Dich zu Tode. *Welt am Sonntag* vom 18. Februar 2007, S. 12

Tomso 2004
Tomso, G.: Barebacking, Bug Chasing, and the Risks of Care. In: *Literature and Medicine*, 23, 2004, S. 88–111

Tomso 2008
Tomso, G.: Viral Sex and the Politics of Life. In: *South Atlantic Quarterly*, 107, 2008, S. 65–285

UNAIDS 2005
UNAIDS: HIV-Related Stigma, Discrimination, and Human Rights Violation (http://data.unaids.org/Publications/IRC-pub06/jc999-humrightsviol_en.pdf, aufgerufen am am 20.3. 2008)

van Zomeren u. a. 2004
van Zomeren, M./Spears, R./Fischer, A. H./Leach, C. W.: Put your money where your mouth is!: Explaining collective action tendencies through group-based anger and group efficacy. In: *Journal of Personality and Social Psychology*, 87, 2004, S. 649–664

van Zomeren/Spears/Leach 2008
van Zomeren, M./Spears, R./Leach, C. W.: Exploring psychological mechanisms of collective action: Does relevance of group identity influence how people cope with collective disadvantage? In: *British Journal of Social Psychology*, 47, 2008, S. 353–372

Vandenbruaene 2007
Vandenbruaene, M.: King Kennard Holmes—Chair of the Department of Global Health of the University of Washington. In: *Lancet Infectious Disease*, 7, 2007, S. 516–520

Vernazza u. a. 2008
Vernazza, P./Hirschel, B./Bernasconi, E./Flepp, M.: HIV-infizierte Menschen ohne andere STD sind unter wirksamer antiretroviraler Therapie sexuell nicht infektiös. In: Schweizerische Ärztezeitung, 89(5), 2008, S. 165–169 (http://www.saez.ch/pdf_d/2008/2008-05/2008-05-089.PDF; abgerufen am 21.05. 2010)

Walkup u. a. 2008
Walkup, J./Blank, M. B./Gonzalez, J. S./Safren, S./Schwartz, R./Brown, L./Wilson, I./Knowlton, A./Lombard, F./Grossman, C./Lyda, K./Schumacher, J. E.: The Impact of Mental Health and Substance Abuse Factors on HIV Prevention and Treatment. In: *Journal of Acquired Immune Deficiency Syndromes*, 47, 2008, S. 15–19

Weingart 2002
Weingart, B.: Ansteckende Wörter. Repräsentationen von AIDS. Frankfurt/M.: Suhrkamp 2002

Wießner 2003
Wießner, P.: AIDS als moderner Mythos. In: *AIDS im Wandel der Zeiten*, Teil 1. (AIDS-FORUM DAH, Bd. 47-1). Berlin: Deutsche AIDS-Hilfe 2003, S. 19–72

Wiliamson 2008
Williamson, L.: Papua mulls microchips for HIV (*BBC News* vom 1. Dezember 2008; http://news.bbc.co.uk/2/hi/asia-pacific/7758331.stm, aufgerufen am 1.12.2008)

Wilson/Halperin 2008
Wilson, D./Halperin, D. T.: "Know your epidemic, know your response": A useful approach – if we get it right. In: *Lancet*, 372(9639), 2008, S. 423–426

Winkelstein u. a. 1988
Winkelstein, W. Jr./Wiley, J. A./Padian, N. S./Samuel, M./Shiboski, S./Ascher, M. S./Levy, J. A.: The San Francisco Men's Health Study: continued decline in HIV seroconversion rates among homosexual/bisexual men. In: *American Journal of Public Health*, 78, 1988, S. 1472–1474

Wolitski u. a. 2005
Wolitski, R. J./Janssen, R. S./Onorato, I. M./Purcell, D. W./Crepaz, N.: An Overview of Prevention with People Living with HIV. In: Kalichman (Hg.) 2005, S. 1–28

WHO 1986
World Health Organization (WHO): Ottawa Charter for health promotion (verabschiedet am 21. Nov. 1986 im Rahmen der 1. Internationalen Konferenz zur Gesundheitsförderung; http://www.euro.who.int/aboutwho/policy/20010827_2, abgerufen am 20.5.2010)

Kreativität und Durchhaltevermögen

Rolf Rosenbrock im Gespräch mit Jochen Drewes

Drewes: Sie setzen sich als einer der wenigen deutschen Gesundheitswissenschaftler schon seit Jahren mit dem Konzept der Strukturellen Prävention auseinander. Was verbinden Sie mit dem Konzept?

Rosenbrock: Ich habe den Terminus Strukturelle Prävention immer wahrgenommen als die Art und Weise der Aidshilfen, das auszudrücken, was wir alle – von der Ottawa-Charta für Gesundheitsförderung und moderner Gesundheitswissenschaft inspiriert – feldspezifisch, problemspezifisch und gruppenspezifisch machen möchten. Insoweit habe ich die Aids-Prävention von vornherein als Teil der Gesamtinnovation, des gesamten Übergangs von Old Public Health zu New Public Health wahrgenommen – unter besonders dramatischen Bedingungen, aber im Kern in die gleiche Richtung zielend.

Drewes: Man spürt, dass Sie sich mit dem Konzept auch persönlich verbunden fühlen.

Rosenbrock: Natürlich, der Begriff Strukturelle Prävention ist ja, glaube ich, das erste Mal von Hans Peter Hauschild[1] in die Debatte eingebracht worden. Und dieses Einbringen war Ergebnis eines über mehrere Jahre bestehenden informellen Diskussionszirkels, dem neben Hans Peter Hauschild damals auch schon Stefan Etgeton[2] und einige andere mehr angehörten und in dem wir die gesundheitswissenschaftliche und die gesundheitspolitische Welt diskutiert haben. Den Begriff Strukturelle Prävention fand ich als Markenzeichen für die Aids-Hilfe ganz gut. Er unterschied sich ja auch von dem, was wir unter Verhältnis- und Verhaltensprävention verstanden haben (oder dem, was ich später die verhältnisgestützte Verhaltensmodifikation genannt habe), eigentlich nur durch den wesentlichen Aspekt, dass Aidshilfen als tendenziell vertikale Organisationen – also für eine Krankheit und für begrenzte, umschriebene Zielgruppen – nicht nur Primärprävention[3] machten, sondern auch Sekundär- und Tertiärprävention zu ihrem Aufgabengebiet zählten.

Drewes: Was macht das Konzept der Strukturellen Prävention eigentlich aus? Die Anknüpfungspunkte und Überschneidungen mit dem Konzept der Gesundheitsförderung im Sinne von Ottawa sind ja sehr groß. Sie haben erwähnt, dass die Einbeziehung der Sekundär- und Tertiärprävention in die Primärprävention beziehungsweise die Gesundheitsförderung das ist, was die Strukturelle Prävention vom Konzept der Gesundheitsförderung unterscheidet. Gibt es da noch mehr Unterschiede?

350

Rosenbrock: Um das zu beantworten, muss man sich erst mal darüber unterhalten, was wir unter Gesundheitsförderung verstehen. Also ich verstehe darunter – ich weiß, dass es da verschiedene Schulen gibt – alle Ansätze, die darauf abzielen, auf der individuellen Ebene, auf der sozialräumlichen oder Community- oder gruppenbezogenen Ebene und auf der gesellschaftlichen Ebene Gesundheitsressourcen, das heißt Handlungsfähigkeit, Widerstandsressourcen usw. zu stärken. Dieses tun wir ja nicht ohne Ziel, sondern wir tun es für Gesundheit, also letztlich mit primärpräventiver Zielsetzung. Das soll einen Beitrag leisten, die Eintrittswahrscheinlichkeit einer spezifischen Krankheit oder von Krank-

---

1 *Hans Peter Hauschild (1954–2003) war seit 1984 Sekretär einer Anti-Apartheid-Organisation, engagierte sich in der Schwulenbewegung, seit Aids Thema der Schwulen war, erhielt im Herbst 1984 sein positives HIV-Testergebnis, baute die AIDS-Hilfe Frankfurt auf, deren Geschäftsführer er bis 1988 war, wurde in den Landesvorstand der AIDS-Hilfe Hessen und 1990 in den Vorstand der Deutschen AIDS-Hilfe gewählt (den ersten DAH-Vorstand mit ausschließlich HIV-positiven Mitgliedern). Er engagierte sich besonders für Prostituierte, Drogengebraucher/innen und Straftäter/innen und eröffnete diesen von Aids bedrohten „Schmuddelkindern" der Gesellschaft einen politischen Raum in der Aidshilfe.*
2 *Stefan Etgeton war von 1996 bis 2000 Bundesgeschäftsführer der Deutschen AIDS-Hilfe.*
3 *Im Allgemeinen werden unter Primärprävention Maßnahmen zur Erhaltung der Gesundheit bzw. zur Verhinderung von Krankheit, unter Sekundärprävention Maßnahmen, die ein Fortschreiten einer Erkrankung verhindern oder eine Heilung ermöglichen (z. B. Früherkennung), und unter Tertiärprävention Maßnahmen, die bei bereits eingetretener Erkrankung die Entwicklung von Komplikationen verhindern oder hinauszögern bzw. das Wiederauftreten der Erkrankung (z. B. zweiter Herzinfarkt) verhindern; vgl. z. B. http://www.kbu.de/themen/11437.html.*

heit überhaupt zu senken. Entsprechend gehört für mich Gesundheitsförderung zur Primärprävention, weil für mich die Primärprävention dem Ziel folgt, die Eintrittswahrscheinlichkeit von Erkrankungen zu senken. Und das hat eben in meinem Denken zwei Grundlagen, zwei Beine, wenn man so will, nämlich das Bein der Belastungssenkung und das Bein der Ressourcenförderung – wobei wir alle wissen, dass Belastungen und Ressourcen keine verschiedenen Welten repräsentieren. Wir haben viele Belastungen, viele gesundheitsrelevante Faktoren, bei denen man die Frage, ob etwas Belastung oder Ressource ist, als verschiedene Punkte auf der gleichen Skala identifizieren kann. Nehmen wir Überforderung/Unterforderung. Oder nehmen wir soziale Isolation/soziale Eingebundenheit. Dann löst sich die strikte Trennung in zwei Welten – hier sind die Belastungen, hier sind die Ressourcen – sowieso auf. In diese Welten kann man verschiedene Ordnungen bringen. Ich habe mich nun dazu entschieden, alles unter den Oberbegriff der Senkung der Eintrittswahrscheinlichkeit von Erkrankung zu fassen. Dann ist alles Primärprävention. Dann ist Gesundheitsförderung eine notwendige – überwiegend sogar prioritär zu betreibende – Komponente von Primärprävention. Das war von vornherein die Herangehensweise der Strukturellen Prävention, nämlich zu sagen: Wir brauchen Gesundheitsressourcen auf der persönlichen Ebene. Die Schweizer Aids-Hilfe hatte das schon 1985, bevor ich mein erstes Aids-Büchlein schrieb, so formuliert: Redet miteinander. Es geht also um die Stärkung der Kommunikationsfähigkeit, der Fähigkeit, auf individueller Ebene – auf der Bettkante oder wo immer sonst – miteinander zu kommunizieren, kommunikationsfähig zu werden: Was wollen wir miteinander machen? Wir leben beide in der Welt des gleichen Risikos, wie stellen wir uns dazu? Dass dieser Dialog überhaupt geführt wird, ist nach wie vor die elementare Herausforderung der Aids-Prävention. Die IWWIT-Kampagne[4] setzt genau an dieser Komponente, an dieser Voraussetzung an, und das ist auch richtig so. Um kommunikationsfähig zu sein, muss man selbstbewusst sein. Und man muss über Sexualität, über Risiko reden können. Das fällt desto leichter, je mehr dieser kommunikativen persönlichen Ressourcen man mitbringt. Auf der gruppenbezogenen Ebene heißt das, die schwule Gemeinschaft als etwas darzustellen oder auch zu etwas zu machen, zu dem dazuzugehören sich lohnt, zu dem sich zu bekennen keine Schande macht und dessen Kommunikations- und Verkehrsregeln man sich sozusagen anschließt. Zu den gruppenbezogenen Ressourcen gehören natürlich dann auch die notwendigen, aber eben für die Prävention bei Weitem nicht hinreichenden technischen Voraussetzungen – Verfügbarkeit von Kondomen, Gleitmitteln, sauberen Spritzbestecken, sterilen Latexhandschuhen, je nachdem, was man gerade vorhat. Und auf der gesellschaftlichen Ebene ist Voraussetzung, um

---

4   IWWIT steht für ICH WEISS WAS ICH TU. Es handelt sich dabei um eine bundesweite zielgruppenspezifische Kampagne zur Intensivierung der HIV-Prävention und Gesundheitsförderung bei schwulen, bisexuellen und anderen Männern, die Sex mit Männern haben (MSM).

die Ebenen zwei und drei wirklich funktionsfähig zu halten, Entdiskriminierung, Minderheitenschutz und gesellschaftliche Akzeptanz als Oberziel. Nicht nur Toleranz, sondern Akzeptanz. Das ist auf der gesellschaftlichen Ebene für mich die wichtigste Gesundheitsressource, für die es auch im Rahmen der Strukturellen Prävention zu kämpfen gilt.

Drewes: Was genau meinen Sie jetzt mit zweiter und dritter Ebene?

Rosenbrock: Nun, das ist ein komplexes Gebilde. Also wir haben die drei Präventionsebenen – die individuelle Ebene, die sozialräumliche oder gruppenbezogene Ebene (wo wir den Begriff Setting ansiedeln könnten) und darüber die Makroebene, die gesellschaftliche Ebene. Wenn ich jetzt die andere Dimension einziehe – Primär-, Sekundär-, Tertiärprävention –, dann ist, was Aids und Aidshilfe-Arbeit angeht, erst mal ganz wichtig festzustellen, dass die Aidshilfen als Selbsthilfeorganisationen entstanden und auch als solche wahrgenommen und mit öffentlichen Mitteln entwickelt worden sind. Damit stellen sie insoweit eine Ausnahme dar, als Selbsthilfeorganisationen eigentlich für Tertiärprävention zur Bewältigung eingetretener Erkrankungen durch gleichgewichtige Peer-to-peer-Kommunikation zuständig sind, während Aidshilfen von vornherein diesen starken Schwerpunkt in der Primärprävention hatten und haben und dafür auch bezahlt werden. Wenn man sich in das Thema Aids hineindenkt, sind ja zwei Aspekte wichtig. Einmal, dass eben mit der Aidshilfe eine Organisation entstanden ist und sich weiterentwickelt hat, die einem neuen Paradigma folgte und, insoweit sie eine vertikale Organisation darstellt, damals noch weniger leicht als heute in die Strukturen und Handlungslogiken des Gesundheitswesens integrierbar war. Das Zweite ist eben dieser vertikale Blick – wir haben eine sexuell übertragbare Infektionskrankheit mit vielen damit zusammenhängenden sozialen Problemen, und diese Probleme manifestieren sich in den hauptsächlich betroffenen Gruppen. Und selbst wenn ich jetzt die Primärprävention als absolut prioritär betrachte – so wie ich das in „Aids kann schneller besiegt werden"[5] gemacht habe und eigentlich auch bis heute im Kern vertrete –, folgt daraus, dass die Behandlung der Testproblematik, die bereits 1986 für mich im Zentrum der medizinpolitischen Auseinandersetzung stand[6], natürlich auch enorme Konsequenzen für die Primärprävention hat. Die ganze Frage Old Public Health/

5 *Rolf Rosenbrock: AIDS kann schneller besiegt werden. Gesundheitspolitik am Beispiel einer Infektionskrankheit. Hamburg: VSA-Verlag 1986*
6 *Von verschiedener Seite wurden damals Zwangstests gefordert. In ihrem Faltblatt „Fragen zum Test", das Anfang Januar 1987 erschien, warnte die DAH vor einem Missbrauch des Tests zur Spaltung der Gesellschaft in Positive und Negative und forderte, der Test dürfe nur nach ausführlicher Beratung und mit ausdrücklicher, freiwilliger Zustimmung erfolgen. Die bayerische Staatsregierung hingegen beschloss im Februar 1987 einen „Maßnahmenkatalog zur Abwehr von AIDS", der unter anderem vorsah, „Ansteckungsverdächtige" zur Durchführung des HIV-Tests vorzuladen und gegebenenfalls polizeilich vorführen zu lassen.*

Suchstrategie versus New Public Health/Lernstrategie[7] entscheidet sich technisch an der Testanwendung. Infolgedessen ist die Handhabung der Sekundärprävention für eine Organisation, die sich für Primärprävention zuständig hält, absolut essenziell und notwendig. Zum Dritten haben wir ja immer auch gesagt und sagen das zu Recht bis heute (einschließlich der IWWIT-Kampagne), dass es nicht nur keine Ausgrenzung von HIV-Positiven und Aidskranken geben darf – weil das der Community-Orientierung des Konzepts ins Gesicht schlagen würde –, sondern dass man auch technisch natürlich keine HIV-Primärprävention ohne Einbeziehung von Infizierten und Kranken machen kann. Und zwar nicht nur deshalb, weil sie der Kampagne ein Gesicht geben können, sondern auch, weil sie am Infektionsgeschehen beteiligt sind. Wobei wir immer auch – zu Recht und bis heute ungebrochen – sagen: Die Verantwortung tragen immer beide Seiten gleichermaßen, HIV-Positive tragen hier keine Extraportion. Aber wenn ich so argumentiere, habe ich die Infizierten und Kranken immer voll im Spiel. Deshalb kann es mir als gesundheitsbezogene Organisation im HIV-/Aids-Bereich überhaupt nicht egal sein, wie es ihnen geht und wie sie behandelt werden. Und damit habe ich die ganze Tertiärprävention im Aufgabenbereich. Das stellt sich ein bisschen anders dar als bei anderen Krankheiten – vor allen Dingen wegen der Tatsache, dass HIV nicht Rheuma ist, sondern eine Infektionskrankheit. Aber diese Entwicklung war der logische Weg zu dem, was dann die Aidsilfe mit dem Stempel Strukturelle Prävention versehen hat – was ich immer okay fand, auch wenn ich natürlich lieber Ottawa irgendwo gelesen hätte. Aber die spezifische Ausprägung dessen, was aus der Logik des Problems folgte, rechtfertigte eine andere Überschrift. Außerdem klingt „Strukturelle Prävention" auch viel besser als „unstrukturierte Prävention".

Drewes: Auf jeden Fall. Da stellen sich jetzt mehrere Anknüpfungsfragen. Ich fange mal mit der IWWIT-Kampagne an, die Sie mehrmals erwähnt haben. Sehen Sie IWWIT als eine Umsetzung des Konzepts der Strukturellen Prävention für die Zielgruppe der MSM?

Rosenbrock: Also als Komponente der Strukturellen Prävention, als kompatible Komponente, ganz sicher. Sicherlich aber nicht als vollständige.

---

7 Unter „Old Public Health" kann man z. B. Zwangsuntersuchungen, strenge Verhaltensauflagen, rigide Eingriffe in Bürgerrechte, Quarantäne und Therapiezwang verstehen, unter „New Public Health" die Mobilisierung der Communities, Einbeziehung der Zielgruppen in die Planung und Umsetzung von Prävention, Versorgung und sozialer Unterstützung, personale und auf Massenmedien gestützte Kommunikation, positive Verhaltensanreize in der sozialen Umwelt sowie Befähigung („enabling") und Stärkung („empowerment") als Zielgrößen und Voraussetzungen eines individuell wie gesellschaftlich verantwortlichen Risikomanagments (während die „Seuchenstrategie" für die Ermittlung und Isolierung von „Infektionsquellen" steht); vgl. z. B. Rolf Rosenbrock/Doris Schaeffer: Aids – vom Ausnahmestatus zur Normalität. In: AIDS im Wandel der Zeiten (AIDS-FORUM DAH, Band 47-1). Berlin: Deutsche AIDS-Hilfe 2003, S. 9–18

Drewes: Was fehlt da?

Rosenbrock: Nun, Strukturelle Prävention auf der Makroebene hat ja eigentlich immer einen sehr fordernden bürgerrechtlichen Aspekt. Der ist nach wie vor aktuell, auch wenn er nicht mehr die Dramatik hat, die Mitte der 8oer Jahre aufschien. Aber auch da sind wir immer noch nicht fertig mit dem Kampf gegen Diskriminierung und für Akzeptanz. Das fehlt sicherlich bei IWWIT oder steht nicht im Vordergrund. Kann auch nicht im Vordergrund stehen, weil IWWT sich ja an die Community selbst richtet. Und der Beitrag von IWWIT zu dieser Makroebene der Strukturellen Prävention wäre dann, die Community fit zu machen, sich stärker für ihre eigenen Bürgerrechte einzusetzen. Und das kommt ja zumindest ansatzweise vor. Aber trotzdem bleibt es, gemessen an dem, was auf der Makroebene geschehen müsste, unvollständig. Was die Sekundärprävention angeht, ist IWWIT ja auch sehr viel weiter, muss, dem Gang der Entwicklung, auch der medizinischen Innovationsentwicklung folgend, auch weiter sein, indem heute Testwochen und dergleichen angeboten werden. Das finde ich heute richtig, hätte es aber vor 15 Jahren militant bekämpft, weil damals die Voraussetzungen nicht gegeben waren. Und schwierig bei IWWIT ist auch die Frage der Präsenz der Präventionsbotschaften in den Szenen, in denen Risiken eingegangen werden. Dies ist, glaube ich, nach wie vor ein Schwachpunkt aller Präventionskampagnen, also die sozialräumliche, die Vor-Ort-Arbeit, wo ganz viele Leute der Meinung sind, man müsste da was tun. Der Meinung bin ich auch, aber so richtig die wunderbaren Ideen, wie man das effektiv – also mit Effekt – organisiert, sind da schwierig zu finden.

Drewes: Ich würde gern noch mal zur Frage der „Senkung der Eintrittswahrscheinlichkeit" kommen. Sie sagen, Primärprävention und Gesundheitsförderung haben immer das Ziel, die Eintrittswahrscheinlichkeit einer bestimmten Krankheit oder von Krankheiten überhaupt zu senken. Das vermisse ich ein bisschen in der Formulierung des Konzepts der Strukturellen Prävention durch die Aidshilfe selbst, denn dort steht die Verhinderung von Infektionen eigentlich nicht im Vordergrund. Stefan Etgeton sagt zum Beispiel, das Spezifische an dem Konzept sei, dass Infektionen nicht um jeden Preis verhindert werden sollen. Wie aber soll die DAH mit ihrem Konzept der Strukturellen Prävention damit umgehen, dass gerade in Zeiten knapper Kassen diese Verhinderung von Infektionen das oberste Ziel und das oberste Kriterium bei der finanziellen Förderung ist?

Rosenbrock: Die Politik hat im Hinblick auf Aidshilfen eine – und nur eine – Erwartung: Schafft uns diese Infektionen vom Hals. Etwas anderes interessiert die Politik nicht – das war immer so, und das wird sich nicht ändern, auch wenn natürlich einzelne Akteure im Staatsapparat viel sensibler und klüger sind. Aber das ist zunächst einmal die öffentliche Erwartung. Dagegen ist natürlich der Leitsatz der Ottawa-Charta in Stellung zu bringen: „Gesundheitsförderung zielt auf einen Prozess, allen Menschen ein höheres Maß an Selbstbestimmung über ihre Gesundheit zu ermöglichen und sie damit zu Stärkung ihrer Gesundheit zu befähigen." Wenn jetzt Stefan Etgeton sagt, dass wir nicht um jeden Preis Infektionen verhindern wollen, ist das zunächst eine Leerformel. Um jeden Preis will das niemand – das hieße ja auch: Wir nehmen fürchterlichste Menschenrechtsverletzungen in Kauf, wenn das der Preis ist, den wir zahlen müssen. Das will ja nun gottlob niemand mehr in diesem Land. Die Frage, die sich dahinter verbirgt, ist aber doch: Geht es darum, Menschen zum selbstbestimmten Handeln in Risikosituationen zu befähigen? Oder geht es darum, sie dazu zu bringen, das Kondom überzuziehen, also Safer Sex zu betreiben? Die Brücke zwischen „Wir wollen Selbstbestimmung erhalten, fördern und ausbauen" und „Wir wollen Safer-Sex-Verhalten maximieren" gelingt mit dem Rückgriff auf Aristoteles – das wird mir Stefan Etgeton sicher auch verzeihen –, nach dessen Ethik ja Lebendigsein besser ist als Totsein und Gesundsein besser Kranksein. Das heißt, dass ich die – in der Regel auch vernünftige und realistische – Hoffnung hege, dass sich Menschen, die zu selbstbestimmtem Handeln fähig sind, in einer Risikosituation so verhalten, dass sie das Risiko vermeiden. Insoweit sind das für mich schon zwei im Wesentlichen kompatible Formulierungen für die gleiche Strategie. Und ich glaube, dass ich Stefan Etgeton gut genug verstanden habe, dass er dieser Formel auch zustimmen kann. Wenn er sagt, wir fordern Selbstbestimmung und nicht Infektionsvermeidung um jeden Preis, verbindet er das mit der Vorstellung, dass die Menschen, wenn wir ihnen kognitiv, sozial und psychosozial dabei helfen, sich selbstbestimmt zu verhalten, das tun, was für sie in einem aristotelischen Sinne vernünftig ist. Die Alternative wäre ja, den Leuten diese Kondombotschaft immerzu in den Kopf zu hämmern. Das wäre dann eine eher zurückgebliebene Variante von Verhaltensprävention, die wir aus Effektivitätsgründen – und nicht nur aus ethischen oder wissenschaftssystematischen Gründen – nicht gut finden.

Drewes: Bleiben wir mal auf der politischen Ebene. Angesichts leerer Kassen gibt es auch bei der Prävention Verteilungskämpfe. Wir haben dann ein Konzept, das sehr emanzipatorisch und partizipativ ausgerichtet ist, einen starken gesellschaftlichen Anspruch hat und aus einer bestimmten Zeit kommt. Ist das noch zeitgemäß? Ist dieses Konzept noch hilfreich beim Kampf um Fördergelder?

Rosenbrock: Ja, immerhin ist die IWWIT-Kampagne, die ja nicht auf sture Verhaltensmodifikation setzt, sondern auch einen sehr schönen emanzipatorischen Aspekt hat, ja relativ gut – zumindest auf Zeit – finanziert worden, und ich wünsche ihr herzlich, dass sie verlängert wird. Überhaupt glaube ich, dass die große Zeit der

355

partizipativen Gesundheitsförderung erst noch kommt. Das ist auch ein Ergebnis unserer Forschungen hier am Wissenschaftszentrum Berlin für Sozialforschung, dass wir – wie bei Aids nicht aufgrund eines hohen moralischen Anspruchs oder einer von außen importierten Vision der gesellschaftlichen Entwicklung, sondern aus Gründen der Effektivität – sagen: Wenn wir die sozial bedingte Ungleichheit von Gesundheitschancen verkleinern wollen und den geringen Beitrag nutzen wollen, den explizite Gesundheitspolitik in Form von Setting-Projekten dazu leisten kann, dann funktionieren diese Setting-Projekte nur, wenn das, was da passiert, von den Betroffenen selbst definiert, getragen und in seiner Qualität gesichert wird. Solche Vorhaben sind hochkomplex, risiko- und scheiteranfällig und nicht billig. Aber es ist nach meiner Überzeugung effektiver als alles andere. Ich bin da nicht allein auf weiter Flur, sondern nehme im Grunde genommen nur Debatten und Entwicklungen aus den USA auf, wo zum Beispiel „Participatory Community Development" ein riesengroßer Forschungs- und Förderungsmarkt ist. Interessant ist, dass dort alle von dem ausgehen, was wir hier in unserer Arbeit am WZB schon weit vor Aids herausgefunden haben, als wir betriebliche Gesundheitspolitik erforschten und sagten: Die Kompetenz der Arbeitnehmerinnen und Arbeitnehmer zur Definition von Verbesserungsmöglichkeiten, die kann kein Betriebsarzt, keine Sicherheitsfachkraft und kein Personalmanager haben. Und die Umsetzung dieser Verbesserungsvorschläge und die Kontrolle der Umsetzung ist nicht besser und nicht billiger von irgendjemand anderem zu machen als von denen, die dort arbeiten. Das ist eine dieser im Grunde genommen trivialen Einsichten, bei denen es aber Jahrzehnte dauern kann, bis sie wirklich Allgemeingut der Praxis werden. Deshalb sind für mich auch nach wie vor die Aids-Prävention und die Aidshilfen eine Insel der Hoffnung für die Zukunft.

Drewes: Für die HIV-Prävention gilt mittlerweile auch: Therapie ist Prävention – durch eine erfolgreiche HIV-Behandlung wird das Ansteckungsrisiko für andere drastisch reduziert. Wird diese „Insel der Hoffnung", von der Sie gesprochen haben, nicht durch die Biomedikalisierung bedroht, die Phil Langer in seinem Beitrag[8] beschreibt? Und sind die großen Erfolge der biomedizinischen Prävention nicht eine Bedrohung für die Strukturelle Prävention?

Rosenbrock: Sie könnten eine Bedrohung werden. Jedenfalls – und da hat Phil Langer Recht – ist es hohe Zeit, sich darüber Gedanken zu machen, wie man diese verschiedenen Entwicklungslinien zu einem vernünftigen Neuen integriert. Gesundheitswissenschaftlich und -politisch sowie mit Blick auf die Praxis wird man zum Beispiel fragen müssen, ob das heute vom Aids- und Drogenhilfesystem angebotene Leistungsspektrum der Primär-, Sekundär- und Tertiärprävention noch passt bzw. funktioniert, aber auch, ob etwas fehlt, um der gewandelten Gestalt

8 *In diesem Band, siehe S. 321 ff.*

der Krankheit, der Prävention, den Institutionen und den *communities* zu genügen. Dazu zählt natürlich auch, die „Bearbeitung" von HIV, sexuell übertragbaren Infektionen und Hepatitis C – ganz im Sinne der strukturellen Prävention – in ein Konzept von *sexual health*, also sexueller Gesundheit einzubetten. *Sexual Health* ist dabei wesentlich mehr als die Prävention von Geschlechtskrankheiten. Die besseren Konzepte – und hier ist uns die Schweiz wieder mal voraus – haben weite Überlappungen in das Feld der allgemeinen Gesundheitsförderung, in meiner Sprache: in das Gebiet der unspezifischen Primärprävention. Ich habe 2009 zusammen mit anderen Experten die Aids-Politik der Schweiz evaluiert[9]. Einer unserer Vorschläge läuft darauf hinaus, in einem von unten nach oben strukturierten Prozess eine *Swiss Gay Men Health Organization* aufzubauen, und zwar nicht ohne, aber auch nicht nur mit der „Marke" Aids. In einer solchen Organisation für die Gesundheitsbelange schwuler Männer fänden dann viele Themen ihren Platz - von Vor-Ort-Arbeit über Beratungen, Tests, individuelle und gruppenbezogene Gesundheitsangebote, Verweisung bzw. Vermittlung bzw. Begleitung in andere Bereiche der Gesundheits- und Sozialsysteme bis hin zur Gewaltprävention und Förderung des Respekts. Über einen solchen Neuzuschnitt sowie über die Möglichkeiten, dies mit den bestehenden Institutionen und den in ihnen arbeitenden Menschen (auch) in Deutschland zu bewerkstelligen, wäre nachzudenken. Aber zunächst einmal bewundere ich die professionelle Leistung der medizinischen Forschung und Praxis: 1984, nur drei Jahre nach den ersten Fällen, war schon der HIV-Test entwickelt – kein Mensch wusste damals genau, was ein Retrovirus ist –, und 16 Jahre später hat man das Ding medizinisch ziemlich gut im Griff. Und mit einer gewissen Dankbarkeit können wir feststellen, dass die kurative[10] Individualmedizin heute einen effektiven Beitrag zur bevölkerungsbezogenen Primärprävention leistet, indem die „Risikoladung" pro Risikosituation bei Menschen unter wirksamer ART zumindest erheblich gesenkt ist – das ist ja die neue Ausgangslage. Natürlich geht es im Verhältnis Public Health und Medizin immer auch um die Frage: Wem gehört was?, wird immer auch um die Macht und das Sagen auf dem Gesamtgebiet gerungen. Die große, alte und mächtige Profession der Medizin mag sich nur langsam von der Fiktion ihrer Zuständigkeit für alle Fragen der Gesundheit lösen. Die daraus folgenden Auseinandersetzungen sind meist wenig produktiv, aber sie müssen geführt werden, wenn die bevölkerungsbezogenen und nichtmedizinischen Ansätze der Gesundheitssicherung eine ihrer Bedeutung entsprechende Position bekommen sollen. In diesem Zusammenhang ist ART

9   Rolf Rosenbrock, Calla Almedal, Jonathan Elford, Daniel Kübler, France Lert und Srdan Matic unter Mitarbeit von Larissa Plüss, Kathrin Frey und Axel J. Schmidt: Beurteilung der Schweizer HIV-Politik durch ein internationales Expertenpanel. Studie zuhanden des Bundesamtes für Gesundheit. Horgen (Schweiz), September 2009. Im Internet unter http://www.bag.admin.ch/evaluation/01759/02062/06256/index.html?lang=de zu finden (letzter Zugriff: 17.08. 2010).

10   Die kurative (von lateinisch curare = sorgen für, pflegen, behandeln; vgl. kurieren) Medizin wendet Methoden an, die Krankheitszustände beenden oder deren Fortschreiten verhindern sollen; nicht immer ist dabei eine Heilung im Sinne der vollständigen Wiederherstellung möglich. Die kurative ärztliche Tätigkeit wird neben der vorbeugenden (präventiven) und der wiederherstellend-eingliedernden (rehabilitativen) als eine der drei Säulen der Medizin bezeichnet.

natürlich eine starke Waffe für die Medizin, Aids wieder ganz zu sich herüber-zuziehen. Wir können uns aber derzeit weder für die Hauptbetroffenengruppen noch für die Gesamtpopulation noch für Deutschland noch global vorstellen, dass das Problem der Aids-Prävention von der kurativen Medizin übernommen wird. Voraussetzungen dafür wären, dass alle HIV-Positiven gleich nach der Infektion zum Test kommen, dass es eine medizinische Indikation für eine antiretrovirale Therapie bei frischer Infektion gibt und dass die Therapie von allen angenommen und fehlerfrei durchgehalten wird. Keine dieser Voraussetzungen ist jedoch gege-ben. So stellt sich schon von vornherein die Frage: Wer motiviert zum Test? Die Medizin ist da nicht so toll, und dass man sie alle erreicht und sie auch alle kom-men und dann ihre Medikamente konsequent und nach Vorschrift einnehmen, also die nötige Adhärenz an den Tag legen, erscheint kaum realistisch. Schon zur Adhärenz braucht es Anleihen bei Public Health, denn wie wir wissen, lässt sich diese „Therapietreue" eigentlich nur über gemeinsam getroffene Entscheidun-gen und über partizipative Verfahren erreichen. Für biomedizinische Strategien braucht man eben auch alles, was wir über Gesundheitsförderung gesagt haben: dass die kognitiven, psychischen und sozialen Ressourcen dafür gestärkt werden, sich selbstbestimmt, vernünftig, aristotelisch zu verhalten. Meine Sorge beim Aufkommen der ART war, dass jetzt wieder von Lernstrategie auf Suchstrategie zurückgeschaltet wird, dass man sagt: Wir testen einfach alle mal durch, ob sie wollen oder nicht – also Opt-out-Strategie[11] statt Informed Consent[12].

Drewes: Was in den USA ja jetzt so gehandhabt wird.

Rosenbrock: Gehandhabt werden soll – es handelt sich dabei um eine Empfeh-lung der CDC[13], die dann auf Bundesstaatsebene umgesetzt werden muss, und hier gibt es eine zweistellige Zahl von Bundesstaaten, wo Bundesgesetze zwin-gend dagegenstehen, irgendetwas ohne Informed Consent zu machen. Und die Voraussetzungen dafür, dass diese Strategie von den potenziell und real Betroffe-nen akzeptiert und nicht unterlaufen wird, sind auch nicht durchweg gegeben. So einfach geht das also nicht. Außerdem haben Suchstrategien noch nie gebracht, was man sich so auf dem Reißbrett für sie ausdenkt – das haben die Forschun-gen aus den 8oer Jahren gezeigt, als die Debatte zwischen Such- und Lernstra-tegie spitz und scharf war. Die soziale Prävention, die Gesundheitsförderung, die Ressourcenstärkung bleiben also Aufgaben, auch wenn man die biomedizinische Präventionsstrategie bevorzugt beziehungsweise ihr den Rang gibt, den sie auf-

---

11 Opt-out-Strategie: hier die Praxis, bei Blutabnahmen generell einen HIV-Test durchzuführen; der Pati-ent oder die Patientin wird lediglich informiert und muss ggf. explizit die Testdurchführung ablehnen. Bei der Opt-in-Strategie dagegen müssen die Patient(inn)en einem HIV-Test ausdrücklich zustimmen.
12 Informed Consent = informierte Einwilligung; bezeichnet die von Information und Aufklärung getrage-ne Einwilligung des Patienten oder der Patientin in Eingriffe wie den HIV-Antikörpertest
13 CDC = Centers for Disease Control and Prevention, eine Behörde in den USA mit einem ähnlichem Auf-gabenbereich wie das deutsche Robert Koch-Institut (in erster Linie Erkennung, Verhütung und Be-kämpfung von Krankheiten, insbesondere von Infektionskrankheiten; vgl. www.rki.de)

grund ihres Beitrags zur Effektivität haben sollte. Anders als früher versuchen wir deshalb heute, die Menschen aus den Hauptbetroffenengruppen zu regelmäßigen Tests auf HIV und andere STIs[14] zu motivieren. Ein Hintergrund ist hier das Problem der *„late presenter"*: Es gibt immer noch sehr viele HIV-Infizierte, die zu spät zum HIV-Test oder zum Arzt gehen, oft erst dann, wenn schon schwere Infektionen und Folgeerkrankungen der unbehandelten HIV-Infektion aufgetreten sind. In diesem Fall können die medizinischen Möglichkeiten, die heute bei rechtzeitigem Behandlungsbeginn eine annähernd normale Lebenserwartung verheißen, nicht optimal genutzt werden. Der rechtzeitige Behandlungsbeginn ist daher ein eigenständiges Präventionsziel, ein tertiärpräventives Ziel mit primärpräventiven Implikationen, wenn man so will. Das stellt für mich kein Umschalten von Such- auf Lernstrategie dar, sondern bedeutet, den selbstbestimmten Gang zum Test in die Lernstrategie einzubauen. Für Deutschland erscheint mir dies bei der derzeit entspannten Lage auf der Bürgerrechtsseite und einer relativ unaggressiven Herangehensweise an Aids-Fragen auch realistisch. Ob das auch in anderen Ländern so einfach sein wird, z.B. in den neuen EU-Mitgliedsländern in Osteuropa, wage ich allerdings zu bezweifeln. Denn eine der Basisvoraussetzungen dafür ist, die hauptsächlich Betroffenen als Kooperationspartner und nicht als potenziell mit Zwang zu behandelnde Gruppen zu betrachten.

Drewes: Ich möchte noch einmal auf die Behandelbarkeit der HIV-Infektion zurückkommen, die ja, zumindest in Deutschland und anderen westlichen Ländern, mit einer „Privatisierung" der HIV-Infektion einhergegangen ist. Zugleich nehmen wir eine zunehmende Entsolidarisierung in der schwulen Community und der Gesellschaft als Ganzer wahr. Ist der Aidshilfe da nicht die Basis, nämlich eine solidarisch handelnde Community, abhanden gekommen, und fehlt so nicht dem Konzept der Strukturellen Prävention das Fundament?

Rosenbrock: Auch ich sehe da eine Gefahr, wenngleich wir die frühen 1980er Jahre, als die Aidshilfen entstanden sind, nicht idealisieren sollten. Im Gegensatz zu anderen Ländern war nämlich in Deutschland, als Aids aufkam, eine politische Schwulenbewegung fast nicht mehr vorhanden. Zudem war sie nie so stark wie etwa in Frankreich oder Großbritannien, was auch damit zusammenhing, dass uns die erste große Entkriminalisierung der Homosexualität 1969[15] praktisch

---

14 *STIs (sexually transmitted infections) = sexuell übertragbare Infektionen*
15 *Bis 1969 galt in der Bundesrepublik Deutschland der von den Nationalsozialisten verschärfte § 175 StGB, dessen ursprüngliche Fassung aus dem Jahr 1871 stammt („Widernatürliche Unzucht"). Die Nationalsozialisten hatten 1935 die Höchststrafe von sechs Monaten auf fünf Jahre Gefängnis heraufgesetzt und durch die Streichung des Adjektivs „widernatürlich" zudem die Beschränkung des Tatbestandes auf sog. beischlafähnliche Handlungen aufgehoben. Ab 1935 lautete der verschärfte § 175: „Ein Mann, der mit einem anderen Mann Unzucht treibt oder sich von ihm zur Unzucht missbrauchen lässt, wird mit Gefängnis bestraft. ...". Für den Begriff der „Unzucht" lieferte das Reichsgericht die Definition. Danach konnte gestraft werden, wenn „objektiv das allgemeine Schamgefühl verletzt und subjektiv die wollüstige Absicht vorhanden [war], die Sinneslust eines der beiden Männer oder eines Dritten zu erregen." Eine gegenseitige Berührung erforderte dies nicht.*

„geschenkt" worden ist und wir dafür nicht groß kämpfen mussten. Und als man dann Anfang der 1980er Jahre – nach der deutschen Logik der verbandsförmigen Verwaltung von Gesundheitsproblemen – einen Akteur als Ansprechpartner für die Schwulen und für die Hauptbetroffenengruppen brauchte, da wurde dieser Akteur praktisch künstlich geschaffen. Das waren keine Kader aus einer lebendigen, kämpferischen, sozialen Schwulenbewegung – die gab es gar nicht – und auch nicht *die* Schwulen. Was sich um die Aidshilfen geschart hat, das war eine zwar hoch vierstellige, würde ich mal vermuten, aber auch nicht fünfstellige Zahl von Aids- und Schwulenaktivisten, die das dann über viele Jahre getragen und auch die ehrenamtliche Arbeit gemacht haben. Sie waren damit im Grunde genommen Agenten des Safer-Sex- und des Selbsthilfegedankens in dieser Gruppe, und das ist mit der Einführung der wirksamen ART immer schwächer geworden. Aus unseren am WZB durchgeführten Erhebungen bei allen deutschen Aidshilfen – zu ihrer Motivation, zur Stärke der Motivation zu primärpräventiver Arbeit und damit verbunden auch zu ihrem Zugang zum Potenzial von ehrenamtlicher Arbeit – wissen wir aber, dass es immer noch ein beachtliches Reservoir für ehrenamtliche Unterstützung, für die Verankerung der Arbeit in der *community* gibt. Es gibt vielleicht Ungeschicklichkeiten, das zu mobilisieren und erst recht zu halten und zu qualifizieren, aber es ist nicht so, dass das weggebrochen wäre. Ich vermute allerdings, dass auch dieses Reservoir schrumpft – und das würde in der Tat auch die Effektivität der Aidshilfe-Arbeit senken. Wie man damit umgeht, muss man überlegen. In der Schweiz werden die sehr erfolgreichen Checkpoints – von Zürich und Genf weiß ich es sicher – von für hiesige Verhältnisse relativ gut bezahlten Freiwilligen unterstützt. Ich weiß auch aus der afrikanischen Präventionsarbeit, zum Beispiel mit Prostituierten, dass dort die Schlüsselfiguren, die Multiplikatoren der Aids-Arbeit, auch mit materiellen Anreizen geholt werden. Man kann auf diese Weise die Funktionen einer sozialen Bewegung, die es nicht mehr gibt oder die schwächer wird, auf Zeit substituieren. Aber wie das auf Dauer funktionieren kann, würde ich mich auch heute überfordert fühlen zu sagen. Ich behaupte aber, dass die Situation jetzt und heute noch beherrschbar ist, auch wenn die Schwächungstendenzen im Feld vorhanden sind.

Drewes: Es sieht derzeit so aus, als wären gerade schwule Männer als die Hauptbetroffenengruppe in der Mitte der Gesellschaft angekommen. Die HIV-bezogenen Risiken und auch die Inzidenzen[16] sind aber immer noch sozial ungleich verteilt. Das heißt, Schwule aus der Unterschicht sind überproportional von HIV/Aids betroffen. Welche Antwort hat die Strukturelle Prävention auf diese Frage, wenn man bedenkt, dass die meisten Akteure der Prävention selbst eher aus der Mittelschicht stammen?

16 *Inzidenz = Anzahl von Neuerkrankungen in einem Zeitraum, Gebiet oder einer bestimmten Bevölkerungsgruppe*

Rosenbrock: Die Strukturelle Prävention hat hierauf bislang allenfalls theoretische und normative Antworten, bei praktischen sieht es nicht gut aus. Es ist genau so, wie Sie sagen: Die Idee, die Fähigkeit zur Kommunikation über das Risiko zwischen vom gleichen Risiko Betroffenen in den Mittelpunkt zu stellen, besagt eigentlich schon, dass die, die besser kommunizieren können, besser erreicht werden. Damit haben wir die übliche soziale Schieflage, den inversen Schichtgradienten, auch bei der Aids-Prävention, was mich über all die Jahre besonders geschmerzt hat – aber es ist einfach so. Wir haben schon in den 80er Jahren untersucht, ob man, um das zu verändern, an den Botschaften und den Orten und Medien der Übermittlung ansetzen kann. Nun, damit kann man sicher punktuell etwas ändern, aber nicht durchschlagend – es bleibt das Problem, dass wir diejenigen, die es schwerer haben – sozial Benachteiligte oder Menschen mit geringerem sozioökonomischem Status – schwerer erreichen. Zwar sind die Unterschiede bei Bildung, Einkommen und sozialem Status in Deutschland schwächer als zum Beispiel in den USA, aber es gibt sie. Und es bleibt des Schweißes der Edlen wert, sich über Innovationen Gedanken zu machen – ohne dass ich dafür ein Patentrezept hätte. Erstens haben wir gar keinen anderen bürgerrechtlich vertretbaren gesundheitswissenschaftlich effektiven Typ von Prävention als den, den wir betreiben. Zweitens könnten wir, selbst wenn wir einen hätten, nicht sagen: Für Menschen aus den Unterschichten machen wir einen anderen Typ von Prävention, sondern wir müssen immer wieder versuchen, im Hinblick auf sozial benachteiligte Gruppen einschließend zu wirken. Das klingt sehr abstrakt, aber besser weiß ich es nicht.

Drewes: Es gibt ja die Auffassung, dass in diesen Schichten ganz andere Probleme im Vordergrund stehen. Wenn ich den ganzen Tag am Fließband stehe oder existenzielle Probleme habe, dann hat die Frage nach dem Kondom nicht die höchste Priorität. Das hätte ja wichtige Konsequenzen für Präventionsbotschaften und ihre Wirkung.

Rosenbrock: Darüber wissen wir sicherlich noch nicht genug, aber ich bin nicht sicher, ob man hier zu Durchbrüchen gelangt, wenn man noch besser forscht. Man kann da immerhin – das hat die Entwicklung der letzten 20 Jahre gezeigt – besser werden durch höhere Sensibilität. Wir haben das von Ihnen benannte Problem massiv im Bereich der HIV-Prävention mit Migrantinnen und Migranten erlebt: Menschen, die von ihrer Umwelt erst mal als potenziell Kriminelle, als Erschleicher von Sozialleistungen und als potenziell anders Riechende wahrgenommen werden, haben keine Lust, sich von dieser Umwelt erzählen zu lassen, dass ihr wichtigstes Problem das Kondom ist. Das geht nicht auf. Oder nehmen wir Subsahara-Afrika: Aus unserer Perspektive auf die globale Aids-Katastrophe denken wir, Aids sei dort das wichtigste Gesundheitsproblem. Aber in Ländern, in denen Malaria oder Durchfallerkrankungen aufgrund schmutzigen Wassers zu den wichtigsten Todesursachen gehören, ist Aids auch unter den Gesundheitsproblemen nur eines neben anderen. Wir hatten in den 1980er Jahren auch durch die hohe öffentliche Aufmerksamkeit für das Thema und auch durch die negative Verbindung zwischen einer Krankheit und der Bedrohung von Bürgerrechten – es gibt ja auch die positive Verbindung Gesundheit und Bürgerrecht – ein Window of Opportunity, eine günstige Gelegenheit, die wir für uns, für unsere Gruppe und für dieses Risiko – mit der Einschränkung der Schichtenspezifität – recht gut nutzen konnten. Aber das ist kein Allheilmittel, das ist keine Wunderantwort auf alle Fragen.

Drewes: Ich habe noch ein paar Fragen zum Ausblick und zu den Herausforderungen. Sie hatten schon gesagt, HIV ist nicht Rheuma. Man kann feststellen, dass die Strukturelle Prävention tatsächlich sehr stark an HIV und Aids, aber auch an die Hauptbetroffenengruppen und deren spezifische Charakteristika gebunden ist. Wie sieht das dann mit der Übertragbarkeit des Konzepts aus? Kann man sich eine Strukturelle Prävention für Krebs, Diabetes oder Adipositas vorstellen?

Rosenbrock: Sicherlich nicht eins zu eins. Was man aber leicht machen kann und woran wir auch alle arbeiten, ist die Ausweitung des Konzepts der Strukturellen Prävention auf andere sexuell übertragbare Erkrankungen. Das ist gewissermaßen noch einfach. Und wenn wir uns zum Beispiel die unspezifische Gesundheitsförderung in Settings, in sozialen Brennpunkten ansehen, dann finden wir auch dort einige Komponenten der Strukturellen Prävention, vor allem die Orientierung an Selbstbestimmung und Partizipation auf allen vier Stufen des „Public Health Action Cycle"[17]. Des Weiteren haben wir die Möglichkeiten der Risikothematisierung über Community-Aktionen; als Konzept ist auch das übertragbar. Ich glaube schon, dass bei einem systematischen Vergleich etwa von betrieblicher Gesundheitsförderung, Quartiersmanagement oder partizipativer Schulentwicklung Aids kein krasser Sonderfall ist, sondern dass – wie ich am Beginn dieses Interviews sagte – diese Interventionsformen, die alle auf der Ottawa-Charta gegründet sind, eine bestimmte Bandbreite aufzeigen, zu der auch die Aids-Prävention gehört. Die Aids-Prävention hatte im Hinblick auf den Abschied von Old Public Health einen Sonderstatus inne, in Bezug auf Ottawa-inspirierte Prävention gehört sie aber zur Familie.

---

17 *Die vier Phasen des Public Health Action Cycle lauten: Assessment, Policy Development, Assurance und Evaluation (vgl. Rolf Rosenbrock: Public Health als soziale Innovation. In: Das Gesundheitswesen, 57, 1995, 140–144).*

Drewes: Wenn wir einen Blick in die Zukunft wagen, was werden die wichtigsten Herausforderungen für die HIV-Prävention und damit auch die Strukturelle Prävention in den nächsten Jahren sein?

Rosenbrock: Ich gehe davon aus, dass die forschende, entwickelnde, kurative Medizin in den nächsten Jahren immer stärker den Beweis zu führen versuchen wird, dass man am besten sofort nach der Infektion mit der Therapie anfängt – und nicht wie heute bei etwa 350 Helferzellen. Das brächte die Legitimation, noch mehr auf den Test von Anfang an zu dringen, und triebe die Biomedikalisierung weiter voran, die dort heute noch eine Lücke in ihrer Legitimation hat. Die Medizin, die ja – auch standespolitisch und marktpolitisch – nicht dumm ist, wird diese Lücke zu schließen versuchen. Wenn es dann als etabliert gilt, dass die medikamentöse Therapie am besten sofort nach der Infektion beginnt, werden die eben schon angesprochenen Legitimationsprobleme der Strukturellen, nichtmedizinischen Prävention größer. Sie wird dann nicht sterben, aber der uns zugestandene Handlungsraum wird dadurch kleiner.

Drewes: Ist die Strukturelle Prävention diesen Herausforderungen gewachsen? Was ist zu tun?

Ausblick / Anschlussfähigkeit

Rosenbrock: Die Frage der Zukunft der Strukturellen Prävention, so wie sie in Aidshilfen entwickelt worden ist und angewendet wird, wird nicht innerhalb der Aidshilfen entschieden. Die Aidshilfen haben auch ihren Beitrag dazu zu leisten, aber die Frage ist, inwieweit wir das, was dort entwickelt wird und geschieht, in das gesundheitswissenschaftliche Mainstream-Paradigma integrieren können. Und das heißt, inwieweit wir in der Lage sind, als Gesundheitswissenschaftler den Ansatz der Strukturellen Gesundheitsförderung über Aids hinaus zu verankern, sodass Aids dann ein Anwendungsfall ist und nicht nur ein Pilotprojekt oder ein Leuchtturmprojekt. Dazu können die Aidshilfen nicht nur durch gute Arbeit, sondern auch durch deren Weiterentwicklung und durch Kommunikation ihren Beitrag leisten. Die Entwicklung des ganzen Feldes hängt aber entscheidend davon ab, wie weit Politik und Gesellschaft überhaupt noch nichtmedizinische Primärprävention wollen. Wenn ich mir den Koalitionsvertrag vom November 2009[18] durchlese, auf dem die gegenwärtige Bundesregierung agiert, dann kommt sozial bedingte Ungleichheit dort weder als Begriff noch als Problem vor. Prävention reduziert sich auf Anreize für gesundheitsbewusstes Verhalten. Das ist alles wie „zurück auf Null". Nun sind Koalitionsvereinbarungen nie das, was dann real passiert, aber die Richtung ist nicht beglückend. Dort steht nur an einer Stelle: Wir

---

18 *Wachstum. Bildung. Zusammenhalt. Der Koalitionsvertrag zwischen CDU, CSU und FDP, 17. Legislaturperiode (im Internet z. B. unter http://www.cdu.de/doc/pdfc/091026-koalitionsvertrag-cducsu-fdp.pdf abrufbar [letzter Abruf: Juni 2010])*

wollen die Präventionsforschung verstärken, und zwar beim Abschnitt über Biotechnologie und Gentechnik. Das sind also die großen Tendenzen, mit denen wir zu kämpfen haben, die sich aber auch nicht nur auf Aids beziehen, sondern insgesamt auf die Legitimation und die Notwendigkeit von Community-bezogener, auf Gesundheitsförderung orientierter Prävention. Inwieweit diese ernst genommen und auch mit Ressourcen ausgestattet wird, hängt auch ganz wesentlich davon ab, ob sozial bedingte Ungleichheiten von Gesundheitschancen als gesellschaftliche Herausforderung oder als quasi unabänderlich – „Das war schon immer so" – oder irrelevant – „Das interessiert uns doch nicht" – wahrgenommen werden. Wenn man sich die neuesten Forschungsergebnisse etwa von Heitmeyer[19] anguckt und sieht, dass mittlerweile die Langzeitarbeitslosen als Sündenböcke für alle möglichen Krisen bereits die Moslems und die Schwulen überholt haben, dann kann einem da nicht froh ums Herz werden.

Drewes: Kann die empirische Sozialforschung hier etwas beitragen? Welche Rolle spielt die empirische Sozialwissenschaft überhaupt für die Strukturelle Prävention?

Rosenbrock: Die Strukturelle Prävention und die Aidshilfen sind als Modell von den Besten der sozialen Bewegung aufgebaut und getragen worden – mit Assistenz von Sozialwissenschaftlern. Das habe ich ja von Anfang an miterlebt und mitgemacht. Und wir hatten Ende der 8oer/Anfang der 90er einen Riesen-Hype um sozialwissenschaftliche Aids-Forschung – da sind auch viele Sachen gemacht worden, bei denen man sich heute fragt: Warum? Aber in der Folge ist natürlich die Frage der Konzeptverbesserung, der Qualitätssicherung und der paradigmatischen Einordnung dessen, was dort passiert ist, ohne eine empathisch zuarbeitende, mitarbeitende und mitdenkende Sozialwissenschaft nicht vorstellbar. Für die Zukunft, glaube ich, ist entscheidend, wie weit es der Gesundheitswissenschaft gelingt, die Legitimität und die Produktivität und die Effizienz des Gesundheitsförderungsansatzes plausibel zu halten und immer plausibler zu machen. Und das geht wiederum nur, wenn die Probleme gruppenbezogener Vulnerabilitäten und sozial bedingter Ungleichheit von Gesundheitschancen immer wieder wissenschaftlich unterfüttert werden, damit sie auf der Tagesordnung gehalten und wahrgenommen werden.

Drewes: Ich danke Ihnen sehr herzlich für das Gespräch. Was wünschen Sie der DAH und ihrem Konzept für die Zukunft?

Rosenbrock: Kreativität und Durchhaltevermögen.

19   Vgl. z. B. Wilhem Heitmeyer (Hg.): Deutsche Zustände. Folge 8. Suhrkamp: Frankfurt a. M. 2010

Autorinnen und Autoren

Michael Beyer

Dipl.-Gesundheitswirt (FH); seit 2001 in der internationalen Zusammenarbeit mit regionalem Schwerpunkt auf Osteuropa und Zentralasien tätig. Seit 2005 Mitarbeiter der GTZ im Bereich HIV-Prävention mit Stationen in Moskau und beim Globalen Fonds zur Bekämpfung von AIDS, Tuberkulose und Malaria in Genf. Seit 2007 Politikberater im Sektorvorhaben „Stärkung des HIV/Aids-Profils in der deutschen Entwicklungszusammenarbeit" und Leitung der Komponente zu Hochschul- und Klinikpartnerschaften ab Mitte 2010. Kontakt: michael.beyer@gtz.de

Kim M. Blankenship

PhD, Center for Interdisciplinary Research on AIDS, Yale University, USA (E-Mail: kim.blankenship@yale.edu)

Joyce Dreezens

Jahrgang 1953, Dr., MPH, Medizinethnologin und Gesundheitswissenschaftlerin (Public Health). Von 2001 bis 2005 Referentin für zielgruppenspezifische Prävention mit dem Schwerpunkt Frauen und Koordinatorin für Migration in der Bundesgeschäftsstelle der Deutschen AIDS-Hilfe e. V., seit 2006 für verschiedene Organisationen (u. a. WHO, DED, UNFPA) in der Entwicklungszusammenarbeit in den Bereichen HIV/Aids und Behinderung tätig. Ihre regionalen Schwerpunkte sind Indonesien und Vietnam.

Jochen Drewes

Dipl.-Psych., Wissenschaftlicher Mitarbeiter im Arbeitsbereich Public Health: Prävention und psychosoziale Gesundheitsforschung an der FU Berlin mit Schwerpunkt Prävention und psychosoziale Aspekte von HIV und anderen sexuell übertragbaren Infektionen. Evaluation der DAH-Kampagne ICH WEISS WAS ICH TU (www.iwwit.de).

Shari L. Dworkin

PhD, MS, The HIV Center for Clinical and Behavioral Studies, New York State Psychiatric Institute and Columbia University (E-Mail: sld2011@columbia.edu)

Stefan Etgeton

Dr. phil., 1995–2000 Verbandssekretär und Bundesgeschäftsführer der Deutschen AIDS-Hilfe e. V., 2001 Projektkoordinator an der Hochschule Magdeburg-Stendal (FH), 2002–2007 Gesundheitsreferent beim Verbraucherzentrale Bundesverband e. V., seit 1.10.2007 Leiter des Fachbereichs Gesundheit und Ernährung beim Verbraucherzentrale Bundesverband e. V.

Michael Ewers

Dr. Public Health, 1987–1989 Referendariat in der Ev.-lutherischen Landeskirche Bayern, 1989–1992 Geschäftsführer der Aids-Hilfe Stuttgart e. V. und des Regenbogendienstes Stuttgart, 1992–1996 Leiter des Referats „Pflege und Gesundheitswesen" in der Bundesgeschäftsstelle der Deutschen AIDS-Hilfe e. V., 1996–2003 Wissenschaftlicher Mitarbeiter in der Arbeitsgruppe Public Health im Wissenschaftszentrum Berlin für Sozialforschung (WZB) und am Institut für Pflegewissenschaft der Universität Bielefeld, 2003 Promotion, 2003–2009 Professor für Gesundheitswissenschaften/Public Health an der Hochschule München, seit 2009 Universitäts-Professor für Gesundheitswissenschaften und ihre Didaktik an der Charité Berlin

Samuel R. Friedman

PhD, National Development and Research Institutes, Inc. (www.ndri.org)

Daniel Gredig

Dr. phil., dipl. Sozialarbeiter, studierte Sozialarbeit/Sozialpädagogik an der Universität Fribourg (Schweiz) sowie an der Freien Universität Berlin. Seit 2000 ist er als Professor an der Hochschule für Soziale Arbeit der Fachhochschule Nordwestschweiz tätig. Seine Arbeits- und Forschungsschwerpunkte sind: Sozialwissenschaftliche HIV/Aids-Forschung, Evidence-based Social Work, forschungsbasierte Interventionsentwicklung, Geschichte der Sozialen Arbeit. Von 1997 bis 2007 war er Präsident der Aids-Hilfe Schweiz.

Burkhard Gusy

Promotion in Psychologie und Gesundheitswissenschaften, beschäftigt im Arbeitsbereich Public Health: Prävention und psychosoziale Gesundheitsforschung an der Freien Universität Berlin (E-Mail: burkhard.gusy@fu-berlin.de)

Ursula Helms

Diplom-Sozialwirtin, Geschäftsführerin der Nationalen Kontakt- und Informationsstelle zur Anregung und Unterstützung von Selbsthilfegruppen (NAKOS) in Berlin; zuvor wissenschaftliche und lehrende Tätigkeit an einem Lehrstuhl für Öffentliches Recht, anschließend leitende Funktionen bei Wohlfahrtsverbänden

Dieter Kleiber

Univ.-Prof. Dr. phil. habil., Dipl.-Psych.; Jg. 1950; seit 1991 Professor für Psychologie; Leiter des Arbeitsbereichs Public Health: Prävention und psychosoziale Gesundheitsforschung an der FU Berlin und des dort realisierten interdisziplinären postgradualen Studienganges „Psychosoziale Prävention und Gesundheitsförderung". Mitglied im Nationalen Aids-Beirat; Consultant für die WHO, langjähriges Mitglied im Medizinsenat der Charité. Kontakt: dieter.kleiber@fu-berlin.de

Markus Klein

Diplom-Sozialpädagoge, seit 2001 bei SUB/WAY berlin e. V. und Mitglied im AKSD (Fachkreis für Stricherarbeit im deutschsprachigen Raum)

Christopher Knoll

Jahrgang 1964, Psychologe der Münchner Aids-Hilfe e. V. sowie Leiter der Beratungsstelle für schwule Männer München (SUB e. V.), Ausbildung als Systemischer Familientherapeut, diverse Tätigkeiten als Workshop- und Gruppenleiter

Christoph Kraschl

Diplom-Sozialpädagoge und Soziologe, M.Sc.; von 2003–2007 Tätigkeit in der psychosozialen Betreuung von Menschen mit HIV, Aids und Hepatitis C beim Träger ZIK gGmbH; seit November 2009 wissenschaftlicher Mitarbeiter an der FU Berlin im Arbeitsbereich Public Health: Prävention und psychosoziale Gesundheitsforschung, zuständig u. a. für die Evaluation der DAH-Kampagne ICH WEISS WAS ICH TU (www.iwwit.de)

Phil C. Langer

Dr. phil. Dr. phil., Sozialpsychologe; derzeit als wissenschaftlicher Mitarbeiter am Sozialwissenschaftlichen Institut der Bundeswehr und als Lehrbeauftragter für Soziologie an der Un versität Potsdam tätig; von 2005 bis 2007 Referent für die Jugendprävention der Berliner Aids-Hilfe e. V.

Felix Laue

Diplom-Pädagoge, systemisch-analytischer Berater. Seit 2000 Mitarbeiter und seit 2002 Leiter von Check Up, dem schwulen Präventionsprojekt der Aidshilfe Köln e. V.

Ilsa L. Lottes

PhD, MS, Associate Professor, University of Maryland Baltimore County, Department of Sociology and Anthropology/University of Pennsylvania

Joanne E. Mantell

PhD, The HIV Center for Clinical and Behavioral Studies, New York State Psychiatric Institute and Columbia University (E-Mail: jem57@columbia.edu)

Ulrich Marcus

Dr. med., seit 1984 am Robert Koch-Institut in verschiedenen Positionen und Arbeitsbereichen mit dem Thema HIV beschäftigt und dort seit 2001 stellvertretender Leiter des Fachgebiets „HIV und andere sexuell und durch Blut übertragbare Infektionen".

Cornelius Oepen

Dr. med., MPH; seit 1978 Arzt in der deutschen Entwicklungszusammenarbeit mit Erfahrungen als Krankenhausleiter und Berater von Gesundheitsprojekten der GTZ in Westafrika (Burkina Faso, Mali, Togo, Guinea) und auf internationaler Ebene. Seit Beginn der HIV-Pandemie auch mit der Aids-Bekämpfung vertraut. Von 2005–2008 Leiter der Deutschen BACKUP-Initiative, die Partnerländer dabei unterstützt, erfolgreich Programme beim Globalen Fonds zur Bekämpfung von AIDS, Tuberkulose und Malaria (GFATM) zu beantragen und durchzuführen. Kontakt: cornelius.oepen@gtz.de

Andreas Pfister

Andreas Pfister, Dr. phil., von 2004 bis 2010 wissenschaftlicher Mitarbeiter an der Hochschule für Soziale Arbeit der Fachhochschule Nordwestschweiz, ist Koordinator Higher Education Management am Departement Angewandte Psychologie der Zürcher Hochschule für Angewandte Wissenschaften (ZHAW). Arbeits- und Forschungsschwerpunkte: Diversity Management, Internationale Beziehungen, Gender-/ Queer-Studies, Sexarbeit, sozialwissenschaftliche HIV/Aids-Forschung

Rolf Rosenbrock

Jahrgang 1945, Prof. Dr. rer. pol., Leiter der AG Public Health im Wissenschaftszentrum Berlin für Sozialforschung (WZB), lehrt u. a. an der Berlin School of Public Health in der Charité Universitätsmedizin Berlin. Ist bzw. war Mitglied des Nationalen Aids-Beirats (seit 1995), des Sachverständigenrats zur Begutachtung der Entwicklung im Gesundheitswesen (1999–2009), des Wissenschaftlichen Beirats der Bundeszentrale für gesundheitliche Aufklärung (BZgA, seit 2002 Vorsitzender) und des Vorstands der Deutschen Gesellschaft für Public Health (DGPH, 2006–2008). Seine Arbeitsschwerpunkte sind u. a. Politik und Ökonomie der Prävention und Krankenversorgung sowie sozial bedingte Ungleichheit von Gesundheitschancen. Kontakt: rosenbrock@wzb.eu

Dirk Sander

Jahrgang 1961, Dr. rer. pol., Diplom-Sozialwissenschaftler, von 1994–1999 wissenschaftlicher Mitarbeiter am Institut für Soziologie der Universität Oldenburg, 2000–2001 Ausbildung zum Vereins- und Verbandmanager, von 2001–2006 selbstständig für wissenschaftliche und außerwissenschaftliche Institutionen im Gesundheitsbereich tätig, seit 2007 Referent für MSM-Prävention bei der Deutschen AIDS-Hilfe e. V.

Cathrin Schauer

Diplom-Sozialpädagogin/Diplom-Sozialarbeiterin (FH), examinierte Krankenschwester, Geschäftsführerin von KARO e. V. (Verein zur grenzüberschreitenden Sozialarbeit in der Prostitutions- und Drogenszene), Vorstandsmitglied von ECPAT Deutschland e. V. (Arbeitsgemeinschaft zum Schutz der Kinder vor sexueller Ausbeutung) und der Europäischen Bewegung Deutschland

Rainer Schilling
Germanist und Politologe, seit 1973 in der Schwu-
lenbewegung aktiv, 1983 Mitbegründer der
Deutschen AIDS-Hilfe e. V. (DAH), von 1987–2008
Mitarbeiter der DAH, zuletzt als Referent für
Schwule, bisexuelle Männer und Stricher, zurzeit
Mitglied des Vorstands der Berliner Aids-Hilfe e. V.

Bettina Schmidt
MPH, Dr. Public Health, **1996–2002 Wissen-
schaftliche Mitarbeiterin und Assistentin Public
Health an der** Fakultät für Gesundheitswissen-
schaften der Universität Bielefeld, 2002–2004
**Referentin und Referatsleiterin im Bereich
Suchtprävention in der Bundeszentrale für
gesundheitliche Aufklärung, Köln, seit 2004
Professorin für Soziale Arbeit im Gesundheits-
wesen an der** Evangelischen Fachhochschule
Bochum (E-Mail: bschmidt@efh-bochum.de)

Rainer Schultz
Jahrgang 1968, Sozialpädagoge und Jurist.
Seit 2000 als Geschäftsführer der AIDS-Hilfe
Kassel e. V. tätig.

Peter Struck
Jahrgang 1958, Geschäftsführer der AIDS-Hilfe
Bielefeld e. V., Mitglied im Vorstand des Schwulen Netzwerks NRW e. V., Arbeitsschwerpunkte
(schwule) Gesundheit, HIV und Aids sowie Arbeit

Holger Sweers
Jahrgang 1969, Diplom-Theologe, seit 1999 Lek-
tor/wissenschaftlicher Autor bei der Deutschen
AIDS-Hilfe e. V., von Zeit zu Zeit auch freiberuflich
als Lektor, Journalist und Übersetzer tätig

Hella von Unger
Dr. phil, Sozialwissenschaftlerin; forscht seit 1997
zu HIV/Aids: von 2000 bis 2004 an der Columbia
University/New York und seit 2006 am Wissen-
schaftszentrum Berlin für Sozialforschung (WZB);
von 2008 bis 2011 wissenschaftliche Leitung des
Projekts „Partizipation und Kooperation in der
HIV-Prävention mit Migrant(inn)en" (PaKoMi)